艾叶的研究与应用

（第三版）

主编　梅全喜

U0308894

中国中医药出版社
·北 京·

图书在版编目（CIP）数据

艾叶的研究与应用/梅全喜主编. —3 版. —北京：中国中医药出版社，
2017. 10（2025. 3 重印）

ISBN 978 - 7 - 5132 - 4440 - 4

Ⅰ. ①艾… Ⅱ. ①梅… Ⅲ. ①艾—研究 Ⅳ. ①R282. 71

中国版本图书馆 CIP 数据核字（2017）第 234663 号

中国中医药出版社出版

北京经济技术开发区科创十三街31号院二区8号楼
邮政编码 100176
传真 010 - 64405721
北京盛通印刷股份有限公司印刷
各地新华书店经销

开本 880 × 1230 1/32 印张 19.75 字数 530 千字
2017 年 10 月第 3 版 2025 年 3 月第 3 次印刷
书号 ISBN 978 - 7 - 5132 - 4440 - 4

定价 59. 00 元
网址 www. cptcm. com

服务热线 010 - 64405510
购书热线 010 - 89535836
维权打假 010 - 64405753

微信服务号 zgzyycbs
微商城网址 https：//kdt. im/LIdUGr
官方微博 http：//e. weibo. com/cptcm
天猫旗舰店网址 https：//zgzyycbs. tmall. com

如有印装质量问题请与本社出版部联系（010 - 64405510）

作 者 简 介

梅全喜，男，1962年5月生，湖北蕲春人。1982年毕业于湖北中医学院（现湖北中医药大学）中药专业并获学士学位。先后在湖北省蕲春县李时珍医院、蕲春县药检所、蕲春县李时珍中医药研究所、广东省博罗制药厂、广东省中山市中医院从事中药制剂、中药检验、中药研究开发及医院药剂管理工作。现任广州中医药大学附属中山中医院科教科科长、药学部中药临床药学重点专科学术带头人、教授、主任中药师、博士生导师。1992年8月破格晋升为副主任药师，1993年底被评为享受国务院政府特殊津贴专家，1995年被国家医药管理局认定为首批执业药师，1998年底晋升为主任药师。兼任全国高等学校中药临床药学创新教材建设指导委员会主任委员，中国医疗保健国际交流促进会医院药学专业委员会副主任委员，李时珍中医药教育基金会理事长，中华中医药学会李时珍学术研究会副主任委员，中华中医药学会医院药学分会常务委员，中华中医药学会科普专业委员会常务委员，中国药学会药物流行病学专业委员会委员，广东省执业药师协会副会长，广东省药学会理事兼药学史专业委员会主任委员、中药与天然药物专业委员会副主任委员，广东省中医药学会理事兼医院药学专业委员会副主任委员，广东省药理学会中药药理专业委员会副主任委员，《时珍国医国药》杂志编委会主任，《亚太传统医药》杂志编委会副主任委员，《中国药房》《中国药师》《中国医院用药评价与分析》杂志副主编，《中药材》《中国药业》《今日药学》《中国合理用药探索》《亚洲社会药学》《抗感染药学》等多家专业期刊编委。研制出医药新产品10多项，获国家发明专利6项，获省科技进步二等奖、三等奖及市科技进步一、二、三等奖共计10多项。出版个人主编中药专著30多部，参编并担任副主编、编委的专著有20多部，在国内外医药杂志上公开发表中药专业学术论文300多篇，中医药科普文章80多篇。

高玉桥，女，1977年8月生，广东中山人。1999年6月毕业于广州中医药大学中药资源学和中药学专业，并获得学士学位；2005年6月获得广州中医药大学中药学硕士学位。现任中山市中医院中药药理实验室组长，为中药药理实验室重点专科学术继承人，主任中药师、硕士生导师，主要从事中药药理实验研究工作。主持完成中山市科技局立项项目3项，现正承担广东省自然科学基金自由项目1项，参与多项省局级科研项目的实验研究工作，参与项目中有1项获得广东省科技进步二等奖，1项获得广东省科技进步三等奖；发表SCI论文1篇（通讯作者），在国内期刊公开发表论文十余篇；参与了十多部论著的编写工作，其中作为副主编的是《简明实用中药药理手册2009》《新编中成药合理应用手册》《中药熏蒸疗法》，作为主编助理的是《广东地产药材研究》。

田素英，女，1968年8月生，河南商丘人，1992年7月毕业于河南中医学院（现河南中医药大学）中药专业，获学士学位；2006年6月毕业于广州中医药大学中药专业，获硕士学位。现在广东药科大学中山校区实验中心工作，任实验中心主任、副教授，主要从事《中药鉴定学》《中药栽培学》《药用植物学》等教学工作。现主要进行金樱子根、茎的化学成分与药理作用，金樱子繁殖方法，金樱子食品开发等方面的研究工作。主持并参加厅局级课题10多项，发表国家级论文70余篇，主编、副主编或参编著作10余部。

戴卫波，男，1984年7月生，江西抚州人。2007年7月毕业于江西中医学院（现江西中医药大学）中药学专业，获学士学位。2010年7月毕业于广州中医药大学中药学专业，获硕士学位。2010年8月至今工作于中山市中医院中药药理实验室，从事广东地产药材研究及制剂开发。在国内公开发表论文30余篇，主持广东省中医药局课题 1 项，中山市科技计划项目 3 项，参研省局级课题项目 10 余项，参与课题获广东省药学会医院药学科学技术二、三等奖各 1 项及中山市科技进步一、二、三等奖共计近 10 项，获国家发明专利 1 项。参编专著多部，其中作为执行主编的有《艾蒿食疗百味》，作为副主编的有《蕲艾灸治百病》《药品企业生产车间管理》《医药信息检索与利用》等。

庞蕾蕾，女，1980 年 8 月生，四川成都人。2003 年 6 月毕业于沈阳药科大学药物制剂专业并获学士学位。2010 年 6 月取得南方医科大学硕士学位（为侯连兵和梅全喜教授联合培养的硕士研究生）。现任广东药科大学医药商学院学生工作办公室正科级辅导员，并已取得助理研究员的中级职称。共发表药学学术论文 3 篇，参加中山市科技局重点资助课题"复方崩大碗灌肠剂治疗慢性肾功能衰竭的实验与临床研究"的实验研究工作。参与编写《广东地产药材研究》等专著 2 部。荣获 2008 年度广东药学院"优秀青年教育工作者"称号。

范文昌，男，1984 年 5 月生，河南封丘人。广州中医药大学中药学硕士，执业药师、主管药师、讲师、第一批中医药膳制作考评员。中国药膳研究会认证标准专业委员会常务委员，中华中医药学会李时珍分会委员，世中联药膳食疗研究专业委员会理事，广东省药学会药学史专业委员会委员，中医药膳食疗网（www. zyyssl. com）主编，2016 年被聘为广东省中药研究所药膳食疗特聘顾问。主编《中医药膳食疗》《广东地产清热解毒药物大全》《医药信息检索与利用》《封丘金银花》4 部专著或教材，副主编或参编《艾蒿食疗百味》等 20 余部著作。主持药膳项目：教育厅课题 2 项；广东省团委攀登计划项目 1 项、天河区药膳科普项目 1 项。其他项目：主持广东省中医药局项目 1 项。带领团队药膳项目获奖：2016 年"挑战杯-彩虹人生"广东省二等奖；2016 年"挑战杯-创青春"广东省银奖；2016 年药膳项目获广东省"互联网＋"优胜奖。媒体活动：2016 中山市广播电视台录制药膳养生节目 2 次；2017 年被聘为广东电视台"百医百顺"节目特约嘉宾，并录制 10 余次节目。

胡莹，女，1984 年 10 月生，云南曲靖人。2006 年 7 月毕业于广州中医药大学中药学专业并获学士学位。2012 年 6 月广州中医药大学在职研究生毕业并获硕士学位。现任职于广州中医药大学附属中山中医院药学部，主管中药师。主要从事广东地产清热解毒药药理作用方面的研究，在国家级核心期刊上公开发表论文 10 余篇，参编《现代中药药理与临床应用手册》《广东地产药材研究》《中药注射剂安全应用案例分析》《艾叶实用百方》等多部专著。先后主持和参与了广东省中医药管理局及中山市科技计划项目 8 项，分别获得中山市科技进步二等奖 2 项，三等奖 2 项。

李红念，女，1988 年 6 月生，湖北荆门人。2010 年 7 月毕业于湖北中医药大学药学专业并获学士学位，2013 年 7 月毕业于广州中医药大学并获得中药学硕士学位，现在广州中医药大学附属中山中医院药学部工作，执业药师。参与了广东省科技计划项目（葛洪《肘后备急方》的研究）以及中山市科技计划项目（沉香叶的药理作用与综合开发利用研究）的申报和研究；获中山市科技进步一等奖、二等奖各 1 项；共发表学术论文 26 篇，其中 11篇发表于中文核心期刊；同时参编了导师梅全喜主编的中医药书籍 10 本，并担任副主编、编委职务。

陈小露，女，1989 年 2 月生，广西玉林人。曾担任《中药材》杂志编辑部责任编辑，现就职于广东省食品药品监督管理局执业药师注册中心。2012 年 6 月毕业于天津中医药大学中药学专业并获学士学位，2015 年 6 月毕业于广州中医药大学中药学专业并获硕士学位，主要研究方向为广东地产药材研究与开发、中药分子鉴定、天然药物化学。在国内外医药学杂志上公开发表论文 15 余篇，参编《鲜龙葵果抗肿瘤作用研究与应用》《艾叶的研究与应用》《中国药典中药材 DNA 条形码标准序列》《香药–沉香》等专著多部，并担任副主编、编委等。读研期间荣获硕士研究生国家奖学金及中山市第三届自然科学优秀论文、2014 年中国药学大会暨第十四届中国药师周优秀论文三等奖和 2015 年首届"广东省药学优秀研究生学术论文"二等奖（均为第一完成人）。

梁方旭，男，1983年10月生，江西丰城人。2007年毕业于成都体育学院运动医学系并获中医学学士学位。2010年6月毕业于广州中医药大学并获硕士学位。现任职于广州中医药大学附属中山中医院康复科，主治医师。主要从事骨科术后、神经内科常见病和颞下颌关节紊乱病等的康复治疗工作。在医药杂志上公开发表论文多篇，参与编写《蕲艾灸治百病》《艾叶的研究与应用》等专著，并担任执行主编、编委职务。

前　言

　　艾叶，在我国不仅是一味常用的中药，也是一种民俗用品。远古时艾叶被用于取火及保留火种，其后被用于巫术及祭祀，到后来逐渐应用于"避邪"，慢慢发展成为端午节的一个民俗用品。艾叶辟邪的应用也从早期的悬挂艾叶，发展到后来的熏艾烟、洗艾澡、饮艾酒、食艾糕等应用形式，并逐步广泛应用于养生保健和治病等医疗保健方面。现代的研究已从多方面证实了古代艾叶"避邪"的认识是有科学道理的，艾叶确实能抑制或杀灭导致瘟疫流行的"邪气"（细菌和病毒）。肆虐欧洲导致千万人死亡的流感大流行为什么在中国没有如此猖獗呢？笔者觉得这与中国民间的风俗和卫生习惯有关，风行于广大中国乡村的悬艾叶、熏艾烟、洗艾澡、饮艾酒、食艾糕等，这些习俗对于防止流感等瘟疫的大流行应该说起到了有效的作用，所以，我认为几千年来艾叶为保护我国人民的繁衍与生存作出了重要贡献。艾叶不仅是一味重要的中药，也是一个"伟大"的药物。

　　我这一生可以说是与艾叶结下了不解之缘，出生不久就与艾叶有了接触，最早能记起的事是搓艾叶、泡艾脚。大学毕业后最早进行研究和开发的也是艾叶，出版的第一本单味药专著是《艾叶》，在艾叶研究过程中也结识了许多的"艾"朋友。如中国科学院华南植物所林有润教授，中国中医科学院中药研究所原副所长胡世林教授、谢宗万教授，中国中医科学院广安门医院谢海洲教授，香港浸会大学中医药学院副院长赵中振教授，日本富山医科药科大学难波恒雄教授等都是通过艾叶研究结识和交往的。他们在我编写出版《艾叶》专著时给予了重要的帮助和指导。

　　1999 年 9 月，我主编的《艾叶》一书由中国中医药出版社正式出版，该书全面系统地记载了古今中外有关艾叶的研究成果，是国内唯一一本论述艾叶的专著，对于艾叶及艾叶产品的研发、应用与推广起到了重要的指导作用。2013年，我又组织我的几个研究生在原来《艾叶》专著的基础上重新修订整理编撰《艾叶的研究与应用》（第二版）专著，交由中国中医药出版社出版。

《艾叶的研究与应用》是在原书《艾叶》的基础上把近年来有关艾叶研究的新内容增补进来而成书的，其篇幅在原书的基础上也增加了一倍多。全书共分十章，其中第一章艾叶的文献研究由戴卫波负责，第二章艾叶的本草学概述与生药学研究由田素英负责，第三章艾叶的药性由高玉桥负责，第四章艾叶的炮制由胡莹负责，第五章艾叶的制剂由庞蕾蕾负责，第六章艾叶的化学成分由陈小露负责，第七章艾叶的药理作用由李红念负责，第八章艾叶的现代应用由范文昌负责，第九章艾灸的作用机理及临床应用由梁方旭负责，第十章艾叶漫话由我本人负责。全书由高玉桥、田素英和戴卫波三人各负责审核三章，全部稿件均由我审核定稿。本书全面挖掘和整理了古代医药学家和本草医籍在艾叶研究和应用上所取得的宝贵经验，回顾和总结了现代医药工作者对艾叶进行研究和应用所取得的成果，也融入了作者自己对艾叶研究的体会、情怀和取得的成果，是继《艾叶》之后的又一全面系统阐述总结艾叶的专著。该书出版后受到广大读者的热烈欢迎，出版三年多时间已加印4次，仍不能满足读者的需要。而这几年正是艾叶种植、生产、研发、应用及艾叶产业快速发展的时期，其研究成果显著，产业成绩突出，为了更好地反映这些成果和成绩，我们再次对这本书进行了修订，增补了许多新的内容。相信本书的再版对未来艾叶的研究、应用和开发将会起到积极的推动和重要的参考作用。

几千年的临床应用表明，艾叶在预防流感等传染病方面有显著疗效，我个人的想法是，对艾叶未来的研究方向应该是重点研究其在预防流感、禽流感等瘟疫的作用机理上，寻找出药效物质基础，并在此基础上研发出有效的艾叶新产品并推广应用，为保障广大人民群众的身体健康而发挥更重要、更积极的作用。

本书出版之时，正值各地正在筹办纪念李时珍诞辰 500 周年之际，谨以此书向即将在湖北蕲春举办的纪念李时珍诞辰 500 周年活动献礼。

梅全喜
2017 年 9 月 1 日于广东中山

目　　录

第一章 艾叶的文献研究

第一节 艾叶的药用历史概况

艾，又名冰台（《尔雅》）、艾蒿（《尔雅》郭璞注）、医草（《名医别录》）、灸草（《埤雅》）、蕲艾（《蕲艾传》）、黄草（《本草纲目》）、家艾（《医林纂要》）、甜艾（《本草求原》）、艾蓬、香艾、阿及艾（《中药大辞典》）。现代认为古代的艾是菊科植物艾 Artemisia argyi Levi. et Vant. 及近邻种的复合名称，药用其叶，故药材名为艾叶，英文及拉丁名为"Leaf of argyi wormwood"和"Folium Artemisiae Argyi"。关于"艾"名的来源，《本草纲目》中有这样的解释：此草可乂疾，久而弥善，故字从乂，而名"艾"；《博物志》载"削冰令圆，举而向日，以艾承其影，则得火"，故艾名"冰台"；医家用其灸百病，故又曰"灸草"。

艾是我国劳动人民认识和使用较早的植物，收载我国西周初年至春秋中叶（前 11 世纪~前 6 世纪）约 500 年间诗歌总集的《诗经》中就载有艾，《诗经》"王风·采葛"条载："彼采艾兮，一日不见，如三岁兮。"其后，由战国时期著名诗人屈原（约前 340—前 278）撰写的长诗《离骚》中也提到艾，云"户服艾以盈要兮，谓幽兰其不可佩"。从这两部公元前的著名诗集中均载有"艾"的情况看，艾叶在当时的知名度已是很高的了，说明艾在公元前就已普遍应用了，这种应用当然是以医药用途为主的，这一点可从与《离骚》同时期的儒家经典著作《孟子》一书的记载中得到证实。《孟子》载："犹七年之病，求三年之艾也。"《庄子》中也有"越人熏之以艾"的记载。此外，《楚辞》有

"萧艾于箧笥谓蕙芷而不香"。《春秋外传》有"国君好艾，大夫知艾"，孔璠之《艾赋》有"奇艾急病，靡身挺烟"等记载。可见艾在当时已成为重要而常用的治病药物。

但是，艾叶真正用于治病的记载是成书不晚于战国时期的《五十二病方》，该书中载有两个用艾治病的处方：①"𤻊（癫）：……取枭垢，艾裹，以久（灸）𤻊（癫）者中颠，令阑（烂）而已"；②"胸养（痒）……治之以柳蕈一楼，艾二，凡二物……置艾其中，置柳蕈艾上，而燔其艾，蕈"。

我国第一部中医理论著作《黄帝内经》，是中医病理学、针灸学、诊断（切脉）学的基础，书中主要叙述的是医学理论，对于药物的记载较少，而艾叶却是《黄帝内经》中提到的为数不多的几种药物之一。

东汉著名医家张仲景所撰《伤寒杂病论》，为后世中医必读的经典著作，其附方中有 2 个用艾的处方，即芎归胶艾汤和柏叶汤，前方仲景用其治经寒不调或胞阻胞漏、宫冷不孕等症，取艾叶之暖宫止血作用，后方仲景用其治吐血不止，取艾叶之"主下血、衄血"之功，此二方至今仍是中医临床常用之方。

东晋葛洪撰《肘后备急方》，书中收载的多为民间常用的简验便廉之治病处方，据初步统计，该书中收载有艾叶的处方有 15 首之多，如用治胸胁腹痛或吐衄下血；卒心痛；伤寒时气，温病；下部生虫烂肛；掣痛不仁；白癞等。用法有水煎服（煎剂）、煎水洗（洗剂）、灸剂、烟熏（烟熏剂）和制酒服（酒剂）。

令人奇怪的是，作为我国第一部药物学专著的《神农本草经》对当时已普遍使用的艾叶却未收载，而对当时已不太常用的与艾同科属的近缘植物白蒿却有记载，因而有不少人认为此处的白蒿即是艾。笔者经过考证认为，此一时期艾叶与白蒿可能是混用的，若此观点成立，则《神农本草经》中所载的白蒿应当包括艾叶了。

艾叶作为药物正式记载始见于梁·陶弘景《名医别录》，该书对艾叶的药性理论作了较全面的论述："艾叶，味苦，微温，无毒。主灸百病，可作煎，止下痢，吐血，下部䘌疮，妇人漏血，利阴气，生肌肉，避风寒，使人有子，一名冰台，一名医草，生田野。三月三日采，暴干。作煎，勿令见风。又，艾，生寒熟热，主下血、衄血、脓血痢，水煮及丸散任用。"所载的"止下痢""妇人漏血""衄血"等应用，一直为后世所遵循，时至今日，仍是艾叶的主要应用方面。

唐·孟诜《食疗本草》最早介绍了艾叶的食疗方法及作用："若患冷气，取熟艾面裹作馄饨，可大如丸子许。""春月采嫩艾作菜食，或和面作馄饨如弹子，吞三五枚，以饭压之，治一切鬼恶气，长服止冷痢。"

宋·苏颂《图经本草》是最早对艾叶生药学内容有较全面记载的专著，云："艾叶，旧不著所出州土，但云生田野。今处处有之，以复道者为佳，云此种灸病尤胜，初春布地生苗，茎类蒿，而叶背白，以苗短者为佳。三月三日，五月五日采叶暴干，经陈久方可用。"书中附有"明州艾叶"图，从现有的资料看，《图经本草》是最早描述艾叶植物形态，最早绘有艾叶植物形态图和最早提出艾叶药材道地之说的本草书籍，为后世正确鉴别和确认艾叶品种提供了重要的依据。

明·李言闻、李时珍父子对艾叶研究颇为深入，李言闻曾著有《蕲艾传》一卷，称赞艾叶"产于山阳，采以端午，治病灸疾，功非小补"。此书可能是第一本专门论述艾叶的专著，惜已失传。李时珍在《本草纲目》中对艾叶的植物形态有详细的描述，对前人论述艾叶性寒和艾叶有毒的观点进行了讨论和指正，并附用艾叶治病的单、验方52个，是收载艾叶附方最多的本草专著之一，为推动和指导艾叶的应用作出了积极贡献。此外，李时珍对于产自家乡的道地药材蕲艾更是十分推崇，他在《本草纲目》中指出："（艾叶）自成化以来，则以蕲州者为胜，用充方物，天下重之，谓之蕲艾，相传他处艾灸酒坛不能透，蕲艾一灸则直透彻，为异也。"此述被后世视为有关蕲艾的经典论述而被历代医籍所转载，蕲艾也因此而名传渐远，闻名天下。

明·卢之颐《本草乘雅半偈》载："蕲州贡艾叶，叶九尖，长盈五七寸，厚约一分许，岂唯力胜，堪称美艾。"可见在明代艾叶已被作为贡品向朝廷进贡。

清代，对艾叶的研究及应用也是十分重视的，《本草备要》《本草从新》《本草述钩元》《本草求真》《植物名实图考》等大多本草著作均收载艾叶。但在描述的内容上并无多大创新，多是继承前人论述。艾叶在清代宫廷中的应用也是十分广泛的，是清宫医案处方中出现频率较高的药物，主要用于妇科疾病，也用于灸法治疗多种疾病，还被用于治疗腰痛。光绪三十四年（1908年）御医就用蕲艾等药粉碎或搓软，以绫绢制成六寸宽的腰带紧系于腰间治疗光绪皇帝的腰胯疼痛，以补汤药之不及。

艾用于灸法的历史也是很早的，《五十二病方》中记载的艾的两个应用方中就有一个是用于灸法的。稍后的《灵枢》一书中的灸法也是用艾叶作材料的，《灵枢·经水》有"其治以针艾"的记载，可见这时已将"艾"作为"灸"的代名词了。

为什么艾叶这么早就被用于灸法中呢？有人分析了其中的原因，认为除了与艾叶的辛散芳香气味及确切的医疗作用有关之外，还与艾叶的可燃性好、燃烧彻底、是理想的引燃物有关。古时候是用火来灸病的，但选用什么样的物质取火则是有讲究的，《黄帝明堂灸经》在"用火法"一章中说："古来用火灸病，忌八般木火，切宜避之……有火珠耀日，以艾承之，遂得火出，此火灸病为良，凡人卒难备矣。"《针灸资生经》引《下经》说："古来灸病，忌松、柏、枳、橘、榆、枣、桑、竹八木，切宜避之，有火珠耀日，以艾承之得火，次有火镜耀日，亦以艾引得火，此丸皆良，诸藩部落用镔铁碢石，引得火出，以艾引之。凡人卒难备，即不如无木火，清麻油点灯，灯上烧艾点灸是也，兼滋润灸，至愈不疼痛。"艾，《尔雅》载其别名"冰台"，据《博物志》解释道："削冰令圆，举而向日，以艾承其影，则得火，故名冰台。"由此可见，艾以其易燃性在早期即被广泛用作引火物，继"钻木取火"之后，较常用的"火珠取火""火镜取火"

"圆冰取火"以及少数民族的"镔铁碏石取火"等取火方式都是用艾作为引火物。而在以火灸病的早期自然就较多地用艾火来灸病了。

艾较早用于灸病及药用，还与艾较早地应用于巫术、祭祀、占卜等方面有关。《山海经》中有扎刍草以像人形，扎草人而疗人疾病的巫术记载，此中的"草"极有可能就是"艾"草，艾亦名医草、黄草。古代民间习惯在端午节采艾扎成人形悬门窗上以祛邪驱鬼，即是受古代巫术的影响。正如《荆楚岁时记》所载："五月五日，采艾以为人，悬门户上，以禳毒气。"这种习俗流传至今，在民间仍有在端午节悬艾的习俗，而且十分普及。艾在古代常被用于祭祀和"代蓍策"，蓍策，是指古代占卜用的蓍草。据文献介绍，新中国成立前羌族、纳西族和彝族等少数民族使用羊骨进行占卜、祷告，祭祀完毕后，要将艾叶或火草搓成颗粒，放于骨上并点燃，直至将骨烧裂。这与古代艾叶用于占卜祭祀的情况是相似的，这种医巫混杂的情况是早期原始的医疗活动的特点，也就是在早期的医巫混杂的医疗过程中人们认识到了艾叶的真正医疗价值，因而推动了艾叶较早应用于治疗疾病。

艾叶在古代不仅仅是在医药上广泛应用，而且在民俗应用上也十分普及，历代一些经史、农学书籍也多有记载。被誉为集16世纪以前农学之大成的《群芳谱》对艾叶就有详细的记载，云："一名医草，一名冰台，一名艾蒿，处处有之……自成化以来惟以蕲州者为胜，谓之蕲艾，相传蕲州白家山产，又置寸板上灸之，气彻于背，他山艾五汤，阴艾仅三分，以故世皆重之……五月五日采艾，为人悬门户上，可禳毒气。其茎干之，染麻油引火点灸，滋润灸疮不痛，又可代蓍草作烛心。"在端午节，民间有挂戴艾叶及食用艾叶以"避邪""禳毒气"的习俗，一些经史书籍有端午节"悬艾人、戴艾虎、饮艾酒、食艾糕"民间习俗的记载。艾人即以艾草扎成人形，悬挂在门窗上以禳毒气，南朝梁宗懔《荆楚岁时记》载："五月五日，四民并踏百草……采艾以为人，悬门户上，以禳毒气。"艾虎，即用艾作虎或剪彩为虎，粘艾叶，戴以辟邪。宋·周紫芝《竹坡词·永遇乐·五日》云："艾虎钗头，菖蒲酒裹，旧约浑无据。"艾酒，即浸艾的酒。元·陈元靓《岁时广记》二一艾叶酒云："金门岁节，洛阳人家端午作术羹艾酒。"艾糕，即加艾制成的糕饼。《辽史·礼志》六嘉仪下云："五月重五日，午时，采艾叶和绵着衣……君臣宴乐，渤海膳夫进艾糕。"直至今天，这些习俗在我国的农村地区仍较流行。

古代对艾叶辟邪的认识是历经漫长的社会实践而积累的，这与其应用于古代的取火及保留火种有关，以及与艾较早地应用于巫术、祭祀也有关系，慢慢发展到后来艾叶成为端午节的一个民俗用品，现代的研究已从多方面证实了古代艾叶"避邪"的认识是有科学道理的，艾叶确实能抑制或杀灭导致瘟疫流行的"邪气"（细菌和病毒）。肆虐欧洲导致千万人死亡的流感大流行为什么在中国没有如此猖獗呢？笔者觉得这与中国民间的风俗与卫生习惯有关，风行于广大中国乡村的悬艾叶、熏艾烟、洗艾澡、饮艾酒、食艾糕等，这些习俗对于防止流感等瘟疫的大流行确实起到了有效的作用，所以，笔者认为几千年来艾叶为保证我国人民的繁衍与生存作出了重要贡献，艾叶不仅是一味重要的中药，也是一个"伟大"的药物。

正是由于我国古代民间已普遍接受了艾叶"避邪"观念，所以，艾叶在民间的应用是十分普遍的，至今在我国大部分地区还流行着这样一句谚语，"家有三年艾，郎中不用来"，由此可见，民间对艾叶治病作用的肯定。在伟大的医药学家李时珍的故乡湖北蕲春县即有很多用艾的习惯，如在婴儿出生后第三天要洗一次艾水澡，并将艾绒少许敷在囟门和肚脐上，用以预防感冒鼻塞或预防感染其他疾病。产妇在产后三天和满月，都要进行一次艾汤沐浴，用以消毒辟秽，温运气血，以预防产后体弱多病。成年人一旦感受风寒咳嗽，用艾一把煎汤洗脚，同时用艾叶七至九片，葱三至五根，煎汤温服取汗，即可告愈。某些局部发生漫肿无头，皮色不变而疼痛的阴疽，及时用干艾一把，干大蒜梗一把，置炭火上烧烟熏患处，日一次，多在三五次即能消散。用艾叶二斤烘干制绒，与棉花混合制成药枕，防治妊娠及产后外感风寒头痛和偏头痛。老人丹田气弱、脐腹畏冷，儿童受寒而致腹痛泄泻，妇女痛经、经行不畅、少腹坠痛或崩漏带下等经寒症及妇女产后虚寒性腹痛等用熟艾制成围兜，兜其脐腹，效果显著。这些用艾方法在全国很多地方民间都习惯采用。

近代，对艾叶的研究和应用更全面深入。在艾叶的品种、成分、药理、制剂、临床应用以及艾叶综合开发利用等方面均取得了许多新的进展和成果。

在品种方面，发现全国各地除了以正品艾叶 A. argyi 为主要使用品种外，还有不少地区将艾蒿 A. vulgaris Levi. et Vant. 、野艾蒿 A. lavandulaefolia DC. 、魁蒿 A. princeps Pamp. 作为艾叶使用。此外，还有少数地区将菊科蒿属多种植物混作艾叶使用，据统计达 20 多种。前 3 种因历史的原因，可视为艾叶的代用品，其余 20 多种则应视为艾叶的混伪品而予以区别。

在艾叶的品质方面，大量的研究证明，蕲艾（产于湖北蕲春）在挥发油及微量元素含量、燃烧放热量等方面明显优于其他地区所产艾叶，是当之无愧的道地药材。亦有研究表明，祁艾（产于河北安国）的抑制血小板聚集和抑菌作用强于蕲艾。在艾叶采收期研究中，以艾叶的挥发油和醇浸出物含量以及艾叶中所含化学成分的多少为指标的研究结果表明，艾叶的采收期以端午节前后（5~6 月份）最为适宜。在每天的采收中又以在中午采收挥发油含量为高。

在化学成分研究方面，发现艾叶除了含有主要成分挥发油外，尚含有鞣质、黄酮、甾醇、多糖、微量元素及其他有机成分等，其中艾叶油为艾叶中的主要活性成分，有平喘、祛痰、镇咳、抗菌、抗过敏、镇静等多种药理活性。其挥发油成分复杂，所含成分达近百余种，尤以蒿醇、萜品烯醇 - 4、β - 石竹烯、α - 萜品烯醇和反式 - 香苇醇等成分的平喘作用最强。萜品烯醇 -4 和 β - 石竹烯两种成分单体分别被制成胶丸应用于临床，对治疗哮喘有显著疗效。另有研究从鲜艾叶和陈艾叶挥发油中分离出的 53 个化合物中，仅 15 个为共有化合物，所含挥发油陈艾少于鲜艾，总量随贮存时间的延长而减少，表明鲜艾叶与陈艾叶的化学成分有所不同，其药性也有区别。

在药理作用研究方面，众多的药理实验已证明，艾叶有抗菌、抗真菌、抗病毒、抗支原体及衣原体、镇痛、抗炎、平喘、镇咳、祛痰、抗过敏、止血和抗凝血、增强免疫、抗肿瘤、护肝利胆、抗肝纤维化、抗氧化及清除自由基、解热镇静、抑制心脏收缩及降压、抗溃疡等作用。从而使艾叶的应用范围在传统基础上有较大的扩展，并为艾叶的扩展应用提供了理论根据。

在艾叶制剂方面，传统剂型有汤剂、丸剂、散剂、酒剂、锭剂、熏洗剂、香囊剂、灸剂及熨剂等，现代已发展到注射剂、胶囊剂、气雾剂、片剂、口服液、合剂、灌肠剂、颗粒剂、洗剂、茶剂及油剂等新剂型，从而为提高艾叶疗效、降低副作用、方便使用等发挥了重要作用。

在现代临床应用方面，艾叶已被广泛应用于治疗妇科疾病如崩漏、痛经、宫外孕、胎动不安、流产、不孕症、妇女白带等；呼吸道疾病如支气管炎、支气管哮喘、肺结核、感冒、鼻炎等；消化道疾病如肝炎、痢疾、泄泻、胃痛、消化道出血等；风湿痹痛类疾病如腰痛、三叉神经痛、关节炎、肩痹等；皮外科疾病如皮肤溃疡、皮炎、湿疹、烧烫伤、痔疮、阴囊瘙痒、阴茎肿大、跖疣、麻风病反应、新生儿硬肿以及疟疾、阴缩症等多种疾病，均取得了较好效果。

灸法是艾叶应用的一大主要方面，近代对艾灸的药理作用和临床应用研究十分重视。药理实验证明，艾灸具有增强免疫、抗肿瘤、抗休克、护肝、防治脑血管疾病等作用，还具有抗溃疡、促消化、镇痛、解热等药理作用，药理实验还揭示了艾灸治疗流行性出血热、糖尿病、精神分裂症、阳虚证、肾上腺皮质萎缩等病症的机理。艾灸的临床应用更是广泛，应用于治疗呼吸系统疾病、消化系统疾病、泌尿生殖系统疾病、妇产科疾病、心脑血管类疾病、骨伤及风湿类疾病、皮外科疾病等多种疾病有显著疗效，真可谓"灸治百病"也。

在艾叶资源综合开发利用方面也有较快的进展，过去曾开发出蕲艾精、李时珍中药保健腰带、蕲艾蚊香、艾叶牙膏、艾叶浴剂、艾叶油香精、艾蒿枕、蕲州艾条、无烟艾条等系列产品，最近，已有蕲艾沐浴膏、艾阴洁皮肤黏膜抗菌洗剂、艾叶健肤沐浴露、艾叶除菌香皂、艾叶健肤花露水、艾叶抑菌洗手液、蕲艾沐足系列、蕲艾中药热敷眼罩、艾香抗菌条、艾油电热蚊香、艾叶香烟、艾叶油微胶囊、抗菌口罩、艾叶卫生巾、艾叶空气清新消毒剂、艾叶天然爽身粉、艾草防臭鞋垫等艾叶新产品问世。艾叶保健食品也正在开发之中，艾叶茶、蕲艾保健酒、艾叶饺子、艾叶月饼、艾叶粽子、艾叶绿豆饼等都有上市销售的成品，安徽郎溪上野忠食品加工有限公司还专门生产艾叶食品类，如艾糍粑、艾水饺、艾青团、艾香串、艾汤圆、艾酥饼、艾铜锣烧、艾香粥等批量上市，深受欢迎。艾叶的综合开发利用研究已取得了显著的经济效益和社会效益，其前景是十分广阔的。

相信随着艾叶研究工作的深入开展，艾叶这个重要而"伟大"的传统药物将会为防病治病、保障人民健康发挥更重要、更积极的作用

第二节　历代名医名著应用艾叶的概况

一、张仲景

张仲景（150—219 年），名机，南郡涅阳（今河南南阳）人。年轻时张仲景发奋钻研医学，勤求古训，博采众方，结合当时医家及自己长期积累的丰富医疗经验，终于写成了《伤寒杂病论》这部举世闻名的专著，它是理论与实践相结合的医学典范。此书理、法、方、药齐备，正式确立了辨证论治法则，并具体指导临床实践，开辨证论治之先河，为中医学的发展奠定了坚实的

基础。《伤寒杂病论》成书后由于兵火战乱而散失，经晋代王叔和整理编辑，到宋代成为现存的《伤寒论》与《金匮要略》两书，被后世医家奉为经典，其方剂被尊为"众方之祖"。《金匮要略》载有两个含艾叶方剂，为柏叶汤和芎归胶艾汤。

1. 柏叶汤方 柏叶、干姜、艾。治吐血不止者。

2. 芎归胶艾汤方 川芎、阿胶、甘草、艾叶、当归、芍药、干地黄。治妇人有漏下者，有半产后因续下血都不绝者，有妊娠下血者，假令妊娠腹中痛，为胞阻。

二、华佗

华佗（约145—208年），字元化，沛国谯（今安徽亳县）人，是东汉末年伟大的医学家。其著作虽被焚毁，但医术水平从相传为华佗所作的《中藏经》和《华佗神方》中可见一斑。《中藏经》共收载药方62首（不包括附录部分），载有1首含艾叶方。《华佗神方》共有1103首方，其中含艾叶方有23首。纵览两书中所载诸方，华佗将艾叶广泛用于内、外、妇科疾病等。

附：含艾叶方24首

1. 灌肠神方 桃白皮、苦参、艾、大枣。治大便闭结。

2. 治伤寒吐血神方 青柏叶、干姜、艾。

3. 治中风口㖞神方 艾灸七壮，患右灸左，患左灸右。

4. 治中风掣痛神方 烧艾熏痛处。

5. 治休息痢神方 黄连、龙骨、阿胶、熟艾。治肠胃虚弱，其痢乍发乍止。

6. 治呕吐清水神方 干薪艾煎汤啜之。

7. 治阴寒呃逆神方 乳香、硫黄、陈艾，以陈酒煎数沸，乘热嗅之。外以生姜擦当胸，极效。

8. 治粉瘤神方 先用艾条十数壮，再以醋磨雄黄涂纸上，剪如螺屑大贴灸处，外更贴以膏药，一二日一换，必挤尽其中粉浆，敷以生肌散自愈。

9. 治九子疡神方 生于颈上，连续得九数。治用：鸡卵一分，麝香一分，冰片五分。先鸡卵蒸熟后，剖之为二，去黄存白。掺二药于疡上，自初生第一疡起，覆以鸡卵；外用干艾烧之，以痛为度，痛极暂止。痛止更烧，且随时更换鸡卵，日夜约烧五六度。次日更换冰麝，烧灼如前，俟愈为止。内用：蒲公英、夏枯草、金银花各二钱，甘草节一钱，水煎服数剂，功效极伟。

10. 治鱼脊疮神方 老蒜切片如三文钱厚，置疮上。再以艾一团，如豆大，安蒜片上烧之。蒜坏再换，痛定乃止。

11. 治野鸡痔神方 先用槐柳煎水熏洗，次以艾灸七壮即愈。

12. 治一切风毒神方 沉香、丁香、木香各五分，乳香六分，麝香一分，共研匀，将大核桃壳半个，内容药末至将满。覆痛处，外灸以艾团一二壮，不觉热，十余壮稍觉痛，即愈。

13. 治经行不止神方 金毛狗脊、威灵仙、良姜、赤芍药、熟艾、附子。

14. 治阴痛神方 防风、大戟、蕲艾。

15. 治安胎神方 厚朴、蕲艾、当归、川芎、黄芪、荆芥穗、菟丝子、白芍、羌活、甘草、枳壳、贝母。

16. 治数堕胎神方 熟艾、木鳖子、大赭石、枣肉。

17. 治顿仆胎动神方 当归、芎䓖、甘草、阿胶、芍药、艾叶、干地黄。

18. 治产后泻血神方 干艾叶、老姜。

19. 治小儿脐风神方 本症发生，必在儿生七日以内，其候面赤喘哑，脐上起青筋一条，自脐而上冲心口。宜乘其未达心口时，急以艾绒在此筋头上烧之，此筋即缩下寸许，再以缩下之筋上烧之，则其筋自消，而疾亦告痊。内用：薄荷三钱熬成浓汁，灌入二三口。不可过多，立愈如神。

20. 治小儿吞钱神方 浓煎艾汁服之。

21. 治火眼赤烂神方 艾叶烧烟，以碗覆之，俟烟尽，由碗上将煤刮下，温水调化，洗眼即瘥。若入以黄连尤佳。

22. 治从高堕下神方 阿胶、干姜、艾叶、芍药。

23. 救蝎子螫神方 蜀葵花、石榴花、艾心三物，俱阴干之，等分为末，和水涂螫处，立愈。

24. 治漏胎胎损方 川芎、艾叶、阿胶、白茯苓。

三、葛洪

葛洪（261—341 年），字稚川，自号抱朴子，晋代丹阳句容（今江苏句容）人。著有《肘后救卒方》，经后人增补，定名为《肘后备急方》。全书共 8 卷，分 73 篇（缺 3 篇，另一篇有标题而无正文），所述疾病多以急性病为主，包括传染性疾患。书中运用及引录前人所含艾叶方治疗的有 15 篇，占实际 69 篇的 21.74%，可见葛氏颇为重视运用艾治疗急症。现简述如下。

1. 治卒得鬼击方 熟艾煎水服。

2. 治卒心痛方 白艾煎水顿服。

3. 治伤寒时气温病方 ①干艾煎水顿服取汗。治伤寒及时气、温病，及头痛、壮热、脉大，始得一日方。②黄连、熟艾。治热病不解，而下痢困笃欲死者。③黄连、黄檗、龙骨、艾。治天行毒病，夹热腹痛，下痢。④大丸艾灸下部。治热病下部生疮者。⑤烧艾于管中熏之，令烟入下部中，少雄黄杂妙。治伤寒䘌疮者。

4. 治瘴气疫疠温毒诸方 以艾灸病患床四角各一壮。

5. 治卒发癫狂病方 用艾于阴囊下谷道正门当中间，随年数灸之。

6. 治卒中邪魅恍惚振噤方 灸鼻下人中，及两手足大指爪甲本，令艾丸在穴上各七壮。不止，至十四壮，愈。

7. 治卒中风诸急方 烧艾以熏痛处。治若身中有掣痛，不仁不随处者。

8. 治发背痈肿已溃未溃方 香豉三升，少与水和，熟捣成泥，可肿处作饼子厚三分，已有孔，勿覆孔，可肿上布豉饼，以艾列其上，灸之使温温而热，勿令破肉。如热痛，即急易之。痛疮当便减，决得安，一日二度灸之。如先有疮孔，孔中汁出，即差。

9. 治病癣疥漆疮诸恶疮方　何首乌、艾等分，以水煎令浓。于盆内洗之，治疥癣满身作疮，不可治者。

10. 治卒得癞皮毛变黑方　艾千茎，浓煮，以汁渍曲作酒如常法，饮之令醺醺。疗白癞。

11. 治目赤痛暗昧刺诸病方　用艾烧令烟起，以碗盖之，候烟上碗成煤，取下，用温水调化，洗火眼。

12. 治卒误吞诸物及患方　浓煎艾汁，服效。

13. 治蛇入人口中不出方　艾灸蛇尾即出。

14. 治蝎螫人方　蜀葵花、石榴花、艾心等分，并五月五日午时取，阴干，合捣，和水涂之螫处，立定。

15. 疗沙虱毒方　以大蒜十片，著热灰中，温之令热，断蒜及热拄疮上，尽十片，复以艾灸疮上七壮，则良。

四、孙思邈

孙思邈（581—682 年），世号孙真人，京兆华原（今陕西耀县）人，唐代著名医学家。孙氏勤求古训，知识渊博，学术精深，讲求实效，晚年从事医学著述，著有《备急千金要方》《千金翼方》两部巨著。由于他在用药方面有卓越贡献，故被后人尊为"药王"。孙氏运用艾叶，不仅继承了前人的临床经验，而且有所发展创新，现概述如下。

1. 在妇产科方面的应用

（1）治妊娠二三月，上至八九月，胎动不安，腰痛已有所见方　艾叶、阿胶、川芎、当归、甘草。

（2）治妊娠胎动，昼夜叫呼，口噤唇寒及下重痢不息方　艾叶咬咀，以好酒五升煮取四升，去滓更煎，取一升服。口闭者格口灌之，药下即瘥。亦治妊娠腰痛及妊娠热病，并妊娠卒下血。

（3）马通汤　马通汁、干地黄、阿胶、当归、艾叶。治妊娠猝惊奔走，或从高堕下，暴出血数升。

（4）**胶艾汤** 艾叶、阿胶、川芎、白芍、甘草、当归、干地黄。治妊娠二三月，上至七八月，其人顿仆失踞，胎动不下，伤损，腰腹痛欲死，若有所见，及胎奔上抢心，短气。

（5）**治妊娠注下不止方** 阿胶、艾叶、酸石榴皮。

（6）**治妇人痢、欲痢辄先心痛腹胀满，日夜五六十行方** 石榴皮、曲、黄柏（一作麦蘖）、乌梅、川连、艾、防己、阿胶、干姜、附子。

（7）**治产后下赤白，腹中绞痛方** 芍药、干地黄、甘草、阿胶、艾叶、当归。

（8）**当归汤** 当归、龙骨、干姜、白术、芎䓖、甘草、白艾、附子。治产后下痢赤白，腹痛。

（9）**蓝青丸** 蓝青、附子、鬼臼、蜀椒、厚朴、阿胶、甘草、艾叶、龙骨。治产后下痢。

（10）**龙骨散** 五色龙骨、代赭、赤石脂、黄柏根皮、艾、黄连。治产后痢。

（11）**治女人白崩及痔病方** 槐耳、白蔹、艾叶、蒲黄、白芷、大黄、人参、续断、当归、禹余粮、橘皮、茯苓、干地黄皮、猪后悬蹄、白马蹄、牛角。

（12）**伏龙肝汤** 治崩中，去赤白或如豆汁。伏龙肝、生姜、生地黄、甘草、艾叶、赤石脂、桂心。

（13）**丹参酒** 丹参、艾叶、地榆、忍冬、地黄。治崩中去血及产后余疾。

（14）**马通汤** 赤马通汁、生艾叶、阿胶、当归、干姜、好墨。治漏下血，积月不止。

（15）**熟艾汤** 熟艾、蟹爪、淡竹茹、伏龙肝、蒲黄、当归、干地黄、芍药、桂心、阿胶、茯苓、甘草。治妇人崩中，血出不息，逆气虚烦。

（16）**鲍鱼汤** 鲍鱼、当归、阿胶、艾。治妇人漏血崩中。

2. 在小儿科方面的应用

（1）治小儿惊，辟恶气　以艾虎汤浴，艾一斤，虎头骨一枚，以水三斗煮为汤浴，但须浴则煮用之。

（2）苦参汤　苦参、地榆、川连、王不留行、独活、艾叶、竹叶，以水三斗，煮取一斗以浴儿疮上，浴讫敷黄连散。浴小儿身上下百疮不瘥方。

（3）治小儿黄烂疮方　烧艾灰敷之。

（4）治小儿久痢脓湿方　艾叶五升，以水一斗，煮取一升半，分为三服。

（5）治小儿误吞铁等物方　艾蒿一把锉，以水五升，煮取一升半，服之即下。

3. 在耳、喉病中的应用

（1）乌膏　生乌、升麻、羚羊角、蔷薇根、艾叶、芍药、通草、生地黄、猪脂。治脏热，喉则肿塞，神气不通。

（2）治耳聋方　作泥饼子，厚薄如馄饨皮，覆耳上四边，勿令泄气，当耳孔上以草刺泥饼，穿作一小孔，于上以艾灸之百壮，候耳中痛不可忍即止。侧耳泻却黄水出尽，即瘥。当灸时，若泥干，数易之。

4. 治伤寒发黄

治风疸，小便或黄或白，洒洒寒热，好卧不欲动方　三月艾、苦参、大黄、黄连、凝水石、栝楼根、苦参、葶苈。

5. 消食

治猝食不消，欲成癥积方　①煎艾汁如饴，取半升一服之，便刺吐去宿食，神良。②白艾五尺围一束，薏苡根一大把，二味煎。

6. 治吐血

（1）柏叶汤　干姜、阿胶、柏叶、艾。治吐血内崩，上气，面色如土。

（2）治忽吐血一二口，或者心衄，或者内崩方　熟艾三鸡子许，水五升煮取二升，顿服。

（3）治上焦热、膈伤、吐血、衄血或下血连日不止欲死并主之方　艾叶、竹茹、阿胶、干姜。

（4）下血方　牛角、当归、龙骨、干姜、熟艾、蜀椒、黄连、升麻、大枣、附子、黄柏、芎藭、阿胶、厚朴、赤石脂、芍药、石榴皮、甘草。

7. 治痢疾

（1）三黄白头翁汤　黄连、黄芩、黄柏、升麻、石榴皮、艾叶、白头翁、桑寄生、当归、牡蛎、犀角、甘草。治诸热毒下黄汁，赤如烂血，滞如鱼脑，腹痛壮热。

（2）龙骨丸　治下血痢，腹痛。①龙骨、龙胆、羚羊角、当归、附子、干姜、黄连、赤石脂、矾石、犀角、甘草、熟艾。②龙骨、当归、干姜、熟艾、牛角、附子、黄柏、赤石脂、川芎、阿胶、厚朴、甘草、橘皮、芍药、石榴皮、蜀椒、升麻、黄连、大枣。

（3）治血痢方　蒲黄、干地黄、桑耳、甘草、芒硝、茯苓、人参、柏叶、艾叶、阿胶、生姜。

（4）厚朴汤　厚朴、干姜、阿胶、黄连、艾叶、石榴皮。治三十年久痢不止者。

（5）椒艾丸　蜀椒、乌梅、熟艾、干姜、赤石脂。治三十年下痢，所食之物皆不消化，或青或黄，四肢沉重。起即眩倒，骨肉消尽。

8. 治噎塞

治吞钱方　艾蒿五两，以水五升，煮取一升，顿服即下。

9. 治遁尸尸疰

治遁尸尸疰，心腹及身有痛处，不得近者方　取艾小挼令碎，著痛上，厚一寸余。热汤和灰令强，热置艾上，冷即易，不过二三度瘥。

10. 治咳嗽

治嗽熏法　①以熟艾薄薄布纸上。纸广四寸，后以硫黄末薄布艾上，务令调匀，以荻一枚如纸长，卷之作十枚，先以火烧缠下去荻，烟从孔出，口吸烟咽之，取吐止。明旦复熏之如前，日一二止，自然可瘥。得食白粥，余皆忌。②烂青布广四寸，上布艾，艾上布青矾末，矾上布少熏黄末，又布少盐，又布少豉末，急卷之烧令著，纳燥罐中，以纸蒙头，更作一小孔，口吸取烟，细细咽之，以吐为度。

11. 治虫

（1）治下部生疮，虫蚀其肛，肛烂见五脏便死　烧艾于竹筒熏之。

（2）治湿方　黄连、生姜、苦参、艾叶。

（3）治虫蚀下部痒，谷道中生疮方　阿胶、当归、青葙子、艾叶。

（4）桃皮汤　桃皮、艾叶、槐子、大枣。治蛲虫、蛔虫及痔，虫食下部生疮。

（5）治热病䘌毒　以泥作小罂，令受一升，竹筒一枚如指大，一头横穿入罂腹中，一头入人谷道中，浅入。可取熟艾如鸡子大，著罂中燃之，于罂口吹烟，令入人腹，艾尽乃止。大人可益艾，小儿减之。羸者勿多，多亦害人。日再熏，不过三作，虫则死下断。亦可末烧雄黄，如此熏之。

12. 治霍乱、泄泻

（1）黄柏止泄汤　黄柏、人参、地榆、阿胶、川连、茯苓、榉皮、艾叶。治下焦虚冷，大小便洞泄不止。

（2）治霍乱洞下不止者方　艾一把，水三升，煮取一升，顿服之良。

13. 治疮疡痈肿

（1）治疔肿方　用艾蒿一担烧作灰，于竹筒中淋取汁，以一二合和石灰如面浆，以针刺疮中至痛，即点之，点三遍，其根自拔，亦大神验。

（2）治疮久不瘥，瘥而复发，骨从孔中出，名骨疽方　穿地作坑，口小里大，深二尺。取干鸡屎二升，以艾及荆叶捣碎，和鸡屎令可燃火，坑中烧之令烟出，纳疽于坑中熏之，以衣拥坑口，勿泄气。半日当有虫出，甚效。

（3）治脑诸疖诸痈肿牢坚治之方　削附子令如棋子厚，正著肿上，以少唾湿附子，艾灸附子令热彻。

（4）凡发背及痈疽肿，已溃、未溃方　取香豉三升少与水和，熟捣成泥，可肿处作饼子，厚三分，已有孔，勿复孔，可肿上布豉饼，以艾列其上灸之使温，温热而已，勿令破肉也。其热痛，急易之。痈疽当便减，决得安，或一日二日灸之，若先有疮孔，孔中汁出即瘥。

（5）治鼠方　艾一升，熏黄如枣大，干膝如枣大，三味末之，和艾作炷，灸之三七壮。

14. 治痔漏、脱肛、疥癣

（1）治颈漏　①捣生商陆根，捻作饼子如钱大，厚三分，安漏上，以艾灸饼上，干易之，灸三四升艾，瘥。②七月七日日未出时，采麻花，五月五日取艾，等分合捣作炷，用灸疮上百壮。

（2）治五痔方　猬皮、熏黄、熟艾，穿地作孔调和，取便熏之，口中熏黄烟气出为佳。

（3）治崩中及痔方　猬皮、人参、茯苓、白芷、禹余粮、干地黄、槐耳、续断、蒲黄、黄芪、当归、艾叶、橘皮、白蔹、甘草、白马蹄、牛角、鳗鲡鱼头、猪悬蹄甲。

（4）治癣方　醋煮艾涂之。

（5）去疣目方　著艾炷疣目上，灸之三壮即除。

（6）猪肝散　治寒则洞泻，肛门滞出方。猪肝、黄连、阿胶、芎䓖、艾叶、乌梅肉。

15. 治卒死

治鬼击病方　艾如鸡子大三枚，以水五升，煮取二升，顿服。

16. 治诸般伤损

（1）胶艾汤　阿胶、艾叶、干姜、芍药。治丈夫从高堕下伤五脏，微者唾血，甚者吐血，及金疮伤经崩中。兼主女人产后崩伤下血过多，虚喘腹中绞痛。下血不止者，服之悉愈。

（2）大胶艾汤 阿胶、艾叶、甘草、当归、芎䓖、干姜、芍药、地黄。治男子伤绝，或从高堕下伤五脏，微者唾血，甚者吐血及金疮伤经者。或治妇人产后崩伤下血过多，虚喘欲死，腹中急痛，下血不止者神验。

（3）主下血、衄血、脓血痢 艾水煮及丸、散任用。

（4）金疮 以熟艾急裹数日乃解。

五、王焘

王焘（670—755 年），唐代郿县（今陕西岐山）人。他曾持节邺郡（河北临漳县）军事兼守刺史，这一官职，当时称作"外台"。王氏在当时藏书极富的国家图书馆——弘文馆住了 20 多年，期间编辑了《外台秘要》。王氏博采众家之长，书中参引以前的医家医籍达 60 部，并对民间单、验方也广有收集，全书共40 卷，分 1104 门，收方达 6900 多首，方中对艾叶的应用十分广泛，比较突出的有以下几方面。

1. 治天行疫气

（1）黄连龙骨汤方 黄连、黄柏、熟艾、龙骨。

（2）艾汤方 苦酒、葶苈子、生艾（无生艾，熟艾、干艾亦可用，无艾，可艾根捣取汁）。

2. 治酒疸

酒疸艾汤方 生艾叶、麻黄、大黄、大豆，清酒五升，煮取二升，分为三服。

3. 治下焦虚寒

柏皮汤止痢方 黄柏、黄连、人参、茯苓、厚朴、艾叶、地榆、榉皮、阿胶。

4. 治咳逆上气

鲤鱼汤疗咳逆上气，喉中不利方 生鲤鱼、熟艾、白蜜、紫菀、牡蛎、款冬花、杏仁、豉、射干、细辛、饴、菖蒲。

5. 治虚劳骨蒸 苦参、青葙、艾叶、甘草。

6. 治附骨疽

（1）骨疽方　穿地作坑，口小里大，深三尺，取干鸡屎五升，以艾及荆叶和之，令可燃火，令烟出，纳疽孔坑中，以衣拥坑口勿泄烟，半日许，当有虫出。

（2）骨疽百方疗不瘥方　可疮上以艾灸之，三日三夜，无不愈也。

7. 治白癞

疗白癞方　干艾叶浓煮，以渍曲作酒如常法，饮之令醺醺。

8. 治疥风痒

熏疥法　取艾如鸡子大，先以布裹乱发，于纸上置艾、熏黄末、朱砂末、杏仁末、水银各如杏仁许，水银于掌中以唾研，涂纸上以卷药末，炙干烧以熏之。

9. 治面黯　桑灰、艾灰（各三升），上二味，以水三升淋之，又重淋三遍，以五色帛纳中合煎令可丸，以敷黯上，则烂脱，乃以膏涂之，并灭瘢痕甚妙。

10. 治疗妇产科疾病

（1）广济疗妇人妊娠动胎，腰腹痛及血下方　当归、葱白、芎䓖、艾叶、鹿角胶、苎根。

（2）广济疗妇人因损娠下血不止方　当归、白龙骨、干地黄、地榆、阿胶、芍药、干姜、熟艾、牛角、蒲黄。

（3）第二产后若觉恶露下多，心闷短气，贴然无力，不能食　当归、艾叶、生姜、干地黄、人参、地榆。

（4）疗妇人阴中肿痛不可近者，汤洗方　防风、大戟、艾，以水一斗，煮取五升温洗阴中，日可三度良。

六、宋代名著

（一）《太平圣惠方》

《太平圣惠方》成书于 992 年，是宋代宫廷编著的大型方书之一。全书共 100 卷，分 1670 门，载方 16834 首，广泛地收集宋以前方书及当时民间验方，内容颇为丰富。对方剂、药物、病证、病理都进行了论述。该书由王怀隐、陈昭遇等编辑。书中对艾叶的应用较为广泛，其主要方药简述如下。

1. 木瓜丸方　木瓜、附子、熟艾、木香、桂心、诃黎勒皮、人参、肉豆蔻、厚朴、白术、高良姜、盐。治肝风冷，转筋入腹，手足逆冷。

2. 阿胶散方　阿胶、艾叶、干姜、赤石脂、当归。治脾气虚冷，大肠泄痢，腹痛，食不消化。

3. 艾叶汤方　艾叶、生干地黄、阿胶，下赤马通汁。治伤寒衄血及吐血，连日不绝，欲死。

4. 治伤寒吐血，心神烦闷　黄连、荷叶、艾叶、柏叶、地黄汁。

5. 治伤寒下部疮

（1）桃仁散方　桃仁、槐子、熟艾、黄连。治伤寒虫蚀下部，躁闷痒痛不已。

（2）治伤寒，下部疮，虫蚀肛烂方　熟艾（弹子大），雄黄末（半钱），上件药。相和作炷烧，用竹筒引烟，熏下部中。

6. 治时气鼻衄不止方　熟艾、牛皮胶、豉汁。

7. 黄连散方　黄连、黄柏、艾叶、黄芩、龙骨。治时气四五日，大热下痢。

8. 治大风癞

（1）白艾蒿酿酒方　用白艾蒿十束，每束如斗，粗锉，以水一硕，煮取汁五斗，以曲十五斤，糯米一硕，如常法。治大风癞，身体面目有疮。

（2）治大风癞，熏出虫方　艾叶、砒霜、水银、腻粉、硫黄、朱砂黄，并生使，都研为末，用纸四张，先布艾，次下掺皂荚末，次掺诸药末尽，却以刀切似饼餤子，安火碗内烧，安曲膝下熏，以衣被遮拥定，不令透出气，热闷即虫出。

9. 必效艾叶煎丸方　艾叶、白头翁、米醋。治冷劳，脐腹疼痛，或时泄痢，兼治妇人劳后带下。

10. 麻油膏方 生乌麻油、熟艾、杏仁、黄连、鸡粪、盐、乱发。治三二十年风赤胎赤眼。

11. 艾叶散方 艾叶、阿胶、柏叶、干姜。治吐血内崩上气，面色如土。

12. 鸡苏散方 鸡苏茎叶、黄芪、甘草、干姜、艾叶、阿胶、赤马通汁。治劳伤，或饱食气逆，致卒吐血不止。

13. 立效羚羊角散方 羚羊角屑、伏龙肝、熟艾、地榆、牛膝、牡苏叶、蛴螬。治吐血不止。

14. 熟干地黄丸方 熟干地黄、龙骨、黄芪、紫苏子、蒲黄、当归、附子、艾叶、白矾、阿胶、枳壳。治内伤风冷，大便下血不止。

15. 当归散方 当归、干姜、青橘皮、艾叶、白术、附子、厚朴、木香。冷气攻心腹痛，时复下利。

16. 艾煎丸方 熟艾、木香、陈橘皮、厚朴、桃仁、川椒、山茱萸、干姜、柏子仁、吴茱萸、附子、白术。治久心痛，积年不瘥，及冷气结块，少思饮食。

17. 木瓜散方 木瓜、艾叶、当归、木香、桂心、诃黎勒、肉豆蔻、人参、白术、陈橘皮、厚朴。治霍乱吐利，冷气攻心腹。

18. 艾叶丸方 艾叶、黄连、木香、地榆、伏龙肝、阿胶、当归、赤芍药、黄芩。治赤痢，腹痛不可忍。

19. 马蔺子散方 马蔺子、地榆、厚朴、艾叶、白术、赤石脂、龙骨、当归、肉豆蔻。治白痢，腹内疗痛，行数极多，色白如泔淀，不欲食。

20. 雀附丸方 雀儿、附子、草薢、胡椒、白芜荑、干姜、怀香子、青橘皮、艾叶、川椒。治脾肾久积虚冷，心腹气痛，时自泄痢，水谷不消，少思饮食，颜色萎黄。

（二）《太平惠民和剂局方》

《太平惠民和剂局方》成书于1110年，由陈师文等校编，是宋代以来著名的方书之一。全书共 10 卷，附指南总论 3 卷，共载方 788 首，其中含艾叶方 23 首（占总方数的 2.92%），这些含艾叶方广泛应用于内、外、伤及妇科，反映了宋代医家运用艾叶的一个侧面，现简述于下。

1. 罂粟汤　艾叶、黑豆、陈皮、干姜、甘草、罂粟壳。治泻痢。

2. 治妇人诸疾　①治气血劳伤，冲任脉虚，经血非时，忽然崩下，或如豆汁，或成血片，或五色相杂，或赤白相兼，脐腹冷痛，经久未止，令人黄瘦口干，饮食减少，四肢无力，虚烦惊悸，予伏龙肝散（伏龙肝、赤石脂、熟干地黄、艾叶、甘草、肉桂、当归、干姜、芎、麦门冬）。②治劳伤血气，冲任虚损，月水过多，淋沥漏下，连日不断，脐腹疼痛，及妊娠将摄失宜，胎动不安，腹痛下坠。或劳伤胞络，胞阻漏血，腰痛闷乱，或因损动，胎上抢心，奔冲短气，及因产乳，冲任气虚，不能约制，经血淋沥不断，延引日月，渐成羸瘦，予胶艾汤（阿胶、芎䓖、甘草、当归、艾叶、白芍药、熟地黄）。③治崩伤淋沥，小肠满痛，予艾煎丸（人参、川芎、菖蒲、熟艾、山茱萸、当归、白芍药、熟干地黄）。

（三）《圣济总录》

《圣济总录》成书于 1111～1117 年。北宋末年，政府组织医家广泛收集历代方书及民间方药编成此书。共 200 卷，分 60 余门，方近 20000 首，宋之前历代方书几乎全被囊括。每门又分若干病证，每证先列论病因病理，次列方药与治疗。全书涉及艾叶使用的达 79 卷 165 类疾病，药方 207 首，艾灸方 32 首，涉及病证有内、外、伤及妇儿科等，应用十分广泛，现简述如下。

1. 治伤寒七八日内，热不解　葶苈苦酒汤方（葶苈、苦酒、生艾汁）。

2. 治伤寒后疮　桃仁汤方（桃仁、槐子、艾叶、大枣）。

3. 治伤寒吐血不止，此由心肺积热，血得热即妄行　黄连汤方（黄连、荷叶、艾叶、柏叶）。

4. 治卒霍乱吐泻腹刺痛，上吐下泻 香薷汤方（香薷、木瓜、荆芥穗、熟艾、陈廪米、黑豆）。

5. 治肾中寒气，脐腹冷疼，腰脚酸痛，筋脉拘急 温经木香丸（木香、葫芦巴、补骨脂、巴戟天、香子、桂、艾叶、附子、青橘皮）。

6. 治风冷入中，飧泄不止，脉虚而细，日夜数行，口干腹痛 白术汤方（白术、厚朴、当归、龙骨、熟艾）。

7. 治白滞痢，及食不消化 黄柏丸方（黄柏、乌梅肉、熟艾、甘草）。

8. 治积年冷痢，日三五行，胀闷肠鸣，食不消化，面黄渐瘦 厚朴丸方（厚朴、干姜、陈橘皮、诃黎勒、白茯苓、芜荑、阿胶、熟艾、胡粉、黄石脂、乌梅）。

9. 治休息痢 阿胶汤方（阿胶、黄连、龙骨、艾叶、仓米）。黄连汤方（黄连、龙骨、艾叶、阿胶）。

10. 治久痢 治痢积年不瘥，厚朴汤方（厚朴、干姜、酸石榴皮、阿胶、黄连、艾叶）。治久痢不止，地榆丸方（地榆、龙骨、赤石脂、没食子、熟艾、黄柏、橡实壳）。

11. 治热痢黄脓，发渴四肢烦闷 黄连丸方（黄连、黄芩、黄柏、熟艾）。

12. 治痔 治积年痔痢，羸瘦面色萎黄方（硫黄、黄连、艾、蜜）。治久痢变痔，下部生恶疮，恶寒壮热。二白汤方（桃白皮、槐白皮、苦参、熟艾、大枣）。

13. 治痔湿下部疮烂 黄连汤方（黄连、熟艾、苦参、槐白皮）。

14. 治冷劳泄痢，及妇人产后带下诸疾 漏芦丸方（漏芦、艾叶）。

15. 治阴疝肿缩 黄连丸方（黄连、熟艾、杏仁）。

16. 治蛔虫蚀下部痒，谷道中生疮 阿胶汤方（阿胶、当归、青葙子、艾叶）。

17. 治蛲虫蛔虫，及痔虫蚀下部生疮　桃皮汤方（桃木皮、槐子、艾叶、枣）。

18. 治暴赤眼，涩痛难开　青金散方（黄连、艾叶）。

19. 治妇人带下三十六种不同　桑寄生汤方（桑寄生、川芎、艾叶、当归、白胶）。

20. 治妊娠外因惊动，胎动不安，转移不宁　艾叶汤方（艾叶、桑上寄生、人参、茯神、阿胶）。当归汤方（当归、生干地黄、艾叶、甘草、川芎、芍药、阿胶）。

21. 治妊娠胎动不安，腰腹痛，血下不止　人参饮方（人参、川芎、当归、阿胶、杜仲、艾叶、熟干地黄）。

22. 治妊娠猝下血不止，胎上逼心，手足逆冷欲死　艾叶汤方（生艾叶、阿胶、蜜）。

23. 治妊娠猝下血不止，腰腹疼痛　地黄艾叶汤方（熟干地黄、艾叶、人参、地榆、干姜、阿胶、当归）。

24. 治妊娠小便利，少腹急痛　艾叶丸方（艾叶、干姜、厚朴、益智）。

25. 治逆产及子死腹中　艾叶汤方（生艾、清酒）。

（四）《女科百问》

《女科百问》又名《产宝百问》，南宋医家齐仲甫撰著，成书于公元 1220 年。全书共二卷，将有关妇女生理、病理、经、带、胎、产等方面的内容，归纳为一百个问题，逐一解答，故称《百问》。书中每问均有理法方药，条理清晰，内容简明，并附有验案，以证之临床，其方多效。是一部综合性的妇科文献，比宋代陈自明所撰《妇人大全良方》早 10 余年，被世人誉为第一部妇产科普读物。全书 100 问中，有 10 问记载了艾叶的应用，涉及有虚劳伤、阳崩、与鬼交、带下、妊娠疾病、产后血崩等。使用方剂有：①胶艾汤（阿胶、川芎、甘草、艾叶、当归、白芍、熟地）。②地榆散（地榆、干姜、当归、龙骨、川芎、艾叶、阿胶、蒲黄、熟地、黄牛骨腮、乌骨、白术）。③艾叶汤（人参、当归、艾叶、甘草、麻黄、丹参、阿胶）。④固经丸（艾叶、赤石脂、补骨脂、木贼、附子）等。

（五）《妇人良方》

《妇人良方》为妇科著作，又名《妇人良方大全》《妇人大全良方》《妇人良方集要》。宋·陈自明撰于 1237 年。整理编辑宋以前妇产科著作，共 24 卷，分调经、众疾、求嗣、胎教、妊娠、坐月、产难、产后等 8 门，每门分若干病证，共 200 余论，分述各病的病因、证候及治法，内容比较实用。全书 24 卷中含艾叶使用的达 19 卷，涉及调经、众疾、妇人血风头痛、妇人脚气、妇人鼻衄、妇人吐血、妇人带下、妇人阴肿、求子嗣、验胎、妊娠、产后中风、产后恶露不绝、产后血崩、产后赤白痢疾、产后诸淋等病证的治疗。表明艾叶在妇科应用广泛，现略述所载部分方剂：

1. 妇人崩中 伏龙肝、小蓟根、桑寄生、续断、地榆、艾叶、阿胶、当归、赤石脂、厚朴、生姜。

2. 妇人脚气方 苍术丸（乳香、没药、川牛膝、青盐、熟艾、川乌、全蝎）。

3. 治妇人鼻衄，血流不止 刺蓟散（刺蓟、桑耳、乱发灰、艾叶、生地黄、蒲黄）。

4. 疗吐血 四生丸（生荷叶、生艾叶、生柏叶、生地黄）。

5. 治伤寒四五日，大下，热痢时作，白通汤诸药多不止 三黄熟艾汤（黄芩、黄连、黄柏、熟艾）。

6. 治妇人阴中肿痛不可忍 艾叶、防风、大戟。

7. 治妇人阴肿或疮烂者 麻黄汤洗方（麻黄、黄连、蛇床子、北艾叶、乌梅）。

8. 胎动不安方 秦艽、阿胶、艾叶。

9. 疗妊娠腹痛，下痢脓血不止 黄连阿胶散（黄连、厚朴、阿胶、当归、艾叶、黄柏、干姜）。

10. 妊娠尿血方 艾叶酒（生艾叶、酒）。

11. 治产后恶露淋沥不绝　牡蛎散（牡蛎、川芎、熟地黄、白茯苓、龙骨、续断、当归、艾叶、人参、五味子、地榆、甘草）。

12. 治产后崩中　熟干地黄散（熟干地黄、伏龙肝、黄芪、赤石脂、阿胶、甘草、白术、艾叶、川芎、人参、当归）。

13. 产后血崩方　固经丸方（艾叶、赤石脂、补骨脂、木贼、附子）。

14. 疗产后下血不止　桑耳、芍药、地榆、茜根、牛角、阿胶、艾叶、鸡苏、白龙骨。

15. 治妇人百病　乌鸡煎（吴茱萸、良姜、白姜、当归、赤芍药、延胡索、破故纸、川椒、生干地黄、刘寄奴、蓬莪术、橘红、青皮、川芎、荷叶灰、熟艾）。

七、金元时代名医

金元时代是我国医学发展史上的一个重要转折时期，各家纷起，学术争鸣，在继承总结前人经验的基础上，结合自己的临床实践，标新立异，争创新说，形成了以刘完素为代表研究外感火热为主的寒凉派，以李杲为代表研究脾胃内伤学说的补土派，以张从正为代表研究攻邪理论的攻下派，以朱震亨为代表研究内伤火热的滋阴派等学术流派。而艾叶在当时具代表性的四大学术流派书籍中少有记载，这与艾叶的药性未能符合各流派理论特点有关，从而影响了艾叶在这个时代的使用。

八、明代名医

（一）薛己

薛己（约 1487—1558 年），字新甫，号立斋，明代吴郡（今江苏苏州市）人。治疾多奇中，以治疗儿科及外科见长。著有《内科摘要》《妇科撮要》《保婴金镜录》《外科发挥》《外科新法》《外科枢要》《正体类要》《口齿类要》《疬疡机要》《外科经验方》等著作。关于艾叶的应用在其著作中记载不多，《外科枢要》有八首艾灸的治病方，并提出艾灸之法"必使痛者灸至不痛，不痛者灸至痛"的观点。《妇科撮要》中记载了胶艾汤、八珍加胶艾、阿胶散、芎归补中汤、人参黄芪汤等含艾叶方剂。

（二）李时珍

李时珍（1518—1593年），字东璧，号濒湖，明代蕲州（今湖北蕲春）人。其父亲李言闻在当地也是名医，并著有《蕲艾传》，称赞艾叶"产于山阳，采以端午，治病灸疾，功非小补"。此书可能是第一本专门论述艾叶的专著，惜已失传。李时珍"岁历三十稔，书考八百余家，稿凡三易，复者芟之，阙者缉之，讹者绳之"，完成了一部内容浩瀚的药物学专著《本草纲目》，书中有关艾叶的记载较为详细。时珍对于产自家乡的道地药材蕲艾十分推崇，他在《本草纲目》中指出："（艾叶）自成化以来，则以蕲州者为胜，用充方物，天下重之，谓之蕲艾，相传他处艾灸酒坛不能透，蕲艾一灸则直透彻，为异也。"此述被后世视为有关蕲艾的经典论述而被历代医籍所转载，蕲艾也因此而名传渐远，闻名天下。全书涉及艾叶的论述有300余处，艾叶单方或以艾叶为主的方剂有164首，不仅辑录了前人应用艾叶的经验，而且结合自己的临床实践加以补充和发展，并阐述了独特的见解。时珍认为："艾叶生则微苦太辛，熟则微辛太苦，生温熟热，纯阳也。可以取太阳真火，可以回垂绝元阳。服之则走三阴，而逐一切寒湿，转肃杀之气为融和。灸之则透诸经，而治百种病邪，起沉疴之人为康泰，其功亦大矣。"并对前代医家认为艾叶"性寒，有毒"的观点进行了驳斥，认为："盖不知血随气而行，气行则血散，热因久服致火上冲之故尔。夫药以治病，中病则止。若素有虚寒痼冷，妇人湿郁带漏之人，以艾和归、附诸药治其病，夫何不可？而乃妄意求嗣，服艾不辍，助以辛热，药性久偏，致使火躁，是谁之咎欤，于艾何尤？"并且推崇"艾附丸治心腹、少腹诸痛，调女人诸病，颇有深功。胶艾汤治虚痢及妊娠产后下血，尤着奇效。老人丹田气弱，脐腹畏冷者，以熟艾入布袋兜其脐腹，妙不可言。寒湿脚气，亦宜以此夹入袜内。"他扩大了艾叶的临床应用范围，成为后世医家应用艾叶的典范。

1. 单味艾叶方

（1）治伤寒时气，温病头痛，壮热脉盛（干艾叶水煮顿服取汗）。

（2）治妊娠伤寒壮热，赤斑变为黑斑，溺血（艾叶酒煮内服）。

（3）治妊娠风寒卒中，不省人事，状如中风（熟艾米醋炒，以绢包熨脐下）。

（4）治中风口㖞（艾灸，患右灸左，患左灸右）。

（5）治中风口噤（熟艾灸承浆一穴，颊车二穴）。

（6）治中风掣痛，不仁不随（干艾熏痛处）。

（7）舌缩口噤（生艾捣敷或干艾浸湿）。

（8）咽喉肿痛（嫩艾捣汁，细咽之）。

（9）癫痫诸风（熟艾于阴囊下谷道正门当中间，随年岁灸之）。

（10）鬼击中恶，卒然着人，如刀刺状，胸胁腹内疞刺切痛不可按，或即吐血、鼻中出血、下血，一名鬼排（熟艾水煎顿服）。

（11）小儿脐风（艾叶烧灰填脐中或艾隔蒜灸之）。

（12）头风久痛（蕲艾揉为丸，时时嗅之）。

（13）头风面疮，痒出黄水（艾叶、醋煎取汁，每薄纸上贴之）。

（14）心腹恶气（艾叶捣汁饮之）。

（15）脾胃冷痛（白艾沸汤）。

（16）蛔虫心痛如刺，口吐清水（白熟艾水煮或取生艾捣汁饮）。

（17）口吐清水（干蕲艾煎汤啜之）。

（18）霍乱洞下不止（艾水煎顿服）。

（19）产后腹痛欲死，因感寒起者（陈蕲艾捣铺脐上，熨斗熨之）。

（20）忽然吐血一二口，或心衄，或内崩（熟艾水煎服或烧灰水服）。

（21）鼻血不止（艾灰吹之或艾叶煎服）。

（22）鹅掌风病（蕲艾煮水熏之）。

（23）小儿疳疮（艾叶煎水取）。

（24）小儿烂疮（艾叶烧灰敷之）。

（25）臁疮口冷不合（熟艾烧烟熏之）。

2. 含艾叶的复方

（1）老小白痢　艾姜丸（陈北艾、干姜）。

（2）诸痢久下　艾叶、陈皮。

（3）暴泄不止　陈艾、生姜。

（4）粪后下血　艾叶、生姜。

（5）野鸡痔病　先以槐柳汤洗过，以艾灸上七壮。

（6）妊娠下血　胶艾汤。

（7）妊娠胎动或腰痛，或抢心，或下血不止，或倒产子死腹中　艾叶、酒。

（8）胎动迫心作痛　艾叶、头醋。

（9）妇人崩中连日不止　熟艾、阿胶、干姜。

（10）产后泻血不止　干艾叶、熟老生姜。

（11）盗汗不止　熟艾、白茯神、乌梅。

（12）疮疥熏法　熟蕲艾、木鳖子、雄黄、硫黄。

（三）陈实功

陈实功（1555—1636 年），字毓仁，号若虚，江苏东海（今南通市）人。陈实功从事外科四十余载，治愈了不少疑难杂症，积累了丰富的治病经验。搜集明以前的外科有效方药，著成《外科正宗》，后人评价此书具有"列证最详，论治最精"的特点，是一部代表明代外科学伟大成就的重要著作。《外科正宗》卷一痈疽门中单列章节介绍艾灸治疗痈疽，并且首推艾灸治疗疮科，介绍到"盖艾火拔引郁毒，透通疮窍，使内毒有路而外发，诚为疮科首节第一法也，贵在乎早灸为佳"。介绍了患者头部、肾俞及元气素虚等发疮的艾灸方法及艾灸疮穴的禁忌，并认为艾灸用法不当易引起津液亏损，矫正了前人医家认为"艾火不亏人"的观点。书中另有治疗外科疾病含艾叶的众多复方，现简述如下。

1. 治肿疡　拔筒方（羌活、独活、紫苏、蕲艾、鲜菖蒲、甘草、白芷、连须葱）。

2. 治脱疽及一切发背、初起不疼痛者　雌雄霹雳火（艾茸、丁香、雌黄、雄黄、麝香共研极细，搓入艾中，作安豆大丸放于患上灸之）。

3. 治齿病出血　止血四生汤（生荷叶、生艾叶、生柏叶、生地黄）。

4. 治附骨疽　雷火神针（蕲艾、丁香、麝香，药与蕲艾揉和，先将夹纸作筒如指粗大，用艾药叠实收用），治风寒湿毒袭于经络为患，漫肿无头，皮色不变，筋骨疼痛，起坐艰难，不得安卧者。

（四）王肯堂

王肯堂（约 1549—1613 年），字宇泰，一字损仲，号损庵，自号念西居士，江苏镇江府金坛（今江苏金坛）人。著有《证治准绳》，书中对各种疾病的证候和治法叙述"博而不杂，详而又要"，为历代医学家所推崇，也是 17 世纪流传最广的医学著作之一。艾叶在《类方·证治准绳》《杂病·证治准绳》《女科·证治准绳》多有使用记载，尤其在《女科·证治准绳》中有一百多条关于艾叶的论述，扩大了艾叶的临床使用范围。尤其活用胶艾汤，如治劳伤血气，冲任虚损，月水过多，淋沥不断；治阳崩不止，小腹疼痛；治劳伤血气，月水过多，淋沥漏下，连日不止；脐腹疼痛及妊娠将摄失宜，胎动不安，腹痛下坠，或劳伤胞络，胞阻漏血，腰痛闷乱；或因损动，胎上抢心，奔冲短气，及因产乳冲任气虚，不能约制，延引日月，渐成羸瘦；产后白带下者。并对胶艾汤进行灵活变方，如胶艾六合汤、丁香胶艾汤、芎归胶艾汤等。

（五）张介宾

张介宾（1563—1640 年），字会卿，号景岳，又号通一子，明代浙江山阴（今绍兴）人。景岳治学极为严谨，能师古而不泥，辨疑而不苟，既善于继承，又勇于创新，并重视理论联系实践，对医学发展作出了很大贡献。晚年以毕生医疗经验撰成《景岳全书》，其医理多与易学相通，主张医易同源，疗病思想以"阳非有余，真阴不足"为中心，认为"人体虚多实少"，强调命门在人体中之重要性，治疗则主张补真阴元阳，创立左归、右归之法。他曾述艾叶："味微苦，气辛，生用微温，熟用微热。能通十二经，而尤为肝脾肾之药。善于温中逐冷除湿，行血中之气，气中之滞，凡妇人血气寒滞者，最宜用之。"

九、清代名医

（一）吴谦

吴谦（1689—1748 年），字文吉，清朝安徽歙县人。乾隆时为太医院院判。乾隆中敕编医书，命吴谦等为总修官，遂撰成《医宗金鉴》一书。全书博而不杂，简而不疏，故简明而实用。此后本书为太医院及民间习医之士学习所用，广为流传。该书是一部教学与临床均宜的官修医学丛书，其内容丰富，各科论述全面，既总结明、清以前医学成就并进行辑录，也汇集作者临证经验及医学见解。吴谦对前人用艾叶经验进行总结："胞阻者，胞中气血不和，而阻其化育也，故用芎归胶艾汤温和其血，血和而胎育也。""崩血漏血去血过多者，宜用胶艾四物汤补之。""血多无热者，用四物汤加阿胶、艾叶止之。"并总结艾茸敷法主治阴疮黑陷而不痛者，编成方歌："艾茸敷法治阴疮，黑陷不痛用之良，石硫黄雄同艾煮，捣成膏敷定能康。"

（二）沈金鳌

沈金鳌（1717—1776 年），字芊绿，号汲门、再平、尊生老人，江苏无锡人。早年习儒，博通经史，中年以后专攻医学。事师医家孙庆曾，得名家之学，经研《灵枢》《素问》，遍采百家，探幽索微，深得医学之精粹。他严谨治学，务在求实，他认为，医书或论证而无方，或有方而无证，或讲脉而不讲药，或讲药而不讲脉，道理往见于残编剩简之中。故先后撰成《脉象统类》《诸脉主病诗》《杂病源流犀烛》《伤寒论纲目》《妇科玉尺》《幼科释迷》《要药分剂》，总其名曰《沈氏尊生书》，其中也充分体现了他的治学态度和治学情神，流传较广。其中《妇科玉尺》收载了较多艾叶的临证使用方剂，现简述如下。

1. 艾附丸　①妇女经不调者，或由诸般气滞；②治由气滞经不行。

2. 胶艾丸　①经水后期而行者，过期太甚；②误触击，或因跌扑，腰腹疼痛，胎上抢心，去血腹痛。

3. 胎漏　血虚来少，古胶艾汤；犯房下血者，八物汤加胶艾。

4. 芍艾汤　胎前浮肿，专由脾虚者。

5. 妊娠二月养胎方　艾叶汤（艾叶、丹参、当归、麻黄、生姜、人参、阿胶、甘草、大枣）。

6. 火龙散　川楝子、茴香、盐炒艾叶。治子悬，心气疼。

7. 阿胶散　熟地、白芍、艾叶、当归、甘草、阿胶、黄芪。治妊娠，或因顿仆胎动不安，腰腹痛，或有所下，或胎上冲心。

8. 阿胶蕲艾丸　川芎、当归、白芍、熟地、甘草、阿胶、艾叶。治妊娠因跌扑闪挫，以致胎动不安。

9. 芎归胶艾汤　川芎、阿胶、炙甘草、艾叶、当归、白芍、生地。治妊娠腹痛，胞阻胎漏，半产后下血不绝及八九月内胎动下血。

10. 乌艾丸　乌药、艾叶、香附。治赤白带下。

11. 胶艾四物汤　治妇人赤带。

（三）陈念祖

陈念祖（1753—1823 年），字良友、修园，号慎修，长乐县人。念祖吸收古代医学精华，结合自己临床经验加以应用、补充，对医学通俗化、大众化作出了重要贡献。用浅显韵语编成《时方歌括》，如"四生丸用叶三般，艾柏鲜荷生地斑"，"益元艾附与干姜，麦味知连参草将"。两首歌诀中分别通俗易懂地描述了两首以艾叶为主药的四生丸和益元汤的处方组成。

（四）吴师机

吴师机（约 1806—1886 年），名安业，字尚先，清代钱塘（今浙江杭州）人。他吸取前人和古典医籍中有关外治的论述，并汇集民间的外治法，集二十年之经验，易稿十余次，写成了理疗性外治专著《外治医说》，刊于 1870 年，因取"医者理也，药者瀹也"之意，又因正文是用"骈体文"写成的，故刊成后，改名为《理瀹骈文》。该书对中医外治法的总结与发展作出了重大贡献，他的外治方法主要是膏药疗法，该书中广泛地应用艾叶作为外治药，如寒湿香港脚、调经、崩漏、安胎、霍乱、厥汗等，均用含艾叶的复方进行外治，并取得较好的疗效。

第二章　艾叶的本草学概述与生药学研究

艾叶的药用历史悠久，作为药物其最早记载见于梁代本草学专著《名医别录》，其后历代本草著作对艾叶均有描述和记载，但因时代的变迁，地理位置的差异，历代对艾叶产地的记载、品种的使用、质量的要求、生长的描述、采收的规定等方面均有不同，其本草学内容丰富多彩。现代则对艾叶的生药学，如资源、品种、鉴定、质量等方面的研究进行了很多调查与实验研究，也取得了一定的成果。

第一节　艾叶的本草学概述

本草学，也就是古代的药物学，其包括的内容很广泛，艾叶的本草学内容应包括品种、产地、种植、采收、性味、归经、毒性、炮制（修治）、功能主治、临床应用、禁忌证等，艾叶的性味、归经、毒性、炮制、功能主治、临床应用、禁忌证等将分别在有关章节中论述，本节主要介绍艾叶的品种、产地、种植、生长、采收等内容。

一、品种

艾，是现存最早的医籍《黄帝内经》中提到的为数不多的几种药物之一，在近代出土被誉为最早的方书《五十二病方》中亦有记载，但奇怪的是在《神农本草经》中却未见记载，而由《名医别录》增补。因而有人提出《神农本草经》中所载的白蒿即为艾叶。《尔雅》载："艾，冰台。"郭璞注云："今艾，白蒿。"南京医学院曹元宇教授在辑注《本草经》时亦认为白蒿就是艾叶，并云："郭云艾即白蒿，应不误。"但其亦认为白蒿学名为 *Artemisia vulgaris* L. var. *indiea* Maxim.，应为艾蒿的变种，与艾 *Artemisia argyi* Levl. et Vant. 实为不同种。我国现代蒿属植物分类专家林有润研究员亦认为：白蒿（陆生）即为艾叶。梅全喜经过考证发现，在《诗经》《离骚》《五十二病方》等书中既载有白蒿，又载有艾叶，可以判断在秦汉之前艾与白蒿是明确不同的二种植物。到了秦汉及稍后时期，白蒿作为祭品逐渐被其他植物所代替，作为药用植物其价值又不及艾叶大，加之形态与艾叶相似，故逐渐与艾混用了，以至出现汉代《神农本草经》只载有白蒿，而对当时已极为常用的艾叶却未载。梁代陶弘景在《名医别录》中对艾叶有详细描述，而对白蒿仅有几个字的记载，并发出"（白蒿）方药家既不用，皆无复识之"的感叹，也就出现了晋代郭璞的"今艾，白蒿"的注解。因此，梅全喜认为白蒿不是艾，只不过在秦汉时期二者混用了而已。《神农本草经》所载白蒿应已包括了艾叶。艾叶作为药物以其本名记载最早见于《名医别录》，载："艾叶，微温，无毒，主灸百病，可作煎，止下痢，吐血，下部䘌疮，妇人漏血，利阴气，生肌肉，辟风寒，使人有子。一名冰台，一名医草。又，艾，生寒熟热。主下血，衄血，脓血痢。水煮及丸散任用。"该书中载有艾叶的性味、功能、主治、产地、采收等，但未见载有艾叶的品种形态特征。现存本草中最早对艾叶性状特征有描述的是宋代的《本草图经》，载其："茎类蒿，而叶背白，以苗短者为佳。"并首次附有艾叶（明州艾叶）植物图（图2-1）。

从其形态描述和附图

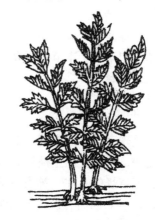

图2-1　《本草图经》"明州艾叶"图

看，《本草图经》所载艾叶与今之艾叶植物形态是基本相同的，尤其值得称颂的是所绘艾叶图十分精细，其叶片形状与现代艾叶的墨线图是极相似的。其后《证类本草》转载了《本草图经》中关于艾叶形态的描述和"明州艾叶"图。

明·刘文泰纂《本草品汇精要》收载有《本草图经》对艾叶形态特征的描述："［图经曰］初春布地生苗，茎类蒿而叶背白，甚香。"其中"甚香"二字遍查尚志钧先生辑校的《本草图经》和胡乃长先生等辑注的《图经本草》均未见有此二字，可能系刘文泰自己所加。此外，刘文泰还描述了艾叶的一些特征，如"（质）类菊叶而背白有毛，（色）青白……（臭）香"等。艾叶特有的香味对于确认艾叶药材是十分重要的，现代辨认艾叶的两个最明显的特征即是：一是叶片的上表面暗绿色，叶背面密被白色绒毛；二是具有艾所特有的香气。从《本草品汇精要》的记载可以看出，在明代即已认识和掌握了艾叶的这两个鉴别特征。

明·佚名宫廷画师编绘的《补遗雷公炮制便览》收载了艾叶，对艾叶性状没有详细描述，但所绘的艾叶图较为精美，且带有色彩，从其叶片的色彩上能清晰地看到叶片的上表面是暗绿色至绿色，叶的背面是浅绿色至灰白色，充分体现了艾叶叶背密被白色绒毛的特征（图2-2）。

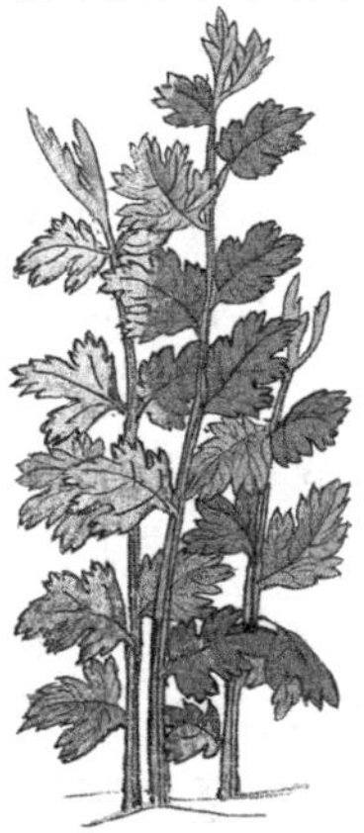

明·陈嘉谟撰《本草蒙筌》，载："（艾叶）初春布地生，与草蒿状颇类，但叶背白，风动微香。"并首次记载了艾叶的道地药材品种蕲艾的形态："艾叶，《本经》及诸注释悉云：生于田野，类蒿，复道者为佳，未尝以州土拘也。世俗反指此为野艾，至贱视之。端午节临，仅采悬户，辟疫而已。其治病症，遍求蕲州所产独茎、圆叶、背白、有芒（应为"毛"——编者注）者，称为艾之精英……今以形状考之，九牛草者即此。

图2-2 《补遗雷公炮制便览》艾叶图

人多不识，并以艾呼。经注明云：气虽艾香，实非艾种。"还附有蕲州艾叶图（图2-3）。

从这些记载中可以看出，陈嘉谟认为蕲州艾叶是九牛草，他在艾叶条还附有"九牛草"条，云："九牛草，产筠州山岗，属湖广，叶圆长，背白有芒，茎独植高二尺许，气香似艾，采亦端阳。"

陈氏的这种蕲州艾叶即九牛草的观点给后世应用蕲艾带来了极为不利的影响，以至于后世不少医家也认为蕲艾就是九牛草。如清·陈士铎著《本草秘录》载："世人俱以蕲艾为佳，然野艾佳于蕲艾，盖蕲艾九牛草也，似艾而非艾，虽香过于艾，而功用殊。"

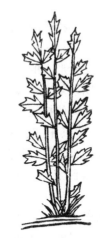

图2-3 《本草蒙筌》"蕲州艾叶"图

考九牛草，《本草图经》载："九牛草，生筠州山岗上……二月生苗，独茎，高一尺，叶似艾叶，圆而长，背白有毛，面青，五月采。"并附有"筠州九牛草"图（图2-4）。

图中植物为茎直立，叶互生，长椭圆形，先端渐尖，基部狭成短柄，中脉明显。《本草蒙筌》中九牛草的描述基本上是摘录《本草图经》中的记载，还有少数地方抄错了，如将"背有白毛"错成"背白有芒"，说明陈嘉谟并未见到九牛草的实物。经笔者对照《本草图经》的文字描述及附图特征考证，九牛草当

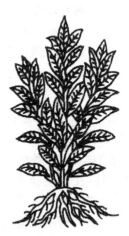

图2-4 《本草图经》"筠州九牛草"图

是艾的同科同属植物奇蒿 Artemisia anomala S. Moore，商品药材称为刘寄奴，该品种在蕲州地区有分布，气香似艾叶，至今在湖南、

湖北部分地区民间仍称九牛草。

《本草蒙筌》所载"蕲州艾叶"形态是"独茎、圆叶、背白、有芒"，这完全是套用九牛草的特征，而与其在书中所附"蕲州艾叶"图形态相去甚远，附图蕲州艾叶的特征是茎直立、叶四布、分为五尖，与今所用之艾叶十分吻合，当为 *Artemisia argyi* Levl. et Vant. 及近缘种。古代本草附图多是请药材产地的专业人员按照实物描绘的，一般是较为准确的。可以肯定，当时的蕲州艾叶是正品艾叶，而绝非"圆叶"的九牛草。陈嘉谟在既没有深入蕲州考察蕲州艾叶的形态，又未见到九牛草实物的情况下，仅凭当时民间流传而臆断蕲州艾叶就是九牛草，并将九牛草的形态强加于蕲州艾叶，以至于出现《本草蒙筌》蕲州艾叶记载图文矛盾，难以自圆其说的情况，实是陈嘉谟的失误。李时珍在《本草纲目》中九牛草项下也对陈氏的这一错误作了指正："陈嘉谟《本草蒙筌》以此为蕲艾，谬矣。"

对艾叶植物形态特征描述最为详细的当数明·李时珍的《本草纲目》，载："此草多生山原。二月宿根生苗成丛，其茎直生，白色，高四五尺，其叶四布，状如蒿，分为五尖，桠上复有小尖，面青背白，有茸而柔厚，七八月叶间出穗如车前穗，细花，结实累累盈枝，中有细子，霜后始枯。"并附有艾叶图（图 2-5）。

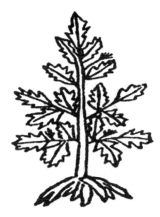

图 2-5　《本草纲目》
（金陵版）艾叶图

从李氏所描述艾的形态"叶分为五尖，桠上复有小尖，有茸而柔厚，出穗如车前穗，结实，中有细子"等特征看，当时的艾叶与今之艾叶原植物极为相似，其观察之细微，描述之精炼是前人所没有的。根据其描述及附图（金陵版）可知，所载艾的原植物当是 *Artemisia argyi* Levl. et Vant.，但有人把《本草纲目》中所载的"其叶四布，状如蒿"一语理解为二回羽状分裂，加上可能依据误本（合肥张绍棠本）《本草纲目》附图（图2-6），认为《本草纲目》所载之艾为野艾蒿（小叶艾）*Artemisia lavandulaefolia* DC.，此种看法是错误的。首先"其叶四布"不等于二回羽裂，两侧各二裂片，正好与上述误考者所附图吻合，而《本草纲目》艾"分为五尖，桠上复有小尖"的特点更与 *Artemisia arygi cv. qiai*（蕲艾）相符。金陵本和江西本《本草纲目》附图与此描述一致。误本《本草纲目》附图有很多是自《植物名实图考》中移植过来的，但误本艾叶图与《植物名实图考》则完全不同，其叶确为二回羽裂，说明此种刻本的作者加入了当时艾的混淆品或地区习用品野艾蒿（小叶艾）*Artemisia lavandulaefolia* DC.。

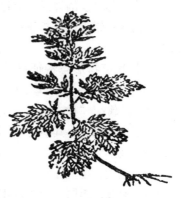

图2-6　《本草纲目》（合肥张绍棠本）艾叶图

明·卢之颐《本草乘雅半偈》载："如蒿作丛，茎直上，高四五尺，叶四布，具五尖，九尖者胜，桠上复有小尖，面青背白，八月叶间复出穗，细花结实，累累盈枝，中有细子，霜后始枯，芨草类也。"此描述基本上是承袭《本草纲目》的内容，但亦有新意。

可见到了明代对艾的形态描述已是十分细致了，而且品种也很固定，即今用之菊科植物艾。

清代大部分本草书籍均以记载药物的性味功能主治应用为主，对品种、形态特征方面描述较少。对艾叶亦是如此，一般本草均较少述其品种性状，仅限于对蕲艾、野艾、九牛草之辨别而已，且内容极为简单，多为否定陈嘉谟在《本草蒙筌》中对蕲艾的论述。如清·汪昂《本草备要》、吴仪洛《本草从新》等均有"《蒙筌》发明以野艾（实为九牛草）为真蕲艾，虽香，实非艾种"的记载。清·杨时泰辑《本草述钩元》载："蕲产独茎圆叶，背白有芒者，以形状考之乃九牛草也，人都不识，并诩为艾之精英，顾经注明云：九牛草气虽艾香，实非艾种。"可见清代大多数本草学家都认识到蕲艾并非九牛草。

但亦有少数医家仍视九牛草为蕲艾，如清·陈士铎著《本草秘录》载："世人俱以蕲艾为佳，然野艾佳于蕲艾，盖蕲艾九牛草也，似艾而非艾，虽香过于艾，而功用殊，不若野艾入脾肾肺三经，祛寒气而逐痰湿，安痛而暖关元，胎湿可止，胎动可宁，月经可调，子宫可孕，且灸经穴，可愈百病，无如世人舍近求远，舍贱而求贵，是为叹耳。夫蕲艾怖种而生者，野艾则天然自长于坴（野）世，得天地至阳之气，故能逐鬼辟邪、祛寒而散湿，其力实胜于蕲艾，岂可舍此而取彼哉，十年之疾求三年之艾，大抵即野艾，非取于蕲艾也。"此述欠妥，欠妥之处有二：一是认为蕲艾是九牛草，陈嘉谟此错误观点早已被明清本草学家所纠正，而陈士铎仍执旧说，实属不当；二是由于陈士铎误认为蕲艾即九牛草，因而产生了蕲艾不如野艾功效好的误论，从今天的应用品种看当是蕲艾（为艾中佳品）好过野艾（为艾的代用品）。

清·吴其浚《植物名实图考》载有艾，虽对其植物形态未作任何描述，但却附有二个不同生长时期艾叶图（图2-7），第1个图为苗叶期，第2个图为花实期，二图绘制逼真，十分形象，实属难得之作。

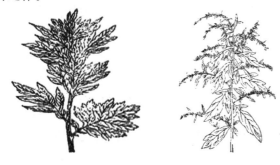

图2-7　《植物名实图考》艾叶图

综合历代本草所述艾的主要特征，并结合部分本草书籍中的附图，可以确定我国古代应用的艾叶品种当是菊科植物艾 *Artemisia argyi* Levl. et Vant. 或蕲艾 *A. argyi* Levl. et Vant. cv. *qiai* 及其近缘种。

二、产地

艾叶的产地记载，首见于《名医别录》，只载"生田野"，未注明生于何地。最早提出道地之说是在宋代，宋·苏颂《图经本草》载："艾叶，旧不著所出州土，但云生田野。今处处有之，以复道（及四明）者为佳，云此种灸病尤胜。"并附有"明州艾叶"图。考"复道"为河南省安阳市汤阴县所辖，今仍有称为"伏道"的地名，"明州"、"四明"为浙江宁波及鄞县附近，可见在宋代是以此二地所产艾叶为佳。到了明代，艾叶的道地有了明显变化，蕲州所产艾叶逐渐以其质优效佳而为广大医药界所接受，蕲州也成为艾叶的道地产地。据明弘治年间（1488～1505年）定稿的《本草品汇精要》载："生田野，今处处有之……道地：蕲州、明州。""蕲州"，即今湖北省蕲春县。其后，《本草蒙筌》收载了"蕲州艾叶"图，并描述了当时对蕲艾的重视程度："倘有收藏，不吝价买，彼处仕宦，亦每采此，两京送人，重纸包封，以示珍贵，名益传远，四方尽闻。"

明·李明珍在《本草纲目》中对艾叶的道地产地作了较为详细的描述，并首次提出了"蕲艾"一名，他说："艾叶，本草不著土产，但云生田野。宋时以汤阴复道者为佳，四明者图形。近代惟汤阴者谓之北艾，四明者谓之海艾。自成化以来，则以蕲州者为胜，用充方物，天下重之，谓之蕲艾。相传他处艾灸酒坛不能透，蕲艾一灸则直透彻，为异也。"从此，蕲艾之名，风靡全国。正是由于李时珍对蕲州艾叶的肯定，从而为蕲艾成为艾叶道地药材的地位奠定了基础。继李时珍之后的明清医家及本草医籍皆遵从时珍之说，十分重视和极为推崇蕲艾。明代《本草乘雅半偈》记载："（艾叶）生山谷田野，蕲州者最贵，四明者亦佳。""蕲州贡艾叶，叶九尖，长盈五七寸，厚约一分许，岂唯力胜，堪称美艾。"

　　蕲艾，在明代不仅本草医籍记载，而且植物学、农学、杂学等书也有叙述，被誉为集 16 世纪以前古代农学大成的《群芳谱》亦有记载："（艾叶）处处有之，宋时以汤阴复道者为佳。近代汤阴者谓之北艾，四明者谓之海艾。自成化以来，惟以蕲州者为胜，谓之蕲艾，相传蕲州白家山产。又置寸板上灸之，气彻于背，他山艾彻五汤，阴艾仅三分，以故世皆重之。"明代蕲艾在临床上的应用颇受重视，不少医籍方书中均强调用蕲艾，如《青囊杂纂》载"蕲艾揉为丸，时时嗅之"，治头风久痛；《怪证奇方》载"干蕲艾煎汤啜之"，治口吐清水；《杨诚经验方》载"蕲艾捣铺脐上熨之"，治产后感寒腹痛；《陆氏积德堂方》载"蕲艾真者水煎熏患处"，治鹅掌风等；《妇科玉尺》卷二载有"阿胶蕲艾丸"，是以道地药材命名方剂的典范。可见，明代随着蕲艾愈来愈受各界重视而名声远扬，蕲州作为艾叶道地产地的重要地位已稳定地确立，此后，艾叶的道地产地几乎没什么变化，并一至延续至今。

　　清代仍推崇蕲州所产艾叶，如《本草备要》《本草从新》均载："宋时重汤阴艾，自明成化以来则以蕲州艾为胜。"《本草易读》载："处处有之，自明成化以来则以蕲州者为胜。"《得配本草》载："产蕲州者为胜。"《植物名实图考》载："今以蕲州产者良。"《本草害利》载："蕲州艾为上。"清代临床上也都强调用蕲艾，如《竹林寺女科二种》的胎产奇方就强调用蕲艾，清代宫廷御医对蕲艾的应用十分重视，蕲艾在清宫医案处方中出现频率较高，主要用于妇科疾病。一些地方志也多有类似记载，如清代官修最庞大的地理总志《大清一统志》云："艾，蕲州出。"清《蕲州志》亦以"蕲州麒麟山者良"，并称"蕲州专产，莫良于艾"。甘肃《武威县志》也承认地产艾叶"功亚于蕲艾"。

　　到了近代，仍重视蕲艾。不少医药专著仍有"以湖北蕲春（蕲州）产者为佳"的记载，如 1953 年时逸人著《中国药物学》就注明："艾产于我国各地，以湖北蕲春产者最佳。"《中药志》

载："药用艾叶以蕲艾为佳，蕲州即今湖北蕲春县，为李时珍故乡所在地。"此外，高等医药院校教材《中药学》、台湾出版的《本草药性大辞典》等也多有类似记载。由梅全喜主编的《蕲州药志》设有专章介绍蕲州特产，蕲艾就是第一个被介绍的蕲州特产。据《蕲州药志》介绍：蕲艾与普通艾在外观形态、挥发油及微量元素含量、挥发油成分的组成及燃烧放热量等方面均有很大的不同，蕲艾确有其独特之处。在民间对蕲艾更是十分重视，笔者祖籍湖北蕲春，先父梅锡圭（1914—1991 年）为蕲春名医，从20 岁开始行医，在近 60 年的行医生涯中，对蕲艾尤为推崇和喜用。据先父介绍在民国年间各地中医均十分重视蕲艾，当遇有处方中需用艾叶治疗重症时多强调用蕲艾，因而常有外地中医和患者及药商来蕲采购蕲艾叶，而蕲春人去外地办事、访亲均习惯带上几包质好并用牛皮纸包装好的蕲艾叶送给亲朋好友。笔者自记事起就对蕲艾有很深的印象，风寒感冒用蕲艾煎水洗脚，产妇、幼儿用蕲艾煎水洗浴的习俗自幼熟知，在家乡农村几乎每家自留地头均种有蕲艾，每家的阁楼上均收藏有当年采收的艾叶，确如《蕲州药志》所载："在今日蕲春有家家栽种、户户收藏的习惯。"笔者大学毕业后，在蕲春李时珍医院和李时珍中医药研究所工作期间曾经常外出参加学术会议，每次都带些自采的蕲艾叶赠送给一些医药专家、教授，也颇受欢迎。今天，蕲艾已成为著名的"蕲春四宝"（蕲艾、蕲蛇、蕲龟、蕲竹）之一。在蕲春的种植面积已逐年扩大，产量不断增加，已有大量的蕲艾销往国内外，是蕲春外销量最大、最受欢迎的药材之一。

此外，一些带有地方特色的医药专著对艾叶的产地也有介绍，如陈仁山《药物出产辨》载："艾叶产广东各属，江浙各省亦有出……艾茸产广西怀集，广东连州有出。"近代又出了一个"祁艾"，为产于河北安国（古称祁州）的艾叶。清《祁州志》物产中亦有记载。近代著名本草学家赵橘黄先生在《祁州药志》一书中详加论述，并附有照片。在清宫医案中亦有应用祁艾的记载，但其应用频率及重视程度皆不及蕲艾，有人统计了清宫医案

处方中蕲艾与祁艾的使用频率比为 10 : 3，并认为虽然祁艾相对
较少使用，但在艾的道地演变上仍有重要意义，因在清代以前未
有祁艾之说，由清至今，祁艾声誉渐传，已成为"祁药"的主要
品种之一。这种传播是得助于祁州在北方的中心地理位置及其为
药材集散地的地位。祁艾名气虽有所扩大，但仅限于北方，且后
来由于各方面原因，尤其是战乱以及药材交易活动的停止，使其
影响未能在全国范围内扩展开来，未能形成与"蕲艾"抗衡的局
面。因此，近代"蕲艾"作为道地药材在全国范围内占有重要的
地位。

时至今日，艾叶全国大部分地区均有生产，但基本上仍有
"产蕲春者质量为好"的认识。我国著名的蒿属植物分类学家林
有润研究员曾多次深入蕲艾产地蕲州进行实地考察，并撰文介绍
了对蕲州地区的蕲艾等蒿属植物的考订结果。文中介绍：蕲州是
我国中药材主要产地之一，是湖北省蕲春县的一个集镇，是我国
中医药大师李时珍的家乡。该地区生长的菊科蒿属植物颇多，其
中入药的有十余种，并在李时珍《本草纲目》中曾有记载。蕲艾
是蕲州地区家家栽培、户户必备的常用药材。端阳节时采割，晒
干备用，因而又称端阳艾。经研究认为，该药材的原植物是艾的
栽培品种，学名为 *Artemisia argyi* Levl. et Vant. cv. *qiai*。相传李时
珍所用的是蕲州镇郊麒麟山野生种，后来引为家栽。蕲艾与普通
艾不同之处在于蕲艾植株高大，高可达 1.8 ~ 2.5m，植株含挥发
油较多，气味浓郁，叶厚纸质，被密厚而长的毛，取干叶揉之可
成绒团；野生的艾蒿植株高不及 1.5m，叶纸质或薄纸质，虽亦被
毛，但毛短，取叶揉之常成粉末。由此可见，蕲艾的形状和质量
确实优于普通艾叶。近年来，还有不少学者，包括笔者本人对不同
产地艾叶挥发油、微量元素含量，燃烧放热量等项目进行比较研
究，证实蕲春所产艾叶质量确比其他地产艾叶为优（本章第二节有
详细介绍）。

现代艾叶的产地除以湖北蕲春的量大质优外，湖南临湘的产
量亦大，而且还大量出口。据《健康报》报道："仅湖南临湘一

县每年出口艾叶达 40 万斤。"另据《中药志》载:"(艾叶)主产于安徽滁县,山东诸城、梁山、曹县、烟台等地,产量大,销往全国并出口。"新版《中药志》(第五册)载:"(艾叶)主产于安徽、湖北、河北、山东等地,近年来以安徽滁县地区嘉山县产品销量最大,供做艾叶油,其他地区产品除作艾绒原料外多自产自销。"香港所用艾叶 Artemisia argyi Levl. et Vant. 主产于内陆的山东、安徽、湖北、河北等地,也证实了《中药志》的记载。现在市面上销售的艾条所使用的原料艾叶的产地几乎可以说是只局限于以下 3 个地方:湖北、河南、湖南。其实,艾叶的主产地就是湖北、河南和湖南三个省,河南南阳附近桐柏的艾叶质量是比较好的,湖南艾叶主产地是靠近湖北省的岳阳及湘西地区,质量则以湘西产的较好,湖北省则以蕲州地区的艾叶质量最好。现在批量出口日本、韩国的艾产品主要是这三个地方的,由于以上三地的艾叶质量都不错,所以其性价比也是很高的。日本所用的温灸艾绒除一部分是从中国和韩国进口外,大部分是日本自制的。但是日本和国内大部分地区的艾蒿都不适合于高级艾绒的制作。蕲艾的质量一般来说栽培的明显优于野生的,现在虽然销售的商家众多,但是很遗憾,陈年蕲艾已经属于贵族产品。2008 年的蕲艾叶现在的价格不会低于 30 元 1 公斤。2006 年的蕲艾叶不会低于 100 元 1 公斤(现在到蕲春当地即使出价 100 元也难买到的)。做成艾条后的成本很容易计算出来。坦率地说,几元钱一只的低价格买到 6∶1 以上比例的 3 年陈或 5 年陈的真品蕲艾条可能性是不存在的。即使是今年的新蕲艾叶批量购买的价格也要每公斤 10 元(不含运费,杂质含量 10% 左右,含水率 20%)。因此即使是 6∶1 的青艾条只要是使用了蕲艾,如果是真品那价格也会是很高的。

可见,现代艾叶除几个道地产地和主产区有外调外,其他地产艾叶一般均为自产自销自用。台湾所用艾为五月艾(Artemisia indica Willd.),分布在台湾的台北、台中一带,是其主流品种。

研究艾叶的产地,我们不能不重视艾叶道地产地的变迁,从古到今，艾叶的道地产地经历了几次大的变迁。据宋·苏颂《本草图经》记载，宋时以复道（今河南安阳市汤阴县）和四明（今浙江宁波及鄞县附近）的艾叶为佳，可见宋时是以此二个地方为艾叶的道地产地，并一直延续至明代。

到了明代，艾叶的道地产地有了明显变化，变成了以"蕲州、明州（即四明）"为道地产地，蕲州即今湖北省蕲春县，蕲州在明代已成为艾叶重要的道地产地，这一点从明代重要的本草学专著《本草品汇精要》《本草蒙筌》《本草纲目》和《本草乘雅半偈》等书中可以清楚地看出，并且一直延续至今。

时至今日，艾叶的道地产地虽仍是蕲州，但这一道地产地地位已受到了有力的挑战。本世纪初，又出现了一个艾叶的优良品种——"祁艾"，即产自河北安国（古称祁州）的艾叶。《中国道地药材》就首次提出了"河北安国的祁艾与湖北蕲春的蕲艾道地特性有待比较"。中国中医科学院中药研究所进行的研究表明，在某些特性方面"祁艾"优于"蕲艾"。《中药志》介绍过安徽省滁县地区嘉山县的艾叶产量居全国之首。《健康报》报道：湖南临湘县每年出口艾叶达 20 万公斤。祁州、嘉山或临湘都有可能成为当代艾叶的道地产地。

笔者在做艾叶研究时曾分别去信浙江宁波药检所胡双丰和河南安阳药检所陈刚二位药师，请求代为采集"明州"和"复道"艾叶样品，胡双丰回信告知"宁波地区已很久不产艾叶了，所用艾叶均从外地调入"；陈刚虽提供了样品，但其外观和内在质量均较差，可见这两个古代艾叶道地产地已完全退出了历史舞台。从宋代《本草图经》问世（1061 年）到明代《本草品汇精要》定稿（1505 年）的 400 多年间，艾叶道地产地从"复道""明州"变迁为"明州""蕲州"，而从《本草品汇精要》到《中国道地药材》（1989 年）的近 500 年间，艾叶的道地产地又有了变迁，从"明州""蕲州"变迁为"蕲州"和"祁州"（或"嘉山"或"临湘"）。

像艾叶这样的道地产地变迁，在其他药材中也有存在。当然，引起这些变迁的原因是多方面的，但药材产地对所产道地药材不重视是其主要原因之一。一些药材道地产区存在着对道地药材的资源不管理，放任药农滥采，使资源枯竭；对栽培品种不给予扶持，不扩大种植面积，使产量逐年下降，甚至连自用的都要从外地调入；对道地药材的宣传也很不够，致使人们逐渐忘却了道地产地。长期下去，这样的道地产地必将遭到淘汰，蕲艾的发展亦有此忧虑。国内有些地方十分重视发展艾叶的种植栽培，重视提高种植艾叶的质量，重视对艾叶产品的深加工，扩大艾叶的宣传、销售，甚至出口工作，提高地产艾叶的知名度。如安徽嘉山县、湖南临湘县就在这方面做了大量工作，其艾叶产量及出口量远远超过道地产地艾叶，长期下去，该地艾叶的知名度必将超过蕲州等道地产地所产艾叶，该地也将会成为艾叶的道地产地。而作为艾叶现在道地产地的湖北蕲春却忽视了这方面的工作，艾叶种植面积逐年减少，自产自用，极少外销，更不用说出口。笔者虽对蕲艾进行了大量的研究工作，也多方面证实了蕲艾确实优于他艾，但无奈于产地的实际状况，长期下去，蕲州雄踞艾叶道地产地 500 年的地位必将动摇。因此，希望能通过艾叶道地产地变迁的研究，使药材道地产地的政府能引起重视，将道地药材的资源保护、种植生产、综合利用及宣传等方面工作搞得更好，使药材道地产地的地位能长期延续下去。

近年来，从媒体上得知，为了维护蕲艾质量，反不正当竞争，打击假冒伪劣，保护蕲艾独特品质，打造知名品牌，推动蕲艾产业发展，蕲艾道地产地蕲春县作了大量的工作。2008 年蕲春县李时珍医药工作办公室起草蕲春县地方标准"蕲艾叶"（DB421126/014 - 2008），2010 年 4 月 8 日，蕲春县政府向国家质检总局提出了申报蕲艾地理标志产品保护的申请。随后，蕲艾被正式批准为地理标志保护产品，湖北省更是加大了对蕲艾的宣传和保护力度，并将蕲春作为省里重点扶持的 3 个医药产业开发区之一，给予全方位支持，蕲艾产业因此得到了跨越式发展。2010 年 7 月蕲春县人民政府还成立了以常务副县长为组长的蕲艾种植标准化示范区工作领导小组，积极推广蕲艾的标准化种植，"蕲艾"种植亩产已由200公斤提高到300公斤，全县由药农自发成立的中药材种植专业合作社达到23家，种药大户达到2000多户，全县年总产量达到2.4万吨。我为蕲艾道地产地蕲春县政府的这些发展蕲艾产业举措叫好，15年前我在编写出版《艾叶》专著时曾对蕲春作为艾叶的道地产地表示过忧虑，10多年来我也考察过很多不同地产的艾叶及产地情况，虽然河南南阳附近桐柏的艾叶和湖南湘西的艾叶质量都不错，到今天我可以肯定地说：蕲艾的质量无论是外观还是内在的质量到目前为止仍是艾叶中最好的，蕲春作为艾叶的道地产地的地位暂时还没有任何地方可以取代。

三、生长、采收

对艾叶采收最早记载的是《名医别录》，载："三月三日采，暴干，作煎，勿令见风。"唐《新修本草》亦有相同的记载。唐《食疗本草》载："春初采，为干饼子……三月三日，可采作煎。"可见，在唐代及唐之前艾叶的采收季节多在三月三日或之前。

宋·《本草图经》载："初春布地生苗……三月三日，五月五日采叶暴干，经陈久方可用。"最早记载了艾叶的生长，并将艾叶采收期推至五月五日。

明·《本草品汇精要》载："春生苗，三月三日、五月五日取叶，暴干作煎，勿令见风。"《本草纲目》载："二月宿根生苗成丛……七八月叶间出穗，细花结实累累盈枝……霜后始枯……皆以五月五日连茎刈取，暴干收叶。"李时珍对艾叶的生长，从宿根生苗到出穗结实、最后枯死的全过程作了当时最详细的描述，尤其是所提出的采收时间及方法更为后世所沿用，至今在李时珍故乡湖北蕲州地区的艾叶采收仍是在端午节（五月五日）连茎割取，晒干后摘下叶片供药用。李时珍的父亲李闻言在其《蕲艾传》中说艾叶："产于山阳，采以端午。"李时珍转载《荆楚岁时记》载："五月五日鸡未鸣时，采似人形者揽而取之。"

明·朝鲜许浚著《东医宝鉴》亦载云："端午日日未出时不语采者佳。"明·《本草蒙筌》载："初春地生……每端午朝，天明多采。"说明了一天中的最佳采收时间。可见在明代已基本形成五月五日采艾叶的习惯，这一习惯已延续至今，今天在我国大部分地区民间都有五月五日，即端午节采艾扎成束，悬于门庭，避邪防病的习惯。

现代文献对艾叶采集期要求也多有记载。《中药志》载："4～7月花未开放前，割取全株，取下叶片或直接采下叶片，晒干或阴干。"《全国中草药汇编》载："未开花前采叶片，晒干备用。"《中药大辞典》载："春、夏二季，花未开，叶茂盛时采摘。"《中国药典》亦载："夏季花未开时采摘。"由此可见，艾叶的采收期以花未开而叶茂盛时采收最好。从我国大部分地区气候来看，此时正是端午节前后。

也有资料介绍，不同用途的艾叶其采收方法及采收时间应不同，如一般作内服应用的艾叶要求在端午节前后采，而用作制艾绒的艾叶多要求是嫩艾，故提前到农历三四月份采收。如《药材学》载：采制：商品中有全草、艾叶、艾绒三种。通常于端午节前后割下地上部分，晒干即得全艾，应用较少；如将叶采下，晒干，或带有少许嫩梗者称"艾叶"；立夏前后采取嫩叶及小嫩枝，晒至半干，放石臼中捣杵，晒1～2天再捣之，直至成绒，则称"艾绒"。广东等地区习惯割取地上部分，连同枝叶晒干入药，认为药效与艾叶相同。笔者在蕲春民间看到每年采收二次，即第一次在端午节采割后，艾又会长出二茬枝叶，虽没有第一茬茂盛，但亦有采收价值，故在9～10月份又采收一次。这种采收二季艾叶的作法，可提高艾叶的产量，扩大艾叶资源，具有一定的经济价值，值得提倡。在台湾艾叶的采集期又有所不同，据《常见药草图说》载："（艾叶）台湾全年可采，大陆在花开前采集。"并介绍"除入药外，将其嫩叶混入米浆或面粉制成饼糕之类食品，老艾叶打绒则用于艾灸或制印泥用"。

　　艾叶的采收期究竟是否以端午节采收最好，为了探讨并验证这一问题，笔者以艾叶的主要成分挥发油为指标，对不同时间采收的艾叶挥发油含量进行了比较研究。方法是自湖北蕲春县张塝镇及蕲州镇麒麟山四处采集艾叶标本，每处每次采鲜艾叶 0.5kg，采集日期为 1988 年 4 月 18 日、5 月 15 日、5 月 30 日、6 月 15 日、6 月 25 日、7 月 15 日和 8 月 15 日，将四处每次所采艾叶混匀后阴干，按《中国药典》1985 年版挥发油测定法甲法进行含量测定，不同采集期的挥发油含量测定结果见表 2 - 1。

　　从测定结果看，4 月至端午节（6 月 18 日）前艾叶中挥发油含量逐渐升高，端午节前后若干天，艾叶中挥发油含量达到最高峰，其后挥发油含量逐渐下降，至开花期（8 月份）含量降至最低，仅为高峰期含量的一半。因此，古代要求艾叶在五月五日端午节采收和现代要求艾叶在花未开前采收均是合理的。从该表中还可看出，艾的嫩茎也含有一定量的挥发油。我们建议在端午前后 20 天内采收艾叶较为适宜，若作提取挥发油用，则可连同嫩茎一起采收。

表 2 - 1　不同采集期艾叶中挥发油的含量（$n = 3$）

编号	药用部分	采集日期	挥发油含量（%）
1	叶	4 月 18 日	0.55
2	叶	5 月 15 日	0.64
3	叶	5 月 30 日	0.79
4	叶	6 月 15 日	1.00
5	叶	6 月 25 日	0.97
6	叶	7 月 15 日	0.58
7	叶	8 月 15 日	0.49
8	嫩茎	6 月 15 日	0.18

　　有人对北京产艾叶的不同采收期醇浸出物含量进行了测定，结果表明醇浸出物含量亦是以端午节（阳历 6 月份）前后含量最高（表 2 - 2）。

表 2-2　北京产艾叶不同采收期醇浸出物含量

采收月份	醇浸出物含量（%）
5	13.0
6	15.7
7	12.0
8	13.0
9	13.0
10	13.0
11	10.0
12	10.0

　　古今还有艾叶在同一天中不同时间采收其质量也是不一样的说法。传统多认为以日出前采收质量较好。现代对其挥发油研究证明，许多叶类和全草类生药，日出前采收含油量最高，而蕲艾产地蕲春民间有正午采艾叶的习俗。为了探讨同一天中不同时间采收对艾叶挥发油含量的影响，梅全喜等对此进行了研究探讨。于1990年端午节在蕲春县张塝镇同一地方分别在早晨8时、中午13时、晚上20时依次采集艾叶3次，分别作为样品Ⅰ、Ⅱ、Ⅲ，按《中国药典》挥发油测定法甲法测定挥发油含量，结果如下（表2-3）。

表 2-3　同一天中不同时间艾叶挥发油含量的比较（$n=3$）

样品	采集时间	挥发油含量%（mL/g）
Ⅰ	早8时	0.48
Ⅱ	中午13时	0.54
Ⅲ	晚上20时	0.44

　　结果表明：中午（13时）采艾叶比同一天早晨（8时）、晚上（20时）采艾叶的挥发油含量高，早晨比晚上采略高，从挥发油含量看，中午采的艾叶质优是有一定道理的，建议把每年端午节前后三天的中午（12～14时）作为艾叶的最佳采集时间，对

于提高艾叶的质量有一定意义。

有人对不同采收期的艾叶进行了薄层色谱试验，将艾叶样品
2g 剪碎，加乙酸乙酯 30mL 浸泡 24 小时，过滤，滤液水浴浓缩至
2mL，供点样用。薄层板用硅胶 GF$_{254}$，加入 0.3% CMC – Na 水溶
液充分研匀后铺板，用环己烷 – 乙酸乙酯 – 甲酸（6 : 4 : 0.1）展
开 18cm，在紫外灯（365nm）下观察荧光，结果如图 2 – 8 所示。
表明不同采收期艾叶中的化学成分有一定差异。其中 5、6 月份
的斑点最多，11、12 月份斑点较少，说明 5、6 月份采收的艾叶
化学成分最多，11、12 月份化学成分最少。

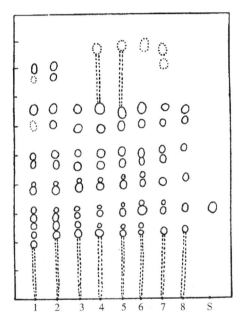

图 2 – 8　不同采收期艾叶薄层色谱图

1. 5 月采　2. 6 月采　3. 7 月采　4. 8 月采

5. 9 月采　6. 10 月采　7. 11 月采　8. 12 月采

展开剂：环己烷 – 乙酸乙酯 – 甲酸（6 : 4 : 0.1）

S. 5,7 – 羟基 – 6,3',4' – 三甲氧基黄酮

　　杨海荣等以黄酮为指标考察了河南省洛宁县艾叶的最佳采收期，结果表明随着艾叶的生长，艾叶中总黄酮的提取量逐渐增加，于8月份达到最大值（经测定为11.25%），之后开始缓慢下降，确定艾叶的最佳采收时间为每年的8月份。刘益红等采用HPLC法测定了不同月份艾叶中绿原酸的含量，结果2~6月份汉中艾叶中绿原酸含量分别为0.873%、1.182%、0.742%、0.531%、0.121%。艾叶生长周期中绿原酸的含量呈规律性变化，3月份绿原酸含量最高，之后呈下降趋势，6月份绿原酸含量最低。不同月份艾叶中绿原酸含量由高到低的排列顺序为3月>2月>4月>5月>6，艾叶中绿原酸含量变化的这种季节性规律可能是由于2~3月份艾叶处于幼苗期营养比较集中。

　　洪宗国等人在2012年5月19日、26日，6月2日、9日、16日、23日（端午节）采集了产于湖北蕲春县蕲州镇的艾叶，采用水蒸气蒸馏法提取挥发油，并用气相色谱-质谱法（GC/MS）对其化学成分进行了分析，结果表明6个采集期艾叶中挥发油质量分数分别为0.607%、0.750%、0.953%、0.884%、0.751%、0.680%，鉴定出的化学成分数目依次为29、32、29、27、34、28种，其中有17种相同的化合物。通过比较艾叶挥发油主要成分，如1,8-桉叶油素、樟脑、龙脑、4-萜烯醇等发现，6月2日采集的艾叶中的挥发油含量最高，品质最好，6月上旬为艾叶的最佳采收期。而对神经系统有副作用的β-侧柏酮在采集期6月2日、9日含量最低，因此6月上旬艾叶的有效成分最高，毒性成分最低，品质最好，各成分变化较小，是艾叶的最佳采集期。但该采收期为24节气中的芒种节，而非传统阴历的端阳节。

　　张元等研究了分别于2014年端午节（6月2日）前后1个月左右（5月8日、13日、20日、27日和6月3日、9日、16日）采集的湖北蕲春的艾叶，采用水蒸气蒸馏法提取其中的挥发油，利用GC-MS/MS对其挥发性成分进行分析对比，结合NIST库进行成分分析鉴定，以峰面积归一化法计算各组分的相对含量。实验结果表明，湖北蕲春的艾叶在不同时间的挥发油含量和成分均具有一定差异：挥发油含量在端午节前不断增加，到5月20号左右达到最高点，然后挥发油含量逐渐降低；化合物的种类主要为单萜类，倍半萜及其含氧衍生物，以及酮、醛、烷、醇及苯系化合物等；其检出和鉴定的化学成分随采集时间的推移逐渐增多，由5月8日的69种逐渐增至6月16日的82种。以挥发油含量及30种主成分相对含量为指标，艾叶最佳的采集期为端午节前1~2周；以挥发油所含侧柏酮等数种毒性成分为指标，最佳的采集期则为端午节之后1~2周。

郭胜男对蕲艾叶、蕲艾花、蕲艾茎及5月至10月不同采收期的蕲艾叶挥发油的研究结果是，蕲艾叶片中挥发油的含量最高，挥发性成分种类也最高，其次是蕲艾花，蕲艾茎含量最低。不一样的采收期，蕲艾出油率不同，其中6月最高。不同采收期蕲艾挥发油均检测出含量较高的桉油精、樟脑、龙脑、石竹烯等。蕲艾叶为蕲艾的最佳药用部位，6月为蕲艾的最佳采收期。

四、种植

对于艾叶的种植，古代本草较少论述。现代药学专著记载也极为简单，主要是由于野生艾叶在我国分布极广，几乎每个省份均有分布，而且资源丰富，较少需要人工栽培种植，加之艾叶的适应性强，极易繁衍生长，种植方法也极为简单，故对艾叶种植方法的研究较少，现将艾的习性及种植方法介绍如下。

生活习性：艾对气候和土壤的适应性较强，但以潮湿肥沃的土壤生长较好，耐严寒，南北各地均可栽种，民间多利用田边、地头、山坡、荒地种植。

种植方法：艾叶的种植方法多采取分株繁殖和根状茎繁殖，较少采用种子繁殖。

分株繁殖：3~4月从母株上分割新分蘖出的幼苗，于雨后土壤湿润时栽种，每穴栽苗2~3株，施清淡人畜粪水1次，促使易活易长。

根状茎繁殖：春季发芽前将根挖出，选取嫩根状茎，截成10～15cm长的小段，开沟平放于沟内，沟距35～50cm，覆土镇压后浇水。

田间管理：在栽种当年中除草3次，即5、7月和11月收获后除草，以后每年也要在春季萌发后、6月第一次收获后和第二次收获（11月）后各锄草1次。追肥以在每次除草后为宜，一般施用人畜粪水。栽种3～4年后，根茎衰老，要翻栽更新。

安徽省郎溪县生产艾草已有十年历史，生产中主要以根茎、分株进行无性繁殖，有时也用种子繁殖以提纯复壮种源。一般种子繁殖在3月份播种，根茎繁殖在11月份进行。畦宽1.5m左右，畦面中间高两边低似"鱼背"型，以免积水，造成病害。播种前要施足底肥，一般每667m²施腐熟的农家肥4000kg，深耕时与土壤充分混匀，浇一次充足的底水。每年3月初在地越冬的根茎开始萌发，4月下旬采收第一茬，每公顷每茬采收鲜产品11250～15000kg，每年收获4～5茬。每采收一茬后都要施一次追肥，追肥以腐熟的稀人畜粪为主，适当配以磷钾肥。生产中要保持土壤湿润。湖北省蕲春县、河南省南阳市桐柏县等地开辟了艾叶GAP种植基地。

第二节 艾叶的生药学研究

近年来，随着对中药艾叶的应用、药理及药化研究工作的深入开展，在艾叶的生药学研究方面也进行了大量的调查与实验研究，并取得了一定成果，现将艾叶的植物形态、来源、生药鉴定、质量评价及资源开发等方面的研究情况总结如下。

一、艾叶的品种基原与植物形态

1. 艾叶的正品 对于艾叶的正品基原，近代早期曾将其确定为北艾 *Artemisia vulgaris* L. 及其变种 *Artemisia vulgaris* L. var. *indica* Maxim. ，故在20世纪50年代之前出版的专著中多将该品种作为艾叶的正品来源，如《国药提要》《中国药学大辞典》等。据日本人石户谷勉著《中国北部之药草》介绍，艾叶为汉药中最大量交易者，据勃烈特秀那特之报告，此物之原植物为 *A. vulgaris* var. *indica*（《勃氏中国植物志》第三卷 147 页），日本之本草学者亦将 *Artemisia vulgaris* L. 诸品种作为药艾（《岩崎正本草图谱》第十卷）。日本人伊藤舜民的《泰西本草名疏》也较早地将北艾列为中药艾叶的基原，Staut 将北艾与印度蒿（即今日之五月艾）*A. indica* Willd 并列为艾叶的来源。

由此可见，将中国的艾叶基原确定为 *Artemisia vulgris* L. 的是外国人，他们对中国传统广泛应用的艾叶并不十分了解，他们所确定的 *A. vulgris* L. 是欧洲种，原产于欧洲，是前苏联和欧美艾叶的主要来源，在我国仅于新疆等少数地区有分布，故 *A. vulgris* L. 不可能是传统的艾叶。后来对艾叶正品基原进行了重新确定，《中国药典》（1977、1985、1990、1995、2000、2005、2010 年版）一部收载的中药艾叶（Folium Artemisiae Argyi）为菊科植物艾 *Artemisia argyi* Levl. et Vant. 的干燥叶，此品种在我国大部分地区均有分布，其形态特征与我国传统应用的艾叶相符。

湖北蕲春县栽培的蕲艾为艾的栽培变种，林有润将其学名定为 *Artemisia argyi* Levl. et Vant. cv. *qiai*，亦应视为艾叶之正品。《中国植物志》已收载蕲艾，并指出：家、野艾的形态、气味和物理性质有本质的区别，故将蕲艾定为栽培变种。我国著名的道地药材研究专家胡世林研究员曾查看多处标本馆（室）的蜡叶标本及在山野考察，认为艾叶野生者，特别是生于干旱贫瘠土壤者，植株矮小，叶片分裂多且深，宽 1.5~2cm，而栽培品叶片宽大（多在 2cm 以上）、肥厚、纤维性小，能制成优质艾卷，用于艾灸热穿透力强。因此，建议新版《中国药典》增加蕲艾 *A. argyi* Levl. et Vant. cv. *qiai*（包括各地栽培品），以保证药用、灸用、保健用艾叶的质量。并针对《中国植物志》中蕲艾 *Artemisia argyi* Levl. et Vant. cv. *qiai* Y. R. Lin in Guihaia（1）：25, 1983, sine diagn lat.，未见拉丁记载，专指湖北蕲春所产的情况，建议应包括所有栽培变种（如安国祁艾），并附拉丁特征集要：

Haec cultivarietas oriunda ex *A. argyi* Levl. et Vant. var. *argyi*, aqua differt laminis foliolum ckssilabia 2～5cm diam.

湖北（Hubei）：蕲春（Qichun），cult in field，June 4，1990，Mei Quanxi，900612（CMMI）；河北（Hebei）：安国（Anguo），cult in field，June 20，1992，Hu shilin 920607（CMMI）。

中药艾叶的原植物主要与菊科蒿属艾蒿亚属艾组叶的宽裂片种类有关。为了实地调查我国现行所用艾叶的主流品种，"常用中药材品种进行整理和质量研究北方协作组"通过对全国 28 个省市（黑龙江、辽宁、吉林、内蒙古、河北、河南、山东、江苏、浙江、江西、安徽、湖北、湖南、广西、海南、陕西、甘肃、四川、云南、新疆以及大连市、沈阳市、北京市、武汉市、南京市、上海市、成都市、西安市）的广泛调查，取得了 54 份商品，采集标本 80 余份，并在中国科学院北京植物所、华南植物所、昆明植物所、西北植物所、成都生物所核对标本，基本上查清了艾的原植物。全国绝大多数地区所用艾叶原植物均来源于 *Artemisia argyi* Levl. et Vant. 或蕲艾 *A. argyi* cv. *qiai*。另外有艾的三个变种：朝鲜艾 *A. argyi* var. *gracilis* Pamp.、无齿艾 *A. argyi* var. *eximia* Kitam（在山东、内蒙古有用）、天山艾 *A. argyi* var. *aletaica* S. H. Lin ined（在新疆局部地区使用，或偶尔发现混于艾叶中）。由此可见，现在全国各地市场所用艾叶基本上都是 *A. argyi* Levl. et Vant. 或 *A. argyi* Levl. et Vant. cv. *qiai*。艾叶的正品基原当是艾 *Artemisia argyi* Levl. et Vant. 或蕲艾 *Artemisia argyi* Levl. et Vant. cv. *qiai*。

2. 艾的植物形态 艾为多年生草本或略成半灌木状，主根明显，略粗长，侧根多，纤细，常有横卧地下根状茎及营养枝。全株被灰白色蛛丝状柔毛，高 80～150（～250）cm，茎直立，有纵沟槽，分枝（少、短）或不分枝。叶互生，厚纸质，上面被灰白色短柔毛，并有白色腺点与小凹点，下面密被灰白色蛛丝状密绒毛，基生叶有长柄，花期凋萎，茎下部叶近圆形或宽卵形，羽状深裂，每侧有裂片 2～3 枚，裂片椭圆形或倒卵状长椭圆形，每裂片有 2~3 枚小裂齿，茎中部以上叶片卵形或近菱形，长 6~9cm，宽 4~8cm，羽状深裂，侧裂 1~2 对，顶裂常又 3 裂，裂片条状披针形或披针形，先端渐尖，边缘具粗锯齿，叶片基部楔形，上面绿色，有稀疏的蛛丝状毛和腺点，有短柄，茎上部叶片渐小，长椭圆形或狭披针形，浅裂或不裂，无柄。头状花序多数，排列成复总状，长 3mm，直径 2~3mm，无柄；总苞卵形，密被绒毛，总苞片 4~5 层，边缘膜质；花红色，全为管状花，外围花雌性，不育，位于中央的花能育，花冠顶端 5 裂，雄蕊 5 枚，聚药，基部 2 裂，尖锐，子房下位，柱头 2 裂，裂片先端呈画笔状，瘦果长圆形，长约 1mm，无毛。花期 7~9 月，果熟期 11~12 月。

林有润等将湖北蕲州所产蕲艾确定为 *A. argyi* 的栽培变种，其拉丁学名为 *A. argyi* Levl. et Vant. cv. *qiai*，其植物形态与 *A. argyi* 相似，不同之处为蕲艾植株高大，可达 1.8~2.5m，叶大，被密长、厚的毛，香气浓郁，中部叶羽状浅裂，上部叶通常不分裂，椭圆形或长椭圆形，长可达 7~8cm，宽 1.5cm，叶揉之成棉絮状。

现将《中药志》《全国中草药汇编》和《常用中药材品种整理和质量研究》中的艾叶以及蕲艾植物形态图附后（图 2-9、图 2-10、图 2-11、图 2-12），以供参考。

艾叶的生境分布：普遍生长于路旁、草地、荒野、山坡等处，分布于黑龙江、吉林、辽宁、河北、山东、安徽、江苏、浙江、广东、广西、江西、湖南、湖北、河南、四川、贵州、云南、陕西、甘肃等地。

3. 艾叶的代用品及混用品　同属植物艾蒿 *A. vulgaris* L.、野艾蒿（小叶艾）*A. lavandulaefolia* DC.、魁蒿（黄花艾）*A. princeps* Pamp. 的叶在全国大部分地区等同艾叶入药，且药用历史颇久，故不少专著均把此三个品种列为艾叶的代用品，现将其植物形态特征介绍如下。

艾蒿 *A. vulgaris* L.，亦称北艾、野艾、细叶艾。多年生草本，根茎稍大。茎高 45~100cm，有纵棱，紫褐色，分枝斜向上，茎、

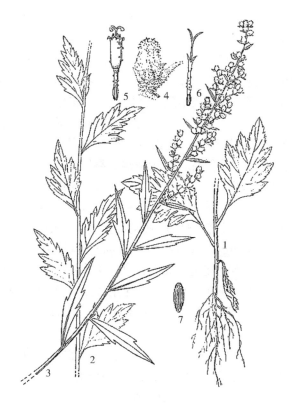

图2-9 《中药志》艾（*Artemisia argyi*）植物形态图

1~3. 植株 4. 头状花序 5. 两性花 6. 雌花 7. 果实

枝微有毛，中部叶一至二回羽状深裂或全裂，裂片椭圆形、披针形至线形，全缘或有锯齿，叶上面深绿色无毛，无腺点，下面密被灰白色蛛丝状绒毛；上部叶近乎无柄，裂片狭窄如线。头状花序钟状圆形，淡褐色，花后稍下垂，排列成窄长的总状花丛，秋季（9~10月）开花，瘦果小，倒卵形。此品种分布于陕西、甘肃（西部）、青海、新疆、四川（西部）等地，在山西、陕西、河北、江西、甘肃、湖北等地区使用。

野艾蒿 *A. lavandulaefolia* DC.，亦称为小叶艾、野艾。多年生草本，有时为半灌木状，主根稍明显，侧根多，根状茎稍粗，营

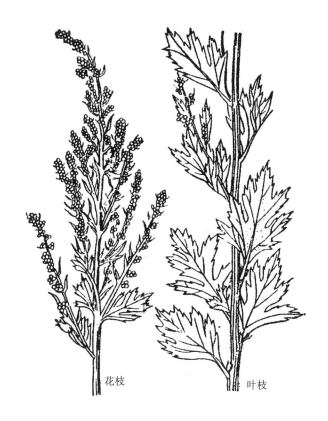

花枝　　　　叶枝

图 2 - 10　《全国中草药汇编》艾植物形态图

养枝细而短。茎直立，成小丛，少单枝，具纵棱，高达 2m，分枝斜向上，茎、枝被灰白色蛛丝状短柔毛，茎上部有斜升的花序枝；叶纸质，上面绿色，密集有白色腺点与小凹点，下部叶有长柄，基生叶、下部叶二回羽状全裂或第一回全裂，第二回深裂，花期凋谢，中部叶有假托叶，叶一至二回羽状全裂或第二回深裂，裂片条形或狭条状披针形，边缘常微反卷，上部叶渐小，全裂，条形，全缘；头状花序极多，有短梗及细长苞叶；总苞矩圆形，花淡褐色；果实椭圆形，长约 1mm，花期 8 ~ 9 月，果期 9 ~ 10 月，分布于东北、华北及陕西、甘肃等地。此种在宁夏、内蒙古、陕西、河北、福建、河南等省区及东北使用。

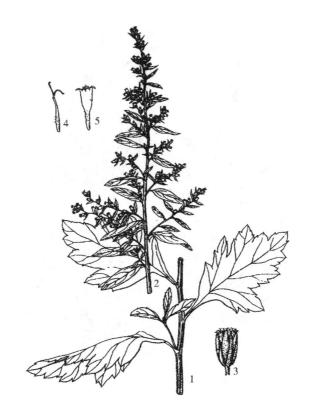

图 2-11　艾 *Artemisia argyi* Levl. et Vant.

1. 中部茎叶　2. 花枝　3. 花状花序　4. 雌花　5. 两性花

魁蒿 *A. princeps* Pamp.，亦称为黄花蒿、五月艾。多年生草本，主根发达，根状茎直立或斜上升，偶有营养枝。茎少数，成丛或单生，直立，高达1.5m，紫褐色或褐色，纵棱明显，茎被蛛丝状薄毛，下部常脱毛，中部以上多开展或为斜升的分枝。叶深绿色，叶上表面无白色腺点，无毛，背面密被灰白色蛛丝状短绒毛，下部叶一至二回羽状深裂，每侧有裂片2枚，裂片矩圆形，再次羽状浅裂，顶端急尖，边缘有疏齿或无齿，花期凋谢，上部叶小，有3裂片或不裂，基部常有抱茎的假托叶；头状花序在茎及枝端密集成复总状，有披针形至条形苞片，花黄

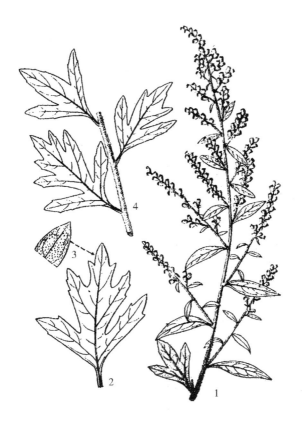

图 2 – 12 蕲艾植物形态图

1 ~ 3 蕲艾 *A. argyi* Levl. et Vant. cv. *qiai*

1. 茎上部枝条一部分 2. 茎中部叶

3. 叶一部分（示白色腺点） 4. 艾蒿 *Artemisia argyi* 枝一部分

色或紫色；果实黄褐色，椭圆形，长约 1mm。花期 8 ~ 9 月，果期 9 ~ 10 月。分布于北部、东部、西部及西南部，在这些地区有应用。

此外，还有不少菊科蒿属植物混作艾叶药用，据我国蒿属植物分类专家林有润研究员编著的《中国植物志》第 76 卷第二册介绍，全国有 17 种蒿属植物在各地作艾叶使用。

林有润研究员在"第六届全国药史本草学术会议"上曾发表

"中国蒿属本草药的分类及其药性与用途"一文，文中介绍作艾叶药用的蒿属植物多达 20 多种。《中药志》也介绍了 20 余种艾叶混用品。可见在我国作艾叶药用的植物品种是十分混乱的。各地作艾叶药用的蒿属植物主要有以下品种。

（1）朝鲜艾 Artemisia argyi Levl. et Vant. var. *gracilis* Pamp. 茎中部叶片宽卵形，第一回羽状深裂，近羽状全裂，中裂片又多 3 裂，分布区同原种，内蒙古和山东省作艾叶用。

（2）宽叶山蒿 Artemisia stolonifera（Maxim.）Komar. 基生叶、下部叶不分裂，茎中部叶卵状或倒卵状矩圆形，长 6～13cm，宽 4～7cm，羽状浅裂或深裂，有疏或密锯齿，基部极狭成楔形的短柄，有或无抱茎的假托叶。产东北、华北及山东、江苏、安徽、浙江、湖北等地，部分产地以其叶作艾叶使用。

（3）天山艾 Artemisia argyi Levl. et Vant. var. *altaica* S. L. Hu ined. 形态与原种相似，不同点是：花序下叶羽状深裂，裂片 1～2（3）对；头状花序 4～7 个集成球状，生于叶腋。分布于新疆，在新疆局部地区作艾叶使用。

（4）蒙古蒿 Artemisia mongolica（Fisch. ex Bess.）Nakai 茎中部叶卵形、近椭圆形或椭圆状卵形，长 6～10cm，宽 4～6cm，羽状分裂，第一回羽状全裂，侧裂片通常 2～3 对，再次羽状全裂，稀深裂，顶裂片又常 3 裂，裂片披针形至条形，渐尖，下部渐狭成短柄，或发育成 3～4 对渐短的条状披针形的侧裂片及假托叶，边缘不反卷，上面近无毛，下面除中脉外被白色短绒毛。广布于我国北部、东北及东部各省区。内蒙古等地作艾叶入药。

（5）红足蒿 Artemisia rubripes Nakai 茎中部叶卵形、长卵形或宽卵形，羽状分裂，第一回羽状全裂，每侧裂片 3～4 枚，裂片披针形、线状披针形或线形，再次羽状深裂或全裂，每侧具 2～3 枚小裂片或为浅裂齿，长 7～15cm，宽 4～10cm，先端锐尖，常稍反卷，上面近无毛，下面除中脉外，被灰白色密绒毛，基部有条状假托叶。产东北、华北及山东、江苏、安徽、浙江、江西（北部）和福建（北部）等地。部分产区以其叶作艾叶入药。

（6）歧茎蒿 *Artemisia igniaria* Maxim.　半灌木状草本。茎中部叶卵形，长 8～11cm，宽 5～7cm，羽状分裂，第一回羽状深裂，每侧裂片 2～3 枚，裂片椭圆形或长圆形，裂片再（2～）3（～4）次深裂或浅裂或边缘为数枚粗锯齿，上面近无毛，下面灰白色，被短绒毛。分布于华北、东北。产地部分地区以其叶作艾叶入药。

（7）蒌蒿（水蒿）*Artemisia selengensis* Turcz. ex Bess.　茎中部叶羽状深裂，长 10～18cm，宽约为长的 1/2，侧裂片 2 对或 1 对，条状披针形或条形，顶端渐尖，叶缘具疏浅锯齿，上面无毛，下面被白色薄绒毛，基部渐狭成楔形短柄，无假托叶，上部叶 3 裂、2 裂或条形而全缘。除福建、台湾、广东（南部）、广西（南部）及西藏不产外，其他省区均产，本品在产地部分地区混充艾叶入药。

（8）灰苞蒿 *Artemisia roxburghiana* Bess.　茎中部叶长 6～12cm，宽 3～7cm，二回羽状深裂，侧裂片 2～3 对，又羽状深裂或浅裂，小裂片披针形，渐尖，上面近无毛，下面被灰色绒毛，基部有抱茎的假托叶。分布于陕西（南部）、甘肃（南部）、青海、湖北（西部）、四川（西部）、贵州、云南、西藏等省区，少数地区以其叶充艾叶入药。

（9）辽东蒿 *Artemisia verbenacea*（Komar.）Kitag.　叶较蒙古蒿小而细裂，下面被白色密绒毛。产东北、华北、西北及四川（西部）。少数地区以其叶混作艾叶入药。

（10）阴地蒿 *Artemisia sylvatica* Maxim.　茎中部叶近卵形，长 12～18cm，宽 7～12cm，羽状深裂，侧裂片 2 对，稀 3 对，羽状浅裂，顶裂片又 3 深裂，各裂片有齿或近全缘，顶端尖或渐尖，上面无毛，下面被灰白色薄绒毛，基部有短柄或长柄及假托叶。分布于东北及河北、山西等地。其叶在部分产区被当作艾叶入药。

（11）柳叶蒿 *Artemisia integrifolia* L.　中部叶披针形，长 5～10cm，宽 2～4cm，羽状浅裂或深裂；基部渐狭，无明显的柄，有狭小抱茎的假托叶，上面无毛；下面除叶脉外，被灰白色密绒毛。分布于东北部、北部。东北部分地区以其叶混充艾叶入药。

（12）五月艾 *Artemisia indica* Willd. ［*A. vulgaris* L. var. *indica* (Willd.) Maxim. ］　多年生草本，有时成半灌木状，全株有香气。茎具棱，多分枝；茎、枝、叶上面及总苞片初时被短柔毛，后脱落无毛，叶背面被灰白色蛛丝状柔毛。茎中部叶卵形或椭圆形，长5~8cm，宽3~5cm，一回或二回羽状深裂，每侧裂片3~4枚，裂片椭圆状披针形、披针形或线形，不再分裂或有1~2枚浅裂齿，几无叶柄；茎上部叶与苞片叶羽状分裂或不分裂。广东、贵州称大艾，广东花县称五月艾。除西北干旱与高寒地区不产外，其他省区都产。广东、贵州、河北、陕西等地以其叶作艾叶入药。

（13）白叶蒿 *Artemisia leucophylla* (Turcz. ex Bess.) C. B. Clarke. 多年生草本。主根稍明显，侧根多；根状茎稍粗，垂直或斜向上，常有营养枝。茎少数，常成丛，或单生，有纵棱；上半部分枝，向上斜展；茎、枝微被蛛丝状柔毛。叶薄纸质或纸质，上面暗绿色或灰绿色，被密或疏的蛛丝状绒毛，并有稀疏白色腺点，背面密被灰白色蛛丝状绒毛；中部与上部叶羽状全裂，每侧具裂片2~3（~4）枚，裂片线状披针形、线形、椭圆状披针形或披针形，无柄；苞片叶3~5全裂或不分裂，裂片或不分裂之苞片叶线状披针形或线形。产东北、华北、西北、西南（至西藏东部）各地。部分地区以其叶作艾叶入药。

（14）南艾蒿（南野艾）*Artemisia verlotorum* Lamotte　多年生草本，植株有香气。主根稍明显，侧根多；根状茎短，常具匍匐茎，并有营养枝。茎单生或少数，具纵棱，中上部分枝，斜向上贴向茎部；茎、枝初时微有短柔毛，后脱落无毛。叶纸质，上面浓绿色，近无毛，被白色腺点及小凹点，干后常成黑色，背面除叶脉外密被灰白色绵毛；中部叶卵形或宽卵形，一（至二）回羽状全裂，每侧有裂片3~4枚，裂片披针形或线状披针形，稀线形，先端锐尖，不分裂或偶有数枚浅裂齿，边反卷，叶柄短或近无柄；上部叶 5～3 全裂或深裂；苞片叶不分裂，披针形或椭圆状披针形。除西北、华北不产外，全国均产。产地部分地区以其叶作艾叶入药。

（15）湘赣艾 *Artemisia gilvescens* Miq.　多年生草本。主根细，侧根多；根状茎稍粗短，直立或稍匍地。茎单生，稀少数，有纵棱；上半部分枝，上展，茎、枝密被灰褐色或灰棕褐色绵毛。叶厚纸质，上面绿色，密被白色腺点，并疏被灰白色蛛丝状绵毛或近无毛，背面密被蛛丝状绵毛；中部叶长圆形或卵状椭圆形，通常 3 深裂，稀 5 裂，中央裂片椭圆形，先端尖，两侧裂片椭圆状披针形，先端钝，全缘或有 1～2 枚粗锯齿或浅裂齿，叶基部楔形，渐狭，无假托叶；上部叶椭圆形，不分裂，先端钝尖，边缘稍反卷。产江西、湖北、湖南、四川等省。部分地区以其叶作艾叶使用。

（16）暗绿蒿 *Artemisia atrovirens* Hand. – Mazz.　多年生草本。主根稍明显，侧根少数；根状茎细，直径 3～6mm，直立或倾斜。茎少数，成丛或单生，有细纵棱，紫褐色或暗褐色，初时被短柔毛与短腺毛，后柔毛渐脱落，分枝多。叶纸质或厚纸质，面深绿色，初时有丝状短柔毛、短腺毛与白色腺点，后柔毛渐脱落，背面初时除叶脉外密被灰白色绵毛与腺毛，后绵毛稀疏，腺毛宿存，脉上具腺毛；中部叶卵形或长卵形，一回羽状深裂，每侧裂片 2～3 枚，裂片椭圆形或倒卵状椭圆形，先端钝尖，并有短尖头，边缘具 1～2 枚浅裂齿，基部下延在叶轴或叶柄上成狭翅，基部无假托叶；上部叶与苞片叶羽状深裂、3 深裂或不分裂，裂片或不分裂的苞片叶椭圆形，叶基部渐狭成柄状。产陕西（南部）、甘肃（南部）、安徽、浙江、江西、福建（北部）、河南（南部）、湖北、湖南、广东（北部）、广西（北部）、四川、贵州、云南等省区。部分产区以其叶作艾叶入药。

（17）中南艾（中南蒿）*Artemisia simulans* Pamp.　多年生草本，主根略粗，侧根多枚；根状茎短，具营养枝。茎单一或少数，纵棱明显，分枝多，茎、枝、小枝疏被黏质短腺毛及柔毛，后柔毛渐脱落。叶纸质，上面疏被黏质腺毛或近无毛，背面被蛛丝状绒毛与疏腺毛；中部叶卵形或长卵形，羽状全裂，每侧裂片2~4枚，裂片线形，先端渐尖，基部渐狭，具假托叶；上部叶与苞片叶3~5深裂或不分裂，裂片或不分裂之叶片椭圆形、线形或长椭圆形。《广西药用植物名录》称南艾，广西贵县以之作艾叶入药。

（18）秦岭蒿 Artemisia qinlingensis Ling ex Y. R. Ling　多年生草本。主根不明显，地下茎横卧，常有营养枝。茎单生或少数，纵棱明显，初时被灰黄色或灰白色蛛丝状绵毛，后稍稀疏或渐脱落，分枝多，开展，密被蛛丝状绵毛。叶厚纸质或纸质，叶面深绿色或黄绿色，疏被蛛丝状绵毛与稀疏的白色腺点，背面密被灰白色蛛丝状绵毛；中部叶椭圆形、长圆形或卵状椭圆形，二回羽状分裂，第一回全裂或深裂，每侧有裂片4~6枚，裂片长椭圆形或椭圆状披针形，再次羽状深裂或浅裂，每侧具小裂片3~5枚或小裂片为缺齿状，先端钝尖或圆，中轴有狭翅，基部常有2对栉齿状半抱茎的假托叶；上部叶与苞片叶卵形，一至二回羽状深裂或5~3深裂或不分裂，裂片或不分裂之苞片叶为披针形，无柄，基部具小型假托叶。产河南（西南部）、陕西（南部）、甘肃（东部），为秦岭山脉地区的特有种。其叶当地亦作艾叶入药，但数量较少。

此外，尚有江南艾（山地蒿）Artemisia montana Pamp.，矮蒿 A. lancea Van.（A. feddei Levl. et Vant.），云南蒿 A. yunnanensis J. F. Jeffrey ex Diels，小球花蒿 A. moorcroftiana Wall. ex DC.，东方蒿 A. orientali - henduangensis Ling & L. Y. R. Ling，菴蔄 A. keiskeana Miq.，狭裂白蒿 A. kanashiroi Kitam.，侧蒿 A. deversa Diels 等在少数地区作艾叶用。还有牡蒿类如牡蒿 A. japonica Thunb. 等，牛尾蒿类如牛尾蒿 A. dubia Wall. ex Bess. 等也在少数地区作为艾的代用品。但一般文献均将这些品种视作艾叶的混伪品，不宜作艾叶药用。蒋林等则认为，在不同地区作"艾"入药的除上述品种外，还有矮蒿、东方蒿等。

几种主要艾叶及其代用品、混淆品原植物检索表如下。

原植物检索表

1. 叶不分裂或 3 深裂至羽状深裂
  2. 上部叶 3 裂，裂片披针形，条形而全缘，叶缘有锐锯齿；下面被灰白色茸毛，总苞长 2.5 ~ 3mm，边缘宽膜质白色 ········ 蒌蒿 *Artemisia selengensis* Turcz. ex Bess.
  2. 叶片 3 ~ 5 深裂，卵状或倒卵状矩圆形，叶缘具密锯齿，下面灰绿色，被蜘丝状疏毛，总苞长 4mm，边缘狭膜质，非白色 ····················· 侧蒿 *A. deversa* Diels
1. 叶 1 至 2 回羽状深裂至全裂
  3. 叶上面有白色腺点
    4. 叶通常 3 ~ 5 深裂至全裂；总苞长约 3mm
      5. 裂片狭窄，披针形或条状披针形 ················ 朝鲜艾 *A. argyi* Levl. et Vant. var. *gracilis* Pamp.
      5. 裂片宽阔，菱形，卵形或矩圆形
        6. 裂片边缘无齿 ················ ·············· 无齿艾 *A. argyi* var. *eximia* Kitam
        6. 裂片边缘有齿
          7. 裂片边缘为疏钝圆齿
            8. 头状花序极多，于枝端排成总状或圆锥状 ················ 艾 *A. argyi* Levl. et Van
            8. 头状花序极少，4 ~ 7 个集成球状生于叶腋 ······ 天山艾 *A. argyi* Levl. et Vant. var. *altaica* S. L. Hu ined.
          7. 裂片边缘为密锐齿，齿尖延长为芒 ········ ············ 蕲艾 *A. argyi* Levl. et Van cv. qiai
    4. 叶为 2 回羽状深裂，裂片条状披针形，总苞矩圆形，长约 4mm ·············· 野艾蒿 *A. lavandulaefolia* DC.
  3. 叶上面无白色腺点
    9. 茎中下部叶裂片长 10cm，宽 6cm 以上，全缘或具疏齿 ···················· 山地蒿 *A. montana* Pamp.

9. 茎中下部叶裂片较上述为小，羽状深裂。

 10. 分枝较少且短，斜向上展；叶 1 回羽状深裂

  11. 叶羽状深裂，中裂片比侧裂片宽大，叶缘具细齿 ………………………… 五月艾 *A. indica* Willd

  11. 叶羽状深裂，中裂片比侧裂片小，披针形，叶缘具粗齿 ……………… 北艾 *A. vulgaris* Linn.

 10. 分枝较多，平展或斜向上伸；叶 2 回羽状深裂

  12. 总苞片被蜘丝状毛

   13. 侧裂片多于 2 对以上，裂片边缘具齿，总苞矩圆形，头状花序不下垂 …………………… ………………… 红足蒿 *A. rubripes* Nakai

   13. 侧裂片 2 对，裂片边缘通常无齿；总苞卵形，头状花序下垂………… 魁蒿 *A. princeps* Pamp.

  12. 总苞密被茸毛

   14. 头状花序在小枝上数枚密集成短穗状 ……… 西 藏 北 艾 *A. vulgaris* var. *xizangensis* Ling et Y. R. Ling

   14. 头状花序排列成紧密而狭长的穗状或复总状花序 …… 蒙 古 蒿 *A. mongolica* （ Fisch. ex Bess. ）Nakai

二、艾叶的生药鉴定

艾（*Artemisia argyi* Levl. et Vant. ）、蕲艾（*A. argyi* cv. *qiai*）、朝鲜艾（*A. argyi* var. *gracilis* Pamp. ）、野艾蒿（*A. lavandulaefolia* DC. ）、蒙古蒿（*A. mongolica* Fisch. ex Bess. ）、魁蒿（*A. princeps* Pamp. ）几种主要艾叶及其代用品、混淆品的生药学研究结果如下。

1. 性状

（1）艾叶　干燥叶多皱缩，卷曲，破碎，有短柄，完整叶片展平后呈卵状椭圆形，羽状深裂，裂片椭圆状披针形，边缘有不规则的粗锯齿，上表面灰绿色或深黄绿色，有稀疏的柔毛及腺

点，下表面密生灰白色绒毛，质柔软，气清香，味苦。外形详见艾叶药材图（图2-13、图2-14）。

艾全草　一般为艾的地上部分，有时带花。茎圆柱形，有纵沟，表面黄绿色，密布白色绒毛，在老茎下方有明显的节，节上留有枯叶凋落后的互生叶痕，质坚韧，断面黄绿色，中央有白色的髓，叶的性状如艾叶性状。

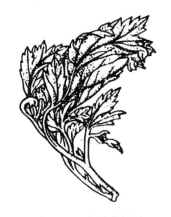

图2-13　艾叶药材图

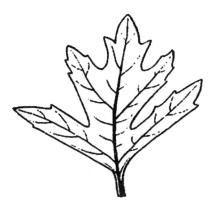

图2-14　艾叶药材展开图

艾叶炭　为炭黑色细末，有时可见细条状叶脉，微有醋香气。

艾绒　为絮状，灰绿色，柔软。用手捻之似棉絮。

品质鉴别　艾叶以身干、色青、叶厚、质柔韧、洁净、有香气者为佳。如色灰黄，质次之。艾绒以身干、色米黄至金黄、绒细、体软、无硬梗者为佳。

（2）蕲艾　干燥叶生药性状与艾叶极相似，难以区别，微小区别是：叶片较艾叶大而厚，长2.5~11cm，宽1.5~8cm，上表面黄绿色，白色腺点多，下表面有厚绒毛层。叶柄长0.5~1cm，香气浓郁。仅栽培于长江中下游，尤指湖北地区。

（3）朝鲜艾　叶完整者长卵形，中部叶近羽状全裂，长3~8cm，宽1.5~8cm，中裂片又多3裂。有些嫩叶不裂，条状披针形，全缘。上表面绿棕色，密生白色柔毛，白色腺点极少，叶柄长 0.5~1cm，基部有假托叶。

（4）野艾蒿　叶完整者呈卵形，2 回羽状全裂，长 3~7cm，宽 2~7（11）cm。裂片条状披针形，有些嫩叶不裂，条形或条状披针形，顶端尖。上表面被短柔毛，密生白色腺点，下表面密生灰白色短绒毛。叶柄长 0.5~1cm。

（5）蒙古蒿　完整叶片阔卵形，羽状深裂，长 4~9cm，宽 3~7cm，侧裂片多为 2，再浅裂或不裂，中裂片常再 3 裂，侧裂片条形或条状披针形。上表面黄绿色，有极稀柔毛，无白色腺点。叶柄长 0.5~3（6）cm，基部有 2~4 对条状披针形侧裂或假托叶。

（6）魁蒿　完整叶片羽状深裂，长 2~8cm，宽 3~7cm，侧裂片常 2 对，裂片矩圆形，顶端急尖，叶边缘有疏齿或无。上表面黄绿色，具稀柔毛。叶柄长 0.3~0.5cm，基部有假托叶。

2. 显微特征

艾叶粉末特征　本品粉末绿褐色或灰绿色，腺毛表面观呈鞋底形，由 4 或 6 个细胞相对叠合而成，无柄。非腺毛有两种，一种为 T 形，顶端细胞长而弯曲，两臂不等长，柄 2~4 个细胞；另一种为单列性非腺毛，3~5 个细胞，顶端细胞特长而扭曲，常脱落。草酸钙簇晶直径 3~7μm，棱晶长 2~7μm，淀粉粒小，存在于叶肉细胞中（图 2-15）。

组织构造

（1）艾

叶片表面　艾叶为两面叶，上下表面均被腺毛和非腺毛。下表皮非腺毛密布，其顶端细胞极长且扭曲，相互交织形成一绒毛层（观察下表皮已将其剥离）。非腺毛由多个细胞组成，柄细胞 1~6 个，多为 3 个，直径 10~14~18μm，壁薄，时见细胞核，顶细胞展为两臂，呈"T"字形，或上曲呈"V"字形，两端细尖，中部直径 8~10~11μm，长度悬殊，通常 628~799~942μm 或更长。柄细胞及顶细胞壁均可见棕黄色角质层。腺毛着生于表皮凹陷处，淡黄色，柄部单细胞，头部 2~3 对细胞，顶面观细胞呈对生并似鞋底形，直径 20～23～28μm，长 32～36～43μm。侧面观成对叠生，2 或 3 层，角质层与细胞的距离甚大。表皮细胞长方形、椭圆形，垂周壁波状弯曲，近叶脉处表皮细胞沿叶脉伸长，壁平直。上表皮细胞长径 34～55～84μm，下表皮细胞长径 17～32～57μm。栅表比 5.5。上表皮腺毛密度 30.5 个/mm²。气孔长圆形，仅在叶下表皮，密度 282～344～435 个/mm²，气孔为不定式，直径 20～24～28μm，长 24～31～40μm（图 2-16A～E）。

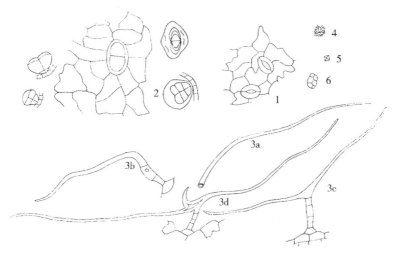

图 2-15　艾叶粉末及解离组织图

1. 表皮细胞及气孔（×260）　2. 表皮细胞及腺毛（×260）　3. 非腺毛（×195）
4. 草酸钙簇晶（×260）　5. 草酸钙棱晶（×260）　6. 淀粉粒（×195）

横切面　叶上下表皮细胞各一列，排列整齐紧密，角质层薄，外有大量腺毛和非腺毛。异面叶，栅栏组织、海绵组织各占一半，栅栏组织细胞 1 列，不通过主脉，局部有细胞间隙。叶脉明显向下表面突出，上、下两侧表皮内侧厚角细胞 2～3 列，维管束外韧型。叶柄维管束 5～9 个，中间的最大，半月形；侧脉维管束圆形或扇形。维管束外上下两侧均有纤维群，侧脉纤维群渐小。叶脉薄壁细胞中有草酸钙簇晶和棱晶，草酸钙簇晶直径 6～9～

12μm，棱晶长2～7μm。叶脉薄壁细胞常有淡黄色物。木薄壁细胞常含棕色物。叶柄横切面略成"D"字形（图2－16F～K）。

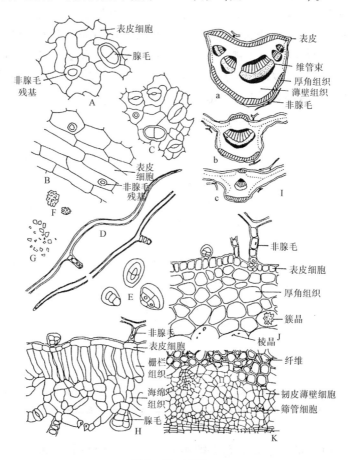

图2－16　艾叶

A、B. 上表皮（B. 近叶脉处上表皮）　C. 下表皮　D. 非腺毛

E. 腺毛　F. 簇晶　G. 棱晶　H. 叶片横切面详图

I. 叶柄横切面简图（a. 叶柄　b. 主脉　c. 侧脉）　J、K. 叶柄横切面详图

［J. 示表皮下厚角组织；K 示维管束外纤维群］

（2）蕲艾

叶片表面　上表皮少见"T"字形非腺毛，非腺毛柄细胞1～5

个，直径 10 ~ 12 ~ 17μm，顶细胞有两种形态，一种较小，壁薄，中部直径 8 ~ 12 ~ 15μm；另一种较粗大，壁厚，中部可见细胞腔，直径 17 ~ 21 ~ 27μm，二者长度无明显差异，长 471 ~ 757 ~ 981μm 或更长。上下表皮均可见腺毛，明显较艾叶多。腺毛直径 20 ~ 24 ~ 32μm，长 40 ~ 49 ~ 55μm。表皮细胞长方形或多角形，垂周壁较深波状弯曲。上表皮细胞长径 42 ~ 64 ~ 97μm，下表皮细胞长径 34 ~ 48 ~ 76μm。栅表比 4.1。气孔近圆形或长圆形，密度 179 ~ 223 ~ 282 个/mm²。气孔直径 20 ~ 27 ~ 32μm，长 24 ~ 31 ~ 43μm（图 2 -17A、C、D）。

横切面　叶片上表皮非腺毛极少或无。草酸钙簇晶少，直径 11 ~ 17μm，棱晶 8 ~ 10μm，叶柄、主脉、侧脉均较艾叶粗大。表皮下厚角细胞 3 ~ 4 列，叶柄维管束 5 ~ 9 个，束外纤维群较厚，纤维多至 9 层，壁厚（图 2 -17B、E、F、G）。

（3）朝鲜艾

叶片表面　上表皮非腺毛极多。柄细胞 1 ~ 3，直径 9 ~ 11 ~ 13μm，顶细胞中部直径 10 ~ 14 ~ 19μm，长短悬殊，长度 314 ~ 867 ~ 1178μm 或更长。上表皮腺毛较艾叶少，仅于近叶脉处可见，下表皮偶见腺毛。腺毛长 36 ~ 41 ~ 43μm，直径 24 ~ 27 ~ 32μm，表皮细胞长方形、椭圆形，垂周壁浅波状弯曲，上表皮细胞长径 34 ~ 49 ~ 67μm，下表皮细胞长径 23 ~ 43 ~ 67μm。栅表比 5。气孔长圆形或近圆形，上下表皮均可见，密度 205 ~ 249 ~ 307 个/mm²，气孔直径 20 ~ 23 ~ 28μm，长 20 ~ 28 ~ 32μm（图 2 -17H、I、K、L）。

横切面　叶片表皮角质层较厚，上下表皮腺毛、非腺毛极多。叶肉中栅栏组织排列不整齐，海绵组织细胞间隙大。叶脉薄壁细胞中仅见棱晶，长 6 ~ 12μm，未见草酸钙簇晶。叶柄、主脉均较艾叶细小，叶柄近轴侧有两片延伸的翅，维管束 3 ~ 5 个，其外纤维群有纤维 4 ~ 8 层，纤维壁较薄，上、下两侧表皮下厚角细胞 2 ~ 3 列（图 2 -17J、M、N）。

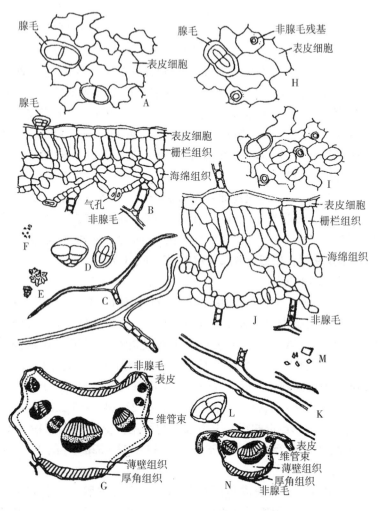

图2-17 蕲艾、朝鲜艾

A～G.蕲艾 H～N.朝鲜艾 A、H.上表皮

I.下表皮 B、J.叶片横切成详图 C、K.非腺毛

D、L.腺毛 E.簇晶 F、M.棱晶 G、N.叶柄横切面简图

(4) 野艾蒿

叶片表面 非腺毛柄细胞1～3个,多为1个,直径10～14～

19μm，淡黄色，内有大量油珠状小颗粒，顶细胞中部直径 8 ~ 12 ~ 17μm，长 471 ~ 625 ~ 769μm 或更长。上下表皮均可见腺毛，下表皮尤多，腺毛直径 16 ~ 21 ~ 28μm，长 36 ~ 43 ~ 55μm。表皮细胞近方形、多角形或长方形，垂周壁浅波状弯曲。上表皮细胞长径 38 ~ 50 ~ 65μm；下表皮细胞长径 34 ~ 46 ~ 57μm。栅表比 5.4。气孔长圆形，上表皮近叶脉处亦偶见，下表皮气孔密度 179 ~ 236 ~ 359 个/mm²，气孔直径 27 ~ 28 ~ 32μm，长 32 ~ 36 ~ 40μm（图 2 - 18A、B、D、E）。

　　横切面　角质层较厚。叶肉栅栏组织细胞排列紧密，海绵细胞间隙小，草酸钙簇晶直径 6 ~ 10μm，棱晶极小，仅 2 ~ 4μm。叶柄近轴侧有叶片延伸的两翅。上、下两侧表皮下有厚角细胞 2 ~ 3 层。主脉维管束 3 个，中间一个大，两侧的较小，叶柄维管束 3 ~ 5 个，其外纤维群有纤维 4 ~ 8 层，纤维壁较薄（图 2 - 18C、F ~ H）。

　　（5）蒙古蒿

　　叶片表面　上表面非腺毛稀少，柄细胞 2 ~ 3 个，偶见 5 个，直径 11 ~ 17 ~ 30μm，顶细胞中部直径 6 ~ 9 ~ 11μm，长度 541 ~ 1222 ~ 1580μm 或更长。仅下表皮有腺毛，直径 4 ~ 6 ~ 10μm，长 8 ~ 11 ~ 17μm。上表皮近叶脉处有较多单列性非腺毛，柄细胞 5 ~ 10 个，直径 25 ~ 35 ~ 50μm。顶细胞细长，弯曲呈鞭状，常断落。表皮细胞细长，上表皮垂周壁浅波状弯曲或稍平直，细胞长径 57 ~ 86 ~ 110μm，下表皮细胞垂周壁较深波状弯曲，细胞长径 22 ~ 67 ~ 102μm。栅表比 6.2。气孔长圆形，下表皮气孔密度为 51 ~ 97 ~ 197 个/mm²，明显较艾叶少。上表皮近叶脉处亦偶见气孔，气孔直径 15 ~ 20 ~ 23μm，长 25 ~ 29 ~ 34μm（图 2 - 18 I、J、K、M、N、O）。

　　横切面　叶片上表皮角质层较厚，无腺毛，非腺毛亦很少。栅栏组织、海绵组织细胞间隙大。仅见棱晶，长 2 ~ 6μm，无草酸钙簇晶。叶柄近圆形，近轴侧有叶片延伸的两小翅，叶柄、主脉、侧脉上下两侧表皮下有厚角细胞 1 ~ 2 层。叶柄维管束 1 ~ 3 个，纤维多至 10 层，壁较薄（图 2 - 18 L、P、Q）。

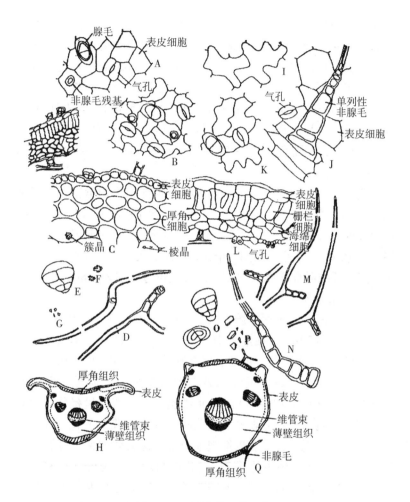

图 2-18 野艾蒿、蒙古蒿

A-H. 野艾蒿 I-Q. 蒙古蒿 A、I、J. 上表皮 B、K. 下表皮
D、M. 非腺毛 C. 叶片横切面详图（示表皮下厚角组织） L. 叶片横切面详图
H、Q. 叶柄横切面简图 N. 单列非腺毛 E、O. 腺毛 F. 簇晶 G、P. 棱晶

（6）魁蒿

叶片表面 非腺毛柄细胞 1~3 个，细胞内常有颗粒状内含物，直径 10~13~15μm，顶细胞中部直径 8~11~17μm，长度

432 ~ 630 ~ 753μm 或更长, 两端较艾叶钝圆。上下表皮均有腺毛, 腺毛直径 16 ~ 20 ~ 24μm, 长 36 ~ 43 ~ 55μm。表皮细胞长方形或近方形, 垂周壁微波状弯曲, 上表皮细胞长径 38 ~ 49 ~ 61μm, 下表皮细胞长径 23 ~ 48 ~ 61μm。栅表比 4.2。气孔近圆形, 密度 205 ~ 235 ~ 307 个/mm², 直径 20 ~ 25 ~ 28μm, 长 20 ~ 28 ~ 3μm (图 2 – 19A ~ D)。

横切面 表皮角质层较厚, 叶肉栅栏组织、海绵组织细胞排列紧密, 间隙小。草酸钙簇晶直径 6 ~ 10μm, 棱晶很小, 仅 2 ~ 4μm。叶柄近轴侧有叶片延伸的两翅。上、下两侧表皮下有厚角细胞 2 ~ 3 层。主脉维管束 3 个, 且大小相等, 叶柄维管束 7 ~ 11 个, 其外纤维群有纤维 4 ~ 8 层, 纤维壁较厚 (图 2 – 19E ~ I)。

《中药志》《药材学》《中草药》《内蒙古药学》等文献均对艾叶的显微结构进行了描述, 各文献所载艾叶横切面简图如图 2 – 20 所示。

艾的花粉粒显微特征 干花粉粒呈亚球形, 直径约 20μm, 表面淡黄色, 具明显的纵沟, 吸湿则膨胀, 直径增至 29μm, 沟部突出。

3. 理化鉴别

(1) 挥发油含量及理化常数 将蒸馏所得挥发油用乙醚提取, 无水硫酸钠脱水后, 回收乙醚得挥发油。观察测量挥发油颜色、含量、折光率 η_D^{20}、旋光度 $[\alpha]_D^{20}$, 结果见表 2 – 4。

表 2 – 4 艾与野艾挥发油比较

	艾	野艾
含量	0.94%	0.35%
颜色	蓝绿色	草绿色
折光率	1.4780	1.4632
旋光度	-2.998	-3.129

(2) 薄层层析 将艾叶油与 1,8 - 桉油精分别点样于硅胶 G 板上, 以己烷 - 乙酸乙酯 (85:15) 展开, 喷 10% 磷钼酸乙醇

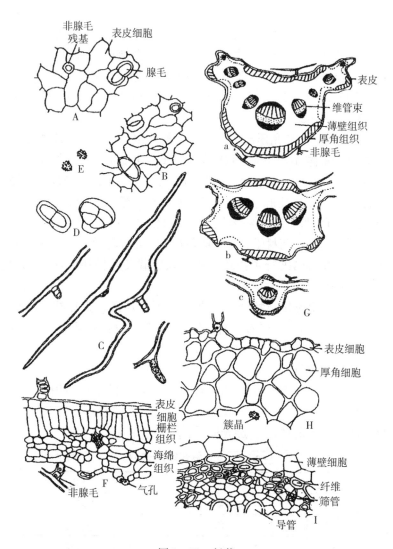

图 2 - 19　魁蒿

A. 上表皮　B. 下表皮　C. 非腺毛　D. 腺毛　E. 簇晶

F. 叶片横切面详图　G. 叶维管束横切面简图（a. 叶柄　b. 主脉　c. 侧脉）

H、I. 叶柄横切面详图（H. 示皮下厚角组织　I. 示维管束外纤维群）

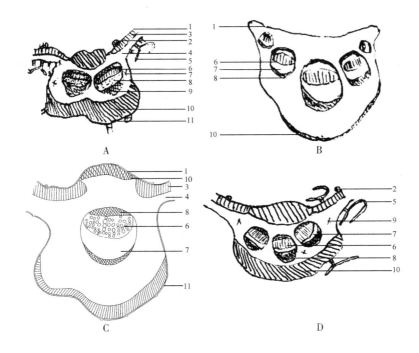

图 2 - 20　文献所载艾叶横切面简图

1. 上表皮　2. 鞋底形腺毛　3. 栅栏组织　4. 海绵组织　5. T 形非腺毛
6. 本质部　7. 韧皮部　8. 纤维束　9. 草酸钙簇　10. 厚角组织　11. 下表皮

A.《中草药》　B.《内蒙古药学》　C.《中药志》　D.《药材学》

液，与对照品相应的斑点显蓝黑色。另有资料介绍，样品粉末适量，用水蒸气蒸馏法提取挥发油，用乙醚萃取，无水硫酸钠脱水后，回收乙醚得挥发油，取挥发油 0.1mL，溶于 1mL 乙醚中，点于硅胶 G - 0.6% CMC 板上，以氯仿为展开剂，展距 14.5cm，用 1% 香草醛硫酸溶液显色，结果见图 2 - 21。

有文献介绍，分别称取 8 个艾叶样品各 2g，置 50mL 磨口锥形瓶中，加入乙酸乙酯 30mL。浸泡 24 小时，取滤液在水浴上蒸发浓缩至 2mL，供点样用。对照品溶液用自提的 5,7 - 二羟基 - 6,3',4' - 三甲氧基黄酮 2mg，溶于 2mL 氯仿中供点样用。薄层板用硅胶 GF$_{254}$，加入 0.3% CMC - Na 水溶液充分研匀后铺成，干燥后于 105℃ 活化 30 分钟备用。将样品液及对照品液各 2μL 点于薄层板上，用环己烷 - 乙酸乙酯 - 甲酸（6：4：0.1）展开 18cm，挥干溶剂后，在紫外灯下（365nm）观察荧光（图 2 - 22）。

（3）薄层扫描　将上述经展开的薄层板置薄层扫描仪上，采用反射法双波长锯齿扫描，扫描参数 λ_S 400nm，λ_R 700nm，扫描速度 40mm/min，纸速 20mm/min，狭缝 1.25mm × 1.25mm，灵敏度 ×2，积分 ×14，薄层扫描图谱见图 2 - 23。

4. DNA 条形码鉴定　DNA 条形码是目前鉴定中药材的新技术，采用基因组中一段公认标准的、相对较短的 DNA 片段对中药材进行准确鉴定。该技术取材量小，准确度高，耗时少，可排除药材外观性状的影响，能反映中药材的真实本源，适用于中药材品种鉴定。

梅全喜等通过实地采集、药材市场购买等方式收集艾叶及其混伪

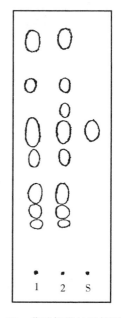

图 2 - 21　艾叶挥发油层析图
1. 艾叶　2. 野艾叶　S. 桉油精

品共 16 个物种 146 份样本，其中艾叶 56 份基源样本，分别采自湖北、湖南、浙江、江苏、河南、广东、云南、甘肃、辽宁、黑龙江等省。采用 DNA 条形码标准操作流程提取艾叶及其近缘种混伪品的 DNA，每个样本取 20 ~ 30mg，用酒精擦拭样本表面，用高通量组织球磨仪（45Hz，120s）研磨后，经核分离液（2% PVP，20mL/L EDTA，100mmol/L pH8.0 Tris - HCl 和 0.7mol/L NaCl）洗涤 3 次（800μL/次），用试剂盒（Tiangen Biotech Co., China）提取每个样本的总 DNA。总基因组 DNA PCR 扩增采用美国 Bio - Rad PTC - 200 PCR 仪。反应体系 25μL：2 × *Taq* PCR

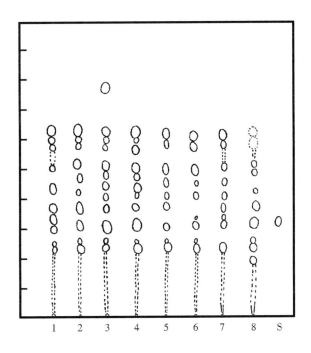

图 2 - 22　艾叶类药材薄层色谱图

1. 艾（河北安国）　2. 艾（北京）　3. 野艾（北京）
4. 野艾（河南）　5. 蕲艾　6. 蒙古蒿　7. 魁蒿　8. 朝鲜艾
S：5,7 - 二羟基 - 6,3′,4′ - 三甲氧基黄酮
展开剂：环己烷 - 乙酸乙酯 - 甲酸（6∶4∶0.1）

MasterMix 12.5μL，正反向引物（2.5μmol·L^{-1}）各 1.0μL，模板 DNA 1.0 ~ 3.0μL，其余用 ddH$_2$O 补至 25μL。ITS2 引物：正向引物 ITS2F：5′ - ATGCGATACTTGGTGTGAA T - 3′；ITS3R：5′ - GACGCTTCTCCAGACTACAAT - 3′；*psbA - trnH* 引物：trnH（5′ - CGCGCATGGTGGATTCACAATCC - 3′）and psbA（5′ - GTTATG-CATGAACGTAATGCTC - 3′）。

根据文献所述条件进行 PCR 扩增。将测序得到的 PCR 扩增产物经 1% 琼脂糖电泳检测并纯化后，使用 ABI 3730XL 测序仪（Applied Biosystems Co., USA）进行双向测序。

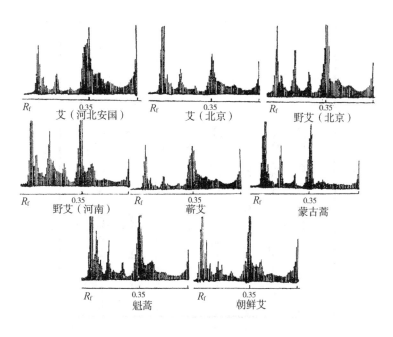

图 2 – 23 不同品种和产地艾叶薄层扫描图谱

展开剂：环己烷 – 乙酸乙酯 – 甲酸（6∶4∶0.1）

所有的测序峰图用 CondonCode Aligner V5.1.3（CodonCode-Co.，USA）进行质量分析和校对拼接，除去低质量区，将所得ITS2 序列采用基于隐马尔科夫模型的 HMMer 注释方法去除所得序列的 5.8S 端和 28S 端，从而获得 ITS2 间隔区序列。将所有序列用 MAGA6.0 进行序列比对分析，并基于 K2P（Kimura2 – Parameter）模型对种内及间遗传距离进行分析，采用遗传距离法验证种间差异明显大于种内变异。基于 MAGA6.0 采用邻接法（NJ）、最大简约法（MP）、最大似然（ML）法构建艾叶及其混伪品的系统聚类树，采用 Bootstrap 重复 1000 次进行检验。

实验结果表明，艾叶及其近缘种以及混伪品的 16 个物种 146份样本均能成功提取 DNA。采用 ITS2、*psbA – trnH* 序列通用引物均能成功扩增所有样本 DNA。双向测序峰图质量较好，测序成功

率为 100%，经注释拼接后能得到高质量的 ITS2 序列及 *psbA –
trnH* 序列。所有经注释拼接后能得到的 *ITS2* 序列及 *psbA – trnH* 序
列均提交至 GenBank 数据库。

基于 ITS2 序列及 *psbA – trnH* 序列对艾叶及其近缘种的 15 个
蒿属植物进行鉴定分析。研究结果表明，艾叶及其近缘种的基因
组 DNA 较容易提取得到，提取率为 100%，PCR 扩增、测序后能
够得到稳定的 ITS2 片段及 *psbA – trnH* 片段。根据序列特征、K2P
遗传距离、聚类树的分析结果分析，相对于 *psbA – trnH* 及 ITS2 +
psbA – trnH 序列，ITS2 序列更适用于鉴定艾叶及其近缘种或混伪
品，是鉴定艾叶的理想条形码。56 批艾叶样本的 ITS2 序列比对
后长度为 225bp，种内暂未发现变异位点，种间最大遗传距离为
0，艾叶与其混伪品间的最大种内距离小于最小种间距离 0.005。
以邻接法、最大简约法、最大似然法估计构建系统聚类树的结果
表明，56 条艾叶 ITS2 序列独自聚为一支，表现出良好的单系性，
与其混伪品能够很好地区分。同时，除了东亚栉齿蒿、大籽蒿之
外，艾叶近缘种及混伪品之间也都能各自单独聚为一支，单系性
良好，能够很好地与艾叶区分开。因此，ITS2 序列可用于鉴定其
近缘种及其混伪品，是基于分子条形码技术鉴定的理想序列。

李恩波等用 DNA 条形码片段 ITS2 序列，通过聚合酶链式反
应（PCR）法直接测序，对艾（*Artemisia argyi* Levl. et Vant.）及
野艾蒿（*A. lavandulaefolia* DC.）、魁蒿（*A. princeps* Pamp）、宽叶
山蒿 [*A. stolonifera*（Maxim.）Komar.]、蒙古蒿 [*A. mongolica*
（Fisch. ex Bess.）Nakai]、五月艾（*A. indica* Willd.）、红足蒿
（*A. rubripes* Nakai）、阴地蒿（*A. sylvatica* Maxim.）、蒌蒿（*A. se-
lengensis* Turcz. ex Bess）8 种混伪品进行 DNA 内转录间隔区片段
2（ITS2）扩增并双向测序，所得序列经 Codon Code Aligner 拼接
后，用系统发育软件 MEGA 4.0 进行相关数据分析，同时利用邻
接（NJ）法构建系统聚类树。结果表明，艾叶基源植物艾 ITS2
序列长度为 225bp，种内平均 Kimura – 双参数（K2P）遗传距离
（0.000）小于其与混伪品的种间平均 K2P 遗传距离（0.022）；

由所构建的系统聚类树图可以看出，艾具有单系性，与其他混伪品可明显分开。各混伪品间基于 ITS2 序列的差异性，也可以彼此区分开。ITS2 序列作为 DNA 条形码，可以方便快捷地鉴别中药材艾叶及其混伪品，可为其质量评价及临床安全用药提供重要的分子鉴别依据。

目前，作为候选序列的核糖体 DNA 内转录间隔区片段 2（ITS2）以其特有的优势被广泛关注。该片段一般较短，有利于对发生降解的样品进行扩增，同时 ITS2 片段在物种水平的变异较快，有更多的突变位点以区分不同的物种。目前 DNA 条形码片段 ITS2 序列已较多地用于中药材的品种鉴别。

DNA 条形码片段 ITS2 序列的应用可以较明确地检测艾叶良好的单系性，能很清晰地区分艾叶及其混伪品。

5. 不同品种艾叶的比较鉴别　艾 Artemisia argyi Levl. et Vant. 的干燥叶在商品药材中常有同属不同种植物的叶混入，在这些品种中除艾蒿 A. vulgaris L. 、野艾蒿 A. lavandulaefolia DC. 、魁蒿 A. princeps Pamp. 有历史使用习惯外，一般品种均不宜作艾叶药用。为此，近年来不少医药研究工作者对不同品种来源艾叶进行了鉴定比较研究，为正确区分艾品种提供了有力的参考依据。

《中药志》介绍，在甘肃、天津、湖北、浙江、江西、云南等地的艾叶商品药材中除了主要应用正品艾 Artemisia argyi Levl. et Vant. 叶外，还混有少量的野艾 A. vugaris L. var. indica Maxim. 的叶片，该种在河北的承德、安国及山西、陕西等地应用较为普遍；此外在东北及陕西、河北等地还生产一种野艾蒿（小叶艾）A. lavandulaefolia DC.，其叶亦可作艾叶用。据过去文献记载及所得标本中，还有一种矮蒿 A. feddei Levl. et Vant.，但在商品中几乎没有发现。

以上 4 种植物的检索表如下：

1. 头状花序钟形，直径 1.5~3mm
    2. 叶表面散布白色腺点
        3. 叶裂片椭圆形或椭圆状披针形，边缘具粗齿，表面有蛛丝状毛…………… 艾 *Artemisia argyi* Levl. et Vant.

3. 叶裂片线形或线状披针形，全缘，表面无蛛丝毛，
叶基部分裂为披针形假托叶 ……………………………
……………………… 野艾蒿 *A. lavandulaefolia* DC.

2. 叶表面无白色腺点；叶裂片披针形或椭圆形；两面均
被毛………………… 野艾 *A. vulgaris* L. var. *indica* Maxim.

1. 头状花序圆柱状或柱状钟形，直径 1~1.5mm，叶裂片线
状披针形；根茎长面有分枝，匍匐状 ……………………
……………………… 矮蒿 *A. feddei* Levl. et Vant.

《中药鉴定学》介绍，在部分地区常有下列与正品艾叶混
用或直接作艾叶药用：艾蒿 *Artemisia vulgalis* Linn、野艾
A. indica Willd. （此为五月艾即 *A. vulgalis* L. var. *indica* Maxim.），
此二种极相似，分布甚广，在山西、陕西、江西、甘肃、湖北
等地使用。野艾蒿（小叶艾）*A. lavandulaefolia* DC. 在宁夏、内
蒙古、福建、河南等省区及东北使用。以上 4 种植物的形态检
索如下：

1. 叶裂片椭圆形或椭圆状披针形，表面具蛛丝毛和腺点
……………………… 艾 *Artemisia argyi* Levl. et Vant.

1. 叶一至二回羽状分裂，叶表面绿色，不具蛛丝毛和腺点

2. 叶裂片线形，边缘通常卷曲，叶基分裂为假托叶 ……
……………………… 野艾蒿 *A. lavandulaefolia* DC.

2. 叶裂片椭圆形，边缘不卷曲，无假托叶

3. 裂片全缘或具粗齿 …………… 艾蒿 *A. vulgaris* L.

3. 羽状分裂的第二回裂片常 1~2 小裂片或 2~3 小
裂片成叉状 …………… 野艾 *A. indica* Willd.

鞠爱华等对内蒙古地区常作艾叶使用的 5 种植物叶进行了
形态及组织学研究，并进行了显微数据的测量，找出了 5 种
植物叶的主要区别点。这 5 种植物是艾 *A. argyi* Levl. et Vant.、
朝鲜艾 *A. argyi* Levl. et Vant. var. *gracilis* Pamp.、野艾蒿
A. lavandulaefolia DC.、蒙古蒿 *A. mongolica* Fisch. ex Bess.、红

足蒿 *A. rubripes* Nakai。以上 5 种植物叶的形态相似，其主要区别点见表 2 - 5。

表 2 - 5　五种植物叶的性状比较

		艾	朝鲜艾	野艾蒿	蒙古蒿	红足蒿
叶	长	2 ~ 9cm	2 ~ 7cm	8cm	3 ~ 10cm	7 ~ 10cm
	宽	1.5 ~ 5cm	2 ~ 5cm	5cm	1.5 ~ 6cm	3 ~ 6cm
叶裂		一至二回羽状深裂或全裂	同左	一至二回羽状全裂	一至二回羽状深裂	一至二回羽状全裂
裂片数		2 ~ 3 对	2 ~ 3 对	1 ~ 2 对	2 ~ 3 对	2 ~ 3 对
裂片形状		菱形或卵形	狭披针形或条状披针形	条状披针形	条状披针形或条形	条形或条状披针形
裂片边缘		具粗锯齿或小裂片	全缘或具 1 ~ 2 齿	全缘或具 1 ~ 3 条披针形小裂片或锯齿	具少数锯齿或全缘	全缘或具少数锯齿
主脉		被毛	被毛	被毛	疏被毛	无毛

以上 5 种植物叶的表面组织特征比较、叶柄横切面组织特征比较及主脉组织比较如下（图 2 - 24、图 2 - 25、图 2 - 26）

以上 5 种植物叶显微结构特征区别点见表 2 - 6。

表 2 - 6　五种植物叶组织特征比较

		艾	朝鲜艾	野艾蒿	蒙古蒿	红足蒿
上表皮	细胞形状	长方椭圆形	同左	同左	同左	长方形及长方椭圆形
	垂周壁	波状弯曲	同左	浅波状弯曲或稍弯	浅波状弯曲	稍平直或微波状
	毛茸	稀少	同左	较多	稀疏	同左
	气孔	极少或无	较多	极少或无	无	无

续表

		艾	朝鲜艾	野艾蒿	蒙古蒿	红足蒿
下表皮	细胞形状	长方椭圆形	长方形或长方椭圆形	不规则或不规则多角形	不规则形	不规则多角形
	垂周壁	波状弯曲	同左	浅波状弯曲	深波状弯曲	波状弯曲
数据	栅表比	5.5	5	5.4	6.2	7
	气孔指数	19	21	17	15	21
	脉岛数	12	14	13	20	17
叶柄	横切形状	略成D字形	同左	近成V字形	同左	近成扇形
	维管数、类型	5，双韧	7，外韧	7，双韧	7，双韧	9，双韧
	纤维群	维管束上下两侧均有	同左	同左	无	无
主脉	维管束	3，中间大，两侧小，双韧	3，大小近等，外韧	3，中间大，两侧小，中间双韧，两侧外韧	同左	同左
	纤维群	维管束上下两侧均有	同左	同左，但下方的成八字排列	无或中心维管束下方有少量	有，成八字排列
侧脉	维管数类型	1，双韧	1，外韧	1，双韧	1，外韧	1，外韧
	纤维群	有	有	有	无	无
	栅栏细胞	1列	1列	1列	1~2列	2列
	草酸钙晶体	簇晶	簇晶	簇晶	无	无

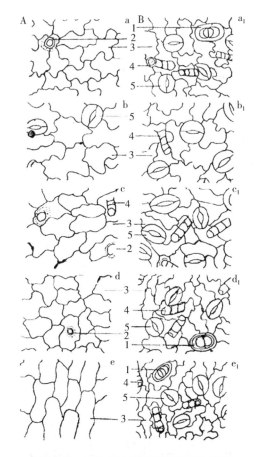

图 2-24 5 种艾叶表面组织特征比较图

A. 叶上表皮（a. 艾 b. 朝鲜艾 c. 野艾蒿 d. 蒙古蒿 e. 红足蒿）

B. 叶下表皮（a₁. 艾 b₁. 朝鲜艾 c₁. 野艾蒿 d₁. 蒙古蒿 e₁. 红足蒿）

1 腺毛 2 非腺毛基 3 表皮细胞 4 非腺毛柄 5 气孔

　　以上 5 种植物，因系同属不同种以及变种，所以具有许多共同点；但通过以上形态学及组织学综合研究比较，可以找出其主要鉴别特征，现将 5 种植物艾、朝鲜艾、野艾蒿、蒙古蒿、红足蒿组织特征鉴别点列表检索如下：

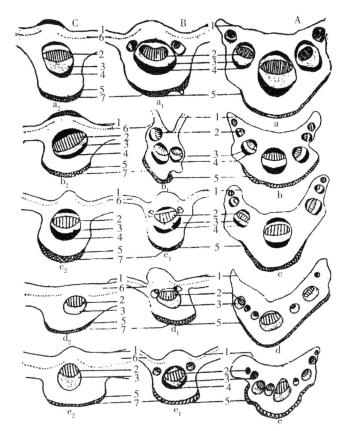

图 2-25　5 种艾叶叶柄横切面组织特征比较简图

A. 叶柄横切简图（×50）(a. 艾　b. 朝鲜艾　c. 野艾蒿　d. 蒙古蒿　e. 红足蒿)

B. 主脉横切简图（×55）(a₁. 艾　b₁. 朝鲜艾　c₁. 野艾蒿　d₁. 蒙古蒿　e₁. 红足蒿)

C. 侧脉横切简图（×120）(a₂. 艾　b₂. 朝鲜艾　c₂. 野艾蒿　d₂. 蒙古蒿　e₂. 红足蒿)

1. 上表皮　2. 木质部　3. 韧皮部　4. 纤维部　5. 下表皮　6. 栅栏组织　7. 厚角组织

叶柄

1. 叶柄维管束为 7 个

2. 维管束上下方均无纤维群 ····································

················蒙古蒿 *Artemisia mongolica* Fisch. ex Bess.

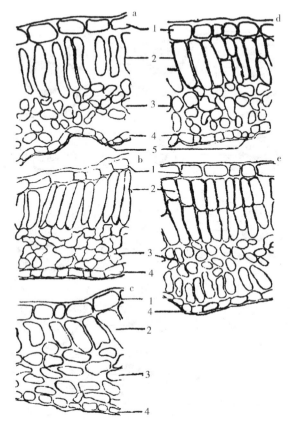

图 2-26 5 种艾叶脉间（叶片）组织特征比较图

a. 艾   b. 朝鲜艾   c. 野艾蒿   d. 蒙古蒿   e. 红足蒿

1. 上表皮   2. 栅栏组织   3. 海绵组织   4. 下表皮   5. 气孔

2. 维管束上下方均具纤维群

　　3. 维管束为外韧型………………………………………

　　　　… 朝鲜艾 *A. argyi* Levl. et Vant. var. *gracilis* Pamp.

　　3. 维管束为双韧型 …… 野艾蒿 *A. lavandulaefolia* DC.

1. 叶柄维管束不为 7 个

　　4. 维管束为 5 个 ……………… 艾 *A. argyi* levl. et. Vant.

　　4. 维管束为 9 个 ……………… 红足蒿 *A. rubripes* Nakai

主脉及侧脉

1. 侧脉维管束为外韧型
　　2. 侧脉维管束上下方均具纤维群 ……………………………
　　　　朝鲜艾 Artemisia argyi Levl. et Vant. var. gracilis Pamp.
　　2. 侧脉维管束上下方均无纤维群或仅中心维管束有
　　　　3. 主脉维管束无纤维群或仅中心维管束具单列纤维群
　　　　　……………… 蒙古蒿 A. mongolica Fisch. ex Bess.
　　　　3. 主脉维管束具纤维群，成八字形排列 ……………
　　　　　…………………………… 红足蒿 A. rubripes Nakai
1. 侧脉维管束为双韧型
　　4. 主脉维管束上下方均具纤维群，成弧形或月牙形排列
　　　　…………………………… 艾 A. argyi Levl. et. Vant.
　　4. 主脉维管束具纤维群，下方成八字形排列 …………
　　　　………………………… 野艾蒿 A. lavandulaefolia DC.

《常用中药材品种整理和质量研究》介绍了艾、蕲艾与蒙古蒿、魁蒿、野艾蒿、朝鲜艾的性状鉴别和组织构造鉴别情况。现将其性状检索表和组织构造检索表列出如下。

生药性状与组织构造检索表

生药性状检索表

1. 叶柄基部无假托叶
　　2. 野生、栽培或半栽培，广布于全国。叶片较薄，黄绿或绿棕色，下表面灰白色，非腺毛粗细均匀，直径 8 ~ 11 μm …
　　　　……………………… 艾 Artemisia argyi levl. et. Vant.
　　2. 仅栽培于长江中下游，尤指湖北蕲春地区。叶片厚，黄绿色，下表面灰白色绒毛厚，非腺毛粗细不均，直径 8 ~ 27 μm ……………………… 蕲艾 A. argyi levl. et. Vant. cv. qiai
1. 叶柄基部有假托叶或条状披针形侧裂片
　　3. 叶柄基部有 3 ~ 4 对条状披针形侧裂片或假托叶，叶片上表面柔毛极少，且无白色腺点 ……………………………
　　　　……………… 蒙古蒿 A. mongolica Fisch. ex Bess.

3. 叶柄基部有 1 对假托叶

    4. 叶片羽状深裂，侧裂片常 2 对，裂片常为圆形，顶端急尖，上表面柔毛稀少 ……………… 魁蒿 *A. princeps* Pamp.

    4. 叶片 1 回羽状全裂，侧裂片条形或条状披针形，上表面密生柔毛

        5. 叶片 2 回羽状全裂，上表面密生白色腺点 …………

        ………………………………野艾蒿 *A. lavandulaefolia* DC

        5. 叶片羽状全裂，中裂片又常 3 裂，上表面白色腺点极少 ………………… 朝鲜艾 *A. argyi* var. *gracilis* Pamp.

组织构造检索表

1. 上下表皮均有鞋形腺毛。上表皮近叶脉处无单列性非腺毛

  2. 叶柄距基部 0.5cm 处，横切面呈 "D" 字形，上表皮细胞垂周壁波状弯曲

    3. 下表皮非腺毛直径 8 ~ 11μm，壁薄。叶柄维管束外纤维群有 2 ~ 5 层纤维，壁薄，草酸钙簇晶较小，直径 4 ~ 14μm ………………… 艾 *Artemisia argyi* Levl. et Vant.

    3. 下表皮非腺毛直径有两种，较小者为 8 ~ 15μm，细胞壁薄，较大者为 17 ~ 27μm，细胞壁厚，维管束外纤维群有 17 ~ 27 层，纤维壁厚，草酸钙簇晶较大，直径 11 ~ 17μm ………………… 蕲艾 *A. argyi* Levl. et Vant. cv. qiai

  2. 叶柄距基部 0.5cm，横切面近轴侧有叶柄下延形成的小翅。上表皮细胞垂周壁无波状弯曲

    4. 叶柄及叶脉处薄壁细胞中无草酸钙簇晶，腺毛稀少……

    ………………………… 朝鲜艾 *A. argyi* var. *gracilis* Pamp.

    4. 叶柄及叶脉处薄壁细胞中含草酸钙簇晶，上下表皮腺毛均较多

        5. 叶柄维管束 7 ~ 11，主脉维管束 3 个且大小相等。维管束外纤维壁很厚 ………… 魁蒿 *A. princeps* Pamp.

        5. 叶柄维管束 3 ~ 5，主脉维管束 3 个，其中间 一个最

大，两侧渐小。维管束外纤维壁薄 ⋯⋯⋯⋯⋯⋯⋯
⋯⋯⋯⋯⋯⋯⋯⋯⋯⋯ 野艾蒿 A. lavandulaefolia DC.
1. 仅下表皮有鞋形腺毛，上表皮近叶脉处有粗的单列性非腺毛
⋯⋯⋯⋯⋯⋯⋯⋯⋯⋯ 蒙古蒿 A. mongolica Fisch. ex Bess.

陈宗良等对艾叶（Artemisia argyi Levl. et Vant.）、野艾（A. dubia Wall. ex Bess. 牛尾蒿）及细叶艾（即野艾蒿 A. lavandulaefolia DC.）进行了比较鉴别，在叶形上的区别：艾叶展平后呈卵状椭圆形，深或浅羽状三裂，裂片椭圆状披针形，野艾叶展平后呈倒卵形，一至二回羽状分裂，裂片椭圆形或长倒卵形，细叶艾展平后呈卵形，二回羽状全裂，裂片条形，边缘通常卷曲具长柄及假托叶；在横切面上，艾叶外角质层薄，栅栏细胞排列疏松，局部有细胞间隙，维管束外韧型，上下方均有厚壁组织，野艾叶与艾叶的区别是，外角质层较厚，栅栏组织、海绵组织细胞排列紧密，细胞间隙小，维管束上方无厚壁组织；下方有厚壁组织；细叶艾与艾叶的区别是：外角质层较厚，栅栏组织、海绵组织细胞排列紧密，细胞间隙小。三者的乙酸乙酯的提取液在400～200nm 波长处（岛津 UV-260）测定紫外光谱。结果艾叶在（250.0±1）nm、（295.0±1）nm 处有吸收；野艾在（250.0±1）nm、（310.0±1）nm 处有吸收；细叶艾在（250.0±1）nm、（300.0±1）nm 处有吸收。

2005 年 6 月 1 日新华报业网报道有人用豚草冒充艾叶。豚草（Ambrosia artemisiifolia L.）又名艾叶破布草、美洲艾，属于菊科豚草属一年生草本植物，茎直立，具棱，多分枝，绿色或带暗紫色，被白毛，下部叶对生，上部叶互生，叶三角形，1～3 回羽状深裂，裂片条状披针形，两面被白毛或表面无毛，表面绿色，背面灰绿色。头状花序单性，雌雄同株；雄性头状花序有短梗，下垂，约 50～60 个在枝端排列成总状，长达 10cm 余；每一头状花序，直径 2～3mm，有雄花 10～15 朵；花冠淡黄色，长 2mm，花粉粒球形，表面有短刺；雌性头状花序无柄，着生于雄花序轴基部的数个叶腋内，单生或数个聚生，每个雌花序下有叶状苞片；总苞倒卵形或倒圆锥形，囊状，顶端有 5～8 尖齿，内只有 1 雌

花，无花冠与冠毛，花柱2，丝状，伸出总苞外。瘦果倒卵形，包被在坚硬的总苞内。

宋平顺等对甘肃各地艾叶的原植物调查发现，有12种蒿属植物在不同地区作艾叶或混作艾叶药用，并对这12种植物进行了形态、组织学鉴定。这12种原植物为：艾 *Artemisia argyi* Levl. et Vant. 、野艾蒿 *A. lavandulaefolia* DC. 、朝鲜艾 *A. argyi* var. *gracilis* Pamp. 、蒙古蒿 *A. mongolica*（Fisch. ex Bess.）Nakai、白叶蒿 *A. leucophylla*（Turcz. ex Bess.）C. B. Clarke. 、辽东蒿 *A. verbenacea*（Komar）Kitag. 、秦岭蒿 *A. qinlingensis* Ling et Y. R. Ling、矮蒿 *A. lancea* Van. 、白蒿 *A. kanashiroi* kitam. 、灰苞蒿 *A. roxburghiana* Bess. 、小球花蒿 *A. moorcroftiana* Wall. ex DC. 、五月艾 *A. indica* Willd. 。

12种艾叶药材性状的主要区别点见表2-7。

表2-7 12种艾叶药材性状比较

植物名	上表皮			上部叶片分裂				中部叶片分裂							基部假托叶(对)	气味
	白色腺点	小回点	被毛程度	分裂及程度	一回裂片形状	宽(mm)	叶柄	分裂及程度	每侧(枚)	一回裂片形状	裂齿	宽(mm)	叶柄			
艾	+++	+++	+++	不裂, 3~5深裂或深浅裂	椭圆形	4~15	近无柄或短柄	一(二)回半裂至深裂	2~3	宽椭圆形	钝齿或无	5~30	近无至长柄	无(偶见)	清香
朝鲜艾	+++	++	++,+	羽状深裂	长椭圆形	3~6	近无柄或短柄	一(二)回深裂至全裂	2~3	长椭圆形或卵形	钝齿或无	5~26	近短长柄	无	清香
野艾	++++	++++	++,+	不裂, 3~5全裂	长椭圆形, 少有披针形	2~4	近无柄	(一)二回全裂或第二回深裂	2~3	长椭圆形, 椭圆形	无(偶见)	2~6	短柄长柄	1~2	清香
蒙古蒿	-	-	-,±	3~5深裂羽状全裂	椭圆形	3~6	近无柄	一(二)回深列或第一回常2~3全裂	2~3	椭圆形	锐齿	7~20	短柄长柄	1~3	微香
辽东蒿	±	-	+	不裂, 3深裂羽状分裂	椭圆形	2~5	短柄	一至二回深裂, 第一回常全裂	3	椭圆形卵形	锐头	3~8	长柄	1~2	微香
矮蒿	++	++	+	3~5全裂, 少不裂	披针形	4~2	无	一(二)回全裂, 稀第二回深裂	2~3	披针形, 长椭圆形	无	2~3	近无	1~2	微香

续表

植物名	上表皮			上部叶片分裂				中部叶片分裂						叶柄基部假托叶(对)	气味
	白色腺点	小回点	被毛程度	分裂及程度	一回裂片 形状	一回裂片 宽(mm)	叶柄	分裂及程度	一回裂片 每侧(枚)	一回裂片 形状	小裂片 裂齿	小裂片 宽(mm)	叶柄		
狭裂白蒿	++	++	++	常不分裂，少2~3深裂	披针形	1~2	无	一至二回全裂，或3深裂	2~3	披针形或长椭圆形	无	2~3	近无长柄	无或1	微香
白叶蒿	±	-	++	羽状深裂，少有3深裂	椭圆形或卵形	6~14	长柄	一至二回深裂	3(4)	椭圆形或卵形	钝头	3~12	长柄	1~2	微香
小球花蒿	-	-	++,+	羽状深裂，少有3深裂	椭圆形披针形	2~7	短柄	二至三回深裂，第一回常3~5全裂	3~5	椭圆形	常无	3~10	短柄长柄	1~3	微香
灰苞蒿	-	-	+	羽状深裂，全裂或少不裂	长椭圆形或椭圆形	2~10	近无	一至二回深裂，第一回常全裂	2~4	椭圆形或卵形	锐头	3~12	短柄长柄	1~2	微香
秦岭蒿	±	-	+	羽状深裂或3全裂	椭圆形	3~8	短柄	二回深裂，第一回常全裂	3~6	椭圆形或宽卵形	钝尖	3~15	长柄	1~2	微香
五月艾	-	-	+	3~5全裂或羽状分裂	披针形，椭圆形	3~8	近无柄短柄	一(二)回深裂，第一回常2~3全裂	2~3	椭圆形或倒卵形	钝尖	4~20	长柄	1~2	微香

注：+++示众多 ++较多 +稀少 ±偶见 -未见

12 种艾叶药材叶形比较见图 2-27。

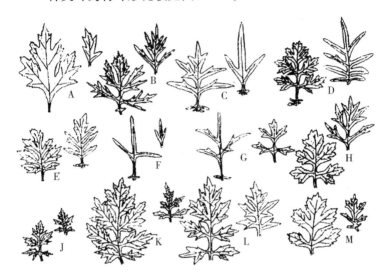

图 2-27 12 种药材叶形比较

A. 艾 B. 朝鲜艾 C. 野艾蒿 D. 蒙古蒿 E. 辽东蒿

F. 矮蒿 G. 狭裂白蒿 H. 白叶蒿 J. 小球花蒿

K. 灰苞蒿 L. 秦岭蒿 M. 五月艾

12 种艾叶药材叶片横切面显微特征比较见表 2-8。

表 2-8 12 种艾叶药材叶片横切面显微特征比较

植物名	上表皮		叶肉组织				下表皮			栅表比
	腺毛	厚角细胞(列)	结晶		分泌腔		中脉维管束(数)	腺毛	厚角细胞(列)	
			簇晶	方晶,菱晶	个数	周围分泌细胞				
艾	+++	1~3	+++,+	++,+	1~2	5~7	2~4	+	1~2	1.2~2.2~5.0
朝鲜艾	++	2~5	+,±	±	1~2	4~5	1~4	+	1~2	1.1~1.8~3.4

植物名	上表皮		叶肉组织				下表皮			栅表比
			结晶		分泌腔					
	腺毛	厚角细胞（列）	簇晶	方晶, 菱晶	个数	周围分泌细胞	中脉维管束（数）	腺毛	厚角细胞（列）	
野艾蒿	++	1~3	+	−	1~2	5~7	1~2	++	1~2	1.2~1.6~2.8
蒙古蒿	±	1或无	±	−	2	4~6	3	++	1	1.6~2.0~2.8
辽东蒿	±	2~3	+	+	1~2	4~5	2~4	++	1~3	1.0~2.4~2.6
矮蒿	+	1	±	−	1~2	5~6	1~3	++	1	1.5~20~2.3
狭裂白蒿	+	无	±	−	无	无	1	+	无	1.3~1.6~2.0
白叶蒿	±	1	−	−	1~2	4	3~4	+	1	2.2~3.5~4.6
小球花蒿	±	3~4	−	−	无	无	2~4	+	3~4	1.0~1.8~2.8
灰苞蒿	−	3~4	±	±	2	4~5	3~4	++	3~4	1.4~2.3~3.5
秦岭蒿	−	4~5	−	−	无	无	2~3	++	4~5	1.2~2.4~3.2
五月艾	−	1~2	±	+	1~2	4~5	3~5	+	1~2	1.2~2.4~3.7

注：+++众多，++较多，+较少，±偶见，−未见。朝鲜艾、白叶蒿、灰苞蒿及五月艾中有时分泌腔不易见到。

12种艾叶药材表皮毛及气孔特征比较见表2-9。

表2-9 12种艾叶药材表皮毛及气孔特征比较

植物名	T字毛 一般型 柄部细胞数(个)	T字毛 一般型 柄部细胞形状	T字毛 特大型 柄部细胞数(个)	T字毛 特大型 柄部细胞形状	腺毛 顶面观 细胞数(个)	腺毛 顶面观 长度(μm)、形状	腺毛 侧面观 细胞数(个)	腺毛 侧面观 形状	气孔 副保卫细胞(个)	气孔 2个气孔共用副卫细胞数 1(个)	气孔 2个气孔共用副卫细胞数 2(个)	气孔 三个气孔共用一个副卫细胞	气孔类型 不定式	气孔类型 不等式
艾	2~4	长方形,近等大	-	-	4(6)	37~45, 长椭圆形	5~6	宽卵形、椭圆形	5~6	+++	++	++	+++	±
朝鲜艾	1~3(5)	长方形,近等大	-	-	4(6)	35~45, 长椭圆形	3~5	卵形,近圆形	5~5	+++	++	++	+++	±
野艾蒿	3~4	常不等大	5~12	特大,长方形	4, 6	(41)50~68, 长椭圆形	4~5	卵形	3~6	+++	++	++	+++	±
蒙古蒿	2~4	长方形,近等大	4~14	特大,长方形	4(6)	29~34, 椭圆形	3~4	卵形,椭圆形	4~6	+	+	-	+++	-
辽东蒿	2~4	方形,常不等大	-	-	4(6)	43~54, 椭圆形	3~4	卵形,椭圆形	3~5	++	++	++	+++	-

续表

植物名	T字毛				腺毛					气孔				
	一般型		特大型		顶面观		侧面观		副保卫细胞(个)	2个气孔共用副卫细胞		三个气孔共用一个副卫细胞	气孔类型	
	柄部细胞数(个)	柄部细胞形状	柄部细胞数(个)	柄部细胞形状	细胞数(个)	长度(μm),形状	细胞数(个)	形状		1(个)	2(个)		不定式	不等式
矮蒿	2~4	方形,常一个较大	—	—	4,6	41~55,椭圆形	4~5	宽卵形椭圆形	3~5	++	++	—	+++	—
狭叶白蒿	2~5	方形,近等大	—	—	4	37~52,椭圆形	3~4	卵形,椭圆形	3~4	++	+	—	+++	—
白叶蒿	2~3	方形,近等大	—	—	4	25~30,近圆形	2~3	椭圆形卵形	3~4	++	++	+	+++	—
小球花蒿	2~8	长方形,近等大	—	—	4,6	45~60,长椭圆形	3~4	椭圆形卵形	3~6	++	++	—	+++	—
灰苞蒿	2~4	长方形,近等大	—	—	4,6	30~38,哑铃形	3~4	椭圆形卵形	3~6	+	—	—	+++	±
秦岭蒿	2~4	长方形,近等大	特大长方形 4~8	方形	4(6)	37~47,椭圆形	3~4	椭圆形卵形	3~6	++	—	—	+++	—
五月艾	3~5	长方形,近等大	—	—	4	25~31,哑铃形	4	卵形	3~5	+	—	—	+++	±

注:+++众多 ++较多 +稀少 ±偶见 —未见;白叶蒿偶见平轴式气孔,且气孔分布较稠密。

　　12 种药材性状的主要区别表现在有无腺点（或小凹点）、叶片分裂程度、裂片的形状、叶片的宽窄、裂齿有无、叶面被毛疏密、叶柄长短、有无假托叶和气味等各个方面。其显微方面主要区别表现在有无结晶及特大"T"字毛、腺毛大小及形状、气孔的排列；同时在厚角细胞、分泌腔、主脉维管束数方面也存在差异。综上有关特征，可资区别。但值得注意的是，蒿属植物叶形变异较大，同一品种可随产地、部位不同而有差异，以致一些品种的叶形外观相当接近，需要借助显微特征加以鉴别。同时，显微方面的一些特征也存在某些变化，如野艾蒿中的特大"T"字毛，在所观察的 3 个产地中，2 个产地偶见；其草酸钙结晶的情况也有这种现象。此外还发现甘肃各地正品艾叶叶上的白色腺毛（有时呈透明腺点）或小凹点均众多；而各地野艾蒿的叶上白色腺点（有时也呈透明腺点）及小凹点众多至较少，变化明显，有时仅见稀少的透明腺点，文献也有类似之说。同时发现这种变化不仅与产地有关，也与季节相关。因此，在鉴别时尚需注意。

三、艾叶的品质研究

　　近年来，关于艾叶的品质研究时有报道，主要是以艾叶的挥发油含量、微量元素含量、水溶性及醇溶性浸出物含量、燃烧放热量等为指标，比较不同产地品种艾叶的质量。其中研究最多的当属著名的道地药材蕲艾。

　　有关艾所含挥发油的研究，朱亮峰等对蕲艾（采自湖北省蕲春县蕲州镇，栽培种）和普通艾（采自陕西周至县秦岭北坡）的挥发油含量及挥发油成分进行了比较研究。结果表明，挥发油含量蕲艾较高，为 1.06%，约为艾（0.54%）的 2 倍。并对二种艾的精油化学成分作了鉴定比较，结果见表 2 - 10。

表 2-10 蕲艾与陕西艾蒿挥发油比较

比较内容	蕲艾	艾
含量（%）	1.06	0.54
化学组成（个）	25	32
17 个共同成分总量（%）	79.6	78.3
乙酸乙酯（%）	27.2	23.0
1,8-桉叶油素（%）	22.0	15.6
1,4-桉叶油素（%）	量微	4.0
樟脑（%）	7.5	10.6
松油烯-4-醇（%）	2.5	7.6
α-松油醇（%）	1.4	3.6
反式-葛缕醇（%）	7.7	2.0
侧柏酮（%）	15.6	0
异侧柏酮（%）	2.7	0
芳樟醇（%）	0	3.7
优葛缕酮（%）	0	2.4

梅全喜等为探讨蕲艾的质量，选择不同产地艾叶对其挥发油进行了含量测定。艾叶分别采自河南汤阴县、四川资阳县和湖北蕲春县。挥发油含量测定按《中国药典》（1985 年版）挥发油测定法甲法进行。结果见表 2-11。

表 2-11 不同产地艾叶挥发油含量比较（$n=3$）

产地	挥发油含量（%）	占最高含量的%
湖北蕲春	0.83	100
河南汤阴	0.39	46.99
四川资阳	0.35	42.17

结果表明，蕲艾挥发油含量高达 0.83%，河南及四川产艾叶挥发油含量仅为蕲艾的一半不到，从挥发油含量看，前人认为蕲艾质优是有一定道理的。

洪宗国等分析了端阳采集的蕲艾（湖北蕲春）、川艾（四川省中药材公司）和北艾（河南汤阴中药材公司）。蕲艾、北艾与川艾出油率：分别为 1.06%、0.48% 与 0.52%；组分与含量：蕲艾、北艾和川艾色谱图中可辨认的峰数分别为 35、33 和 45 个，鉴定出结构的组分分别为 28、17 和 20 个，最高峰均出现在保留时间 14.037 分钟，为 1,8-桉叶油素，蕲艾与北艾相同组分更多，说明这 2 个品种的相似性更大；馏分与药效：从结果看出，若将保留时间在 12 分钟前、12~24 分钟与 24 分钟后分别定为前馏分、中馏分与后馏分，蕲艾、北艾与川艾的中馏分峰数分别为 21、23、21 个，归一化含量之和分别为 87.67%、80.73% 与 72.25%，该馏分为平喘镇咳的有效馏分。由此可看出 3 个品种治疗气管炎、支气管哮喘的药效大小，由此可验证蕲艾在诸艾中的药效优势。有人用同样方法测定了河北安国祁艾与陕西的魁蒿的出油率，均为 0.45%，北京的艾叶出油率为 1.0%，山东崂山的艾叶出油率为 0.50%。

艾叶中有的微量元素是艾叶理血的活性成分。梅全喜等取艾叶样品粉末 1000mg，加入 10mL 硝酸，置于高压釜中，在 150℃左右硝化 2 小时，过滤，滤液转移至 100mL 容量瓶中，用蒸馏水稀释至刻度，用等离子发射光谱法和原子吸收光谱法进行测定，结果见表 2-12。

表 2-12 不同产地艾叶微量元素含量测定（mg/kg，n=3）

产地	Ni	Co	Al	Cr	Se	Cu	Zn	Fe	Mn	Ca	Mg
湖北蕲春	5.0	1.2	11.0	1.4	16.0	13.8	58.0	1050	345	3410	3550
河南汤阴	3.4	1.5	6.7	2.2	22.0	15.5	61.0	1230	140	2430	2400
四川资阳	5.5	1.6	6.1	7.0	24.0	16.0	156.0	2430	330	1130	2950

由表 2-12 的结果表明，蕲艾中 Ca、Mg、Mn、Al、Ni 等 5 种微量元素含量较高；四川产艾叶中 Co、Cr、Se、Fe、Zn 等含量较高；而河南产艾叶中除 Cu 含量较高外，其余均较低。蕲艾中含量较高的几种微量元素如 Mg、Ca、Mn 等均与理血作用有

关，艾叶属理血药，故从理血作用讲，蕲艾的质量当比其他地所产艾叶为优。

靳然等用微波消解，赶酸，稀释后，采用电感耦合等离子质谱（ICP‐MS）对16个不同产地艾叶无机元素进行了含量测定，艾叶中无机元素含量最高的是 K，其次是 Ca、Mg、Fe，不同产地艾叶样品无机元素含量差别不大，各产地艾叶样品重金属 Pb、Cd、As、Hg、Cu 的含量均低于国家标准，无论是口服还是外用艾灸，各产地的艾叶都是安全的。

梅全喜等对分别产于湖北蕲春、陕西秦岭、河北安国和河南汤阴的艾叶水溶性和醇溶性浸出物含量进行比较研究，结果见表 2‐13。

表 2‐13　不同产地艾叶水溶性及醇溶性浸出物含量比较

	蕲艾	陕西艾	安国艾	河南艾
水溶性浸出物含量（%）	4.087	4.554	4.184	4.159
醇溶性浸出物含量（%）	2.201	1.483	2.495	1.142

结果表明，水溶性浸出物以陕西艾最高，河北安国及河南艾次之，蕲艾最低，从这一角度看，入汤、散、丸等内服制剂用艾以陕西艾为佳；醇溶性成分浸出物则以河北安国艾和蕲艾为高，约为河南、陕西艾的 2 倍，因醇溶性成分高，燃烧放出的热量亦高，因此，灸用艾以选择河北安国艾和蕲艾为宜。

梅全喜等为了进一步探讨艾叶的质量，又以与灸用艾条性能有关的燃烧放热量（比热值）为指标进行了比较研究。实验材料来源为：样品Ⅰ（蕲艾）来自湖北蕲春县张塝镇；样品Ⅱ产地为河北安国市，系河北安国市药检所湛景山提供；样品Ⅲ产地为四川资阳县，中国中医科学院中药研究所胡世林研究员提供；样品Ⅳ产地为河南汤阴县，由河南省安阳市药检所陈刚提供。测定方法是将艾叶干燥后研成粉末，压片，将热量计用二级标准的苯甲酸标定，将艾叶粉末片置标定好的热量计上进行燃烧，用比较法测出艾叶的燃烧热值，测试在恒温室里进行，温度(20 ± 2)℃。

不同产地艾叶燃烧热值测定结果见表2－14。

表2－14　不同产地艾叶燃烧热值比较表（n＝2）

编号	产地	燃烧热值（J/g）	占最高量的百分比
样品 I	湖北蕲春	18139	100%
样品 II	河北安国	17419.3	96.03%
样品 III	四川资阳	16136.4	88.96%
样品 IV	河南汤阴	17463.4	96.28%

　　艾叶是制作灸法所用艾条、艾炷必须的主要原材料，而艾条、艾炷质量的好坏与其燃烧时释放的热量有密切关系。测定结果表明，蕲艾的燃烧热值最高，四川资阳艾最低，为蕲艾的88.96%，河南汤阴艾和河北安国艾的燃烧热值分别占蕲艾的96.28%和96.03%。从艾叶的燃烧热值看，蕲艾的质量比其他地方所产艾叶好。用蕲艾制作的艾条在燃烧时释放出的热量比其他地所产艾叶制作的艾条要高，热穿透为强，临床治疗效果好。这一点从李时珍中医药研究所以蕲艾为主要原料研制的"蕲州艾条"的多年临床应用中得到证实。这也与李时珍在《本草纲目》中对蕲艾的描述"……他处艾灸酒坛不能透，蕲艾一灸则直透彻，为异也"是相吻合的。可见古代认为蕲艾质量优于他地所产艾叶，并赞其为"灸家珍品，道地药材"是有一定科学道理的。

　　林锦明等用差动热分析仪对艾（Artemisia argyi Levl. et Vant.，湖北蕲春）叶、五月艾（A. indica Willd. 江西资溪）、野艾蒿（A. lavandulaefolia DC.，福建漳州）、北艾（A. vulgaris L.，青海西宁）、魁蒿（A. princeps Pamp.，重庆）的差热进行了分析鉴别及燃烧热比较，结果艾叶热谱与其同属植物五月艾、野艾蒿、北艾、魁蒿的热谱曲线均有明显的差别，而且每个样品均有其各自的特征峰形。据此，我们可以对它们进行鉴别。鉴于五月艾、野艾蒿、北艾、魁蒿的叶在不同地区常作为艾叶同等入药，若将它们捣烂如绒，制成艾卷、艾炷，用于烧灸，则有热气内注、温煦气血的功效。为了了解他们点燃之后产生热量的情况，林锦明等分别对艾叶、五月艾、野艾蒿、北艾、魁蒿进行了燃烧热测定，其数值分别为 18076.8、18030.9、18265.4、18035.3、16356.6J/g，可见野艾蒿的燃烧热值最高，艾叶次之。这个结果为把野艾蒿作为烧灸常用料品提供了客观的佐证。

有人对不同产地艾叶（湖北蕲春的蕲艾、河北安国的祁艾和陕西的魁蒿）的总黄酮、醇浸出物和挥发油含量进行了比较研究，结果见表2-15。

表2-15 3种艾叶含量测定结果

测定项目	蕲艾	祁艾	魁蒿
挥发油得率（%）	1.00	0.45	0.45
总黄酮含量（%）	2.00	2.25	1.37
醇浸出物含量（%）	9.95	8.94	9.11

洪宗国等采用超声波法提取艾叶中鞣酸，并对湖北蕲春、河北安国、江西樟树、山东郓城、安徽霍山艾叶中的鞣酸进行了含量测定，含量分别为 13.29%、5.83%、2.92%、2.92%、8.43%，含量是湖北蕲春艾叶最高，蕲春作为艾叶的道地产地具有实验依据。

艾叶的醇提水溶部分有明显的抗菌和抑制血小板聚集作用，黄酮亦为艾叶抗血小板聚集的有效成分之一，故醇浸出物和总黄酮的含量在一定程度上能反映艾叶药效的优劣及质量的好坏，可用作评价艾叶品质的参考指标。

还比较了祁艾、蕲艾和魁蒿3个品种醇提水溶部分对血小板聚集性的影响，结果见表2-16。

表2-16 3种艾叶醇提水溶部分对血小板聚集率（%）的影响

剂量（mg/mL）	艾叶	蕲艾	魁蒿
0（对照）	73.9±8.6（24）	73.9±8.6（24）	73.9±8.6（24）
35.7	24.8±5.0（42）*	45.3±6.7（42）*	43.0±6.6（42）*
70.2	14.4±3.8（42）*	26.2±5.1（42）*	31.3±5.6（42）*
136	8.8±3.0（40）*	7.4±2.7（42）*	8.0±2.8（42）*

括号内为样本数；＊表示与对照组比较，进行 t 检验 $P < 0.001$。

结果表明，3 种艾叶对血小板聚集均有抑制作用，其中以安国产的祁艾作用最为突出，在 35.7mg/mL 和 70.2mg/mL 剂量下均极明显地超过（$P < 0.001$）另外两种艾叶。还比较了这 3 种艾叶水煎剂的抑菌作用。结果表明，安国产祁艾的抑菌作用比其他两种艾叶强很多倍，结论认为，祁艾与蕲艾的总黄酮和醇浸出物含量无明显差异，而抑制血小板聚集和抑菌药理作用祁艾强于蕲艾，二者质量均佳，均可作为正品艾叶入药，结果见表 2 - 17。

表 2 - 17 不同品种艾叶的抑菌作用

艾叶来源	不同浓度（mg/mL）下被抑制菌株数（%）							IC_{50}
	100	50	25	12.5	6.25	3.125	1.56	
安国产祁艾	25 (100)	25 (100)	25 (100)	24 (96)	17 (68)	0 (0)	0 (0)	5.67
湖北产蕲艾	23 (92)	19 (76)	0 (0)	0 (0)	0 (0)	0 (0)	0 (0)	44.14
陕西产魁蒿	25 (100)	25 (100)	24 (96)	0 (0)	0 (0)	0 (0)	0 (0)	18.17

于凤蕊等采用 Agilent Eclipse XDB - C_{18}（250mm × 4.6mm，5μm）色谱柱，以乙腈（B）- 0.2% 磷酸（A）为流动相，进行梯度洗脱，采用 DAD 检测器检测，检测波长 330mm，参比波长 420nm，流速 1.0mL/min，柱温 25℃。结果：建立了艾叶饮片 HPLC 指纹图谱，采用该方法共检测了不同产地 10 批艾叶饮片，共标定 12 个共有特征指纹峰，建立的 HPLC 指纹图谱为艾叶的质量控制提供了更全面的信息。

中药材质量受产地、生长环境、采收时间等条件的影响较大，其有效成分的含量和组成均有不同。梅全喜教授的研究团队对 12 个不同产地艾叶挥发油的含量及成分进行了研究，实验结果表明 12 个不同产地艾叶挥发油含量以湖北蕲春艾叶最高；其挥发油中的主要成分桉油精、樟脑、龙脑、松油醇、石竹烯、侧柏酮等为各产地艾叶挥发油的主要共有成分。

　　同时梅全喜教授的研究团队还对 16 个不同产地艾叶的总黄酮、重金属和硒元素含量进行了对比研究。实验结果表明，各地所产的艾叶总黄酮含量有较大差异，其中以湖北蕲春所产艾叶总黄酮含量相对较高，为 14.67%；山西交城从湖北蕲春移栽蕲艾根茎种植品种，为移栽后的第二年采样，其黄酮含量仍然较高，为 11.39%。表明不同地区的气候、土壤等生态坏境对艾叶中总黄酮含量影响较大，适宜的生态环境有助于该类成分含量的提高，但品种也是至关重要的。依据《植物及制剂外经贸绿色行业标准》，各地所产艾叶的铅、汞、砷含量均不超标，而有 10 个产地的镉含量超标，超标率为 62.5%，2 个产地铜的含量超标，超标率为 12.5%。16 个产地的艾叶硒元素的含量在 0.13 ~ 0.84mg · kg^{-1} 之间，其中以山西交城从湖北蕲春移栽蕲艾根茎种植品种的含量最高，这可能与不同地区的土壤中硒元素的含量及不同气候下艾叶的生长情况不同有关。从实验结果看，湖北蕲春艾叶的道地性还是有科学依据的。

　　洪宗国从艾叶中挥发油、长链烷烃、鞣酸、黄酮的含量分析及艾绒的发热量与艾条的最高燃烧温度的测量，以及艾灸的药性作用、温补作用、温通作用三大机制的物质基础与作为中药的主要功能上探讨了蕲艾的优越性，研究结果表明蕲艾作为艾灸的材料，无论作为药性作用物质基础的挥发油含量、近红外光温通作用的物质基础长链烷烃含量及其燃烧热、最高燃烧温度均较其他产地艾叶高，从实证科学分析基础上确认了蕲艾的优势地位。蕲艾作为艾叶的道地药材是实至名归的。

　　梁欢等采用顶空固相微萃取－气相色谱－质谱（HS－SPME－GC－MS）联用技术，对不同产地艾叶（湖南临湘市 2 批、四川资阳县、安徽明光市、湖北蕲春县 2 批、河南汤阴县）挥发性成分的含量及分布特征进行了研究，初步鉴定出 84 种化合物。结果表明，不同产地艾叶挥发性成分有一定差异，其中湖北蕲春产的艾叶品质最好，其次为河南汤阴的艾叶质量较佳。湖北蕲春所产艾叶挥发性成分相对总含量最高，蕲艾挥发性成分在主成分分析中显示是质量最好的，这与其道地性相印证。

赵志鸿等对河南驻马店产艾叶挥发油进行研究，将结果与有关文献报道的不同产地艾叶挥发油的化学成分进行对比分析，河南驻马店产艾叶挥发油主要化学成分中3,3,6-三甲基-1,5-庚二烯-4-醇（6.62%）和樟脑（6.31%）在湖北蕲春、安徽霍山、江西樟树、山东鄄城、河北安国、贵州产地中未见报道。河南驻马店、湖北蕲春、安徽霍山、江西樟树、山东鄄城、河北安国、贵州产艾叶挥发油中均含有1,8-桉叶油素、龙脑和丁子香酚。其中，1,8-桉叶油素的相对含量依次为28.59%、25.63%、10.29%、22.92%、11.59%、26.10%、7.22%，除贵州及安徽霍山产外，其他产地艾叶挥发油中相对含量均较高；而贵州产艾叶挥发油中以表蓝桉醇相对含量最高，为8.79%；安徽霍山产艾叶挥发油中以3-侧柏酮相对含量最高，为15.05%。龙脑相对含量依次为7.94%、8.62%、0.59%、18.62%、7.51%、7.69%、1.59%，丁子香酚的相对含量依次为0.51%、0.51%、0.58%、0.70%、1.46%、1.27%、1.14%。河南驻马店：3,3,6-三甲基-1,5-庚二烯-4-醇（6.62%）、4-甲基-1-（1-甲乙基）-3-环己烯-1-醇（6.56%）、樟脑（6.31%）；湖北蕲春：4a,R-反式-7-（1-异亚丙基）-4a-甲基-1-亚甲基十氢化萘（9.25%）；安徽霍山：石竹烯氧化物（8.32%）；江西樟树：1,7,7-三甲基二环[2.2.1]庚-2-酮（21.55%）；山东鄄城：（1α,3α,5α）-1-（甲乙基）-4-亚甲基双环-[3.1.0]己-3-醇（7.58%）；河北安国：1,7,7-三甲基二环[2.2.1]庚-2-酮（19.96%）、4-甲基-1-（1-甲乙基）-3-环己烯醇（9.95%）；贵州：4-松油醇（6.81%）、β-丁香烯（4.93%）。结果对比表明，不同产地艾叶挥发油的主要化学成分的种类及相对含量存在一定差异，植物的生长环境会直接影响其挥发油成分。因此，在中药材的使用上更应该关注产地因素，以保证药效。

蒋潇等对产于云南、四川、湖北的艾叶进行挥发油含量测定和化学成分鉴定研究。实验结果表明，云南产艾叶挥发油含量约为0.18%，含有58种成分；四川产艾叶挥发油含量约为0.33%，含有52种成分；湖北产艾叶挥发油含量约为0.19%，含有48种成分。

王哲等对不同产地艾叶中异泽兰黄素和棕矢车菊素含量进行了对比研究，实验结果表明，9批艾叶中异泽兰黄素和棕矢车菊素的含量分别为0.110%～0.276%和0.059%～0.072%。异泽兰黄素的含量变化较为明显，而棕矢车菊素含量变化较小。两种成分含量最高样品均为湖北蕲春样品。表现为道地药材产区含量明显高于非道地产区，而异泽兰黄素的含量又与药材的品质密切相关，可用于评价和控制艾叶药材的质量。

郭胜男通过研究建立了蕲艾挥发油的质量标准，内容包括：制法、性状、相对密度、折光率，以及照《中国药典》气相色谱－质谱联用法检测出桉油精、侧柏酮、樟脑、龙脑、石竹烯及氧化石竹烯等6个主要成分，总的相对含量应不低于45%，其中桉油精含量不低于11%。

蕲春县质量技术监督局2008年11月15日发布蕲艾叶的质量标准，对性状、采收、重金属、水分、灰分等作了规定。

以上这些为艾叶的应用提供了质量标准。

四、艾叶的资源利用与综合开发

艾叶在我国分布极广，野生资源十分丰富，且艾叶适应性强，极易栽培，加之艾叶用药历史悠久，药用价值极高，用途极为广泛，民间应用极为普遍，因此，开展艾叶资源开发及综合利用研究具有十分重要的意义，也将会产生显著的社会效益和经济效益。近年来，不少专家学者在这方面做了大量工作，也取得了显著的成效。

1. 药物制剂开发 在药用制剂开发方面，20世纪70年代即进行了艾叶注射剂、片剂等研究，还有人将艾叶中的挥发油提取出来制作成艾叶油胶囊、气雾剂、糖衣片等，在临床上用于治疗支气管哮喘、慢性支气管炎、慢性肝炎、消化道肿瘤等，均取得了较好疗效。梅全喜在李时珍医院工作期间先后开发出"艾地口服安瓿剂"、"蕲艾精"等艾叶新剂型。艾地口服安瓿剂是艾地合剂改剂型产品，以艾叶、地榆二药组成，制成口服安瓿剂，便于使用、贮存，用于治疗菌痢效果显著；蕲艾精则是以蕲艾挥发油为主配制的类似风油精的外用油剂，该产品试制出来后颇受欢迎。

在艾灸产品开发方面，梅全喜曾主持研制出了"蕲州艾条"，该产品以蕲艾为主要原料研制而成，试验证明其燃烧放热量及热穿透力比普通艾条要强，经临床应用证明，对风湿、肢体麻木、头晕失眠、脘腹疼痛、哮喘、呕吐、闭经、脱肛、子宫脱垂等多种疾病疗效显著。以蕲州艾条采用穴位灸疗，治疗支气管哮喘病人 50 例，总有效率达 94% 以上。运用该品灸治妇科常见病"产后排尿异常"54 例，总有效率达 92% 以上，效果非常满意。此外，国内某单位研制出的"无烟艾条"，具有无烟、高温、耐燃、疗效好等特点，颇受国内外用户的欢迎，前景十分广阔。

在艾灸产品的研发方面国内近年不断有新的产品问世，河南南阳汉医艾绒有限责任公司、湖南长沙艾医生物科技有限公司、湖北蕲春药圣草本科技有限公司等在研发艾灸系列产品方面做了大量的工作，也推出了各种灸疗系列产品，都是国内规模较大的专门生产销售艾灸类产品厂家，他们为艾灸类产品的研发及推广应用作出了重要的贡献。

湖南三片叶植物开发有限公司研发的"艾香抗菌条"，通过卫生部门权威检验合格，用于空气灭菌、消毒、抑制流行性感冒病毒及其他细菌、病毒在空气中传播的熏香产品，非常适合家庭及其他室内场所，深受广大消费者的欢迎。

河南南阳国草科技开发有限公司以艾叶为主研制出了国草艾叶香烟（香烟替代品），艾叶香烟不含有任何烟草成分（包括尼古丁），其通过吸食的方式，对口腔、鼻腔和支气管等呼吸系统进行间接艾灸，给吸食者的呼吸器官带来有益作用，同时还能有效预防口腔、鼻腔和支气管的各种炎症，艾草散发出的烟雾还可有效预防流行疾病，抑制空气中传播的各种细菌病毒，并可达到清洁口腔、清新空气的作用，同时用它替代香烟还可起到戒烟作用。该产品出口到东南亚及日本深受欢迎。

2. 保健用品开发 在保健品开发方面，梅全喜曾做过一些工作。如在李时珍治疗脐腹冷痛"以熟艾入布袋兜其脐腹"的经验启示下，根据衣冠疗法理论，参考《本草纲目》中治疗腰痛病的宝贵经验，研制出了"李时珍中药保健腰带"。该产品配方即是以蕲艾为主，辅以散寒、祛风、祛湿、补肾、活血、止痛药物，经湖南中医学院（现湖南中医药大学）附属第二医院、蕲春县人民医院、蕲春县李时珍医院等医疗单位临床应用治疗腰痛病人800余例，总有效率达95%以上，于1990年10月经湖北省卫生厅组织科学鉴定，达到国内先进水平，获国家专利局"实用新型专利"。该产品治疗腰痛，不仅疗效确切，而且生产工艺简单，使用方便，价格便宜，药源丰富，无副作用，是值得提倡推广的一种治疗腰痛的新制剂。

近年来，在日本兴起了"艾蒿药枕"热，即将艾叶带茎粉碎，再用大型干燥器干燥30分钟，使含水量降至10%~15%，并在80℃温度下进行热处理，最后装入枕套，制成枕头。由于该枕头具有避蚊、除虫、除臭等功能，对治疗头痛、消除疲劳亦有好处，因而颇受日本消费者欢迎。仅此一项日本每年就要从我国进口约2000吨艾蒿。

有人研制了艾叶药枕、艾袋和艾垫。艾枕是取细软熟艾1000g，用布包扎做艾枕代替日常睡枕，对风寒湿引起的头痛、头重有较好的疗效，对于反复发作、时轻时重的头晕、头沉和脑胀，尤其是在气候变化、情绪波动、阅读疲劳或处在繁杂环境时加重者效果最好。如果头痛表现为日轻夜重，伴有失眠、多梦、烦躁易怒和神疲肢软，也可用药枕。艾袋：取500g细软熟艾，用布缝成15cm×25cm的艾袋，用艾袋兜其脐腹，对于老年人的丹田气冷、脐腹冷痛或妇女寒性痛经、月经不调有一定的疗效。艾垫：将细软熟艾制成如鞋大小、厚度 3~5mm 的艾垫，将艾垫垫在鞋内，能治疗和预防寒湿脚气、足癣、冻疮，1 周可减轻症状，如若配合外涂癣药水，效果更好。

史恒军等以艾叶等 14 味药研制的腰宝袋——以弥伤蠲浊、强腰益肾为主要功效的保健性外用治疗药袋，于 1993 年获得批号（陕西械准字第 364036 号），临床应用简便安全，疗效满意，且工艺固定，质量稳定。

国内已有单位根据艾叶的消炎止血作用研制出艾叶牙膏，对于牙周炎、牙龈出血、牙龈肿痛及口臭等口腔疾病有较好的疗效，值得推广应用。

在湖北省蕲春县还有以蕲艾为主药，配以其他驱蚊药制成的蚊香（蕲艾蚊香），用于驱蚊及空气消毒，具有很好的效果，颇受欢迎。陈萍等研制的复方艾叶驱蚊喷雾剂"艾叶蚊敌"有很好的驱蚊效果。袁昌来等研究了中药抑菌艾叶等驱蚊基元材料的抑菌、驱蚊作用，结果表明，艾叶最低人体保护浓度为 33%，即艾叶含量升至 33% 时进行人体驱避测试，6 小时内无蚊虫叮咬，且 20% 的花椒与 8% 的艾叶混合、8% 的烟叶与 20% 的艾叶混合具有驱避效果。艾叶中含有樟脑 5.52%、龙脑 8.46%，这是使艾叶具有驱虫功效的主要成分。

程桃英等研究的蛇艾卫生巾是用蛇床子、艾叶等中药研制而成的药用妇女保健用品，具有除温止痒、抑菌杀虫、活血止痛的功效，对大肠杆菌、表皮葡萄球菌、弧菌、白色念珠菌、霉菌有较强的抑制作用，从皮肤刺激性试验结果看，该卫生巾安全有效，实为妇女保健佳品，值得推广应用。

在保健食品开发方面，古代就已做了大量工作，如用艾叶制酒（艾酒），用艾叶制糕饼，在端午节食用，既是节日的美味食品和饮料，又可防病避邪。

今天，已有艾叶茶、蕲艾保健酒、艾叶饺子、艾叶月饼、艾叶粽子、艾叶绿豆饼等上市销售的成品，特别是安徽郎溪上野忠食品加工有限公司还专门生产艾叶食品，如艾糍粑、艾水饺、艾青团、艾香串、艾汤圆、艾酥饼、艾铜锣烧、艾香粥等，深受欢迎，并出口日本。

中药浴剂是一种深受广大群众欢迎、颇具发展前途的新剂型。在我国民间从南到北都有用艾叶煎水洗浴治疗和预防多种疾病的习惯，因此以艾叶为主药配以柔和性的洁体润肤的基质制成浴剂，不仅可作为一种医治疾病的药品，还可作为一种防病健身的保健品，具有较高的开发价值。上海家化联合股份有限公司研发出了艾叶健肤沐浴露（分清凉型、滋润型、止痒型、祛味型四种）、艾叶除菌香皂（分清凉型、滋润型、止痒型、祛味型四种）、艾叶健肤花露水和艾叶抑菌洗手液等，湖北蕲春李时珍医药集团有限公司选用蕲春道地药材蕲艾为主药研制开发出了艾婴康婴儿型蕲艾沐浴膏和艾阴洁皮肤黏膜抗菌洗剂，这些产品投放市场后深受消费者的欢迎。

艾叶的微量元素含量测定结果表明，具有抗癌及抗衰老作用的微量元素硒的含量高于普通药用植物。又有资料介绍，艾叶中含有一种治疗心血管疾病的鞣质类成分——卡泰新。因此，利用艾叶所含的这些独特的成分开发一系列保健食品及饮料，前景十分广阔。事实上在欧洲及台湾等地已有单用艾叶或配其他水果制成的艾汁饮料，用于预防脑出血类疾病，颇受欢迎。此外，艾叶油气味芳香，可用于调配药物型香精，应用于药物及食品的调味，肯定会受到欢迎的。

3. 空气消毒用品开发　因艾叶含挥发性成分，现在用于空气消毒的临床应用研究报道较多。鲁争从艾叶中提取挥发油成分，经混合乳化剂微乳化，并灌装于瓶中制成空气清新剂，并对其抑菌作用进行研究，结果表明，该空气清新剂对金黄色葡萄球菌、大肠杆菌、伤寒杆菌、铜绿假单孢菌、土生克雷伯菌及肺炎克雷伯菌均有一定的抑制作用，尤其对金黄色葡萄球菌的抑菌效果最好，艾叶挥发油空气清新剂对细菌性致病菌有明显的抑制作用。还以艾叶挥发油含量为 1mg/mL 的艾叶挥发油空气清新剂均匀喷雾，5 小时内室内空气中细菌总数明显减少，平均控制在100cfu/m³以内。对空气中细菌平均消除率为 86.36%，叶挥发油空气清新剂可以有效抑制室内空气中细菌的生长。二次实验结果有一致性。

艾叶在空气消毒方面的应用主要是熏蒸消毒。《中药大辞典》中阐明：艾叶烟熏对结核杆菌、金黄色葡萄球菌、大肠杆菌、枯草杆菌及铜绿假单孢杆菌有显著的灭菌效果，与福尔马林相似，而优于紫外线与乳酸的消毒；赵红梅等在爱婴病房采用艾条熏蒸进行空气消毒，发现爱婴病房艾条熏蒸后对乙肝病毒表面抗原HBsAg 有明显的破坏作用（$P < 0.05$），对 HBeAg 抗原的破坏有极显著性意义（$P < 0.001$）；胡晓蓉等分别将涂布有金黄色葡萄球菌、铜绿假单孢菌及白色念珠菌的 3 个平板，按等边三角形分置于熏箱内的栅栏板上，1 根点燃的艾条置弯盘中，关闭箱门，1小时后取出，置37℃条件下培养 24 小时后，观察计数培养板上菌落数，艾条熏蒸可以使金黄色葡萄球菌、铜绿假单孢菌及白色念珠菌菌落形成明显减少，尤其是金黄色葡萄球菌，经艾条熏蒸后无细菌生长。

对房间消毒也有喷雾、蒸汽的方法。朱艳对艾叶苍术喷雾剂对病房空气消毒的效果进行了观察，结果艾叶苍术喷雾剂消毒后30 分钟灭菌率为 81.7%，细菌总数 $\leqslant 500$cfu/m³，符合 III 类环境要求，因此中药艾叶苍术喷雾剂可应用于空气消毒，消毒时空气中散发着淡淡的芳香的中药味，在消毒的同时还能起到湿化空气的作用，对人体皮肤、黏膜、呼吸道均无刺激或其他毒副作用，消毒期间不需要移动患者，医护人员也可以照常对患者进行治疗和护理，因此不受时间、温度、湿度的限制，患者和工作人员能够接受，尤其适用于危重患者和医护人员不便离开的病房空气消毒，节省时间和人力；而且中药艾叶、苍术资源丰富，性质稳定，价格低廉，使用简单，该方法还适用于各种场所的空气消毒（如商场、影剧院、候机候车厅等人员密集处），是一种值得推广的新型消毒方法。李红梅等将艾叶复方中药提取液加热挥发用于妇科病房空气消毒，将艾叶 8kg、苍术 4kg 粉碎成粗粉，95% 乙醇提取，分别按 5mL/m³（高剂量）、2.5mL/m³（低剂量）计算给药量，取计算所得中药提取液的量，加入电热水壶中，关闭门窗，加热至提取液挥发干净，停止加热，持续时间约 10 分钟，与消毒前比较，艾叶复方中药提取液高剂量、低剂量组及紫外线消毒组，病房空气中细菌数菌落数均有显著性降低（$P < 0.05$）。

4. 动物饲料开发 艾叶目前在动物养殖方面应用广泛。吴登虎等使用单味艾叶对重庆动物园野生鸟类 AIV 进行防治，观察 AIVH9 染疫动物的发生、死亡和 AIVH9 血清抗体（HI）的指标变化，结果单味艾叶能提高野生鸟类 AIV 血清抗体水平，有效控制 AIV 染病动物群的发病死亡率（5% 以下），对野鸟 AIVH9（禽流感）有良好的预防作用，有效率 96% 以上，表明艾叶作为防治鸟类 AIV 等病毒性疾病的药物在饲料中添加应用，是一种安全有效、简便实用的中草药，其资源丰富，成本低廉，适宜规模化、产业化生产，具有很高的经济效益和应用前景，值得动物医学及人类医学等相关领域推广应用。梅全喜介绍了苍术艾叶烟的抗病毒作用，实验结果表明，其对腺病毒、鼻病毒、副流感病毒和流感病毒（A 型）都有抑制作用，特别是对 A 型流感病毒具有高效和速效的抗病毒作用，单独用艾叶烟熏观察其抗病毒作用，结果表明对 A 型流感病毒等 4 种病毒也有明显的抗病毒作用。并研究了苍术、艾叶单独提取液的抗流感病毒作用，结果表明，二者的提取液均有抑制 A 型流感病毒的作用，且以艾叶提取液的效果最好；艾叶无论是烟熏或是提取液对于 A 型流感病毒都有抑制作用。具体用法是在人禽流感流行的疫区用艾叶烟熏人们工作和休息的地方，每天熏 30 分钟，熏后开窗通风。用目前市场上销售的艾叶空气消毒剂喷洒也会有一定效果。

艾叶作为绿色饲料添加剂有特殊的营养保健作用，孙克年报道艾叶有以下作用：

（1）促进生长，节省饲料。因艾叶中富含蛋白质和较齐全的氨基酸、维生素、微量元素等动物生长发育所需要的营养物质，特别是含有促生长未知因子物质，作动物饲料添加剂，可补充、完善、平衡饲料的营养水平，使配合饲料趋向全价化，从而提高饲料在动物胃肠道中的消化、吸收和转化率，充分利用饲料中的营养物质，促进其生长发育，同时也相应节省部分饲料，降低饲料系数。

（2）诱食作用。艾叶挥发油具有浓郁的馨香气味，可有效改善饲料中某些不良气味，使饲料变为清香气味，提高饲料的适口性，提高食欲，缩短吃食时间，特别是作为淡水养殖鱼的饲料诱食剂，诱食效果显著。

（3）增色作用。养殖者为了提高养殖动物的肉、蛋、乳产品的色泽，以提高产品的商品价格，常在饲料中添加增色剂。艾叶中所含的胡萝卜素、叶黄素、叶绿素等物质，为天然的无公害优良增色剂。在畜禽饲料中添加 3% ~ 10% 艾叶粉，一般可提高皮肤、瘦肉及鸡蛋黄色泽 3 ~ 8 个级别，在淡水鱼虾饵料中添加 2% ~ 4% 艾叶粉，皮肤增色 3 ~ 5 个级别，艾叶对牛乳增色效果也较好。

（4）改善动物产品品质。艾叶含有丰富的营养物质，可增加动物产品中的营养物质。据冯成伟（1997 年）报道，在肉牛的青饲料中添加 1% 新鲜青艾叶，经 160 天饲喂屠宰后，发现试验组的牛肉肌纤维仅为对照的 1/3，肌肉色泽良好，肉烹调后鲜香味明显优于对照组。山本村子（1999 年）用艾叶作羊精饲料添加剂，可明显降低羊肉原有的腥味，香鲜加浓。Batsson（2000 年）研究表明，在蛋鸡日粮中添加 3% 艾叶粉，可使蛋黄色提高 4.5 个级别，蛋中胆固醇含量降低 48.3%。

（5）作动物保健剂。艾叶中所含生物碱、酚类、绿原酸、植物杀菌素等化学物质，具有提高动物免疫水平、抑杀病菌、消炎等作用。日本早在 20 世纪 50 年代就将艾叶作为畜禽首选的保健饲料添加剂。我国中医和现代医学研究发现，艾叶具有安胎、祛寒止痛及杀灭伤寒杆菌、痢疾杆菌、皮肤真菌等病原菌作用。因此，艾叶作为养殖动物保健饲料添加剂已得到国内外科学家认可。

（6）作饲料杀霉剂。艾叶中的绿原酸等物质可抑杀病菌，可有效杀灭霉菌，在贮藏的饲料中拌入适量艾叶粉，可替代脱霉剂使用，作为饲料的天然防霉防腐剂。据报道，艾叶的提取物可作为水产品的保鲜防腐剂。

纪丽莲等从我国南方霉变的粮食和饲料中分离得到黄曲霉、黑曲霉等10种霉菌并将其作为供试菌，研究艾叶等8种菊科中草药抗霉菌、抗饲料霉变、抑制黄曲霉毒素产生的作用，发现艾叶抑菌圈直径在10mm以上，有中强活性，且中草药混合品的拮抗霉菌生长及抑制黄曲霉毒素产生的效力很强，对黄曲霉毒素的抑制率可超过95%，显示了广阔的应用前景。

王向荣等总结了艾叶在中草药饲料添加剂方面的研究进展，在蛋鸡的基础日粮中添加艾叶粉，可提高产蛋率，降低料蛋比、破软蛋率，提高经济效益，可增进食欲，提高种蛋受精率、受精蛋孵化率、健雏率、平均日增重，降低鸡雏白痢、鸡球虫病、维生素C和维生素A缺乏症等疾病的发病率，还可以使鸡肌肉纤维变得细嫩，原有肉酸味降低，香鲜味加浓。用艾叶饲喂试验组奶牛，每头日喂艾叶1.5kg，结果表明，试验组产奶量比对照组提高14.25%，另外可提高增重，有利于牛胎儿生长，有保胎作用，提高繁殖率。在羊的饲草中添加6%艾叶，可提高肉产量，提高绵羊毛产量，使被毛光泽，毛质优良。在肉用兔日粮中用20%艾叶粉替代稻壳糠，不仅不影响肉用兔采食量，而且在促进增重、提高饲料报酬和经济效益等方面均有良好效果。用艾叶饲喂长毛兔，毛质发光、疏松，可提高产毛量。用艾叶饲喂肉用仔兔，体重增加较快，可降低仔兔的发病率，降低幼兔的死亡率。

艾叶作为纯中药及绿色植物饲料添加剂在养殖业中的开发与利用有较好的前景。

5. 蕲艾系列产品开发 近年来，在艾叶道地产地湖北蕲春县对于蕲艾的研究开发取得巨大成就，全县有工商注册涉艾企业963家，其中艾制品加工企业396家，已开发出艾灸养生、洗浴保健、熏蒸消毒、清洁喷雾、外敷保健、日用保健品、中间体提取、艾疗器械、保健食品及饮料添加剂等18个系列516个规格的产品。

（1）蕲艾灸贴系列 具有通经活络，增强血液循环，温经散寒，增强机体防病抗病能力，缓解足部、眼睛、肩颈疲劳等功能。主要有艾艾贴、好好艾、艾绒贴、远红外艾灸贴、艾灸贴、穴位贴、暖宫贴、热敷贴、蕲艾养生足贴、蕲艾灸贴（女士专用）、蕲艾灸贴（通用款）、肩颈贴、健美贴、腰背贴、蕲艾经期舒活贴、蕲艾肩背暖贴、蕲艾灸热贴、梅花灸、感冒灸、咳嗽灸、失眠灸、便秘灸、免疫调整灸、风湿灸、关节灸、暖宫灸、寒湿灸、颈肩腰腿灸、痛症灸、腹泻贴、痛经贴、咳喘贴、灸热贴、懒人贴、三伏贴、神艾灸、五能艾灸贴、蕲艾草本泥灸、带脉养生灸等产品。

（2）蕲艾消毒除菌系列 具有抗菌、消炎、空气清新等功能。主要有艾露液、抗菌剂、艾片剂、空气净化喷雾剂、洗手液、蕲艾脚气净、蕲艾抗菌喷剂等。

（3）蕲艾条/柱系列 具有安神助眠、缓解压力、祛风散寒、扶正祛邪、温经通络、保健防病等功能。艾条（规格：直径1.8～8.0cm，长度15cm、20cm，艾绒比例3∶1、5∶1、8∶1、10∶1、15∶1、20∶1、25∶1、30∶1，艾叶年份一年、二年、三年）、无烟蕲艾条、纯手工石臼艾条、桑皮纸、白棉纸艾条、午时蕲艾条、九尖贡艾蕲艾条、五行养生蕲艾悬灸艾条、蕲艾柱（直径1.8、2.7cm，长度27cm、30cm，艾叶年份一年、二年、三年）、无烟蕲艾柱、桑皮纸、白棉纸艾柱、艾绒、艾饼片、艾塔（艾叶年份一年、二年、三年）、艾绒饼（6g、10g）等产品。

（4）蕲艾精油系列 具有理气血、温经脉、祛寒湿、止痛、抗菌、消炎、净化修复肌肤、抗衰老、激励消化腺、镇咳、化痰、平喘、抗过敏、镇静等功效。主要有蕲艾推拿、按摩精油、怡神精油、蕲艾黑眼圈按摩油、蕲艾怡神精油、蕲艾女士美胸丰韵按摩油、蕲艾温宫散寒精油、蕲艾活络精油、蕲艾泡足精油、蕲艾颈肩疏理精油、蕲艾女士嫩肤按摩油、蕲艾面部舒纹按摩油、蕲艾芳香精油、蕲艾精华液、单方纯艾精油、扶阳能量精油等产品。

（5）蕲艾沐浴系列　具有活血、祛湿气、预防脚气、去脚臭、增强免疫力、促进血液循环、缓解疲劳、改善睡眠等功效。主要有风湿关节足浴包、脚气脚臭脚汗足浴包、驱寒温经泡足包、预防感冒泡足包、排毒养颜泡足包、沐浴包、沐足包、蕲艾足浴药包、蕲艾浴宝、蕲艾晶华足浴散、蕲艾泡足粉、蕲艾舒缓足浴泡腾片、蕲艾舒压足浴泡腾片、蕲艾泡足片、蕲艾驱寒足浴泡腾片、艾草泡脚丸、泡足沐浴蕲艾饼、红花艾草饼、孕妇装沐浴包、蕲艾老姜粉中药泡足包、蕲艾红花中药泡足包、蕲艾秘制中药泡足包、安神睿智艾足汤、扶阳浴、降血压泡足包等产品。

（6）蕲艾日化（香皂、洗手液、驱蚊液、面膜）系列　具有清洁、扶肤、美容、祛痱、止痒、防蚊虫等功能。主要有蕲艾精油皂（抑菌护肤型）、蕲艾精油皂（美白保湿型）、蕲艾手工精油皂、橄榄冰霜洁面手工精油皂、去黑头收缩毛孔手工精油皂、蕲艾沐浴露、蕲艾牙膏、蕲艾清火舒敏牙膏、蕲艾洗发水、蕲艾生姜固发水、蕲艾精油氨基酸洁面皂、蕲艾洗手液、洗衣液、蕲艾宝宝金水、蕲艾泡泡洗液、蕲艾驱蚊液、蕲艾驱蚊露、草本驱蚊包、艾臭美本草原生面膜、蕲艾精油面膜、太奇古艾蚕丝面膜、蕲艾草修护雪颜面膜、蕲艾湿纸巾、蕲艾初露、艾神露等产品。

（7）蕲艾养生保健（衣冠）系列　具有祛风散寒、缓解疼痛、祛瘀通络等保健功效。主要有蕲艾养生护膝、蕲艾养生护肩、蕲艾养生腰带、无烟蕲艾灸热敷养生球、蕲艾热敷护眼罩、蕲艾热敷颈椎灸、蕲艾热敷肩周灸、蕲艾热敷腰椎灸、蕲艾热敷暖宫灸、蕲艾热敷关节灸、蕲艾儿童护兜、艾绒背心、艾绒肚兜、蕲艾保健被、蕲艾金绒保健床垫、蕲艾颈椎修复枕、蕲艾香枕、蕲艾养生枕、蕲艾虎头枕、蕲艾养生座垫、蕲艾车载靠枕、蕲艾鞋垫、发热鞋垫、艾草暖手蛋、艾草小冰、蕲艾保健腰带、蕲艾保健鞋、蕲艾保健文胸、蕲艾保健披肩等产品。

（8）**蕲艾食品系列** 具有散寒除湿、温经止血、温胃健脾等功效。主要有蕲艾饼干、蕲艾瓜子、蕲艾蛋糕、蕲艾月饼、蕲艾鱼丸、蕲艾糕点、蕲艾发糕、蕲艾蛋丝、蕲艾圆子、蕲艾面条、蕲艾粥、蕲艾饺子、艾草青团、蕲艾苕粉丝、蕲艾米粉丝等产品。

（9）**蕲艾香熏系列** 具有驱蚊、消毒、灭菌、缓解压力、安神定惊、净化空气等功效。主要有蕲艾香、蕲艾盘香、蕲艾五行养生香、蕲艾精品香包、蕲艾薰衣草香囊、蕲艾四季百草香囊、竹签香、线香、蕲艾养生香、蕲艾养生管装线香、日月流云养生香、梅花香、塔香、倒流香等。

（10）**蕲艾饮品系列** 主要有黑糖艾茶、蕲艾手工茶、蕲艾明毫茶、蕲艾七尖茶、蕲艾九尖贡艾茶、蕲艾咖啡、蕲艾饮料等。

（11）**艾灸器具系列** 主要有竹制随身灸盒，弧形大灸箱，四针、六针、八针、十针艾灸盒，单孔、二孔、三孔、四孔、五孔、六孔艾灸盒，不锈钢、全钢、纯铜、小全铜艾灸盒，灸针，两柱、三柱、五柱核桃灸，艾灸椅，艾灸凳，刮痧杯，双层刮痧杯，玉石棒，钨钢棒，艾灸筒，铜灸棒，艾香精品盒，直接灸专用点火笔，直接灸专用锡纸，艾贴点火神器，艾艾贴保护罩，香炉，灸盒宝，S形刮痧片，波浪形刮痧片，单联、二联、三联、四联、五联、六联艾灸衣，脐疗仪（木制），砭石罐，座灸器具（木制、瓷质），实木艾灸床等产品。

（12）**电子理疗器械系列** 主要有坐式艾灸仪、砭石艾灸仪、360°电子艾灸仪、舒经宝艾灸仪、电子坐灸凳、五能艾灸仪、支架悬灸仪、无烟立式悬灸仪、便携式眼部按摩仪、掌上艾灸仪、车载艾灸仪等。

（13）**蕲艾纤维系列** 主要有蕲艾纤维服饰、蕲艾纤维家纺、艾绒被等。

（14）蕲艾饲料系列　主要有鸡、鸭、猪、牛饲料等。

（15）蕲艾护理系列　主要有蕲艾"艾护士"卫生巾、蕲艾防眼疲劳眼贴、蕲艾热敷蒸汽眼罩、艾草膏等。

（16）蕲艾中药饮片系列　主要有药准字号清艾条、药艾条（规格：直径1.8~8.0cm，长度15cm、20cm，艾绒比例3:1、5:1、8:1、10:1、15:1、20:1、25:1、30:1，艾叶年份一年、二年、三年）等。

（17）蕲艾婴童用品系列　主要有蕲艾本草护臀膏、蕲艾本草润肤露（婴童型）、蕲艾儿童防蛀牙膏（苹果香型）、蕲艾艾浴宝（婴童型）、蕲艾紫苏水（爽肤水）、蕲艾本草润肤油（婴童型）、蕲艾原液（婴童型）、蕲艾紫苏油、艾婴康等。

（18）蕲艾私密用品系列　主要有蕲艾本草泡泡抑菌洗剂、蕲艾本草粉嫩私（私密护理凝胶）、蕲艾本草洁润私（私密护理液）、艾阴舒、艾阴洁等。

参考文献

[1] 张媛，赵鸿君. 本草名词艾叶演变探析［J］. 辽宁中医药大学学报，2012，14（3）：49-51.

[2] 梅全喜. 艾叶的药用古今概况［J］. 中医文献杂志，2000，（1）：40-42.

[3] 杨海荣，田建林. 艾叶最佳采收时间及水法提取总黄酮工艺研究［J］. 安徽农业科学，2009，37（23）：10997-10998.

[4] 刘益红，周建军，王晶. HPLC测定不同月份艾叶中绿原酸含量［J］. 陕西农业科学，2012，（1）：82-84.

[5] 蒋林，林有润. 春黄菊族药用植物［J］. 中药材，2004，27（5）：320-325.

[6] 陈宗良，张慧芳. 艾叶、野艾及细叶艾的比较鉴别［J］. 中药材，1999，22（5）：138-140.

[7] 钱建芬. 小心有人用豚草冒充艾叶. 金陵晚报，2005年6月11日

[8] 靳然，于密密，赵百孝，等. 电感耦合等离子质谱测定不同产地艾叶

的微量元素研究 [J]. 环球中医药, 2011, 4 (6): 420 - 422.

[9] 林锦明, 秦路平, 赵卫权, 等. 艾叶及其同属植物的差热分析鉴别及燃烧热比较 [J]. 第二军医大学学报, 2000, 21 (10): 903, 906, 931.

[10] 洪宗国, 易筠, 江丹, 等. 不同产地艾叶中鞣酸含量比较 [J]. 中南民族大学学报 (自然科学版), 2009, 28 (3): 63 - 65.

[11] 于凤蕊, 孙立立, 周倩. 艾叶饮片 HPLC 指纹图谱研究 [J]. 中华中医药学刊, 2012, 30 (11): 2432 - 2434.

[12] 郭旭光. 自制艾叶保健品 [J]. 家庭医药·快乐养生, 2011, (4): 53.

[13] 史恒军, 徐英槐, 刘珂欣, 等. 腰宝袋的研制与安全性实验 [J]. 西南国防医药, 2004, 14 (2): 130 - 131.

[14] 陈萍, 常永宏, 孙平川, 等. 复方艾叶驱蚊喷雾剂的研究 [J]. 医学研究通讯, 2003, 32 (5): 22.

[15] 袁昌来, 董发勤. 中药抑菌驱蚊基元材料的研究 [J]. 环境与职业医学, 2006, 23 (5): 399 - 402, 405.

[16] 程桃英, 高清华, 楼一层. 蛇艾卫生巾对皮肤刺激及抑菌实验观察 [J]. 湖北中医杂志, 2003, 25 (8): 52 - 53.

[17] 尹周安. 巧用艾叶 [J]. 家庭药师杂志, 2012, (3): 88 - 89.

[18] 刘婷婷. 艾叶浴治疗妊娠期湿疹的护理 [J]. 山西医药杂志, 2012, 41 (12 下): 1336 - 1337.

[19] 鲁争. 艾叶挥发油空气清新剂抑菌作用的研究 [J]. 时珍国医国药, 2011, 22 (9): 2179 - 2180.

[20] 鲁争, 喻格书, 吴平, 等. 艾叶挥发油的空气清新剂对高校学生宿舍空气中微生物的抑制作用研究 [J]. 时珍国医国药, 2011, 22 (1): 181 - 182.

[21] 朱艳. 艾叶、苍术喷雾剂对病房空气消毒的效果观察 [J]. 中医药导报, 2010, 16 (3): 75 - 76.

[22] 李红梅, 宋爱芳, 沈燕, 等. 艾叶复方中药提取液加热挥发用于妇科病房空气消毒的效果. 解放军护理杂志, 2008, 25 (10A): 6 - 8.

[23] 吴登虎, 姚勇, 潘永全, 等. 中药艾叶对野生鸟类禽流感病毒 H9 株的临床防治观察 [J]. 医学动物防制, 2009, 25 (9): 641 - 643.

[24] 梅全喜. 艾叶防治流感、人禽流感 [J]. 家庭中医药, 2006,

（3）：64.

[25] 孙克年. 艾叶在动物养殖业中的开发与应用 [J]. 饲料世界，2006，（6）：21-22.

[26] 纪丽莲，张强华. 八种菊科中草药抗霉菌及饲料霉变的研究 [J]. 生命科学研究，2003，7（4）：350-350.

[27] 王向荣，方热军. 中草药饲料添加剂——艾叶的研究进展 [J]. 饲料博览（技术版），2007，（4）：42-44.

[28] 洪宗国，魏海胜，张令令，等. 不同采集期艾叶挥发油含量和化学成分的研究 [J]. 中南民族大学学报（自然科学版），2013，32（2）：32-35.

[29] 洪宗国，张令令，吴焕淦. 不同采集期艾叶正构烷烃成分和含量分析 [J]. 中南民族大学学报（自然科学版），2014，33（1）：41-44.

[30] 张元，康利平，詹志来，等. 不同采收时间对艾叶挥发油及其挥发性主成分与毒性成分变化的影响 [J]. 世界科学技术-中医药现代化，2016，18（3）：410-419.

[31] Mei Quanxi, Chen Xiaolu, Xiang Li, etc. DNA Barcode for Identifying Folium Artemisiae Argyi from Counterfeits [J]. Biological and Pharmaceutical Bulletin, 2016, 39（9）：1531-1537.

[32] 李恩波，孙稚颖. 艾叶及其常见混伪品的分子鉴定 [J]. 中国药房，2013，24（43）：4037-4039.

[33] 董鹏鹏，梅全喜，戴卫波. 不同产地艾叶总黄酮、重金属和硒元素的含量比较研究 [J]. 时珍国医国药，2015，27（1）：74-76.

[34] 戴卫波，李拥军，梅全喜，等. 12个不同产地艾叶挥发油的 GC-MS 分析 [J]. 中药材，2015，38（12）：2502-2506.

[35] 洪宗国. 蕲艾的道地性研究 [J]. 中南民族大学学报（自然科学版），2015，34（2）：33-37.

[36] 梁欢，卢金清，戴艺，等. HS-SPME-GC-MS 结合化学计量法对不同产地艾叶药材挥发性成分的比较分析 [J]. 中国实验方剂学杂志，2014，20（18）：85-90.

[37] 赵志鸿，黄勇勇，张小俊，等. 河南驻马店产艾叶挥发油的 GC-MS 分析 [J]. 郑州大学学报（理学版），2013，45（2）：80-84.

[38] 蒋潇，田静. 三个产地艾叶挥发油的化学成分分析 [J]. 中国民族民间医药，2015，24（17）：19-22.

［39］王哲，李晓华，李波，等．不同产地艾叶中异泽兰黄素和棕矢车菊素含量的比较［J］．中国医药导报，2016，13（34）：30 - 33.

［40］郭胜男．薪艾挥发性成分的质量评价及其抗氧化活性研究［D］．武汉：湖北中医药大学，2016.

第三章　艾叶的药性

　　艾叶治病所依据的理论根据和基础就是艾叶的药性，主要包括艾叶的性味、作用部位（归经）、作用趋向（升降浮沉）、功能主治、配伍应用、剂量、有毒与无毒、禁忌等。对艾叶药性的认识和论定，是历代医家在长期医疗实践中概括和总结出来的，历代本草医籍对此均有详细的记载，还有不少医家对艾叶的药性提出了一些独特的见解，为充实和发展艾叶的药性理论起到了积极作用。

第一节　艾叶的性味、归经和升降浮沉

一、性味

　　艾叶性味的最早记载见于《名医别录》，载其："味苦，微温。"其后的本草医籍多承其说，如唐代的《新修本草》，宋代的《证类本草》，元代的《食物本草》《汤液本草》，明代的《本草纲目》《本草品汇精要》《本草乘雅半偈》及地方性本草《滇南本草》、医籍《医宗必读》，清代的《本草易读》《本草择要纲目》和《本草撮要》等均载其味苦，性温（或微温）。可见，在古代认为艾叶的性味以苦、微温为主，但在明代，李时珍在肯定艾叶味苦、性微温的同时，首次提出了"苦而辛"，"生则微苦太辛，熟则微辛太苦"的观点，最早提出了艾叶除了具有"苦"味外，还具有"辛"味。稍后之《群芳谱》亦载其性味"苦而辛"。明·李中梓著《本草征要》，为《医宗必读》之一部，他在肯定艾叶性味"味苦微温"的同时，又指出艾叶"辛可利窍，

苦可疏通"，可见李中梓亦认为艾叶味苦、辛。清初名医汪昂撰有《本草易读》《本草备要》等本草学专著，前者载艾叶性味"苦温"，后者载艾叶性味"苦、辛，生温熟热"，亦认为艾叶有"辛"味。其后，《本草从新》载艾叶味"苦、辛"，《本草述钩元》载艾叶"味苦而辛"，"艾叶生则微苦大辛，熟则微辛大苦"，清《本草求真》亦载艾叶"辛、苦，性温"。可见，明清时期已基本上肯定了艾叶的"辛"味。

关于艾叶的"性"，最早记载为"微温"，但后来出现了"生寒熟热"和"生温熟热"的记载。明《本草纲目》艾叶气味项下载有："恭曰：生寒，熟热。"《中药大辞典》艾叶性味项下也有"《唐本草》生寒熟热"的记载，据此，"生寒熟热"似乎是《唐本草》最早提出和记载的，但据《证类本草》载"唐本注云，《别录》云艾生寒熟热"。可见最早提出艾叶"性"为"生寒熟热"的是《名医别录》，事实上，尚志钧教授在辑复《名医别录》时已将"艾生寒熟热"的内容辑入该书中，只不过是《唐本草》延续其说而已。明《本草蒙筌》续承此说，载："艾叶，味苦，气生寒熟热。"同时代的朝鲜医家许浚也承此说，他在《东医宝鉴》中载："艾叶……其性生寒熟热。"明·缪希雍在《本草经疏》中在肯定艾叶性味"苦微温，熟则大热"的同时，也论述了艾叶的"生寒"性和其"辛"味，他指出："（艾叶）辟风寒，其性辛温也，捣汁服止伤血者，生寒而兼辛散也，杀蛔虫者辛而苦也。"明·李时珍又首次提出了艾叶性"生温熟热"的观点，他还在《本草纲目》中对"生寒"观点提出了批评："艾叶……生温熟热……苏恭言其生寒……则见其能止诸血……遂谓其性寒……误矣。"此说得到后世不少医家的赞同，明代的《群芳谱》，清代的《本草备要》《本草从新》《本草述钩元》等均将艾叶性味载为"生温熟热"。

近代对艾叶性味的认识可归纳为两个阶段：第一阶段是20世纪50~60年代，此期间的医药专著，如1956年出版由前世界书局编的《中国药学大辞典》，1960年出版南京药学院编的《药材学》，1961 年出版中国医学科学院药物研究所编的《中药志》等一些重要药物学著作均载其性味为"苦，微温"。第二阶段是 20 世纪 70 年代以后，随着药性理论研究的深入，已认识到艾叶具有不容忽视的"辛"味，故此期间的一些重要的药物学专著均将艾叶的性味记载为"苦、辛，温"，如《中药大辞典》、《全国中草药汇编》、《中药学》（高等医药院校教材）、《中国医学百科全书》（中药卷）、《中国药典》（1977 年版、1985 年版、1990 年版、1995 年版、2000 年版、2005 年版、2010 年版）等。

药性是根据药物实际疗效反复验证而推论出来的，是对药物多种医疗作用的高度概括。药味的确定最初则是由口尝得来的。艾叶最早的性味确定亦是如此，口尝确定为"苦"味，据其有一定的"辟风寒"作用而确定其性"微温"，故最早记载艾叶性味的《名医别录》将其性味定为"苦，微温"。李时珍根据艾叶的功用首次提出艾叶味辛。受此影响，现代对艾叶性味的认识也出现了"苦，微温"和"苦、辛，温"二种，不同之处是后者给艾叶的性味加上了"辛"味。艾叶是否有辛味呢？中医学认为，辛味有发散作用，有资料介绍在解表、祛风湿、芳香化湿、温里、理气等类药中辛味药占大多数，辛味能祛寒，辛味药的化学成分以含挥发油者最多，由此可以认为辛味药多具有解表、祛风湿（化湿）、温里（祛寒）、理气等作用。辛味的主要化学成分是挥发油，而艾叶恰具有散寒、除湿、理气血等作用，其主要化学成分为挥发油，故从其功用及化学成分看艾叶当具有"辛"味。可见，李时珍最早提出艾叶具辛味是科学的，现代将艾叶性味确定为"苦、辛，温"也是合理的。

艾叶的性味当是"苦、辛，温"。

二、归经

归经表示药物作用的部位，药物的归经是药物作用部位所归属的脏腑经络，也就是药物对脏腑经络的选择性作用。艾叶的归经最早见于《本草纲目》，时珍曰："（艾叶）入足太阴、厥阴、少阴之经，苦酒、香附为之使；服之则走三阴，而逐一切寒湿，转肃杀为融和，灸之则透诸经而治百种病邪，起沉疴之人为康泰。"其后，明·缪希雍《本草经疏》承其说，载："艾叶禀天地之阳气以生……人足太阴、厥阴、少阴。"明·张景岳《景岳全书》载："（艾叶）能通十二经，而尤为肝、脾、肾之药。"按脏腑经络学说，足三阴经分别是足太阴脾经、足少阴肾经、足厥阴肝经，可见，明代对艾叶的归经认识是一致的。到了清代，《本草备要》《本草易读》《本草从新》《本草述钩元》等均延续明代所说，谓艾叶"人足太阴、厥阴、少阴三经（即肝、脾、肾经）"，其中《本草备要》《本草从新》亦载其能"通十二经"。但亦有不同认识者，清·陈士铎在其所著《本草新编》中提出艾叶入脾、肾、肺三经，他在另一部著作《本草秘录》中亦载有："蕲艾……不若野艾人脾肾肺三经，祛寒而逐痰湿。"可见陈士铎认为艾叶人"脾、肾、肺"三经，而非"肝、脾、肾"三经。其后，清·叶桂《本草再新》又提出艾叶"人心、肾二经"，但这些只是作者个人的认识而已，并未被医药界所接受。

现代对艾叶归经的认识基本上是统一的，如《药材学》、《中药大辞典》、《中药学》（全国高等中医药院校教材）、《中国医学百科全书·中药学》以及《中国药典》（1977 年版、1985 年版、1990 年版、1995 年版、2000 年版、2005 年版、2010 年版）等，对艾叶的归经载为"肝、脾、肾经"。可见现代对艾叶归经的认识也是继承由李时珍提出的，为明清医药学家所普遍遵循的艾叶归经范围。

艾叶归经当是入肝、脾、肾经。

三、升降浮沉

升降浮沉是指药物作用于机体的趋向，药物作用的升降浮沉与药物本身的性味、质地、药用部位以及炮制、配伍等有一定关系，一般来说，味辛、甘，性温、热的药大多升浮，味苦、酸，性寒、凉的药大多沉降；花叶类药多升，种子果实类药多降。按此推论，艾叶性味温辛，亦是质轻的叶类药材，故理当属升浮性质的药物，但《本草纲目》载云"可升可降"。明·缪希雍《本草经疏》载艾叶："可升可降，其气芳烈，纯阳之草也。"其后，清·杨时泰《本草述钩元》、蒋介繁《本草择要纲目》等均载其"可升可降"。说明艾叶具有升降双重属性，可随不同配伍用药而发挥不同的作用。清·张德裕在其所辑《本草正义》中就指出过："（艾叶）止吐血者宜生用，取其辛开以疏经络之壅，然温升之性，必与上溢之症不合，古人有四生丸之制，以柏叶、荷叶、生地之清肃下降者为主，而后佐以艾叶之辛温，欲其同气相求，易于桴应，非艾之一味可以止上升之吐衄也。其止下利，则以里寒泄泻而言，辛温升举，因其所宜。"清·杨时泰在其所辑《本草述钩元》中亦指出："古方调经，多用艾，与疗崩漏及妊娠下血，皆合阿胶投之，以阿胶入手太阴为气中之阴，艾叶入肝、脾、肾三经，为血中之阳，有升有降，合和以调气血而以固脱也。"

由此可见，艾叶虽略有升举（浮）之性，但仍可通过配伍发挥其沉降的治疗作用，艾叶确具李时珍所述的"可升可降"之性，了解和掌握艾叶的这一升降浮沉特性，根据临床实际需要选用不同的药物进行配伍使用，可转变其升降浮沉的不同作用趋向，以适应治疗需要，更好地为临床治疗服务。

第二节　艾叶的功能主治与配伍应用

一、功能主治

艾叶的功能主治最早记载见于《名医别录》，载其："主灸百病，可作煎，止下痢，吐血，下部𧏾疮，妇人漏血，利阴气，生肌肉，辟风寒，使人有子。"该书作者陶弘景在编撰另一部专著《本草经集注》时，除了将上述内容全收载于书中外，还根据自己经验对艾叶的功能主治加上了注文："捣叶以灸百病，亦止伤血。汁，又杀蛔虫，苦酒煎叶，治癣甚良。"

唐《药性论》载："艾叶使能止崩血，安胎止腹痛，醋煎作煎治癣，止赤白痢及五藏痔泻血，煎叶主吐血，实明目……长服止冷痢，又心腹恶气取叶捣汁饮。"

唐《食疗本草》载："（艾叶）主金疮，崩中，霍乱，止胎漏。"

五代吴越《日华子本草》载："（艾叶）止霍乱转筋，治心痛，鼻洪并带下。""艾实壮阳助水，壮腰及暖子宫。"

宋《本草图经》载："（艾叶）生捣叶取汁饮，止心腹恶气。""中风掣痛，不仁不随。""又治癫。"

南宋·王介《履巉岩本草》载："治咽喉闭痛，热壅，饮食有妨者。"

金·张元素《珍珠囊》载："温胃。"

元·李杲《食物本草》载："（艾叶）长服止冷痢。"

元代著名医家王好古认为："（艾叶）治带脉为病，腹胀满，腰溶溶如坐水中。"

明《本草纲目》载："温中，逐冷，除湿。"李时珍首次提出了艾叶的这一功效，并指出："服之则走三阴，而逐一切寒湿，转肃杀之气为融和。灸之则透诸经而治百种病邪，起沉疴之人为康泰，其功亦大矣。"亦主"老人丹田气弱，脐腹畏冷……寒湿脚气"。后世将艾叶用于治疗风湿痹痛亦是受到李时珍所述这一功效的启发。

明《本草蒙筌》载："实取入药，令人有娠，助水脏壮阳，暖腰膝明目。"

明《滇南本草》载："治安胎，止吐血，红崩下血，赤白带，下元虚冷。""治大肠下血，在粪前。"

明·缪希雍《本草经疏》载："（艾叶）为治白带之要药，调经之妙品，故妇人方多须之。"

明《本草正》载："（艾叶）善于温中，逐冷，除湿，行血中之气，气中之滞。凡妇人血气寒滞者，最宜用之，故能安胎。

止心腹痛，治带下、血崩，暖腰膝，止吐血、下痢，辟风寒、寒湿、瘴疟、霍乱、转筋及一切冷气。"

明·倪朱谟《本草汇言》载："艾叶，暖血温经，行气开郁之药也。开关窍，醒一切沉痼伏匿内闭诸疾。若气血、痰饮、积聚为病，哮喘逆气，骨蒸痞结，瘫痪痃疝，瘰疬结核等疾，灸之立起沉疴。若入服食丸散汤饮中，温中除湿，调经脉，壮子宫，故妇人方中多加用之。"

清《本草备要》载："（艾叶）理气血，逐寒湿，暖子宫，止诸血，温中开郁，调经安胎。"

清《本草求真》载："（艾叶）能除沉寒痼冷，凡一切病因寒湿而见血衄崩带，腹痛冷痢，霍乱转筋，胎动腰痛，气郁，经水不调，子宫虚冷，虫动疮疥者，服之能见效。"

清《得配本草》载："（艾叶）得乌梅治盗汗……烧灰吹鼻血不止。"

清《本草秘录》载："祛寒气而逐痰湿，安痛而暖关元，胎湿可止，胎动可宁，月经可调，子宫可孕。"

清《本草述钩元》载："主温下元，利阴滞，开结达气，冷湿，利肝滞冷气作痛，治血病吐衄血痢。疗女子虚漏湿滞，暖子宫使孕，并妊娠漏血，产后下血不止。"

现代医药专著对艾叶功能主治的记载多是继承古代本草医籍的论述。《中国药学大辞典》载："温气血，逐寒湿，安胎止诸血，蠲腹痛，有疏解强壮之效，用作缓性通经药，又为驱虫解热药及近用作消化不良药。"

《中药志》载："（艾叶）主治……久痢不止，疝气疼痛。"

《中药新编》载："对腹痛吐泻有效，并子宫出血、衄血等，为止血药，日本民间用以煎汤沐浴，谓有解热功效，又代用烟草谓能止喘息，并传作煎服，可治疟疾云。"

《中药大辞典》载："理气血，逐寒湿，温经，止血，安胎。治心腹冷痛、泄泻转筋、久痢、吐血、下血、月经不调、崩漏带下、胎动不安、痈疡、疥癣。"

《全国中草药汇编》载："功能散寒除湿，温经止血。主治功能性子宫出血、先兆流产、痛经、月经不调，外用治湿疹、皮肤瘙痒。"

《中国药典》载："散寒止痛，温经止血，用于少腹冷痛，经寒不调，宫冷不孕，吐血，衄血，崩漏经多，妊娠下血，外治皮肤瘙痒，醋艾炭温经止血，用于虚寒性出血症。"

综上所述，艾叶功能当为：灸百病、理气血、逐寒湿、温经止血、止痛、安胎、温胃、止痢、开郁，外用除湿止痒。主治：崩漏，妊娠下血，胎动不安，产后恶露不尽，月经不调，经行腹痛，宫冷不孕，赤白带下，吐、衄、咯血及下血等，心腹冷痛，久痢，泄泻，霍乱转筋，瘰疬，风寒湿痹，中风掣痛，肩痹腰痛，寒疝疼痛，丹田气弱，脐痛畏冷，寒湿脚气。外用治疗疥癣、湿疹及皮肤瘙痒等。

近年来的药理及临床应用研究表明，艾叶还具有平喘、镇咳、祛痰、抑菌、抗过敏、护肝利胆、镇静等作用，临床上用于治疗慢性支气管炎、支气管哮喘、过敏性皮肤病、慢性肝炎等多种疾病有较好疗效。现代论述艾叶的功能主治应当包括这些内容。

与艾叶功能主治相似的药物较多，但不同的药物有不同的特长和侧重面，故应正确地区分及合理地选择使用。

1. 艾叶与侧柏叶的比较　二者均能止血，然艾叶性温，暖气血而通络，逐寒湿而治冷痛，炒炭敛涩，用于下焦虚寒出血，亦可反佐而治血热妄行之吐血，其量及配伍，须当权衡。侧柏叶性寒而涩，生用清热凉血，收敛止血，常用于血热妄行之出血，然与温热药配伍或炒炭存性亦可治虚寒性出血。

2. 艾叶与肉桂的比较　两者都能治寒证腹痛（有时同用），但艾叶以祛寒逐湿见长，主治寒湿腹痛，阴虚而有伏热者也可用；而肉桂温中助阳，主治虚寒腹痛、四肢冰凉，表现阳虚者则适宜，阴虚阳亦不足者亦可用。此外，艾叶能止血、调经安胎；而肉桂能行血不能止血，能动胎不能安胎。

3. 艾叶与炮姜的比较 艾叶温经止血，与炮姜功能相似，但炮姜主中焦虚寒，艾叶主下焦虚寒。

4. 艾叶炭与陈棕炭的比较 二者皆为止血之品，艾叶炭逐寒湿暖子宫，理气止血，治崩漏下血，重点在温；陈棕炭苦涩而敛，塞流止血，治崩漏便血，重点在涩，两者常配合使用以奏温涩之效。艾叶炭温而无阻瘀之弊，陈棕炭涩而留瘀，对有瘀或瘀未尽之出血不宜使用。

二、配伍应用

艾叶的应用历史比较早，现存记载最早见于成书不晚于春秋战国时期的《五十二病方》。该书中载有用艾叶治疗"颓（癫）"和"胸养（痒）"等病症。其后，历代本草医籍对艾叶的应用均有大量的记载，现按年代从古到今将艾叶的应用分单独应用和配伍应用两个部分分别阐述，以供参考。

（一）单独应用

古今单独应用艾叶治病的记载较多，现选择一些用艾叶治疗的有代表性的疾病介绍如下。

1. 古代应用

妊娠卒胎动不安，或但腰痛，或胎转抢心，或下血不止：艾叶一鸡子大，以酒四升，煮取二升，分二服（《肘后备急方》）。

妊娠伤寒、壮热、赤斑变为黑斑、溺血：用艾叶如鸡子大，酒三升，煮取二升半，分为三服（《伤寒类要》）。

妊娠卒下血及子淋：生艾叶一斤，研，冬用茎，干者亦得，以酒五升，煮取二升，分三服（《外台秘要》）。

妊娠风寒，卒中，不省人事，状如中风：用熟艾三两，米醋炒极热，以绢包熨脐下，良久即苏（《妇人大全良方》）。

胎动迫心作痛：艾叶鸡子大，以头醋四升，煎二升，分温服（《子母秘录》）。

产后腹痛、欲死，因感寒起：陈蕲艾二斤，焙干，捣铺脐下，以绢覆住，熨斗熨之，待口中艾气出，则痛自止矣（《杨诚经验方》）。

白带：热盐炒艾熨脐（《妇人大全良方》）。

卒心痛：白艾成熟者三升，以水三升，煮取一升，去滓，顿服之。若为客气所中者，当吐出虫物（《补缺肘后方》）。

伤寒时气、温病头痛：以干艾三斤，以水一斗，煮取一升，去滓，顿服取汗（《肘后备急方》）。

胸肋腹内绞急切痛，不时抑按，或即吐血或鼻中出血，或下血：熟艾如鸭子大，三枚，水五升，煮取二升，顿服之（《肘后备急方》）。

蛔虫心痛如刺，口吐清水：白艾一升，水三升，煮取一升，去滓顿服之。或取生艾捣汁，五更食香脯一片，乃饮一升，当下虫出（《肘后备急方》）。

心腹恶气：艾叶捣汁饮之（《药性论》）。

脾胃冷痛：白艾末，煎汤服二钱（《卫生易简方》）。

心腹冷痛：艾叶为末，汤下（《本草易读》）。

头风久痛：蕲艾揉为丸，时时嗅之，以黄水出为度（《青囊杂纂》）。

霍乱洞下，不止：以艾叶一把，水三升，煮一升，顿服（《外台秘要》）。

口吐清水：干蕲艾，煎汤啜之（《怪证奇方》）。

脑漏鼻出黄汁：以艾绒装在烟筒内吸食数日即愈（《本草撮要》）。

忽然吐血：熟艾三团，水五升，煮二升服。一方，烧灰水服二钱（《千金要方》）。

吐血不止：用艾叶煨汤点童便服之即愈（《滇南本草》）。

鼻血不止：艾叶烧灰吹之，亦可以艾叶煎服（《太平圣惠方》）。

大肠下血，在粪前：艾叶煎汤服，最效（《滇南本草》）。

中风掣痛、不仁不随：取干艾叶一斛许，揉团纳瓦甑中，并下塞诸孔，独留一目，以痛处著甑中，而烧艾熏之，一时间愈矣（《肘后备急方》）。

咽喉不利，肿塞，气道不通：以生艾叶捣烂，敷肿上，随手即消。冬月以熟艾，和水捣汁敷之亦佳（《太平圣惠方》）。

咽喉肿痛：用嫩艾捣汁，细咽之（《医方大成》）；亦用青艾和茎叶一握，同醋捣烂，傅于喉上，冬月取干艾亦得（《证类本草》）。

火眼肿痛：以艾烧烟起，用碗覆之，候烟尽，碗上刮煤下，以温水调化洗眼，即瘥（《斗门方》）。

咽喉骨哽：用生艾蒿数升，水酒共一斗，煮四升，细细饮之，当下（《外台秘要》）。

风虫牙痛：化蜡少许，摊纸上，铺艾，以箸卷成筒，烧烟，随左右熏鼻，吸烟令满口，呵气，即疼止肿消（《普济方》）。

舌缩口噤：以生艾捣敷之，干艾浸湿即可（《圣济总录》）。

小儿脐风：艾叶烧灰填脐中，以帛缚定效（《简便方》）。

头风面疮，痒出黄水：艾叶二两，醋一升，砂锅煎取汁，每薄纸上贴之，一日二三上（《御院药方》）。

小儿疳疮：艾叶一两，水一升，煮取四合，分三服（《肘后备急方》）。

小儿烂疮：艾叶烧灰傅之，良（《子母秘录》）。

鹅掌风：新艾真者四五两，水四五碗，煮五六滚，入大口瓶内盛之，用麻布二层缚之，将手心放瓶上熏之，如冷再热，如神（《陆氏积德堂方》）。

寒湿脚气：以熟艾夹入袜内穿（《本草纲目》）。

腰膝疼：陈艾一斤。浓煎，将以深桶满盛，将脚搁其上，却以衣服覆之，令其汗出透了，如汤可容下脚，则以膝脚放入浸之（《普济方》）。

癫疾（白癫）：艾千茎，浓煮，以汁渍曲作酒，常饮使醺醺（《肘后备急方》）。

2. 现代应用

疟疾：陈艾 30g，切碎，开水泡成 400mL，在疟疾发作前服 200mL，隔 2 小时再服 200mL（《湖北中草药志》）。

产后受凉、咳嗽、气喘久不愈：用艾叶煮水淋浴 30 分钟，浴后即时穿衣保暖，每周沐浴 2~3 次（日本民间经验方）。

小儿伤风咳嗽：蕲艾叶 1 把，用酒稍炒，乘热敷脐眼（神阙穴）和脚心（涌泉穴）（《蕲州药志》）。

经漏：用艾叶一把煎水乘热熏洗下身（《浙江中医杂志》）。

习惯性滑胎：陈蕲艾 1 把，煮鸡蛋 3 个，煮熟后吃蛋（《蕲州药志》）。

痛经：蕲艾 15g，煮鸡蛋 2 个，食蛋喝汤（《蕲州药志》）。

多年筋骨疼痛或腰腿痛：艾叶 15g，水煎，先熏蒸后泡洗（《蕲州药志》）。

肩痹：将艾切细，用米醋拌炒，装入布袋内，趁热敷于患处（《陕西中医》）。

消化不良：艾叶若干，将其叶柄筋抽掉，揉成绒状，做成小指大的艾绒团，一次吞服 5~7 个（《蕲州药志》）。

小儿泄泻：取艾绒一握，夹双手掌中间合力搓揉至艾绒发热，将其敷于小儿脐部（神阙穴）（台湾《自然疗法》）。

慢性化脓性中耳炎：蕲艾叶研粉末，取少量吹入或蘸搽耳内，每天 2~3 次（《蕲州药志》）。

痔疮：取艾蒿全株（干品约 50g），剪成数段加水并加少许盐煎煮，将患部先熏 5 分钟，再洗 5 分钟，再泡 5 分钟（《中医药信息报》）。

湿疹、疥癣、荨麻疹：用艾叶水煎外洗（《青海卫生》）。

女阴炎、肿痛热痒：艾卷燃着后，自熏患处（《疮疡外用本草》）。

咳嗽：用艾叶适量，加水煎煮 15 分钟，取煎液趁热熏洗双脚，每晚睡前一次（《浙江中医杂志》）。

慢性瘘管：艾叶 60g，用纱布包好，加水煎汤，乘热熏洗坐浴（山东医学院附属中医院方）。

慢性溃疡：艾叶煎汤，浸洗创口，洗后常规换药（《熏洗疗法》）。

象皮腿：艾叶浓煎，取汁熏洗患肢（《熏洗疗法》）。

（二）配伍应用

艾叶的配伍应用古今均较广泛，据《得配本草》和现代《中医百病用药配伍指南》记载，艾叶主要有以下配伍应用。

配香附，治肝郁夹寒，月经不调，宫冷不孕，带下，心腹疼痛，胎动不安及男子少腹冷痛，睾丸冷痛等症。

配阿胶，治妇女血虚寒滞，经行腹痛，月经过多，崩中漏下或产后下血，淋沥不尽。

配乌梅，治盗汗（热在阴分而汗者不宜用）。

配地肤子，治湿疮，癣疥，睾丸湿冷。

配当归、香附，治虚寒性月经不调，子宫出血。

配当归、熟地，治宫寒月经不调或冲任不固，崩中漏下等。

配阿胶、地黄，治虚寒性月经过多，崩漏及妊娠下血。

配雄黄、硫黄，制成艾卷外用，灸患部或煎水熏洗，治湿疹，癣癞。

配生地、侧柏叶，治血热妄行的出血。

配炮姜炭、灶心土，治衄血、便血属虚寒者。

配黄芪、党参，治气虚不固之症。

配阿胶、当归、地黄，治崩漏下血之症。

配香附、当归、肉桂，治月经不调，腹部冷痛，宫寒不孕等症。

配血余炭、陈棕炭、侧柏叶，治虚寒出血，崩漏，月经过多。

配吴茱萸、当归、香附，治虚寒性脘腹疼痛，少腹疼痛，痛经等。

配苍术、地肤子、白鲜皮，煎汤熏洗，治皮肤湿癣瘙痒。

配生地、生侧柏叶、生荷叶，治血热妄行，吐血、咯血、衄血等。

配蝉蜕、蒺藜、防风、黄芪，治湿疹，癣癫。

配香附、当归、白芍、吴茱萸，治腹中寒痛，月经不调。

配炮姜，治下焦虚寒的月经不调，经来腹痛等症。

配生姜，治男女下血，赤白冷痢。

艾叶炭配陈棕炭，治子宫出血。

以上是艾叶配伍中的一些常规原则，古今应用艾叶配伍治病的验方较多，多是根据以上配伍原则而组方的，现分为古代和现代两大部分介绍。

1. 古代配伍应用

妊娠冷热，腹内不调，致胎不安：艾叶二两，当归、干姜各二两，川芎四两，以水四升，煮取二升，温分四服，不过二剂（《妇人大全良方》）。

妊娠腹痛，下痢赤白：熟艾一两半，黄连、石榴皮、当归各三两，阿胶二两，水六升，煮取二升，温分三服（《妇人大全良方》）。

妊娠下血：阿胶二两，艾叶三两，川芎、甘草各二两，当归、地黄各三两，芍药四两，水五升，清酒三升，煮取三升，乃纳胶令消尽，每温服一升，日三服（《金匮要略》）。

妊娠心气病：艾叶、茴香、川楝子（俱炒）等分，醋煎服（《卫生易简方》）。

妇人血气攻心腹，疼痛不可忍：熟艾（五两）、生姜（四两细切）以布包，用水三大盏，煮令水尽，于包中绞取汁一中盏，每服以热酒调下二合（《太平圣惠方》）。

妊娠卒下血不止，胎上逼心，手足逆冷欲死：生艾叶（捣，绞取汁）一盏，阿胶（炙令燥）半两，蜜一合。上三味，取艾叶汁一盏，入阿胶及蜜一合，煎取一盏，去滓，分为二服，温服之（《圣济总录》艾叶汤）。

湿冷下痢脓血，腹痛，妇人下血：干艾叶四两（炒焦存性），

川白姜一两（炮）。上为末，醋煮面糊丸，如梧子大。每服三十丸，温米饮下。（《世医得效方》艾姜汤）

妇人崩中，连日不止：熟艾鸡子大，阿胶炒为末半两，干姜一钱，水五盏，先煮艾姜至二盏半，倾出，入胶烊化，分三服，一日服尽（《古今录验》）。

妇人经行后，余血未尽，腹痛：熟艾（揉极细作饼，焙）四两，香附（醋酒同煎，捣）六两。以上两味，同姜汁和神曲为丸，砂仁汤服（《陈素庵妇科补解》）。

妇人月水不断、吃食减少、四肢黄瘦：艾叶（微炒）、阿魏（捣碎炒令黄燥）、干姜（炮裂，锉）、当归（锉，微炒）、龙骨、黄芪（锉）、芎䓖、熟干地黄。以上各二（一）两，甘草半两炙微赤锉，上件药捣粗罗为散，每服三钱，以水一中盏，入枣三枚，煎至六分，去滓，每于食前温服（《太平圣惠方》艾叶散方）。

妇人血海虚冷，月候过多，崩漏带下，腹胁痛：艾叶（米醋浸一宿，炒焦）、陈橘皮（去白）、高良姜（锉炒）、干姜（炒）、赤芍药、白芍药、吴茱萸（汤洗七遍，炒）、蓬莪术（煨，切）、龙骨、牡蛎（煅），以上十味各一两，上件为细末，醋煮面糊为丸如梧桐子大。每服五十丸，煎艾叶汤下，空心、食前（《杨氏家藏方》艾煎丸）。

妇人血海虚冷，月水不行，脐腹疼痛，筋脉拘挛，及积年坚瘕，积聚渐成等疾：白艾叶、枳壳（去瓤，取净）、肉桂（去粗皮）、附子（炮，去皮脐）、当归（洗焙）、赤芍药、没药（别研）、木香（炮）各一两，沉香半两，上件为细末，将艾叶并枳壳用米醋于砂锅内煮，令枳壳烂，同艾细研为膏，搜药末为丸如梧桐子大。每服五十丸，温酒或米饮送下，空心（《杨氏家藏方》艾附丸）。

冲任虚弱，月经不调，来多不断，淋沥不止：艾叶（醋炒）、鹿角霜、干姜（炮）、伏龙肝各等分。上为细末，熔鹿角胶和药，乘热丸如梧桐子大。每服五十丸，淡醋汤下，空心食前（《杨氏家藏方》固经丸）。

妇人白带淋沥：艾叶（杵如绵，扬去尘末并梗，酒煮一周时）六两，白术、苍术各三钱（俱米泔水浸，晒干炒），当归身（酒炒）二两，砂仁一两，共为末，每早服三钱，白汤调下（《本草汇言》）。

妇人赤白带下：艾叶一两微炒，阿胶一两捣碎炒令黄燥，龙骨一两，附子三分炮裂去皮脐，芎䓖三分，当归三分（锉，微炒），熟干地黄一两半，赤石脂一两，吴茱萸半两汤浸七遍焙干微炒，硫黄三分细研，缩砂半两去皮，上件药，捣细罗为散，每于食前以粥饮调下二钱（《太平圣惠方》）。

产后泻血不止：干艾叶半两，炙熟老生姜半两，浓煎汤一服止，妙（《食疗本草》）。

产后恶露不绝：艾叶二（三）分微炒，当归三分（锉，微炒），白芍药一两，芎䓖半两，熟干地黄一两半，续断一两，牛膝半两去苗，桑耳半两，败酱三分，上件药捣细罗为散，每服食前以生姜粥饮调下二钱（《太平圣惠方》）。

产后痢脓血：艾叶一两微炒，黄柏三分涂蜜微炙锉，赤芍药三分，黄连三分去须微炒，地榆三分锉，甘草半两炙微赤锉，干姜半两炮裂锉，阿胶三分捣碎炒令黄燥，上件药捣细罗为散。每服，以粥饮调下二钱，日三四服（《太平圣惠方》）。

粪后下血：艾叶、生姜煎浓汁服三合（《千金要方》）。

吐、衄血：生艾叶、生荷叶、侧柏叶、生地黄各等分，捣烂，丸如蛋大，每服用水二杯煎一杯，去渣服（《妇人大全良方》）。

伤寒衄血及吐血，连日不绝，欲死：艾叶半两（细锉，炒微黄），生干地黄半两，阿胶一分（杵碎，炒令黄燥为末）。上件药，都和令匀，分为二服。每服以水一中盏，煎至五分，去滓，下赤马通汁一合半。搅令匀，不计时候，放温顿服，以差为度（《太平圣惠方》艾叶汤）。

吐血不止：艾叶煨汤，点童便服之（《滇南本草》）。柏叶、干姜各三两，艾三把。上三味，以水五升，取马通汁一升合煮一升，分温再服（《金匮要略》柏叶汤）。艾叶二两，阿胶二两捣碎炒令黄燥，柏叶一（二）两，干姜一两炮裂锉，上件药，捣粗罗为散，每服三钱，以水一中盏，煎至六分，去滓，每于食后温服（《太平圣惠方》）。

眼赤肿痛：艾灰、黄连各半两，捣匀，煎汤一盏，入龙脑少许温洗（《卫生易简方》）。

鼻大衄：艾叶、牛皮胶、豉汁煎汁频服（《太平圣惠方》）。

老小血痢：用陈北艾四两，干姜炮二两，为末，醋煮和米糊丸梧子大，每服七十丸，空心米饮下（《永类钤方》）。

诸痢久下：艾叶、陈皮等分，煎汤服之，亦可为末，酒煮烂饭和丸，每盐汤下二三十丸（《圣济总录》）。

转筋吐泻：艾叶、木瓜各半两，盐二钱。水盅半，煎一盅，待冷饮（《卫生易简方》）。

霍乱吐利：木瓜一两干者，艾叶半两，当归半两（锉，微炒），木香半两，桂心半两，诃黎勒三分煨，肉豆蔻半两去皮，人参半两去芦头，白术三分，陈橘皮一两汤浸去白瓤焙，厚朴三分去粗皮涂生姜汁炙香熟。上件药，捣筛为散，每服三钱。以水一中盏，煎至五分，去滓，不计时候，稍热服（《太平圣惠方》木瓜散方）。

寒腹痛：铺葱，艾熨之，再用帛三摺缝葱艾系于腹上，甚良（《理瀹骈文》）。

气痢腹痛，睡卧不安：艾叶（炒）、陈橘皮（汤浸去白，焙）等分。上二味捣罗为末，酒煮烂饭和丸，如梧桐子大。每服二十丸，空心（《圣济总录》）。

头痛：用川芎、枳壳和艾，火酒喷，晒干，加麝为条，烧嗅之（《理瀹骈文》）。

偏头痛：蕲艾四两，白菊花四两。小袋盛，放枕内，睡久不发（《续回生集》）。蕲艾一团如胡桃大，生半夏少许。研极细末，剪棉料纸一方。将艾放纸上，半夏末放艾上，连纸、药共卷如小指粗，塞鼻孔内，隔一宿矣，鼻流出清涕为度。患左痛塞右孔，患右痛塞左孔，倘一次不愈，再如法一次，无不除根矣（《良方集腋成裘》）。

盗汗不止：熟艾二钱，白茯神三钱，乌梅五个，水一钟，煎八分，临卧温服（《通妙真人方》）。

面上皯黵：艾灰、桑灰各三升，以水淋汁，再淋至三遍，以五色布纳于中，同煎，令可丸时，每以少许傅之，自烂脱，甚妙（《外台秘要》）。

妇人面疮：以淀粉五钱，菜子油调泥碗内，用艾一二团，烧烟熏之，候烟尽，覆地上一夜，取出调搽，永无瘢，亦易生肉（《谈野翁试验方》）。

疥疮：熟蕲艾一两，木鳖子三钱，雄黄二钱，硫黄一钱，为末，揉入艾中，分作四条，每以一条安阴阳瓦中，置被里烘熏（《医方摘要》）。

疔疮肿毒：艾蒿一担烧灰，于竹筒中淋取汁，以一二合，和石灰如糊，先以针刺疮至痛，乃点药三遍，其根自拔（《千金要方》）。

黄水疮：蕲艾一两，烧灰存性，为末，加枯矾半钱，掺入患处（《外科启玄》）。

痈疽不合，疮口冷滞：以北艾煎汤洗后，白胶熏之（《仁斋直指方》）。

鼻疮：艾五钱，宫粉、血丹、松香各一钱，同研匀，用纸卷之，更用香油浸透，火燃一头，取所滴下之油擦患处（《疡医大全》）。

疮：用于艾作汤，投白矾二三钱洗疮（《本草从新》）。

漏疮：艾叶、五倍子、白胶香、苦楝根，上件各等分为末，作香炷放在长桶内坐熏疮处（《杏苑生春》）。

痘出不快，烦渴闷乱，卧睡不安，咳嗽：艾叶一碗，胡椒三十颗，擂烂，调水取汁，熬膏敷脐，诸症悉退（《理瀹骈文》）。

湿气两腿作痛：艾叶二两，葱头一根（捣烂），生姜一两五钱（捣烂）。上用布共为一包，蘸极热烧酒擦患处，以痛止为度（《万病回春》）。

膝风：陈艾、菊花，二味作护膝内，久自除患（《万病回春》）。

2. 现代应用

功能性子宫出血：艾叶 15g，黄精、益母草各 30g，水煎服，日服 1 次，连服 3～5 剂（《湖北中草药志》）。

功能性子宫出血，产后出血：艾叶炭 50g，蒲黄、蒲公英各 25g。每日一剂，煎服二次（内蒙古《中草药新医疗法资料选编》）。

崩漏：焦艾叶 30g，苎麻根 15g，水煎服，每日 1 剂（日本经验方）。

先兆流产：艾叶炭 6g，菟丝子、桑寄生各 15g，当归 9g，水煎服（《全国中草药汇编》）；醋炒艾叶 12g，阿胶 9g，水煎服（宁夏《常见病验方选编》）。

虚寒性月经不调，痛经，闭经，白带：艾叶、丹参、香附各 9g，水煎服（《青海卫生》）。

赤白带下：焦艾叶 20g，穿心莲 30g，水煎服（日本经验方）。

痢疾：蕲艾叶 10g，地榆 6g，水煎服（《蕲州药志》）。

小儿腹泻：生艾叶 4.5g，干姜 3g，研末，外敷肚脐，用白布扎紧（《青海卫生》）。

肠炎、急性尿道感染、膀胱炎：艾叶 60g，辣蓼 60g，车前草 80g，水煎服，每天 1 剂，早晚各服 1 次（江苏徐州《单方验方新医疗法选编》）。

支气管炎：艾叶 18g，蒲公英 30g，鲜鱼腥草 30g，共炒干，研末，炼蜜为丸，似梧桐子大，服 2 次，每次 9g（《湖北中草药志》）。

外感风寒头痛，喘咳：艾叶 15g，炙麻黄 6g，水煎服（日本经验方）。

急性关节炎、类风湿：蕲艾绒 140g，生姜 150g，食盐 500g，食盐炒热，生姜、艾叶合炒，加少许黄酒炒，用纱布包好外敷，每日 3 次（《蕲州药志》）。

皮肤瘙痒：艾叶 30g，花椒 9g，地肤子、白鲜皮各 15g，水煎熏洗（《全国中草药汇编》）。

湿疹：艾叶炭、枯矾、黄柏各等份，共研细末，用香油调膏外敷（内蒙古《中草药新医疗法资料选编》）。

一切痈疽：蕲艾 1 把，破伞衣 1 把，大蒜头 10 个，头发 1 把，共烧烟熏患处（《蕲州药志》）。

头疔、一切肿毒：蕲艾 3 株，地丁 30g，麻油 30g，将药先槌烂，后以麻油调敷患处（《蕲州药志》）。

年久痔疮：陈艾、烟骨头、水菖蒲各 10g，千里光 30g，大蒜杆 16g，辣椒 2 个，水煎趁热熏洗（《贵州民间方药集》）。

肛瘘：艾叶 30g，白矾 9g，水煎取汁熏洗患处（《熏洗疗法》）。

第三节　艾叶的剂量、毒性与禁忌

一、剂量

艾叶的用量古今虽有不同，但大多在 3 ~ 15g，即 1 ~ 5 钱。据王占玺等考证，汉·张仲景《伤寒论》《金匮要略》方中应用艾叶的共有 2 方，其中芎归胶艾汤中艾叶用量较大，为三两，约合今用 12g；柏叶汤中艾叶用量较小，为三把，约合今用 9g 左右。其后，历代艾叶的用量也多在此范围。有资料介绍，艾叶是温燥之品，用量不宜过大，常用量为 3 ~ 9g，若用量过大，则可兴奋大脑皮层下中枢，引起痉挛，也可引起肝细胞代谢障碍而发生中毒性黄疸及肝炎，故临床不宜超过 3 钱，现代的临床应用及一些权威性药学专著的记载也确实如此。如《中国药学大辞典》《药材学》《全国中草药汇编》《中药大辞典》《中国药典》等载其用量为"1~3钱"或"3~9g"。可见,艾叶的常规用量应以《中国药典》规定的3~9g为宜。

但民间应用艾叶,一般用量多偏大,如《湖北中草药志》介绍,用艾叶治疟疾,艾叶30g泡水服,分2次服完(间隔2小时);治功能性子宫出血用艾叶15g配其他药水煎服。内蒙古《中草药新医疗法资料选编》介绍,治疗功能性子宫出血艾叶炭用至一两(30g)。《蕲州药志》介绍,用蕲艾叶30g,生姜15g,水煎服治大便下血等。其用量均超过常规用量。还有报道,每日用艾叶(干品)2两(60g),红糖5钱,加水煎成100mL,分3~4次服,1周为1疗程,治疗慢性气管炎484例,有效率为76.1%。其用量远远超过常规用量。

以上所述艾叶的常规用量3~9g是指内服汤剂成人的用药剂量而言,如遇体弱老人、儿童当减少用量。此外,剂型不同用量亦应随之改变,如散剂、丸剂用量应减少,每剂用药量为1~3g。注射剂用量则更小,每次肌注2~4mL,相当于艾叶生药1~2g。而外用剂型其用量则可相应增加,如《全国中草药汇编》介绍,用艾叶配伍其他药水煎熏洗治皮肤瘙痒,艾叶竟用至1000g,因不直接内服,故外用剂量虽大,一般不会对人体产生不良反应,但用量太大反而造成浪费,故外用也不宜超剂量使用。近年来,有将艾叶提取挥发油制成胶囊和片剂应用者,其艾叶油用量为每次0.1~0.15mL(胶囊剂)或每次150~200mg(糖衣片),均每日3次。若按此用量折算成生药用量,则其用量相当大,如艾叶油糖衣片,每次服相当于艾叶油150~200mg,每日服3次,总用量达450~600mg,而艾叶中挥发油含量各种报道颇不一致,最低为0.02%(《全国中草药汇编》),最高为1.04%(蕲艾),一般为0.3%~0.6%,按此折算,每日用艾叶油450~600mg相当于用艾叶生药100g左右,其用量远比汤剂的用量大得多。

总之,艾叶的用量应视具体情况而定,但《中国药典》规定艾叶内服用量为3~9g,应作为艾叶用量的依据。

二、有毒与无毒

对于艾叶的有毒与无毒，古代多认为其无毒。最早记载艾叶的本草专著《名医别录》载："（艾叶）无毒。"其后，唐代的《新修本草》，宋代的《证类本草》，元代的《食物本草》，明代的《本草纲目》《本草蒙筌》《本草品汇精要》《本草乘雅半偈》，清代的《本草易读》《本草择要纲目》，也均明确载其"无毒"。另有一些本草著作如《本草备要》《本草从新》《本草述钩元》等均未注明艾叶的毒性，此种情况一般认为艾叶是无毒的。可见，古代基本上认为艾叶是"无毒"的。

但也有认为艾叶是有一定毒性的，如宋《本草图经》载："（艾叶）然亦有毒，其毒发则热气上冲，狂躁不能禁，至攻眼有疮出血者，诚不可妄服也。"对此，李时珍进行了驳斥，他指出："苏颂言其有毒……见其热气上冲，遂谓其……有毒，误也。盖不知……热因久服致火上冲之故尔。夫药以治病，中病则止。若素有虚寒痼冷，妇人湿郁滞漏之人，以艾和归、附诸药治其病，夫何不可？而乃妄意求嗣，服艾不辍，助以辛热，药性久偏，致使火燥，是谁之咎欤，于艾何尤？"时珍所述，不无道理，一个具有偏性的药物，使用得当，不仅对人体无害，而且还会发挥很好的治疗作用，但若使用不当或长期过量使用，亦会对人体产生毒害作用，所有具有偏性的治疗药物均具有这一特性。因此，对于一般药物（毒性特别大的例外）来说其有毒与无毒只是一个相对概念，正如明代名医张介宾在其《景岳全书·类经》中所指出："药以治病，因毒为能，所谓毒者，以气味之有偏也，盖气味之正者，谷食之属是也，所以养人之正气。气味之偏者，药饵之属是也，所以去人之邪气。其为故也，正以人之为病，病在阴阳偏用耳；欲救其偏，则为气味之偏者能之，正者不及也。"

现代部分医药专著包括《中国药典》等记载艾叶是"有小毒"，这主要是与现代有因使用不当或大量使用（主要是内服）艾叶后出现过中毒情况有关。中医自古就认为：是药三分毒！这是指除了少数真正的毒性药物外，无毒的中药本身都有一些寒热温凉的偏性（少数平性中药例外），这些偏性药物长期或过量服用自然会对人体产生一些毒副作用，艾叶的毒性应该是属于这种情况。艾叶作为一个具有偏性的药物，使用不当或大量使用出现毒性反应是正常的，但只要按常规用量正确使用是不会对人体产生毒副作用的。但鉴于已有过量或不当使用产生毒副反应的报道，故临床应用时当注意控制剂量和正确使用。

现代研究表明，艾叶毒性成分主要是艾叶所含的侧柏酮、樟脑、芳樟醇等成分，这些成分都是挥发性的，在艾叶的加工、煎煮过程中都会挥发掉，所以，艾叶只要按正常剂量用药是安全的。关于艾叶的毒性，台湾中国医药大学副校长张永贤教授曾致信和我探讨过，他在信中说："我寄二种在台湾常见艾叶图片给你参考，有大叶是蕲艾，而小叶是野艾或北艾。而抽取'蕲艾'有'侧柏酮'（Thujone），由于书上记载有神经毒。在你的《艾叶》书 P251 写着具有毒性作用，但未说明侧柏酮。以致我们很慎重，而'野艾'没有侧柏酮。"

我在给他的回信中也阐明了我的观点：您提到的侧柏酮问题也是我一直考虑的问题，侧柏酮单独作为一个化学成分是肯定有毒的，有兴奋作用，大量可致癫痫样惊厥，属神经毒性。大陆报道的艾叶中毒者主要表现在消化系统和神经系统两个方面的症状，消化系统主要有口干、恶心呕吐、腹痛腹泻，严重的可引起肝细胞代谢障碍，而发生中毒性黄疸及肝炎；神经系统主要有感觉过敏、四肢麻痹（神经炎）、共济失调、意识模糊、幻觉，甚至出现癫痫样痉挛。由于没有做细致深入的实验研究，所以目前只能说艾叶的毒性可能与所含侧柏酮有关。

但我个人认为，艾叶毒性与侧柏酮的相关性也值得商讨：首先，目前化学成分分析研究结论是蕲艾（湖北蕲春所产）才含有侧柏酮，他处所产艾蒿及野艾不含有，而国内报道中毒者皆不是蕲艾。那么说艾叶中除了侧柏酮外应该还有其他毒性成分。其次，大陆报道的艾叶中毒者主要表现在消化系统和神经系统两个方面的症状，假如说神经系统的症状是侧柏酮引起的，那么消化系统症状是什么成分引起的呢？再就是，蕲艾（湖北蕲春所产）与他处所产艾蒿及野艾大部分挥发性成分相同，最大的不同是蕲艾含有侧柏酮，他处所产艾蒿及野艾不含有，而历代本草记载蕲艾质量好于他处所产艾蒿及野艾，尤其是蕲艾的热穿透力比他处所产艾蒿及野艾更强，燃烧比热值更高，更适合于制作艾条，这一点是古今实验都已证实的。这是否与侧柏酮有关呢？

但值得说明的是：艾叶燃烧的烟雾中是不含有侧柏酮的，已有人对艾叶的烟雾成分作了分析研究，艾叶的烟雾中有 20 种成分，但没有侧柏酮，这么说就不必担心灸疗时的烟雾会对人产生毒性。由于侧柏酮在药材中的含量不高，又是存在于挥发油中，在药物煎煮制备过程中基本上都挥发了，故可以肯定内服只要不超量使用是不会对人体产生毒副作用的。

对于艾叶的毒性，古代本草有不同的认识，现代医药书籍有不同的记载，而今天的实验研究也有不同的结果。作为艾叶研究专家，梅全喜教授近期专门撰文"艾叶毒性研究进展及对其毒性的探讨［梅全喜，等．中国药房，2016，27（16）：2289 – 2292］"，就艾叶的毒性问题进行总结与探讨，并提出自己的认识。

民国初年中医名家谢利恒先生编撰的《中国医学大辞典》，收载与"艾"相关条目如艾、艾叶、艾实、艾绒及其艾叶制剂等达 16 条之多，该书记载："（艾叶）生温，熟热，苦，无毒。"现代出版的最为重要的几部中药专著对艾叶的毒性记载也不一致，《中药大辞典》载其"性味：苦辛，温"，《中华本草》载"性味：味辛、苦；性温"，该二书收载有毒药物一般都会在性味项下标明"有毒""有小毒"等，没有标明的表示该药为无毒品种。高等医药院校教材《中药学》载艾叶为"苦辛，温，有小毒"。《全国中草药汇编》载："性味：辛、苦，温；有小毒。"并在"备注"栏收载了艾叶中毒的例子。《中华本草》虽然把艾叶列入无毒中药类，但在"艾叶"项下"毒性"栏记载有："口服干艾叶3~5g可增进食欲，但大剂量可引起胃肠道急性炎症，产生大量恶心呕吐，若大量吸收后可引起中枢神经系统过度兴奋，出现谵妄、惊厥及肝损害等。由于神经反射性的变化，以及血管壁本身受损，可招致子宫充血、出血，妊娠时甚至流产。"可见，近现代对艾叶毒性的记载也是很乱的。

《毒药本草》收载了艾叶，但该书收载的"毒药"品种太多，达903种，如三七、延胡索、麻黄、鱼腥草等常用的无毒中药都作为有毒药物收载，在该书的"凡例"中有这样的记载："对古代认为无毒，现代有中毒报道，经过毒性试验证实确有毒性者，皆予以收录，以提请注意或更进一步研究，如人参、何首乌、大黄、肉豆蔻、艾叶等。"在艾叶项下"按语"栏目中有这样的描述："艾叶，古人未言其有毒，近人发现使用不当可致中毒甚至引起黄疸性肝炎乃至死亡，可见其有一定毒性，可归入有毒范畴。"该书还收载了艾叶中毒致死的典型案例："一例患者口服艾叶煎剂500mL，服后30分钟出现中毒症状，干渴，腹痛，恶心，呕吐，继而全身无力，头晕，耳鸣，谵妄，四肢痉挛，严重者可致瘫痪，病情迁延则有肝脏肿大及黄疸，最后死亡。（王炳森·中华内科杂志1955年12期）"可见，近代关于艾叶毒性问题的认识变化与艾叶中毒致死事件有密切关系。这一点从《中国药典》的记载变化中也可以看到。

1963年版《中国药典》首载艾叶"苦、辛，温"，未注明其有毒。1977年版《中国药典》（一部）记载艾叶性味是"苦、辛，温；有小毒"。之后，1985年版、2000年版、2005年版、2010年版和2015年版《中国药典》（一部）均载艾叶"有小毒"。1963年版《中国药典》（一部）是参考历代本草对艾叶性味的记载而载其无毒，当时虽已有艾叶中毒致死的报道，但并未引起重视，至编写1977年版《中国药典》（一部）时才关注到艾叶中毒致死的案例报道，故将其列为"有小毒"药物范畴。

艾叶毒性引起人们重视的除了前面提及的一例过量服用艾叶煎液致死事件外，江苏建湖县公安局董金和报道了另一例服用陈艾6根（含艾叶和艾茎重约80g）煎煮成350mL浓汁，服用后10分钟出现中毒症状，经给予葡萄糖静滴、肌注阿托品救治无效一小时内死亡的病例［董金和．刑事技术，1988，（2）：42］。这种剂量的艾叶，如此之快的死亡，就连报告者也觉得奇怪，并认为是否与陈艾理化特性发生改变，或是茎中的艾叶油含量大相关。董金和应该是法医，对中药的特性并不了解，实际情况恰恰与他的认识相反，陈艾的挥发油含量应该更低，艾叶茎的挥发油含量比叶要低很多，更不应该出现中毒反应。这二例致死的病例因当时的记载不全、时间久远而很难有说服力。

除此之外极少看到艾叶引起毒性的，尤其是肝毒性的报道，笔者曾咨询过我国专门收治中草药致肝毒性疾病的解放军302医院，他们建立的数据库内有众多因服用中草药致肝毒性的病例，但未见因服用艾叶所致的肝毒性住院病例。在我国的药物不良反应数据库中也极少见到因服用艾叶致中毒或肝毒性的报告。笔者2016年1月在中国知网上以"艾叶""蕲艾"为关键词搜到相关文章623篇，仅有1篇与临床应用艾叶中毒有关：患者，女，39岁，因双眼红肿，自认为是民间的"风气病"；1991年6月26日傍晚，取洗净干燥艾叶约30g、干辣蓼约30g、干枫球子约50g，加水1000mL煎至100mL口服，另煎水洗澡。服汤后半小时出现恶心呕吐、大汗淋漓、面色苍白，即于当晚送入医院。体检：T 36℃，P 68次/分，R 16次/分，BP 14/8kPa；神志清楚，面色苍白，皮肤湿冷，面部、四肢肌束震颤，瞳孔两侧对称、针尖大小，呼出气无异味，肺心无异常发现。实验检查：血、尿、大便常规正常，肝肾功能正常，血清胆碱酯酶活性15u（本院正常值30～80u）。入院后立即输液、利尿及静注阿托品救治，三日后出院。报告者认为患者服药后半小时出现类似于有机磷农药中毒的M样和N样作用症状，经核实患者无农药接触史，故其中毒与用药过量有关（本例患者用量超过限量三倍），或是复方汤剂中产生了具有抑制胆碱酯酶活性的物质所致［刘江玲，卢慕舜．江西中医药，1992，23（8）：37］。从这例中毒患者的情况看应该是与艾叶无关的，报告者的假说"复方汤剂中产生了具有抑制胆碱酯酶活性的物质所致"也是不可能的，而且患者的肝肾功能均正常，可见该例中毒反应与艾叶是无关的。同时笔者又在万方网、维普网上搜到"艾叶"相关文章700多篇，除了有10多篇关于艾叶毒性的实验研究文章外，没有见到临床报道中有其他艾叶中毒或毒副作用的文章。

近年来关于艾叶毒性实验研究较多，有10多篇文章发表，这些关于艾叶毒性的实验研究已经不仅仅局限于常规的急性毒性、亚急性毒性或慢性毒性研究，国内学者对于艾叶引起的肝肾毒性、胚胎毒性、遗传毒性都有相关深入的研究；研究对象也不仅限于整体动物，也有延伸到细胞水平，并且对于艾叶一些毒性的内在机制、量－时－毒关系、发挥效用的安全范围等都做了一定的探讨。但这些实验中一些结果表明艾叶是有一定的肝毒性的，尤其是艾叶挥发油，而另外一些实验表明艾叶是无毒的，甚至还有预防其他药物所致肝毒性的作用。有毒的实验中所用的艾叶都是生药单味给药，且用量是临床常用量的10多倍至200多倍。而中医临床上所用艾叶都要炮制、配伍，中医食疗上所用艾叶都要进行预处理（除毒性及刺激性成分），制成食品后还要蒸煮煎炸（能除去毒性成分），且用量是有限的。因此，考察艾叶毒性不能单纯采用现代的研究方法，不能孤立地"就毒性论毒性"，而应综合考虑中医药临床和中医药食疗的配制方法及应用特色，将其放在功效（适应证）和中医的"证候"中进行综合评价和科学认知，这样的研究结果才具有说服力。但不管怎样，在临床应用艾叶内服时，还是要重视和关注其"毒性"对人体的安全性，尽量避免过量或长期使用。

三、禁忌

关于艾叶的禁忌，古今本草医籍均有记载。明·李中梓《本草征要》载有"按艾性纯阳香燥，凡血燥生热者禁与"的禁忌。清代对艾叶的禁忌记载较多，如《本草备要》载："血热为病者，禁用。"《本经逢源》载："阴虚火旺，血燥生热，及宿有失血病者为禁。"清·吴仪络《本草从新》载："纯阳香燥，凡血燥生热者禁与灸火，亦大伤阴血，虚者宜慎。"《得配本草》载："产后血虚生热、阴虚火动血燥者，禁用。"《本草述钩元》载："性气燥热，凡胎动不由于寒，下痢非单湿为病，崩中经漏不孕不由于风寒入子宫，法并忌之。"

清·凌奂在《本草害利》中对历代本草医籍所载艾叶的禁忌进行了总结，他指出："（艾叶）纯阳香燥，凡血燥生热者，禁用。与灸火，亦大损阴血，虚者宜慎。胎动不安，由于热而不由于寒；妊娠下痢脓血，由于暑湿；肠胃热甚，而非单湿为病，崩中由于血虚内热；经事失期，由于血热；吐衄血由于血虚，火旺由于鬼击中恶；霍乱转筋，不由于寒邪，而由于脾胃虚弱凝滞，或由于暑湿所致；不孕由于血虚，而不由风冷袭入子宫者，法并忌用。"

现代对艾叶禁忌的论述则相对较少，仅见于少数医药专著中有记载，且内容极少，多限于"阴虚血热者慎用或不宜"之类，如《中药志》《中药大辞典》等。而一些重要的药学专著如《全国中草药汇编》《中国药典》等均未提及艾叶的禁忌，足见艾叶的禁忌并不是十分重要的。但对"艾叶药性温燥，阴虚血热者慎用"的禁忌也不容忽视，尤其是在中医临床用药时当予以考虑和遵循。

第四章 艾叶的炮制

大多数中药在临床使用前必须经过特定的炮制处理，才能降低或消除毒副作用，从而符合临床治疗需要，充分发挥药效达到最佳治疗效果。药物炮制是中药应用于临床治疗非常重要的一个环节，对于各类药材不同的药性和治疗要求均有相应的炮制方法。艾叶亦是如此，不同的炮制方法和炮制效果将直接影响艾叶的临床疗效，因此，炮制对艾叶质量的影响是不言而喻的，历代医家对艾叶的炮制都十分重视。

第一节 艾叶炮制的历史沿革

艾叶的药用历史较早，故其炮制方法也有较早的记载，艾叶的炮制主要分为净制与切制、炮炙、制艾绒三大类，现将这三大类炮制方法的历史沿革介绍如下。

一、艾叶净制与切制的历史沿革

古代文献中最早提及艾叶须净制的是宋代的《太平惠民和剂局方》，载有"去枝梗""拣净"等净制方法，至明代后期医家龚廷贤在前人的基础上提出了还须"去筋梗""去根"，《证治准绳》也提出了"揉去尘土，择净枝梗"等净制要求。现代对艾叶净制要求仍未超出上述范围，如《中国药典》（2010 年版）亦载有"除去杂质及梗，筛去灰屑"的净制要求。

在切制上，唐代最早记载了"捣令细"及"先炒细擘"，也就是炒后用手将其擘开的炮制方法。宋代则有"细锉""切""杵成茸""碾末"等方法，随后又有"捣烂""打烂"等方法。

在宋代寇宗奭还提出了"和米粉少许可捣为末"，明代李时珍也
介绍了"入茯苓三五片同碾，即时可作细末"等将艾叶碾细的方
法。至清代又有"浸捣"的方法。现代文献和实际应用中已无切
制这一炮制工序要求，但用全草入药者则仍需切制，如《药材
学》载："切制、炮制……全草——切成 1cm 以下之厚片，如太
硬可先洗之，稍润软再切，切后晒干。"在广东等少数地区习惯
以带叶茎枝入药，仍须进行切制。

二、艾叶炮制的历史沿革

最早记载艾叶炮炙方法的是汉代的《华氏中藏经》，根据其
成书年代推测，汉代临床应用的就有艾叶炮制品。但汉代记载艾
叶的炮制方法比较单一，仅"炒法"一种。至唐代除沿用炒法
外，又出现了一些其他制法，如制炭、熬、炙、焙干等。宋代是
艾叶炮制革新鼎盛期，除继承上述的炮制方法外，还发展了"米
醋煎""糯米炒""醋蒸""焙干""醋炒""硫黄制"等炮制新
方法，且在炮制程度上也有所记载，如炒制的"微炒""炒黄"
"炒焦"等，创建了若干炮制工艺，发展了艾叶的炮制理论。金
元时期增加了盐炒法，但临床上以醋制艾叶为主要炮制品，其炮
制工艺更为合理完善。明代在艾叶炮制的发展上处于全盛期，新
增"酒制""酒醋制""香附酒醋制""枣制""米泔制""盐制"
等 6 种炮制方法。明代对艾叶的炮制质量也有明确要求，如制炭
须"存性"。并有了"炒令香熟""炒黑"等炒制程度的记载。
清代在炮制方法上几乎没有大的发展，大多数是沿用唐、宋时期
的炮制方法，常采用的是制炭法、酒洗、硫黄制等方法；但在炮
制理论、炮制与药性作用等方面提出了一些新的见解。

三、熟艾炮制的历史沿革

熟艾即艾绒，把艾叶制成绒在灸法中应用在我国历史比较
早，现存的文献中以《庄子·盗跖》最早提及，如孔子对柳下季
说："丘所谓无病自灸也。"《孟子·离娄》里也提到"今人欲王

者，犹七年之病，求三年之艾也。"这里的"艾"显然是指艾灸。但艾绒制作最早的记载见于唐代《备急千金要方》，谓"凡用艾叶，须用陈久者，治令细软，谓之熟艾"，说明熟艾是由生艾加工制成的细软艾绒。事实上早在唐之前的梁代就将艾叶加工成灸治疾病的艾绒。陶弘景《本草经集注》载艾叶："捣叶以灸百病。""捣叶"即是将艾叶捣制成绒的一种原始的制绒方法。其后的制熟艾方法与此大同小异，多是"捣令碎""杵成茸""捣烂""揉捣如绵""捣成绒"等。但不同时代其具体制绒有所不同，如明代艾绒的制法是"拣取净叶，扬去尘屑，加入石臼内木杵捣熟，罗去渣，取白者，再捣，至柔烂如绵为度"。至清代艾叶常用的制绒法是"用粉糊浆透，日干，杵去粉并叶屑，则成白绒，谓之熟艾"。现代的制绒方法则是取净叶，碾成细绒，筛去灰屑即成。

古代大多文献记载都是在熟艾的基础上进一步炮制而入汤丸散剂，当然用得最多的当是用于艾灸，现代则只将熟艾作为制作艾灸所用艾条、艾炷的原料使用，极少用艾绒入汤散丸剂药用的。

第二节　艾叶的炮制方法及理论

艾叶的古今炮制方法较多，据初步统计近 20 种，但大多数炮制方法只是古代有记载而已，现今已不使用了。现将艾叶的炮制方法总结归纳为古代和现代两部分分述之。

一、古代的艾叶炮制方法

将古代艾叶的炮制方法进行总结，归纳为以下几个方面：

（一）净制

去枝梗（宋·《和剂局方》）。拣净（宋·《卫生家宝产科备要》）。拣取净叶，扬去尘屑（明·《本草纲目》）。择净枝梗，取叶（明·《证治准绳》）。去根（明·《寿世保元》）。

（二）切制

捣令细（唐·《千金要方》）。细锉（宋·《太平圣惠方》）。切（宋·《产育宝庆集》）。杵成茸（宋·《和剂局方》）。捣烂（元·《世医得效方》）。打烂（明·《普济方》）。若入白茯苓三五片同碾，即时可作细末（明·《本草纲目》）。揉碎（明·《本草蒙筌》）。揉如絮用（明·《本草品汇精要》）。揉捣如绵（明·《本草纲目》、清·《本草备要》）。揉熟（明·《证治准绳》）。浸捣（清·《温热暑疫全书》）。家用之得米粉少许，可捣为末（清·《修事指南》）。

（三）炮炙

1. 熟艾　须用陈久者，治令细软，谓之熟艾（唐·《千金要方》）。木杵捣熟至柔烂如绵为度（明·《本草纲目》）。揉捣如绵，谓之熟艾，炙火用（清·《本草从新》）。

2. 制炭　烧作灰（唐·《千金要方》）。醋拌，炙焦（金元·《丹溪心法》）。炒黑（明·《万氏女科》）。烧存性，为灰（明·《万氏女科》）。火烧存性（明·《济阴纲目》）。炭（清·《吴鞠通医案》《妇科女尺》《临证指南医案》）。

3. 熬制　熬（唐·《千金翼方》）。

4. 绞汁　取一束捣取汁，铜器中煎如漆，密封之勿令泻（唐·《千金翼方》）。取叶捣汁饮（宋·《证类本草》）。

5. 炙制　炙（唐·《外台秘要》、宋·《圣济总录》）。

6. 醋制　①醋煎：二两以米醋二升煎如膏（宋·《太平圣惠方》）；取艾叶如鸡子大，以头醋四升，煎取两升（金元·《证类本草》）。②醋煮：醋煮，炒干焙为末（汉·《中藏经》）；用醇醋浸经七日，干净锅内用火煮令醋尽，就炒干研为细末（金元《活幼心书》）。③醋焙：用米醋洒湿，压一宿，以文武火焙干为末（宋·《圣济总录》）。④醋炒：醋炒，糯米糊调成饼，焙干为末；先去枝梗，杵成茸，以稀糯米粥拌匀，焙干用或慢火炒使，恐难捣（宋·《和剂局方》）；醋浸炒（明·《济阴纲目》）。⑤醋蒸：醋调面成饼，甑上蒸熟焙干（宋·《类编朱氏集验方》）。

7. 炒制 炒（汉·《华氏中藏经》）。微炒（宋·《太平圣惠方》《圣济总录》，明·《医学纲目》）。锉碎，炒黄（宋·《卫生家宝产科备要》）。炒焦，取细末（宋·《女科百问》）。

8. 米制 研，糯米稀糊拌匀，炒熟，趁热，入碾末之（宋·《圣济总录》、明·《普济方》）。

9. 焙制 焙（明·《证治准绳》《万病回春》）。焙干为末（宋·《太平惠民和剂局方》）。切焙黄（宋·《全生指迷方》《产育宝庆集》）。

10. 盐制 盐炒（元·《卫生宝鉴》）。盐散（明·《医学纲目》）。盐水炒（清·《女科切要》）。

11. 药汁制 ①酒醋制：打烂，砂石铫内多酒少醋，炒令香熟（明·《普济方》）；半酒半醋炒（清·《妇科玉尺》）。②香附、酒醋制：去梗筋二两，同香附用陈醋老酒煮一时，捣烂焙干（明·《济阴纲目》）。③硫黄制：须干捣去青滓取白，入石硫黄末少许，谓之硫黄艾条（清·《修事指南》）。入硫黄为硫黄艾，灸家用（宋·《本草衍义》）。

12. 酒制 酒煮（唐·《千金方》）。先去梗，焙燥碾烂，以马尾罗隔去灰末，只留黄。先称分量，却用糯米粉打糊捏成饼子，炙黄用，或以酒炒亦可（宋·《妇人大全良方》）。生艾蒿数升，水、酒共一斗，煮取四升，取艾叶如鸡子大，酒三升，煮取一半（宋·《证类本草》）。酒炒（明·《奇效良方》）。酒洗（清·《良朋汇集》）。

13. 枣制 揉去尘土，择净枝梗，取叶称五两，先用大肥淮枣一十二两，砂瓶内煮烂，去核，同艾叶一处捶烂如泥，捻作薄饼子，猛火焙干，乘热急碾为末（明·《证治准绳》）。

14. 泔制 米醋（泔）浸七日，将米泔慢火煮半日，焙干为末（明·《宋氏女科秘书》）。米泔浸（清·《女科切要》《妇科女尺》）。

15. 鲜品　煎服宜鲜者（清·《本草备要》）。

二、现代的艾叶炮制方法

现代的艾叶炮制方法基本是古代炮制方法的延续与发展，并且因炮制地方流派不同而形成了一些具有地方特色的炮制方法。

（一）净制

除去杂质及梗，筛去灰屑（《中国药典》2010 年版）。

（二）切制

取原药，切成两节，按大小分别放盆内，加水浸泡至透，洗净闷润，去根，切 3cm 长段，晒干（河南）。

（三）炮炙

1. 炒焦　取艾叶或艾绒，用微火炒至微焦，喷淋清水，灭净火星，取出（河南、浙江、江西）。

2. 制炭　①炒炭：取净艾叶，置锅内，用武火炒至表面焦黑色，喷淋清水少许，取出晾干，备用（《中国药典》1977 年版）。②砂烫艾叶炭：将净砂置锅内，武火加热至翻动较滑利，有轻松感后，投入净艾叶，翻炒至外表焦褐色，取出，筛去砂，摊晾，备用。③醋制艾叶炭：将净艾叶置锅内，加热，翻动，使药材均匀受热，待热到一定程度时，用明火将锅内艾叶燃着，并快速翻动，令其全部燃烧，待药材全部烧至黑色时，浇入醋液，翻动，使火全部熄灭，取出晾凉。操作中应注意以下几点：燃烧中要勤翻动，令其均匀燃烧。认真观察火候，一到所需程度，及时浇入醋液，避免灰化。出锅后待其完全冷却后，方可收入药房，以免复燃。④扣锅煅艾叶炭：净艾叶按传统扣锅煅法武火煅 2 ~ 2.5 小时，至成品外表呈黑色，凉后，取出，备用。⑤煅炭：取净艾叶放锅内，用闷火煅黑。如因热度高而燃烧，洒少许盐水可止

（厦门）。

3. 醋制 ①取净艾叶置锅内用武火炒至表面焦黑色，喷醋炒干，取出，晾干。每艾叶 100kg，用醋 15kg（《中国药典》2010年版）。②取净艾叶，加醋拌匀稍闷，置锅内炒至微焦取出，放凉。每艾叶 100kg，用醋 10 ~ 15kg（《中国药典》1963 年版）。③取净艾叶，用醋拌匀，至醋被吸尽，蒸透晒干。每艾叶 100kg，用醋 15kg（厦门）。④取净艾叶，加入 15% 的醋（每 100g 艾叶加醋 15g），加入前与适量水混匀，淋入净艾叶中拌匀，闷润至醋被吸尽，220℃（锅底温度）炒制 28 分钟（山东省中医药研究院）。

4. 酒制 取艾叶置锅内，用文火炒至焦黄色，用黄酒喷匀，取出放凉。每艾叶 500g，用黄酒 90g（河南）。

5. 蜜制 先将蜜熔化，沸腾过筛，再加热至起泡呈老黄色，将艾叶倒入，炒至微黄不粘手为度。每艾叶 1kg，用蜜 0.4kg（河南）。

6. 制艾叶 取艾叶，每 500g 加入盐、醋、姜、酒混合液120g（2% 盐水 30g，醋 30g，生姜汁 30g，酒 30g）拌匀，或仅用姜汁、酒，拌匀吸尽后，蒸 2 小时，晒干即得（广东）。

7. 制绒 ①取净艾叶捣成绒，筛去粉末，拣去叶脉、粗梗（《全国中药炮制规范》）。②采用高速粉碎机，选用孔径 2mm 的筛板，将净选干燥的艾叶粉碎为粗末成绒状。③电动粉碎机制备艾绒，不用任何筛片，将净选干燥的艾叶徐徐投入投料口，开机粉碎，2500g 艾每次约 2 分钟，重复 2 ~ 3 次。最后将制得的艾绒筛去灰屑，捡去枝梗即可。④转盘式切药机制艾绒。先将切药机装上废旧无刃不锋利的刀片，艾叶通过净选后，100kg 喷 2kg 水润软；调切片厚 1.5mm，进料口与刀口间距 1mm；如一次切出太粗不符合要求，可重切制一次。除去叶柄、叶脉、残渣，干燥，筛去灰屑即得。

三、艾叶的炮制理论

古代对艾叶炮制作用的最早目的是为了方便制剂，至明代已认识到艾叶不经炮制的危害性。如《本草纲目》即载："若生艾灸火，则伤人肌脉。"同时，还认识到，通过炮制可改变艾叶的性能，如明代的朝鲜医家许浚在《东医宝鉴》中提到："艾叶…其性生寒熟热。"《本草通玄》载："生用则凉，熟用则热。"清代汪昂在《医方集解》中即指出："调经加醋艾。"《高崖遵生全书》中则认识到"醋炒治其燥偏，酒制益其焰性"。可见，在古代，医学家就认识到了艾叶炮制不仅仅是为了方便制剂，也是为了改变药性和减弱或清除临床上出现的副作用，以提高临床疗效。

古代对艾叶炮制作用的具体认识主要有以下几个方面。

1. 入石硫黄少许，谓之硫黄艾，灸家用之。得米粉少许，可捣为末，入服食药用（明·《本草纲目》）。

2. 凡用艾叶，须用陈久者，治令细软，谓之熟艾。若生艾灸火，则伤人肌脉……用时焙燥，则灸火得力，入妇人丸散，须以熟艾（明·《本草纲目》）。

3. 入药用新，灸火用陈（明·《炮制大法》）。生用则凉，熟用则热（明·《本草通玄》）。生则温，熟则热（清·《本草求真》）。芳香可以入血，辛热可以解寒，故生者能理血，解散风寒湿邪。或炒黑，或揉熟，能温暖下元……生者能散，熟者能守（清·《本草便读》）。

4. 艾叶醋制首见于宋代，认为"入妇人丸散熟艾醋艾"。调经加醋艾（清·《医方集解》）。醋炒治其燥偏，酒制益其焰性（清·《高崖尊生全书》）。

5. 灸下行，入药上行（清·《得配本草》）。

6. 煎服宜鲜者生用，或烧炭入女科（清·《本草害利》）。

现代对艾叶炮制作用认识虽不完全一致，但也都是在前人基础上的发展，而且有了更深一步的认识。《中药炮制经验集成》

载："（艾叶）生用温经通络，炒制暖宫安胎，醋制收敛止痛，制炭用于散寒止血。"《中药学》载："（艾叶）用于温经止血，多炒炭用。"《中药材商品知识》载："生者性温能散，醋炒止痛、安胎；炒炭增强止血作用。"《中国药典》（2010 年版）载："醋艾炭温经止血，用于虚寒性出血。"《新编中药炮制法》认为："艾叶中主要含有挥发油，油中主要成分为桉油酚、侧柏酮、倍半萜烯醇等，侧柏酮为神经性毒物，经炒炭后大部分被破坏，毒性降低，同时由于炭素的吸附作用，增强了温经止血作用。"

第三节　艾叶炮制方法的改进及研究

为了改进艾叶炮制工艺，提高炮制质量，研究炮制工艺、作用和机理，不少医药工作者对此做了大量工作，取得了许多新的进展，现介绍如下。

一、艾叶炮制方法的改进

艾叶炮制方法的改进主要有以下几种：

1. 砂炒艾叶炭　传统艾叶制炭方法多是用武火清炒，此法具有如下弊端：①艾叶采用武火清炒，因药物与受热器接触面不均匀，炒制过程中艾叶成团成块，而易造成有的已炭化，有的还为生片；②艾叶系叶类药材，质轻，炮制火候不易掌握，易燃烧，即使立即喷水也容易粘锅，又有炒不透的缺点，且炭末灰化多，浪费大，损耗率高；③色泽不均匀，成品质量差；④炒时烟雾大，刺激咽喉，烟熏眼睛，不易观察成品的色泽和质量。

为了提高质量，采用砂烫法炮制艾叶炭，降低损耗，现将传统的武火清炒法改为砂烫制法，并与清炒法进行比较研究。具体方法：先将艾叶拣去杂质、幼枝及黑色叶，并把团块撕开，再将河砂置锅内用武火加热至 150 ~ 200℃（使砂子翻动滑利，有轻松感后），倒入艾叶，不断翻动，炒至表面呈焦褐色即快速出锅（其砂温应控制在 250℃ 以下），用铁瓢捞起，筛去油砂，立即喷醋灭火星，用手快速拌匀，摊开晾干即得。并与清炒法进行了比较，结果如下表（表4-1）。

表4-1　艾叶炭不同炮制方法色泽、质量和损耗比较表

分组	设备	工艺	火候（温度）	色泽	质量	损耗率%
1	敞口铁锅	清炒	武火（160℃~220℃）	焦黑	生片炭末多	30
2	敞口铁锅	砂炒	武火（160℃~220℃）	焦褐	成品完整无生片	10

结果表明，用武火砂炒损耗率降低20%，并避免了"不及"或"太过"，而质量又符合标准。经多年的实践证明，用武火砂炒效果是满意的，质量是稳定的。此外，砂炒法还有如下特点：①砂炒受热均匀，以河砂为导热媒介体，增大了药物受热面积，避免了燃烧和生片现象。②易于掌握火候，能提高炮制品的质量，克服了炭化和炭末多的问题。③色泽均匀美观，成品完整，损耗率低，节约药材；有利于贮藏保管。④烟雾小，较清炒法洁净卫生，且有利于观察成品的色泽及质量。

为了保证艾叶炮制品的质量，砂炒时还应注意以下几点：①每锅不宜炒的过多，火候不宜过猛。②每炒一至二锅后，砂内应滴入一至二滴菜油，使油砂滑利不滞，又能保证艾叶色泽光滑。③烫药、出锅、筛药，动作要快，有条不紊，筛去油砂后，立即喷水摊开，以防余热使艾叶炭化。

2. 焖煅法制艾叶炭　针对清炒法制艾叶炭存在的不足，将制艾叶炭的方法改为焖煅法，取得了较好的效果。

具体方法是：预先准备一个大口坛子和一个砂袋包。用火把锅烧热，然后把生艾叶倒入锅内，用锅铲把艾叶压紧、压平，扣上铁锅盖，锅盖上贴一张小白纸条，然后用武火进行焖煅，烧至铁锅盖上白纸焦黄为最佳时间，立即退火出锅，把炮制好的艾叶炭迅速铲入坛子里，及时用锅铲把艾叶炭层层压紧，立即盖上砂袋包封闭，防止艾叶炭在坛子里灰化。

工艺改进后的优点是：①炮制出的艾叶炭不易灰化，且便于操作；②有利于操作人员的身体健康；③焖煅出的艾叶炭经临床

验证止血作用较强，符合药品质量要求。

3. 先炒后焖法制艾叶炭　本品炒炭常规要求为"用武火炒至外表焦黑色"，由于艾叶质轻，火候不易掌握，如按常规炮制到表面焦黑色时，内部也基本呈焦黑色，也就失去药物的"存性"了。根据经验将其改为先炒后焖法制炭，效果较好。

方法：取药材艾叶，拣去杂质及梗，备好毛刷一把，一碗清水，将锅加温至适度，将艾叶置于锅内，用铁铲上下翻动，以武火炒至外表黑褐色，出现黄烟时，迅速用锅盖盖严，使药与空气隔绝，以防止药物燃烧，马上改用文火，焖煅 1 分钟，开盖，用毛刷迅速喷洒少量清水，取出放凉，隔夜备用。

通过这种方法炒的艾叶炭，既保证了艾叶炭"存性"，防止药物的灰化，又提高了药品质量。

4. 滚筒式炒药机炒醋艾炭　为了解决清炒制醋艾炭存在色泽不均匀，不易控制火候，炒制程度不一等问题，选用 CY – 2 型滚筒式炒药机炒制醋艾炭，效果较好。

方法：将艾叶用手揉搓呈松散状态，使其不成团，除去杂质及梗，筛去灰屑，把 2.5kg 左右艾叶倒入滚筒式炒药机内，转速为 25 转/分钟，先用文火徐徐加热，慢慢改用武火，待开始冒黄烟时将准备好的醋液均匀地喷到艾叶上（每 100kg 艾叶用醋 15kg，加适量凉开水），再用文火加热，第二次冒烟时取样观察，艾叶表面焦黑色，再喷醋液，迅速出锅。

采用滚筒式炒药机炒出的醋艾炭色泽均匀，没有"花脸"现象，平均得率为 78.72%，能达到炒炭存性的要求，一般 20 分钟左右可炒一锅。

5. 鲜品或干品闷润后炒炭　将艾叶鲜品去净枝梗及杂质，置锅内，用两根直木棒不断翻动，用中火炒至外表焦褐色，立即取出，摊开晾凉；若为干品，先加入适量清水拌匀，闷润，直至全部润透后，置锅内，如上法炮制到规定程度。

鲜品炒炭方法，在操作过程中，几乎没有火星产生，烟雾也大大减少。炒制过程中减少了空气污染，便于操作，而且易于掌握"炒炭存性"。药物灰化率降低，减少了浪费。并且鲜品炒炭方法优于干品闷润后炒炭方法，干品闷润后炒炭优于传统炒炭法。

6. 烘法制炭　取净艾叶，置搪瓷盘内摊匀（厚 1 cm），置电烘箱内以 180℃烘 10 ~ 20 分钟及 200℃烘 10 分钟，成品外表焦褐色为佳。该法具有操作简便、质量易控制、药材损失少、较清炒法卫生等优点。

二、艾叶炮制的研究

艾叶炮制的现代研究主要集中在炮制工艺的比较研究和炮制作用的研究两个方面，通过有效成分和药理实验比较，探讨炮制机理，优选最佳炮制工艺，为合理加工炮制艾叶提供科学依据。

桉油精是艾叶的主要有效成分，炮制对其在艾叶中含量影响较大。蒋丽萍等为了观察不同炮制方法对艾叶中桉油精含量的影响，采用毛细管气相色谱法对市售 9 家中药饮片厂生产的 11 批炒艾叶和 12 批艾叶炭中桉油精含量进行了对比考察。结果显示，11 批炒艾叶中桉油精含量在 5.6 ~ 78.2μg/g 之间，12 批艾叶炭中均未检出桉油精。而这 11 批不同厂家的炒艾叶中桉油精含量差异跨度较大，说明艾叶在炮制过程中对加热温度的控制很重要，如果操作不当会因为温度过高造成桉油精大量损失或是完全挥发，所以炮制工艺是控制艾叶炮制品质量标准的关键，也是保证临床用药安全有效的前提。宋文涛等对生艾叶及醋艾炭中的挥发油成分进行比较，探讨艾叶经炮制后毒性降低的机理。以水蒸气蒸馏法提取挥发油，采用气相 - 质谱联用法对其化学成分进行鉴定。结果表明，生艾叶及醋艾炭挥发油得率分别为 0.35% 和 0.015%，生艾叶挥发油检出并鉴定 44 个成分，醋艾炭挥发油鉴定 47 个成分，推测生艾叶炮制成醋艾炭后，挥发油含量及化学成分发生很大变化，毒性降低可能与此有关。

蒋纪洋等对艾叶的不同炮制品生艾叶、炒焦、炒炭、醋炒炭等进行了比较研究，艾叶不同炮制品的挥发油及鞣质含量如表

4 - 2 所示。

表 4 - 2　艾叶不同炮制品挥发油及鞣质含量比较表

炮制方法	收得率		挥发油		鞣质	
	（％）	P 值	含量（％）	P 值	含量（％）	P 值
生艾叶	100		0.48		2.20	
炒焦	84.92	<0.001	0.15	<0.01	1.38	<0.01
炒炭	73.58	<0.001	—		3.81	<0.01
醋艾炭	74.83	<0.001	—		2.73	<0.01
焖煅炭	65.86	<0.001	0.25	<0.01	3.39	<0.01

对不同炮制品也进行了凝血药理实验比较，方法及结果如下：

药液制备　各精密称取 5 种样品 100g，加蒸馏水 400mL，煎煮 2 次，第一次 40 分钟，第二次 30 分钟，过滤，合并滤液，浓缩至 200mL，即每 1mL 药液相当于原生药 0.5g，再进行过滤，即得浓度为 50% 的澄明药液，备用。

凝血实验　选取小白鼠 48 只，体重 18～24g，雄雌未分，随机分 6 组：生艾叶、炒焦、炒炭、醋艾炭、焖煅炭给药组和蒸馏水对照组。采用小白鼠剪尾法，在室温 25℃ 条件下进行实验，结果如下表（表 4 - 3）。

表 4 - 3　艾叶不同炮制品凝血作用比较

	动物只数	平均凝血时间（分）		t 值	P 值
		给药前	给药后		
生艾叶	7	3.29	2.50	1.93	>0.05
炒焦艾	8	4.50	3.25	2.15	>0.05
炒炭艾	8	2.00	0.88	3.33	<0.05
醋艾炭	8	3.75	2.69	2.86	<0.05
焖煅炭	8	2.13	1.19	6.25	<0.01
蒸馏水	9	2.89	2.83	0.43	>0.05

以上实验结果表明，不同炮制方法对艾叶挥发油和鞣质含量均有影响。挥发油含量：各炮制品均比生艾叶低，炮制品中以焖煅炭挥发油含量最高。这可能与制炭时采用密闭焖煅有效成分损失减少有关。鞣质含量：炒焦艾较生艾叶低，可能与鞣质客观存在热破坏损失有关。而 3 种炭制品均较生艾叶相对含量增加，并具有极显著性差别（$P < 0.01$）。动物止血实验结果表明：小白鼠给药前后凝血时间比较，生艾叶、炒焦艾无显著性差别（$P > 0.05$）；炒炭艾、醋艾炭具有显著性差别（$P < 0.05$）；焖煅炭则具有极显著性差别（$P < 0.01$）。因此，可初步证明艾叶制炭后可加强止血作用，而焖煅炭艾止血作用最强。

综上所述，艾叶制炭后止血作用加强，似与其挥发油含量降低、鞣质含量相对增高有关。实验结果可说明艾叶制炭后能增强其止血作用的传统理论是有科学道理的。鉴于艾叶炒炭，产生的烟雾较大，不利于操作人员的健康；又据初步实验结果证明，焖煅炭止血作用最强，还可克服烟雾大的缺点，故建议艾叶制炭方法改用焖煅法。

张华等对艾叶生品、炒炭品、砂烫品及煅炭品进行了化学成分及药理试验的比较研究，不同炮制品的性状、成品率及成分含量如下表（表 4 - 4、表 4 - 5）。

表 4 - 4　不同炮制方法艾叶炭性状及成品率比较

炮制方法	样品重（g）	时间（分）	产生烟雾	成品性状	成品重（g）	成品率（%）
炒法	200	10 ~ 15	浓烟	外表焦褐色，显叶形，灰化多，颜色不匀	141.42	70.71
砂烫法	200	9 ~ 10	微烟	焦褐色，显叶形，无灰化，颜色均匀一致	151.64	75.82
煅炭法	200	120 ~ 150	无烟	全黑，显叶形	119.78	59.89

表4-5 生艾叶及各炮制品水溶性浸出物和挥发油含量比较

样品	浸出物干重（g）($\bar{x} \pm SD$) $n=6$	浸出率（%）($\bar{x} \pm SD$) $n=6$	P 值	挥发油含量（mL/g）($\bar{x} \pm SD$) $n=4$	P^* 值
生艾叶	0.1237 ± 0.0017	15.46 ± 0.09		0.40 ± 0.03	
砂烫艾叶炭	0.1478 ± 0.0104	16.20 ± 0.34		0.15 ± 0.02	
炒艾叶炭	0.1041 ± 0.0029	12.06 ± 0.22	<0.05	0.16 ± 0.04	>0.01
煅艾叶炭	0.0911 ± 0.0006	10.96 ± 0.18	<0.01	0.21 ± 0.02	<0.05

注：P 值、P^* 值指样品与砂烫品的比较值。

凝血实验方法及结果 精称上述4种样品各50g，加蒸馏水200mL，煎煮2次，第一次煎40分钟，第二次煎30分钟，过滤，合并滤液，浓缩至100mL，每1mL药液相当于原生药0.5g，再进行过滤，备用。选取昆明种纯系小白鼠40只，体重18.48 ± 0.23g，雌雄未分，随机分给药组及生理盐水对照组共5组，均按0.2mL/10g灌胃给50%浓度的药液和生理盐水，采用毛细玻璃管法在室温25℃条件下进行实验，观察凝血时间，结果见表4-6。

表4-6 生艾叶及各炮制品对小白鼠凝血作用比较

组别	剂量（mL/10g）	动物数（只）	给药40分钟凝血时间（分）($\bar{x} \pm SD$) $n=6$	P 值
生理盐水	等容量	8	5.42 ± 0.249	
生艾叶	0.2	8	5.12 ± 0.530	>0.05
炒艾叶炭	0.2	8	2.813 ± 0.459	<0.001
煅艾叶炭	0.2	8	2.25 ± 0.260	<0.001
砂烫艾叶炭	0.2	8	2.921 ± 0.432	<0.001

结果表明：砂烫艾叶由于砂温稳定，药材受热均匀，成品质量易控制，叶片无灰化，性状鉴别符合最佳质量要求，成品收率高，水浸出物含量明显高于炒炭品和煅炭品，其止血作用与炒炭品无差异，较煅炭品略差，且砂烫法较炒炭法可减少浓烟对操作

人员的不良刺激，较煅炭法可缩短炮制时间，节省能源，适合于大生产，有较高的经济效益，故认为艾叶制炭以砂烫法为优。

张美兰等以主要成分挥发油、鞣质及小鼠的凝血时间、出血时间为指标，对艾叶生品、炒炭品及不同温度、时间下的烘制品进行了实验比较，艾叶不同炮制品的制备条件、得率及主要成分挥发油、鞣质的含量见表4－7、表4－8。

表4－7　艾叶不同炮制品的制备条件及得率

样品	温度（℃）	时间（min）	成品性状	得率（%）
炒炭	200	15	外表焦黑色	72.58
烘品1	160	15	外表焦黄色	89.05
烘品2	180	10	外表焦褐色	88.19
烘品3	180	20	外表焦褐色	87.56
烘品4	200	10	外表焦褐色	85.65
烘品5	200	20	外表焦褐色	84.10
烘品6	220	10	外表焦褐色	82.98

表4－8　艾叶不同炮制品中挥发油和水煎液中鞣质含量

样品	挥发油含量（mL/g）	CV（%）	P 值	鞣质含量（%）	CV（%）	P 值
生品	0.37	1.27		6.29	1.59	
烘品1	0.20	1.45	<0.05	6.18	1.31	>0.05
烘品2	0.15	1.96	<0.05	5.80	2.20	>0.05
烘品3	0.14	2.00	<0.05	5.60	1.18	>0.05
烘品4	0.12	1.18	<0.05	5.51	1.44	>0.05
烘品5	0.10	1.30	<0.02	5.49	1.91	>0.05
烘品6	0.04	1.50	<0.001	2.85	2.37	<0.05
炒炭品	0.07	2.60	<0.001	5.47	2.00	>0.05

艾叶不同炮制品水煎液对小鼠凝血及出血时间的影响如下：

凝血时间测定　取体重20±2g健康小鼠，随机分组，将上述各炮制品水煎液（50%）以0.2mL/10g剂量灌胃，1小时后用内径为1mm的玻璃毛细管插入小鼠左眼内眦球后静脉丛取血，自血液进入毛细管时计算时间，等管内血柱达5cm后取出，每隔30秒连续折断毛细管数小段，至有血丝出现即为凝血，记录凝血时间。另以生理盐水灌胃组作空白对照。

出血时间测定的给药方法、剂量与凝血时间测定方法相同，灌胃1小时后剪去鼠尾部3mm，待血液自行渗出开始计算时间，每隔30秒用滤纸轻轻吸去血滴一次（不可挤压断面），直至血流自然停止为止，记录出血时间。另以生理盐水灌胃组作空白对照。凝血时间及出血时间测定结果见表4-9。

表4-9　不同炮制品水煎液对小鼠凝血及出血时间的影响（单位：分钟）

样品	剂量 (mL/10g)	凝血实验				出血时间			
		动物数 (只)	出血时间 ($\bar{x} \pm SD$)	P 值	P* 值	动物数 (只)	出血时间 ($\bar{x} \pm SD$)	P 值	P* 值
生理盐水	0.2	11	1.61 ± 0.55			11	6.91 ± 1.92		
生品	0.2	10	1.38 ± 0.44	>		11	6.09 ± 2.11	>	
烘品1	0.2	10	1.29 ± 0.27	>0.05	>0.05	10	5.71 ± 1.45	>0.05	>0.05
烘品2	0.2	10	0.88 ± 0.52	<0.02	<0.05	10	4.06 ± 1.24	<0.01	<0.05
烘品3	0.2	9	1.00 ± 0.19	<0.01	<0.05	11	4.91 ± 1.24	<0.01	<0.05
烘品4	0.2	10	0.95 ± 0.37	<0.01	<0.05	10	4.36 ± 1.16	<0.01	<0.05
烘品5	0.2	11	1.09 ± 0.49	<0.05	>0.05	11	5.00 ± 1.56	<0.05	>0.05
烘品6	0.2	9	1.31 ± 0.26	>0.05	>0.05	9	5.67 ± 2.53	>0.05	>0.05
烘炭品	0.2	10	1.06 ± 0.39	<0.05	>0.05	10	4.80 ± 1.44	<0.05	>0.05

注：P值为各组与生理盐水组比较，P*值为各组与生品组比较。

本实验结果表明：①艾叶经加热炮制后，挥发油含量明显降低，艾叶炒炭后主要用于虚寒性出血证。艾叶炒炭或烘制后有明显的止血作用，其中以180℃烘10分钟、20分钟和200℃烘10分钟所得样品水煎液止血作用最明显，与生品组比较，有显著性差异，进一步证实了艾叶制炭后可加强其止血作用。②艾叶生品鞣质含量最高，却无明显的止血作用；180℃烘10分钟、20分钟和200℃烘10分钟样品止血作用较强，鞣质含量却未见相应的增加，相反有不同程度的降低，说明艾叶止血作用的强弱与鞣质含量关系不大，故艾叶炭止血的有效成分有待进一步研究。③艾叶炭的炮制方法从古到今均采用清炒法，但艾叶系叶类药材，质轻，炒制时火候不易掌握，易燃烧；炒制过程中易成团成块，造成有的炭化，有的还是生片，成品色泽不均，质量很难控制，而烘法制炭具有操作简便、质量易控制、药材损失少、较清炒法卫生等优点。烘法制炭止血作用较强，故建议艾叶制炭改用烘法。并初步认为，以180℃烘10~20分钟及200℃烘10分钟，成品外表焦褐色为佳。

温瑞兴等研究了不同炮制品包括炒焦、炒炭、醋炒焦、醋炒炭等对血小板聚集性的影响，结果如下（表4-10）。

表4-10　艾叶炮制品对血小板聚集率（%）的影响

剂量（mg/mL）	对照	生艾叶	醋炒焦	醋炒炭	炒焦	炒炭
35.7	65.8 ± 11.5（7）	26.1 ± 15.0 **（10）	72.5 ± 13.4（8）	14.9 ± 9.8 **（10）	11.8 ± 7.0 **（11）	59.5 ± 11.7（10）
70.2	66.9 ± 17.2（8）	1.69 ± 10.2 **（6）	58.9 ± 9.8（8）	15.6 ± 12.2 **（7）	19.5 ± 15.2 **（8）	48.4 ± 24.5（8）
136	70.1 ± 14.1（8）	10.8 ± 9.5 **（15）	47.2 ± 26.0 *（12）	5.7 ± 5.5 **（12）	4.7 ± 5.4 **（11）	28.6 ± 22.4 **（13）

注：括号内为样本数，* 与对照 t 检验 $P < 0.05$；** $P < 0.001$。

结果表明，艾叶不同炮制品对血小板聚集率的作用各异，炮制方法对实验结果影响很大，不同方法的炮制品其实验结果有很大差别，炒炭与醋炒焦的效果较差，在35.7mg/mL、70.2mg/mL剂量时均对血小板聚集功能没有明显影响，而炒焦、醋炒炭与生艾叶对血小板聚集率有很强的抑制作用，在3个剂量水平上都能明显抑制血小板聚集（$P < 0.001$），这与前面介绍的蒋纪洋的研

究结果有些相似。

张袁森等对艾叶体外凝血实验进行研究，方法及结果为：将艾叶不同组分进行分离，或按传统方法炮制，得到 6 种组分：鞣酸、艾焦油、5 - 叔丁基连苯三酚、艾炭、艾灰、艾叶挥发油。取刻度试管 14 支，分别加入样品鞣酸、艾焦油、5 - 叔丁基连苯三酚、艾炭、艾灰各 0.05g，艾叶挥发油、生理盐水各 1 滴（约 0.05g），每种样品各两支试管。耳静脉采血法取兔血，每试管 1mL，将试剂与血液迅速混匀后置 37℃恒温水浴锅内。每隔 5 秒轻轻倾斜试管 1 次，至血液不再流动即血液凝固为止，记录全凝血时间，再分别计算各组分的凝血时间。重复体外凝血实验，取重复性好的数据。家兔体外凝血实验结果见表 4 - 11。

表 4 - 11　不同艾叶炮制样品的凝血时间

样品	鞣酸	焦油	5 - 叔丁基连苯三酚	艾炭	艾灰	艾挥发油	生理盐水
凝血时间（秒）	27	45	53	64	84	235	163

由表 4 - 11 可知，不同样品的凝血作用顺序为鞣酸 > 艾焦油 > 5 - 叔丁基连苯三酚 > 艾炭 > 艾灰 > 生理盐水 > 艾挥发油，说明艾叶鞣酸具有最强的凝血作用，艾叶挥发油具有活血作用。艾叶燃烧后产生焦油，主要成分为艾叶鞣酸与黄酮等大分子裂解后的较大碎片，其中有大量的长链烃类和酚类物质，后者具有络合功能和止血凝血作用。但由于酚类物质在艾叶燃烧焦油中比例较小，故整体上的凝血效果小于鞣酸。在艾叶燃烧物的重组分和焦油中均含有 5 - 叔丁基连苯三酚，它具有强的抗自由基、抗氧化、抗菌作用，同时本实验证明它也具有较强的凝血作用，但它在焦油的各组分中并非最强的凝血物质。鞣酸具有涩性，有收敛与止血功能。原因在于鞣酸中存在的大量络合基团能与血液中金属离子产生络合作用，从而使血液凝聚。艾叶中含有大量的鞣酸，其中产于蕲春的蕲艾的鞣酸含量更高达 13%，可作为止血凝血剂的理想原料；而艾叶挥发油化学成分为萜类物质，是艾灸与搽剂的主要药物成分，有通经活络、活血化瘀作用。故中医将

艾叶作为止血剂使用时，必须将活血的挥发油除去，这是中医将艾叶炒炭炮制工艺的主要目的。但艾炭在实验样品中的凝血作用是除挥发油外最弱的，这是由于虽然炒炭工艺去除了活血的挥发油，但包含了艾叶炒制后所有的成分，真正的有效成分只占其中的一小部分；其次，加入米醋的目的是与酚羟基形成酯，防止酚类物质在炒制工艺中被氧化成醌，但此工艺可能减弱了其凝血作用。

杨长江等用断尾出血时间、耳肿胀等方法，观察艾叶不同炮制品对小鼠凝血、出血时间及实验性炎症的影响，结果显示生艾叶、醋艾叶可使凝血时间延长，醋艾炭、艾叶炭、煅艾炭则可缩短凝血时间；醋艾叶、醋艾炭、煅艾炭、艾叶炭均可使出血时间缩短；生艾叶、醋艾叶、醋艾炭、煅艾炭还可显著抑制实验性炎症。表明艾叶不同炮制品具有不同程度的抗炎、抗凝、缩短出血时间作用。

瞿燕等对艾叶及其炮制品醋艾炭的镇痛作用进行对比研究，具体方法及结果如下：

对小鼠扭体反应的影响：小鼠72只，雌雄各半，随机分为6组，各组动物每日灌胃给药一次，连续3天。末次给药后30分钟每只小鼠腹腔注射0.7%冰醋酸溶液，立即观察小鼠15分钟内出现扭体反应的次数，结果见表4－12。

表4－12　对小鼠扭体反应的影响（$\bar{x} \pm S$）

组别	剂量（g/kg）	动物数（只）	扭体次数
生理盐水		12	24.17 ± 9.25
阿司匹林	0.20	12	3.75 ± 4.56 **
生艾叶	2.70	12	16.17 ± 7.18
生艾叶	1.35	12	18.67 ± 9.29
醋艾炭	2.70	12	13.17 ± 9.31 *
醋艾炭	1.35	12	14.58 ± 7.20 *

注：* $P < 0.05$，** $P < 0.01$（与生理盐水组比）。

表4-12结果显示，醋艾炭各剂量组对醋酸所致小鼠疼痛反应均有抑制作用，生艾叶各剂量组未表现出明显镇痛效果。

对热板法小鼠的镇痛作用：取筛选合格之雌性小鼠72只（筛选方法：将小鼠放在热板上，小鼠自放在热板上至舔后足所需时间作为该鼠的痛阈值，凡舔后足时间小于5秒或大于30秒者弃之不用）随机分为6组，实验当日先测各组动物正常痛阈值两次，取平均值作为给药前痛阈值。灌胃给药后，分别于30分钟、60分钟、90分钟、120分钟同法测定各鼠痛阈值，结果见表4-13。

表4-13 对小鼠热板反应的影响（$\bar{x} \pm S$）

组别	剂量(g/kg)	动物数(只)	给药前痛阈值（秒）	给药后痛阈值			
				30分钟	60分钟	90分钟	120分钟
生理盐水		12	17.0±2.9	15.8±4.3	18.7±7.3	17.8±5.6	16.5±4.2
阿司匹林	0.20	12	16.5±2.9	25.9±6.9*	30.0±11.0*	26.0±11.0*	22.7±7.1
生艾叶	2.70	12	17.2±3.5	21.1±6.3	23.1±8.7	20.1±6.4	17.5±6.0
生艾叶	1.35	12	16.7±3.9	18.1±7.1	22.4±10.3	20.8±9.3	19.3±8.1
醋艾炭	2.70	12	16.3±3.8	18.0±5.8	23.7±8.9*	21.6±7.0	18.4±5.1
醋艾炭	1.35	12	16.2±5.1	17.2±6.2	21.3±6.8	19.4±4.1	15.4±5.0

表4-13结果显示，醋艾炭高剂量组在给药后60分钟能明显提高小鼠热板痛阈值。而生艾叶各剂量组对热板所致小鼠疼痛反应均无明显影响。

以上实验结果表明，醋艾炭各剂量组均对热板和醋酸所致小鼠疼痛反应有明显的抑制作用；而生艾叶各剂量组均未表现出明显镇痛效果。实验提示，艾叶经炒炭并醋炙后具有一定的镇痛作用，与传统临床应用相符。

蒋晓煌等考察了含艾复方"胶艾汤"的不同炮制方法对动物激素水平与凝血机制的影响。胶艾汤由阿胶、艾叶、地黄、当归、川芎、白芍、甘草等7味药物组成，将胶艾汤分为四个炮制组：①全方生品。②部分炮制：艾叶炒炭，地黄蒸制成熟地黄，其他药物均生用。③全方炮制 a：蛤粉炒阿胶、艾叶炭、熟地炭、当归炭、白芍炭、酒川芎、蜜甘草。④全方炮制 b：蛤粉炒阿胶、艾叶炭、熟地黄、酒当归、酒白芍、酒川芎、蜜甘草。将四种不同的炮制组合方进行大鼠激素水平与凝血机制的测定，比较不同炮制组方的药效活性。结果可以看出，胶艾汤能增强大鼠血浆中 ET 的含量，说明胶艾汤具有增加血管内皮细胞分泌内皮素的作用，其止血作用与其缩血管物质 ET 增加有关。胶艾汤能显著升高大鼠血浆中 TXB_2 和降低 $6-keto-PGF_{1a}$ 的含量，说明其对血小板聚集、血管痉挛收缩或形成具有促进作用，这与其止血功效吻合，且炮制后作用显著增强。胶艾汤对家兔子宫收缩作用、对大鼠凝血酶原时间与纤维蛋白溶解活性强弱顺序是：全方炮制 b > 全方炮制 a > 部分炮制 > 全方生品。可以看出炮制对艾叶临床疗效的影响，不仅单味使用艾叶时炮制对其疗效有促进作用，在以艾叶为君药组方的复方中炮制同样有显著提高疗效的作用，说明艾叶炮制的重要性、科学性及与临床疗效的关联性。

覃文慧等考察了不同炮制法对广西五月艾总黄酮含量及镇痛作用的影响，采用紫外分光光度法测定总黄酮含量；采用热板法、扭体法观察不同五月艾炮制品对小鼠的镇痛作用。结果显示不同炮制品中广西五月艾总黄酮含量大小为酒炙品 > 醋炙品 > 生品。醋炙品中总黄酮含量较生品提高 6.60%，酒炙品则提高 7.46%。扭体法中，醋炙组镇痛率较生品提高 27.11%，酒炙组则提高 29.11%。热板法中，广西五月艾醋炙品和酒炙品较生品对热板致痛能大幅提高止痛作用。说明广西五月艾生品、醋炙品、酒炙品对冰醋酸所致的小鼠扭体反应有明显的抑制作用，均能提高对小鼠不同时段热板致痛的痛阈。试验中发现，广西五月艾炮制后治疗疼痛证作用更显著，说明炮制后其有效成分含量有所变化。试验结果另显示，酒炙品和醋炙品中总黄酮含量均高于生品，推测可能由于醋和酒为有机溶制，经酒制、醋制后五月艾总黄酮易于溶出；且不易溶于水的有效成分经酒制、醋制后可与乙醇分子、醋的某些成分形成结合物，增加了有效成分的亲水性，有利于有效成分的溶出。总黄酮是广西五月艾镇痛的主要有效成分之一，本实验酒灸品中总黄酮含量较高且药效较好，其量效关系有待进一步探讨。

欧阳松等对艾叶制炭方法进行比较：①清炒法：净选50g样品用中火炒到至外表焦褐色，取出摊晾、称量；②砂炒法：净选50g样品投入炒约5分钟的热砂中（灵活状态）迅速翻炒至外表焦褐色，筛去砂，摊晾，称量；③电烘砂烫法：净选50g样品置105℃烘箱内烘1小时，然后投入加热约5分钟的热砂中翻炒至外表焦褐色，过筛，摊晾，称量。收得率见表4-14、表4-15。

表4-14 性状和粉末观察

	性状	显微
清炒法	深黑色，不均匀，显叶形，灰化多	T形毛散在部完整，难见草酸钙晶体
砂炒法	色较清炒法浅，均匀完整，灰化少	可见少量草酸钙晶体
电烘砂烫法	色较砂炒法浅，均匀完整，无灰化	可见少量草酸钙晶体

表4-15 各炮制品收得率和煎出率的测定

	炒制时间（分钟）	收得率（%）	煎出率% ($\bar{x} \pm SD$)
清炒法	12	52	13.73 ± 0.23
砂炒法	9	66	14.06 ± 0.81 **
电烘砂烫法	6	68	15.68 ± 0.25 *

注：与清炒品比较，$* P < 0.05$，$** P > 0.05$，$n = 6$。

由表4-14、4-15可以看出，砂炒品、电烘砂烫品由于热度稳定、均匀，制品质量易于控制，叶片完整，性状符合质量要求，成品收得率相对较高，显微显示组织结构以清炒品破坏较重。同时砂炒和砂烫可以减轻浓烟的污染，缩短制炭时间，提高工作效益。

任淑娟等对艾叶生品及炒炭炮制品中总黄酮的含量进行测定

并作以比较，炮制品的制备按《中国药典》2010 年版自行炮制。其具体方法为：取净艾叶，置预热热锅中，武火加热，翻炒至表面呈焦黑色，取出，喷洒凉水灭火，晾晒至干，即得。成品呈焦黑色，质轻。生艾叶及炮制品均在 50℃温度下干燥 4 小时，粉碎，过 40 目筛备用。采用紫外分光光度法测定含量。结果见表 4-16。

表 4-16 艾及艾叶炭总黄酮测定结果

样品	含量/%	平均含量/%	RSD%
艾叶 1	11.16		
艾叶 2	11.13	11.07	1.23
艾叶 3	10.91		
艾叶炭 1	2.84		
艾叶炭 2	2.87	2.83	1.42
艾叶炭 3	2.79		

从上实验结果可以看出，艾叶生品总黄酮含量较高，而炒炭后对总黄酮破坏损失达 74.36%。5,7-二羟基-6,3',4'-三甲氧基黄酮对血小板聚集有极显著的抑制作用，对艾叶的止血作用不利，而炒炭后黄酮含量下降，止血作用增强，这可能与制炭后黄酮减少有关。

张甜甜等对艾叶及其炮制品中挥发油成分用 GC-MS 进行对比研究，结果显示，艾叶经炮制后挥发油在成分组成上发生了较大变化。醋炒品中检出了 17 个生品中没有的新成分，清炒品检出了 17 个新成分，清炒拌醋品中检出了 15 个新成分，生拌醋品中检出了 13 个新成分。醋炒品、清炒品与清炒拌醋品中有而生拌醋品中无的新成分有 1 个，醋炒品、清炒拌醋品与生拌醋品中有而清炒品中无的成分有 2 个。醋炒品、清炒品和清炒拌醋品中特有的成分各有 5 个，生拌醋品中特有成分有 3 个。因此，炮制及辅料醋对艾叶挥发油有较大的影响，且不同炮制方法（加热与加醋）影响有所差异。

周倩等采用高效液相色谱法建立醋艾叶的指纹图谱，同时测定不同产地醋艾叶中异泽兰黄素和棕矢车菊素的含量。方法采用 Agilent Eclipse XDB – C$_{18}$（4.6mm×250mm，5μm）色谱柱；以乙腈（B）– 0.2%甲酸（A）为流动相，进行梯度洗脱；检测波长 330nm；流速 1.0mL/min；柱温 25℃。建立了醋艾叶 HPLC 指纹图谱，方法学考察结果符合指纹图谱技术要求。采用该方法共检测了 10 批醋艾叶，共标定 14 个共有特征指纹峰，结果显示不同产地艾叶异泽兰黄素和棕矢车菊素含量存在差异。本法准确、可靠，建立的高效液相色谱指纹图谱为醋艾叶的质量控制提供更全面的信息。艾叶挥发油中的神经毒性成分侧柏酮的含量在各炮制品中均减少，以醋炙品含量最低，该变化可能与艾叶炮制后毒性作用降低有关。

有人对艾叶不同炮制品的抑菌作用进行了研究，在预试验中已证明生艾叶、炒焦及醋炒焦制品有一定的抑制细菌生长的作用，而炒炭及醋炒炭制品则无此作用，因此进一步实验中未再用后两种制品。实验结果（表 4 – 17）表明，在三个样品中，生艾叶的抑菌作用最强。

表 4 – 17　生艾叶及其炮制品对金黄色葡萄球菌生长的抑制作用

| 样品 | 不同浓度（mg/mL）下被抑制菌株数（抑制%） | | | | | | IC$_{50}$ |
	12.5	6.25	3.125	1.56	0.78	0.39	（mg/mL）
生艾叶	25（100）	25（100）	24（96）	0（0）	0（0）	0（0）	1.17
炒焦	25（100）	24（96）	11（44）	1（4）	0（0）	0（0）	3.26
醋炒焦	25（100）	24（96）	21（84）	0（0）	0（0）	0（0）	2.54

日本对止血药及炭药的研究也较重视，石田均司等对比了在 200℃加热板上加热的药（炭药）和未加热的药的止血活性，发现艾叶的止血活性上升后又降低。又比较了各生品与炭品的止血 ED$_{50}$，炭艾叶为生品的 2.1 倍，说明艾叶制炭对止血作用是有促进作用的。

多酚酸具有抗血栓形成、溶纤、抗肿瘤、抗氧化、抗动脉硬化、防治冠心病与中风等心脑血管疾病及抗菌等多种功用，因此有必要对艾叶炮制前后总酚酸含量变化进行研究。王永丽等采用紫外可见分光光度法比较不同产地艾叶炮制前后总酚酸的含量变化，以没食子酸作为对照品，测定 10 批不同产地艾叶及其炮制品醋艾叶、艾炭、醋艾炭中总酚酸的含量。结果表明，不同产地艾叶中总酚酸含量存在一定的差异：与生艾叶比较，醋艾叶中总酚酸含量未发生明显的变化，但不同产地艾炭、醋艾炭中总酚酸的含量都明显降低。这表明艾叶炒炭后其酚酸的含量会显著降低，且与产地无关。推测艾叶炒炭后新产生的间羟基安息香酸可能是艾叶中的酚酸类成分由于高温断裂产生的碎片。艾叶炒炭后其止血活性增强，且酚酸类化合物具有抑制血栓形成等生物活性，这提示艾叶炒炭后止血活性的增强，很可能与艾炭、醋艾炭酚酸含量降低有关，但确切的关系还有待进一步研究发现。

由此可见，艾叶的生品药材与经过炮制的炮制品在成分及药理作用方面都有很大差别。不同的炮制方法其炮制品作用不同，临床应根据治疗需要而选择不同的炮制品使用，以达到提高临床疗效的目的。同时，同一种炮制品如艾叶炭由于炮制的时间、温度和具体方法不同，其制成品的成分及药理作用也有差异。这就要求我们在炮制时要选择最佳的炮制工艺，以达到提高炮制品质量的目的。因此，搞好艾叶炮制工作，加强艾叶炮制研究，对于提高药品质量，保证临床疗效是十分必要的，应予以重视和加强。

第四节 艾绒的制法及质量鉴别

艾绒是制作灸疗用品艾条、艾炷和艾粒的主要原料，其质量好坏直接影响到临床的灸疗效果，现介绍有关艾绒的制法及其质量的鉴别方法，供参考。

一、艾绒的制法

艾绒的制作方法不一。一般是将采集的艾叶充分晒干后，放入石臼中，反复捣舂压碎，使之细碎如棉絮状，筛去灰尘、粗梗和杂质，就成了淡黄色洁净柔软的纯艾绒。捶打的遍数越多，打出的杂质也就会越多，这样一来经过捶打与过筛的次数越多，留下的艾绒就越纯净，所以现在艾绒有了"纯度"这个评价艾绒质量高低的一个要素。艾绒的纯度（即质量）是与艾绒加工过程中的出绒率是呈负相关的，一般从干艾叶中获取直接灸用艾绒的比例为：最高级品3.0%～3.5%，高级品约4%，中级品5%～6%，下级品7%～10%。从干艾叶中获取间接灸用艾绒的比例为：上等品约15%，下等品20%～30%。另有资料介绍的一秘制法，是将艾叶与一定比例的上等黄土，用水共同搅拌，搓成艾泥圆球，放于阴凉处自然风干，然后捣碎，用细筛反复过筛数十次，所制之艾"柔烂如棉"，即为上等精艾。这种方法制作工艺繁琐，现在已很少用了。

随着技术的进步，现在已经不再采用那种传统的制作方法了，因为传统艾绒制作方法，效率太低。现在所采用的方法是使用艾绒专业的提取机（类似粉碎机），自动制绒除杂。李蔷等人报道，将艾绒的制备方法进行改进，具体方法为：用"红旗310粉碎机"来制备艾绒，不用任何筛片，按操作规程，将净选干燥的艾叶徐徐投入投料口，开机粉碎，2500g艾每次约2分钟，重复2～3次。最后将制得的艾绒筛去灰屑，捡去枝梗即可。

日本对艾灸的研究和应用十分重视，因此日本对艾绒的制作也十分讲究，现将日本艾绒的原材料、制作工具、制作方法介绍如下，以供参考。

1. 原材料 日本所用的温灸艾绒除一部分是从中国和韩国进口外，大部分是日本自制的，其原材料是采用菊科植物艾蒿及大艾蒿（别名山艾蒿）。前者是生长在日本本州、四国、九州地区的最普通的多年生草本植物。后者比艾蒿大，是生长在近畿以北的本州、北海道、桦太的多年生草本植物。艾蒿茎高50～100cm，叶长 6~12cm，宽 4~8cm，头花宽 1.5mm，长 3.5mm；大艾蒿的茎高 150~200cm，叶长 15~19cm，宽 6~12cm，头花宽 3~3.5mm，长 3.5mm。二者有时从外观及生药学方法上难以识别，故需从染色体数目来进行区分，前者的染色体数为 $2n=34$，后者为 $2n=52$。经分析，无论是用艾蒿还是用大艾蒿制成的成品艾绒，其质量是没有区别的，但由于大艾蒿较为坚硬，故粉碎时较艾蒿困难一些，因此，不适合于高级艾绒的制作。但从艾绒获取率来看则以大艾蒿为高。

从干燥艾叶制取艾绒的量（得率）与所要制成艾绒的品质等级有关，等级越高则得率越小。亦可用鲜艾叶直接制作艾绒，一般而言，从鲜艾叶中可获取直接灸用艾绒的比例为：最高级品 0.5%~0.6%，高级品 0.6%~0.7%，中级品 0.8%~1.0%，下级品 1.2%~1.7%。从鲜艾叶中可获取间接灸用艾绒的比例：上等品约 2.5%，下等品 3%~8%。

总之，艾绒的获取率和质量主要受原料品种、采集时间（过嫩、过熟都不好）、工具（石磨、筛、风车性能）的影响。

2. 制作工具　在艾绒制作过程中，最重要的是制艾业所独有的两个装置：圆筛和风车。

（1）圆筛　圆筛是用铁网和竹编的帘子做成的、可以转动的圆筒状筛。圆筛的直径多在 50~80cm，长多为 250~300cm，圆筒的前部为铁网，占 2/3~3/4，后部为竹帘，占 1/3~1/4，因入口稍高，出口低，所以看上去稍有倾斜。最外面是木制盖，看上去像一只大木箱。铁网多用铁丝或不锈钢制成，粗的每排有网眼 10 个左右，细的有 25 个左右。竹帘是用宽约 5mm 的竹签编成的，竹签间隙为 1.5~5mm，除制作高级艾绒外，一般不需要使其间隙的大小保持一致。

圆筛与地板之间的倾斜角度多在 2°~7°，虽然倾斜角度越大，筛过物的通过速度越快。但是，除倾斜角度外，与长度、转动的速度、直径等都有关系，故应按经验设置最合适的角度和转动速度。

（2）风车　制艾用风车的中间是一个翼轮，其外侧围有鼓形的竹帘，最外面则是一个大木箱，木箱宽约 2m，长约 2.5m，深不到 1m。翼轮由 8 组羽形板组成，每组由 6~8 片木制的羽形板组成。每组羽形板均由二根木条固定起来，再连接在木框上，最后将每组的框与旋转轴连接起来就成了翼轮。羽形板的材料多用杉木制成，宽 30~60mm，长 300~600mm，厚 15~17mm。

制艾用风车最重要部分是帘子，帘子全都是竹制的，是用线将竹签竹皮朝外编在一起而成的，竹帘宽约 3~5mm，竹签之间的间隙 0.2~0.5mm。制帘用竹子的节要长，而且要竖着整齐地排开。常从淡竹（大竹）中选质量好的用于制帘。为了把帘子绷成鼓形，要将帘子排列在制成圆形的框上，再用几根横木条固定起来，因此帘子的面就被分割成 6~8 列。也有的帘子不是鼓形的，而是在上部的 1/4~1/8 处（9°~45°）用木板代替帘子。这是由于风车的精制作用主要是靠下部的帘子实现的。粗制艾绒的入口一般安装在风车旋转轴的附近，一边适当地转动旋转轴，一边将原料放进入口。随着翼的转动，粗制艾绒就进去了。另外，入口的漏斗形状因风车是手动或机动的不同而有所区别。

（3）粉碎工具　主要用粉碎机、石磨等。

3. 制作过程

（1）艾蒿的采集　艾蒿的采集时间在每年的 7~8 月份，当梅雨季节过后持续天晴时即可采集。此时的艾蒿高约 100cm 以上，采集时先从根割下捆成捆，然后立即人工取叶。将取下的叶在阳光下晒干，一般需 3~4 天。在这一阶段中如果天气不好，叶在半干状态下放置过久，则会影响艾绒质量，而且颜色、香味都会改变。

制艾工厂将日晒后的艾蒿叶放入草袋内，保存在仓库中，并且要注意通风，防止因潮湿而变质。在粉碎前还需要更彻底的干燥，先将艾蒿叶从袋中取出放入扁笼内，再将笼并排放在干燥室加热。过去的笼是竹制的，现在的笼几乎都是金属制的，干燥室的热源多使用柴油，干燥室的结构是在地板下设有烟道，使燃烧气流在此循环，多数的干燥是从上部开始加热，过去的干燥室由于烧木炭，虽然热效率比较高，但有火灾的危险。

干燥室温度若在 100℃ 以下，一次干燥过程则需 12 小时，120℃ 左右需 6～7 小时，170℃ 以上约需 4～5 小时。干燥完成后用手感来判断艾蒿叶的干燥程度，此时的含水量在 1%～2% 以下。

（2）粉碎　经火力干燥后的艾蒿叶通常还需粗粉碎，以便能够放入石磨内进一步粗粉碎。粗粉碎用的机器是农用脱粒机改造的，也有用全新的螺旋式粉碎装置的。过去则在研磨的同时进行粗粉碎和细粉碎。细粉碎时在转动石磨上反复碾 2～3 次，将制成艾绒所需的部分茸毛与杂质——叶肉、叶柄、叶脉分离开。

（3）过筛　粉碎后，制艾绒所不需要的杂质——叶肉、叶柄、叶脉等已成粉状物。此时需要用一种特制的圆筛将其筛去，随着圆筛每分钟 15～30 次的转动，杂质上升、下降，然后从网眼中排出，在圆筛的不停转动中杂质逐渐向出口处移动，最终被除去，而绒毛则互相缠绕结成小的团块留在圆筛的后部。杂质可从帘的空隙处漏下，而绒毛几乎不被漏下，但也有未缠绕在一起的少量绒毛回收，为了进一步除去从竹帘处未漏下的杂质，有时还使用一种可水平运动的振动筛。过筛后的剩余部分就是粗制的艾绒了。这种粗制的艾绒可以用于温灸或温针灸，但如果用于直接灸的话，还需要用风车精制，以便进一步除去杂质——细茎、枝的较硬部分形成的棒状物。

（4）精制　先将粗制艾绒放入第一风车，翼轮高速运转，在风力、离心力、摩擦、叩打等综合作用下，过筛时未能除去的杂质从竹帘的间隙被除去，绒毛则留在里边。

第二风车的构造与第一风车基本相同，但制作得更精细一些，除了排除残存的杂质外，也会将短的绒毛一起排出，这种绒毛因纤维较短，故缺乏黏性，但本质上与优质艾绒无区别，故回收后可与优质艾绒混合使用。

优质艾绒即精制艾绒，具有高级艾绒特有的小颗粒，呈极淡的金黄色，有芳香气味。其质量及精制所需的时间与以下各条件有关：原料植物艾蒿的性状、艾蒿叶的保存状态、火力干燥适当否、粉碎的程度、作业时的温度和湿度等。优质艾绒的制作要求作业环境低湿、干燥，因此其制造主要选在冬天，特优品艾绒的制造要选在严冬时期的 1~2 月份。

二、艾绒的质量鉴别

艾绒是艾条的主要原材料，艾绒的质量直接影响到施灸的效果，而艾绒的质量与艾叶的新陈有密切关系。凡采收一年之内的艾叶称之为新艾，因为它性燥、烟大、味烈、燃烧速度快、火力暴猛，不仅易灼伤皮肤，而且易伤及经脉，耗损元气，不能长期灸用。因此，尽可能不用或少用。李时珍在《本草纲目》讲："凡用艾叶需用陈艾者，治令细软，谓之熟艾。若生艾灸火则易伤人肌。"熟艾即陈艾，艾叶存放长久者，一般存放三年以上谓之陈艾，它火力温和、温度平缓、烟少、渗透性强、热能堆积效果明显。因此，古人有"犹七年之病，求三年之艾"之说。

据河南"南阳汉医艾绒"的柏华卿总经理介绍，经过十多年的研究证明，艾叶在长期的存放过程中，由于氧化的作用，艾叶中的化学成分发生变化，叶绿素转化为叶黄素，挥发油中的有害物质醛类发生醇化而降低，气味由烈转纯。陈艾和新艾在燃烧时的红外线成像则表现出极大差异，陈艾在燃烧时，产生的红外线以近红外为主，新艾在燃烧时产生的红外线以远红外为主；陈艾近红外线的谱峰在 $6.5\mu m$，新艾远红外的谱峰在 $20\mu m$，而人体的红外谱峰为 $7.5\mu m$，与近红外的谱峰有着惊人的一致之处，近红外能激活人体细胞中的线粒体，令细胞保持最高的活跃状态，能改善人体细胞的微循环，提高机体免疫能力，保持机体平衡。所以说，陈艾是艾灸中的珍品。

但是，市面上所售艾绒质量参差不齐，由此如何鉴别艾绒的质量就显得尤为重要。现从以下几方面介绍，以供参考。

首先，艾绒的质量与艾叶的存放年数有关。古语讲"三年之病当求七年之艾"，中医学认为用来养生治病的艾绒需要用保存三年以上的艾叶制成。由于大多数人都是直接购买艾绒来使用，看不到加工过程，所以对于艾绒的年数不好辨别，如果不是三年以上的陈艾做成的艾绒，传统医学认为在艾灸时会损害肌肉经络，给人带来伤害。所以购买艾绒辨别年数很重要。这里有两个基本的方法：一是闻气味，陈艾制做的艾绒气味并不强烈，新艾制做的艾绒气味很浓，比较刺鼻子，所以千万不要认为艾绒散发的香味不强烈就认为质量不好，相反，气味很浓的才是应当拒绝使用的，尤其闻起来有霉味的。二是看色泽，陈艾制做的艾绒颜色发黄，类似干燥的黄土，纯度越高就越黄，而新艾制做的艾绒则黄中夹杂浅绿，尤其是当年的艾叶做的艾绒，绿色就多一些。

其次，艾绒的质量与纯度有关。艾绒在制做过程中需要反复筛选，剔除灰尘、粗梗等杂质，出售的艾绒会标示 5∶1、35∶1、40∶1 等标签，40∶1 指的是 40 斤艾叶制做出 1 斤艾绒，比例越高说明纯度越高，杂质越少。但并不是越纯越好，艾条里的艾绒一般建议 3∶1 以上为佳，即 3 斤干艾叶出 1 斤绒，日本常用的比例大约是 8∶1 或 10∶1；如果是用于皮肤直接灸的艾绒，则对纯度要求较高，最好是精纯的黄金绒，一般为 30∶1，即 30 斤干艾叶出 1 斤绒，因为如果艾叶等级低直接灸会很疼。现在还有黄金绒做艾条的，其实艾绒越精细，其火力越柔和，但由于艾条灸毕竟是对穴位进行温烤，故需要一定的火力，过于精细的艾绒火力较柔和，反而效果不好。因此，在辨别时，可以用手指搓一下艾绒，感觉一下其中的杂质含量，好艾绒像棉花一样柔软，感觉不出有杂质，而纯度差的一搓就会发现细小的硬物。

第三，艾绒的燃烧情况也是鉴别质量好坏的重要方面。好艾绒燃烧时冒出的烟比较白一些，烧完后灰烬形状固定，将灰烬弄碎后，中间是白色的灰。质量差的艾绒燃烧时烟很大，发黑，并且有响声，这是因为其中的杂质燃烧时发生爆裂发出的声音，烧完后灰烬形状会不规则，中间的灰也不白，偏黑。

第五节　艾叶的处方用名及应付炮制品

中药的处方用名，历代的习惯多不相同，发展至今天，中药处方用名更是混乱，往往一种药有几个甚至几十个处方用名，同一种药在不同历史时期或同一历史时期均有不同的处方用名，而不同的处方用名对药物往往有不同的特殊要求，这些不同的要求表现在干、鲜不同，产地不同，采收不同，入药部位不同，炮制方法不同等方面，其中最为重要，也是最常见的处方用名要求当是对炮制方法的不同要求。古代一般是在处方药名右下角加上小字脚注，注明不同的炮制要求，现代处方则较少见处方药物脚注，而直接用处方药名表示，这就要求在调配处方时对不同的处方用名付给不同的炮制品。艾叶同其他中药一样，也有较多的处方用名。现将艾叶的处方用名与应付炮制品介绍如下：

艾叶（生艾叶、干艾叶）　系拣去杂质，去梗，筛去灰屑，晒干入药的艾叶药材。一般汤剂多用之。

鲜艾叶　系新鲜采摘并去枝梗的艾叶。一般认为鲜者性较平和，少温燥，可配合凉血止血药同用，收宁血和络之功，用于血热出血之证。

端午艾（五月艾）　系五月五日端午节时采收的艾叶，一般认为端午节采收的艾叶质量较佳。

陈艾叶　系放置陈久的艾叶。一般要求放置时间在 2 年以上，古代有"艾叶陈久者良"之说。

全艾（艾草、艾蒿）　系将艾叶连茎割取并切成小段者。一般熏洗剂用之，亦有部分地区如广东等习惯用其代艾叶使用，认为与艾叶功能相同。

艾尖（艾叶尖）　系摘取的艾枝顶端细小的嫩艾叶。一般用于制作艾茶。

艾实　系艾的果实。有明目、壮腰膝、暖子宫的作用。

艾根　系艾的根及根茎部分，有祛风除湿作用。

蕲艾　系湖北蕲州（今湖北省蕲春县）所产艾叶。古今都认为此地所产艾叶质量较优，誉为道地药材，故常有名老中医在处方时为强调艾叶的质量注明"蕲艾叶"。

祁艾　产于河北安国（古称祁州）的艾叶。

北艾（伏道艾）　系河南汤阴伏道所产艾叶。宋代时以此地产艾叶为佳，明代《证治准绳》中即有处方注明"伏道艾"，现代较少用此名称。

海艾　系浙江宁波及鄞县所产艾叶。宋代时以此地所产艾叶为佳，现基本上不产艾了。

艾绒（熟艾）　系取晒干之净艾叶碾碎，拣去硬茎及叶柄，筛去灰屑，捣碎至如棉成绒入药者。功用与艾叶相仿，药力较强。因柔软如绵，性温气香走窜，故可装入布袋中，以袋兜腹，治老人丹田气弱，脐腹畏寒，或小儿受寒，腹痛作泻。故多用于"衣冠疗法"的保健用品中。此外，本品也是针灸常用的原料，用以制作艾条、艾炷和艾粒。

炒艾叶　系艾叶或艾绒放入锅内清炒至微焦入药者。炒制后性由温转热，温经散寒之力增强。

醋艾叶　系艾叶或艾绒用米醋喷炒或拌炒者。可抑制燥性，增强收敛入肝止痛作用。

酒艾叶　系艾叶用黄酒喷炒者。仅河南地区有使用。

蜜艾叶　系艾叶用炼蜜拌炒至微黄者。仅有河南等少数地区使用。

制艾叶（四制艾叶）　系艾叶用盐、醋、姜、酒混合液拌蒸者。仅在广东等少数地区有用。

硫黄艾　系艾叶干捣，筛去灰屑青滓，取白，加入硫黄粉搅拌而成者。

艾叶灰（艾灰）　系艾叶烧成的灰。古代有应用。

艾节灰　系艾茎烧成的灰。古代有应用。

艾汁　系新鲜艾叶绞榨出的液汁，或用干艾叶加少许水捣成的汁。

参考文献

[1] 张雪菊, 李红. 艾叶炒炭炮制方法的改进 [J]. 中国中药杂志, 2001, 26 (3): 214.

[2] 张甜甜, 周倩, 吴晓文, 等. 醋艾叶饮片炮制工艺研究 [J]. 中成药, 2012, 34 (9): 1763 – 1766.

[3] 李蔷, 杨倩, 方丽莎. 艾绒制备方法的改进 [J]. 云南中医中药杂志, 1996, (4): 48.

[4] 欧阳松, 吕锋, 陈萍. 艾叶、银花制炭方法的比较分析 [J]. 时珍国药研究. 1997, 8 (3): 255.

[5] 任淑娟, 考玉萍, 陈世虎. 艾叶炒炭炮制品中总黄酮的含量测定 [J]. 陕西中医学院学报, 2009, 32 (4): 70 – 71.

[6] 杨长江, 田继义, 张传平, 等. 艾叶不同炮制品对实验性炎症及出血、凝血时间的影响 [J]. 陕西中医学院学报, 2004, 27 (4): 63 – 65.

[7] 洪宗国, 余学龙, 陈艺球. 蕲艾、北艾、川艾挥发油化学成分比较研究 [J]. 中草药, 1996, 27 (3): 138 – 139.

[8] 杨宇杰, 董晓强, 郭金甲. 山楂叶总黄酮活血化瘀作用实验研究 [J]. 河北医学, 2009, 15 (1): 22 – 23.

[9] 杨梅, 江丹, 洪宗国, 等. 艾叶燃烧物的抗自由基作用 [J]. 中南民族大学学报, 2008, 27 (3): 48 – 49.

[10] 张袁森, 张琳, 倪娜, 等. 艾叶的体外凝血作用实验研究 [J]. 天津中医药, 2010, 27 (2): 156 – 157.

[11] 瞿燕, 秦旭华, 潘晓丽, 等. 艾叶和醋艾叶炭止血、镇痛作用比较研究 [J]. 中药药理与临床, 2005, 21 (4): 46 – 47.

[12] 曾婷, 贺卫和, 蒋孟良, 等. 不同炮制方法对艾叶止血作用的影响 [J]. 湖南中医药大学学报, 2011, 31 (5): 41 – 42.

[13] 赵焱. 艾叶炭的快捷炮制方法 [J]. 内蒙古中医药, 2013, 32 (3): 26.

[14] 张甜甜, 孙立立, 周倩, 等. 艾叶及其炮制品挥发油成分 GC – MS 研究 [J]. 中成药, 2011, 33 (1): 87 – 92.

[15] 周倩, 孙立立, 于凤蕊. 醋艾叶饮片 HPLC 指纹图谱研究暨异泽兰黄素和棕矢车菊素含量测定 [J]. 齐鲁药事, 2012, 31 (4): 197 – 200.

[16] 宋文涛，孙立立，戴衍鹏．生艾叶及醋艾炭挥发油成分研究 [J]．四川中医，2013，31 (6)：63 – 65.

[17] 覃文慧，黄克南，黄慧学．不同炮制法对广西五月艾总黄酮含量及镇痛作用的影响 [J]．中国实验方剂学杂志．2012，18 (12)：51 – 53.

[18] 蒋晓煌，蒋孟良，贺卫和，等．胶艾汤不同炮制组方对动物激素水平与凝血机制的影响 [J]．湖南中医药大学学报．2017，37 (6)：591 – 593.

[19] 蒋丽萍，刘国强，徐宏祥，等．炒艾叶与艾叶炭中桉油精含量的考察 [J]．中国生化药物杂志．2015，35 (10)：144 – 146.

[20] 王永丽，尉小慧，刘伟，等．不同产地艾叶炮制前后总酚酸的含量比较研究 [J]．时珍国医国药，2015，26 (1)：88 – 90.

第五章　艾叶的制剂

　　艾叶制剂最早见于东汉张仲景《金匮要略》，该书"妇人妊娠病脉证并治"中载有胶艾汤，以艾叶配阿胶、芍药、当归、干地黄等制成汤剂内服，治疗妇人冲任虚损所致的崩中漏下，月经过多。其后，东晋葛洪在《肘后备急方》中介绍了治疗白癞的酒剂"艾酒"，制作方法是"艾千茎，浓煮，以汁渍麴作酒"。再后，艾叶的制剂就比较普遍了，先后有丸剂、散剂、外用膏剂、灸剂、熏洗剂、香囊剂等多种传统制剂。到了现代，随着对其药理、药化和临床的研究以及中药剂型改革工作的深入开展，艾叶剂型不断增多，而且许多新的剂型也都用于艾叶制剂，比如注射剂、胶囊剂、气雾剂、片剂等，从而为提高艾叶疗效、降低副作用、方便使用等发挥了重要作用。现将艾叶制剂分为传统制剂和现代制剂两大部分综合介绍如下。

第一节　艾叶的传统制剂

一、汤剂

　　是用单味艾叶或以艾叶为主的复方加水煎煮后，去渣制成的液体制剂，此剂型是艾叶应用最早也是最多的剂型，下面仅介绍有代表性的几个。

　　1. 独艾汤　单独用艾叶煎煮制成汤剂内服治病，此方散见于历代各种医药书籍中，为数不少，仅东晋葛洪《肘后备急方》中就有3个。

　　（1）处方与制服法：熟艾，如鸡子大三枚，水五升，煮取二升，顿服之。

主治：胸胁腹内绞急切痛，不可抑按，或即吐血，或鼻中出血或下血。

（2）处方与制服法：白艾成熟者三升，以水三升，煮取一升，去滓，顿服之。

主治：卒心痛。

（3）处方与制服法：干艾三斤，以水一斗，煮取一升，去滓顿服取汗。

主治：伤寒时气、温病。

2. 胶艾汤（《金匮要略》）

处方：艾叶三两，阿胶二两，川芎二两，当归三两，芍药四两，甘草二两，干地黄二两。

制服法：以上六味，加水五升、清酒三升，合煮，煮取三升，滤过去滓，内阿胶令其熔化后服用，每服一升，每日三次，温服。

主治：妇女崩漏下血。

3. 胶艾四物汤加减方（《现代本草纲目》）

处方：阿胶12g（溶化），艾叶6g，当归9g，白芍4.5g，熟地12g，桑寄生18g，川断9g，菟丝子12g，白术12g，黄芪12g。

制服法：水煎服。

主治：胎动不安，有下腹痛和阴道流血（先兆流产）。

4. 熟艾汤（《妇人大全良方》）

处方：熟艾一两半，黄连（一方是白术）、石榴皮、当归各三两，阿胶二两。

制服法：以上药物加水六升，煮取二升，温分三服。

主治：妊娠腹痛，下痢赤白，不可忍。

5. 三黄熟艾汤（《祖剂》）

处方：古方三黄汤（黄连、黄柏、黄芩）加熟艾。

制服法：以上四味，以麻沸汤二升，渍之须臾，绞去滓，分温再服。

主治：伤寒四五日后，大下热痢，诸药不效者。

6. 当归艾叶汤（《蒲辅周医疗经验》）

处方：当归一两，生艾叶五钱，红糖二两。

制服法：以上三味加水煎煮，熬取三碗，分三次温服，每月经期内服。

主治：经行腹痛、下腹凉、手足不温属血寒者。此方为当代著名中医蒲辅周先生在农村用之有效的经验方，多年痛经、月经不调服之，经痛即可消失。

7. 艾叶温经饮（《中医秘单偏验方妙用大典》）

处方：艾叶 10g，鸡蛋 2 个，生姜 15g。

制服法：上药加水二大碗同煮，至蛋熟，去壳后再煮至大半碗，饮汁吃蛋。

主治：寒凝腹痛。

二、丸剂

1. 香艾丸（《圣济总录》）

处方：艾叶（炒）、陈橘皮（汤浸去白，焙）各等份。

制服法：上二味捣罗为末，酒煮，烂饭和丸，如梧桐子大，每服二十丸，空心服。

主治：气痢腹痛，睡卧不安。

2. 四生丸（《妇人大全良方》）

处方：生艾叶、生荷叶、生柏叶、生地黄各等份。

制服法：上药研烂，作丸如鸡子大，每服一丸，水三盏，煎至一盏，去滓温服，无时候。

主治：血热妄行之吐血、衄血。

3. 艾姜汤（丸）（《世医得效方》）

处方：干艾叶（炒焦存性）四两，川白姜（炮）一两。

制服法：上药为末，醋煮面糊丸，如梧桐子大，每服三十丸，米汤饮下。

主治：湿冷下痢脓血，腹痛，妇人下血。

4. 椒艾丸（《御药院方》）

处方：乌梅去核，二两半，醋浸，布裹蒸，川椒炒，去目一两，揉成无滓，艾一两半，干姜（炮）、赤石脂、黑附子炮裂去皮脐，各一两。

制服法：上述诸药除乌梅外同为细末，将蒸乌梅肉研匀，更入熟枣肉、蜜少许和丸，如梧桐子大，每服二十丸，米汤饮下，食前服。

主治：久虚寒，泄痢不止。

5. 艾附暖宫丸（《寿世保元》）

处方：艾叶炭三两，香附（醋炙）六两，当归三两，吴茱萸（甘草水炙）二两，续断一两五钱，川芎二两，白芍二两，黄芪二两，地黄一两，肉桂五钱。

制服法：上述药物共碾为细粉，过 80 ~ 100 目细罗，取炼蜜与上药粉搅拌均匀，成湿润团块，制成每丸重三钱的丸剂，用蜡纸包封，每次一丸，日服一至二次，温开水送服。

主治：由寒凝气滞引起的月经失调，行经腹痛，腰酸痛及赤白带下。

6. 白带丸（《良朋汇集》）

处方：艾叶、当归（酒洗）、熟地黄各二两，香附（醋浸）、川芎、人参各一两三钱，白术、苍术、黄柏（酒炒）、阿胶（蛤粉炒）、白芍药（酒炒）、椿根皮各一两，地榆七钱，茯苓八钱，煅白石脂六钱。

制服法：以上诸药共研为细末，醋糊为丸，如梧桐子大，每服五十至六十丸，早晚各服一次，白开水送下。

主治：妇女白带。

7. 艾附丸（《蒲辅周医疗经验》）

处方：艾叶、四制香附各等份。

制服法：以上二药等份为细末，红糖熬膏为丸，每次服三钱，白开水送下。

主治：妇科痛经，月经不调，属胞宫有寒，肝气不舒。此方简验便廉，是蒲辅周老中医在农村常用之效方。

8. 艾叶丸（《现代本草纲目》）

处方：艾叶、当归、炮附子、炮姜各 30g，鳖甲、卷柏各 45g，白龙骨 60g，赤芍药 10g。

制服法：以上诸药研末，炼蜜为丸，如梧桐子大，每服 30 丸，粥汤下。

主治：妇人肚腹胀满，脐下绞痛，大便下血不止。

9. 艾煎丸（《现代本草纲目》）

处方：人参、川芎、菖蒲各 30g，艾叶（糯米饮调作饼焙干）120g，山茱萸、当归各 22g，熟地黄、白芍药各 45g。

制服法：研末，酒调为丸，如梧桐子大，每服 50 丸，温酒或开水下，常服补荣卫，固经脉。

主治：崩伤淋沥，小肠满痛。

三、膏剂

1. 艾煎膏（《御药院方》）

处方：艾叶二两，醋一斤。

制用法：将艾叶同醋于银锅内同煎数沸，滤去滓，慢火熬成膏，每用薄摊在衬纸上，贴患处，一日一二次。

主治：头面风热小疮，多痒少痛，出黄汁。

2. 椒艾膏（《理瀹骈文》）

处方：艾叶一碗，胡椒三十颗。

制用法：上药擂烂，调水取汁熬膏敷脐，每日一次。

主治：痘出不快，烦渴闷乱，卧睡不安，咳嗽者。

3. 艾叶煎（《理瀹骈文》）

处方：端午艾四两，红花、象皮、乳香、没药各四两，牛胶二两。

制用法：先将艾煎汤去渣，先下红花，次象皮，次乳香、没药，煎去渣，下牛胶，煎至汁黏，刷桑皮纸数遍，阴干，临用以唾液润软贴。

主治：狗咬、虫蝎蛇伤，并跌打破伤，一切烂脐、疮疖等。

4. 神阙穴贴敷膏（《中国针灸》）

处方：艾叶 5g，荜澄茄 1.5g，吴茱萸 1g，川椒、干姜、香附各 15g，细辛、公丁香各 10g。

制用法：将上药研细末，与少量独头蒜泥混合而成中药膏。将神阙穴局部消毒后，取药膏适量敷于其上，用麝香壮骨膏固定，2 天换药 1 次，10 天为一疗程。

主治：慢性非特异性溃疡性结肠炎。

四、酒剂

1. 艾酒（《肘后备急方》）

处方：艾（整株）。

制服法：艾切段，加水煎煮，去渣浓缩，以煎汁渍曲作酒，常饮使醺醺。

主治：白癞。

2. 艾叶酒（《妇人大全良方》）

处方：生艾叶一斤，酒五升。

制服法：取艾叶加酒煎煮至约三升，去渣，再煮至二升，分三次服。

主治：妊娠卒下血及子淋。

3. 艾叶酒（《现代本草纲目》）

处方：艾叶 20g。

制服法：将艾叶以酒 800mL，煮取 400mL，分为二服。

主治：妊娠卒胎动不安，或但腰痛，或胎转抢心，或下血不止。

4. 酒炒艾叶（《新中医》）

处方：艾叶 100g。

制用法：将艾叶放锅内炒热，再用白酒、水各半炒至艾叶湿润，不灼手为度即敷。男敷会阴与阴囊及少腹近阴茎上缘（耻骨），女敷会阴与耻骨。

主治：小儿阴缩症，治疗后阴缩可在 15～30 分钟复常。

五、灸剂

灸剂系指将艾叶捣碾成绒状，或另加其他药料捻制成烟卷状或其他形状，借熏灼穴位或其他患部达到治疗目的的外用药剂，是我国发明的、利用"温热刺激"的一种物理疗法。按其形状可分为艾头、艾炷、艾条三种，均以艾绒为原料制得。

制法：取艾叶（干），拣去杂质，筛去灰尘，置石臼或铁研船内捣碾成绵绒状，除去叶脉，即可按下列要求制成一定形状的制品，其原料以蕲艾质量为好。

艾头（艾粒）：多由针灸医师临用时制，取艾绒以手指捻成豆粒大小的圆形小团，用时插在针尖上，点燃后在穴位上作近距离的熏灼。

艾炷：与艾头制法相同，只是形状呈上尖下平的圆锥形，同时将大蒜或生姜切成约 3mm 厚的片，置穴位或患部上，再将艾炷置于蒜片或姜片的中央，用火点燃艾炷尖端，逐渐下行燃烧，烧完为止。

艾条（艾卷）：制法见后，有商品出售。

1. 艾条（《药剂学》）

处方：艾绒 50g。

制用法：取长、宽各 30cm 桑皮纸，铺上长、宽各约 20cm 的一层艾绒，用竹片将艾拍平，然后将桑皮纸边缘向内折叠，用铁丝或竹针作轴，由折叠的一边卷起，卷至接近边缘时，再接一张桑皮纸卷紧，用浆糊封口，也可用机器卷制，包装即得。将一端点燃，在距穴位 3～4cm 处灸之，以局部皮肤红润温热为度，一般灸 10～20 分钟。

功能主治：温通经脉、散寒止痛、调和气血、补正固阳、救逆固脱。用于一切寒性或虚寒性疾患，如呕吐、泄泻、脘腹痛、哮喘、中风脱证等疾病。

2. 雷火针（《中药药剂学》）

处方：艾绒 30g，桃树皮 3g，朱砂 3g，生川乌 3g，硫黄 3g，生草乌 3g，雄黄 3g，制乳香 3g，麝香 0.15g，制没药 3g，穿山甲（醋炙）3g。

制用法：将桃树皮、生川乌、穿山甲、制乳香、制没药等粉碎，过 24~26 目筛，混匀，麝香、硫黄研细，与朱砂、雄黄及其他药粉套研均匀，将艾绒平铺于桑皮纸上，称取药粉 9g 均匀撒布于艾绒中，将纸的边缘向内折叠，向前推卷，卷至边缘时，接上另一张纸，至卷紧如卷烟状，用线扎紧，再卷一层丝棉纸，用浆糊封口，按规定长度两端切齐，贴签，涂上一层蛋清，晾干。用时先将布折叠数层，放穴位或患部上，点燃雷火针，随即熄灭火焰，在布上施行灸法，至感灼痛为止。

功能主治：祛风散寒，活血止痛。用于风寒湿痹、手足麻木、半身不遂、四肢拘挛等症。

3. 止痛雷火针（《中国医学大辞典》）

处方：蕲艾绒 30g，雄黄 6g，乳香、没药、丁香、白芷、阿魏各 3g，麝香 1g。

制用法：上为末，匀摊于桑皮纸上，如艾条法卷紧如筒，外用绵纸封固。点燃后隔青布 7 层，于痛处灸之。

功能主治：散寒止痛。用于寒湿所致痹痛，关节痛、腹痛、腰痛等。

附注：近年来有关单位已研制出了温灸器，使用时，将一定量的艾绒置于温灸器内，点燃后灸患处。温灸器应用简便，作用强，可代替艾条使用。

4. 药艾条（《中药药剂学》）

处方：艾叶 20000g，桂枝 1250g，高良姜 1250g，广藿香 500g，降香 1750g，香附 500g，白芷 1000g，陈皮 500g，丹参 500g，生川乌 750g。

制用法：以上十味，艾叶碾成艾绒，其余桂枝等八味粉碎成细粉，过筛，混匀。先取艾绒 20g，均匀平铺在一张长 28cm、宽

15cm 白棉纸上，再均匀散布上述粉末 8g，将棉纸两端折叠约 6cm，卷紧成条，黏合封闭，低温干燥，制成 1000 支。直接灸法，红晕为度，一次适量，一日 1~2 次。

功能主治：行气血，逐寒湿。用于风湿寒痹，肌肉酸麻，关节四肢疼痛，脘腹冷痛。

六、熏洗剂

熏洗剂是以艾叶等药物加水煎煮后，趁热先熏患处，稍冷后再洗患处的一种传统剂型。

1. 治蚌疽方（《外科真诠》）

处方：艾叶 30g，防风 18g，大戟 15g。

制用法：上药加水 1000mL 煎煮，先熏，待温再洗患处。

功能主治：解毒消肿。用于痈疽初起。

2. 治绣球风方（《疡医大全》）

处方：艾叶、吴茱萸、蛇床子各 30g，芒硝 15g。

制用法：将艾叶、吴茱萸、蛇床子加水 1500~2000mL，煎煮至沸，再煮 10 分钟，加入芒硝，先熏后洗。

功能主治：除湿、杀虫、止痒。用于治疗绣球风等。

3. 治寒湿腿痛方（《疡医大全》）

处方：艾叶 120g，川椒 3g，透骨草 30g。

制用法：上药加水适量，煎煮至 2500mL，先熏后洗。

功能主治：散寒除湿，止痛。用于痹痛及寒湿腿痛。

4. 治妇人阴疮方（《现代本草纲目》）

处方：艾叶 120g，椿树根、楝树根、紫苏叶各 15g。

制用法：煎汤熏洗，早、晚各 1 次。

主治：妇人阴疮。

七、香囊（袋）剂

香囊（袋）剂是将单味艾叶或以艾叶为主的复方药物装入布制囊（袋）中，敷于患处或接触机体的一种剂型。该剂型能够使艾叶释放出来的有效成分被机体吸入或渗入皮肤、黏膜或刺激穴位而起到调节气机，舒经通络，安神醒脑的作用，并能增强机体的免疫功能，通过外用达到内治的目的。

1. 艾菊护膝（《当代实用临床效验方》）

处方：陈艾叶 100g，野菊花 50g，制乳没各 20g，川牛膝 15g，风寒者加藁本、紫苏各 15g，跌扑扭伤者加土鳖虫、苏木各 15g。

制用法：先将艾叶置电动冲钵中打成绒状，再将其余药物粉碎成粗粉，混合均匀后喷麝香风湿油 10mL，搅拌捶饼，装入缝制好的护膝袋中封口，外封塑料袋。用时去掉塑料袋，将护膝带绑到膝关节，药袋对准疼痛部位。

功能主治：散寒除湿，祛风止痛，用于膝关节炎，屈伸不利，局部红肿等症。

2. 艾叶灰脐纱囊（《中华护理杂志》）

处方：干燥艾叶，炉甘石。

制用法：干燥艾叶烧成灰，炉甘石磨筛后取细粉，按 3∶1 比例混合均匀。取双层脐纱，除脐纱上部外，将其余三边缝合。缝合距脐纱边缘约 1cm，缝两道线，以免缝线滑脱。从上部未缝合的缺口处，把适量的药粉装入脐纱夹层，不要太饱满，再将上口缝合，成批制作后装入容器并保持干燥。新生儿出生后，严格无菌操作断脐并结扎。用 3% 碘酒棉签涂擦脐带残端，注意保护皮肤，勿使灼伤。将所制的艾叶灰脐纱囊包绕脐带残端，脐带卷包扎固定。24 小时后取掉脐带卷和艾叶灰脐纱囊，暴露脐部。每日用 95% 酒精棉签清洁脐带根部 2 ~ 3 次。

功能主治：能迅速吸收脐带中的水分，使脐带 24 小时内脱水、干燥、收缩，使细菌失去生长繁殖的条件，从而减少脐部感染，促使脐带提早脱落。

3. 艾叶熨剂（《现代本草纲目》）

处方：艾叶 60g。

制用法：将艾叶入锅内加烧酒炒热，用布包熨肚脐上，冷则再烘。

主治：急性胃肠炎。

4. 艾叶座包（《现代本草纲目》）

处方：熟艾250g。

制用法：将熟艾慢炒令热，包裹坐之，冷再炒。

主治：水谷不化水泻，日夜不止。

5. 通鼻灵枕（《光明中医》）

处方：艾叶200g，辛夷40g。

制用法：将上药拣净枝梗，揉碎成绒状，用手绢包缝成枕，两天换一次。

主治：新生儿及婴儿鼻塞。

八、散剂

散剂系指将单味艾叶或以艾叶为主的复方药材经粉碎、均匀混合而制成的干燥粉末状制剂，有内服散剂和外敷散剂。

1. 艾叶散（《现代本草纲目》）

处方：艾叶、黄芩、赤芍药各30g，当归45g，地榆15g。

制服法：研为散，每服9g，水煎服。

主治：治久血痢，小腹急痛不可忍。

2. 艾叶苍白散（《现代本草纲目》）

处方：艾叶（杵如绵，扬去尘末并梗，酒煮1周时）180g，白术、苍术各90g（俱米泔水浸，晒干炒），当归身（酒炒）60g，砂仁30g。

制服法：上药共为末，每早服9g，白汤调下。

主治：妇人白带淋沥。

3. 痔痛消方（《新疆中医药》）

处方：艾叶、血竭、轻粉、明矾、冰片、荆芥。

制用法：将上药研细末，制成霜（散）剂。敷于患处，每日1~2次。

功能主治：活血消肿、祛风止痛、清热除湿。用于炎性外痔，使之肿消痛止。

4. 大便下血方（《现代本草纲目》）

处方：蜜炒椿根皮 75g，蕲艾（炒）、炒黄芩各 6g。

制服法：将上药共研细末，每服 9g，1 日 1 次，黄酒送下，无论虚实均可奏效。服药期间，忌食油腻、生冷、椒、酒等。

主治：大便下血。

第二节　艾叶的现代制剂

一、合剂

是指单味艾叶或以艾叶为主的复方药物用水或其他溶剂，采用适宜方法提取制成的口服液体制剂。合剂是在汤剂的基础上改进和发展起来的一种中药剂型。

1. 艾叶合剂（《中药大辞典》）

处方：艾叶 500g（鲜品 1000g），调味剂及防腐剂适量。

制法：艾叶洗净、切碎，放入 4000mL 水中浸泡 4～6 小时，煎煮，过滤，约得滤液 3000mL，加入调味剂、防腐剂搅拌均匀，分装即得。

用法用量：每次 30～60mL，每日 3 次内服。

功能主治：消炎、平喘、止咳。用于慢性支气管炎。

2. 艾地合剂（《时珍国药研究》）

处方：艾叶 400g，地榆 600g，5% 尼泊金乙酯醇溶液 10mL。

制法：取艾叶（以蕲艾为好）水蒸气蒸馏，收集蒸馏液 300mL 备用，将艾叶渣与地榆合并加水煎煮 2 次，第一次 1.5 小时，第二次 1 小时，合并二次煎液，滤过，滤液浓缩至近 700mL，与蒸馏液合并，缓缓加入尼泊金乙酯醇溶液，边加边搅拌均匀，分装于 200mL 投药瓶中即成。

性状：棕褐色溶液，味苦涩。

用法用量：每日 2 次，每次 20mL，小儿酌减。

功能主治：消炎止痢。用于细菌性痢疾。

3. 艾叶水（《湖北省中草药制剂汇编》）

处方：艾叶625g（鲜品1875g），苯甲酸钠5g。

制法：取艾叶加水过药面，煎煮3次，第一次煮沸2小时，过滤，第二、三次各煮沸1小时，过滤，合并3次滤液，浓缩至1000mL，加入苯甲酸钠，搅拌溶解，分装即得。

性状：棕色溶液，味微苦。

用法用量：每日2次，每次25mL，连服3~6天。

功能主治：温经散寒，杀虫。主治疟疾。

4. 艾叶汁（《食物补疗大法》）

处方：鲜艾叶500g，橘子500g，苹果500g，防腐剂适量。

制法：以上三种用果汁机榨汁，将三种汁合并一起，搅拌均匀，将防腐剂用少量蒸馏水溶解后，加入到上述液汁中，搅匀分装即成。

用法用量：以上液汁分20~25次服完，每次取液汁加少量温开水冲服，每日1~2次。

功能主治：活血化瘀，软化血管。用于预防脑溢血。

二、注射液

1. 艾叶注射液（Ⅰ）（《中药制剂汇编》）

处方：艾叶250g，注射用氯化钠0.8g。

制法：取艾叶粗粉，加水湿润后，水蒸气蒸馏，收集粗馏液400mL，将粗馏液再次蒸馏，收集精馏液100mL，加注射用氯化钠溶液，搅拌使溶，过滤，灌封，灭菌。

用法用量：肌注，每次2mL；穴位注射，每次1~2mL。

功能主治：温经散寒，止咳平喘。用于支气管哮喘。

2. 艾叶注射液（Ⅱ）（《中药制剂汇编》）

处方：艾叶1000g，苯甲酸、吐温-80各适量。

制法：取艾叶放入蒸馏锅内，加入10倍量的蒸馏水浸泡30分钟，开始加热蒸馏，第一次取蒸馏液约5000mL，将此蒸馏液再放入蒸馏器中进行第二次蒸馏，取蒸馏液2000mL，放入约5000mL的容器中，加入1%苯甲酸钠和1%吐温–80后，充分振摇10分钟，先用布氏漏斗铺纸浆过滤，然后再用3号垂熔滤球过滤，分装熔封，流通蒸汽灭菌30分钟。

用法用量：肌注，每次4mL，每日1次，疗程为1~2个月。

功能主治：散寒除湿，温经止痛。用于迁延性肝炎、慢性肝炎和肝硬化。

3. 艾叶注射液（兽药）（《新农业》）

处方：鲜艾叶适量（干艾叶亦可）。

制法：每斤鲜艾叶加水4斤（每斤干艾叶加5斤水），放入蒸馏器内，加热蒸馏。第一次收集3倍药量的蒸馏液，弃去药渣，进行第二次蒸馏。收集的蒸馏液量以略高于加入艾叶重量为度，再将蒸馏液过滤、分装、熔封，蒸汽灭菌50分钟即可。

用法用量：肌内注射，小猪每次5~10mL；大猪每次20~30mL，每日2~3次。

主治：猪感冒和热性病。

三、片剂

1. 艾叶片（野艾片）（《抗癌中草药制剂》）

处方：艾叶。每片含艾叶浸膏0.6g，相当于艾叶生药5g。

制法：按一般中草药片剂的制法。

用法用量：口服，每次2~3片，每日3次。

功能主治：散寒除湿，温经止血，抗癌。临床主要用于消化道肿瘤及乳腺癌等。

附注：此艾叶品种为野艾蒿（*Artemisia lavndulaefolia* DC.），在部分地区等同艾叶入药。

2. 乳增宁片（《新编中成药手册》第二版）

处方：艾叶、淫羊藿、柴胡、川楝子、天冬、土贝母。每片含干浸膏0.3g。

制法：按一般中草药片剂的制法。

用法用量：口服，一次 4～6 片，一日 3 次。20 日为一疗程，疗程间间隔 5 天，连服 3 个疗程。

功能主治：疏肝解郁，调理冲任。用于肝郁气滞、冲任失调引起的乳痈症及乳腺增生症等。

四、胶囊剂

乳增宁胶囊（《中国药典》2010 年版一部）

处方：艾叶、淫羊藿、柴胡、川楝子、天冬、土贝母。

制法：以上六味，加水煎煮三次，合并煎液，滤过，滤液浓缩至适量，趁热加入三倍量乙醇，搅拌均匀，静置，滤过，滤液减压回收乙醇，并浓缩至适量，加干燥的磷酸氢钙与淀粉的混合细粉适量，混匀，置 80℃减压干燥，冷却，粉碎，加硬脂酸镁适量，混匀，加淀粉适量，混匀，装入胶囊，制成 1000 粒，即得。

用法用量：口服。一次 4 粒，一日 3 次。

功能主治：疏肝散结，调理冲任。用于冲任失调、气郁痰凝所致乳癖，症见乳房结节一个或多个，大小形状不一，质柔软，或经前胀痛，或腰酸乏力，经少色淡；乳腺增生病见上述证候者。

五、灌肠剂

灌肠剂是指专门用于直肠灌注的艾叶的液体制剂，以达到治疗疾病的目的。

1. 灌肠剂（二白苦艾汤）（《当代中医实用临床效验方》）

处方：艾叶 300g，白头翁、苦参各 1000g，白芍 600g。

制法：将上药加蒸馏水浸泡一夜，首次用武火煎熬半小时，滤取药液，第二次再加水适量，文火煎煮 40～60 分钟后过滤，两次滤液合并浓缩至 2500mL，加 1% 苯甲酸钠 20mL，摇匀，放置一夜，过滤分装，即得。

用法用量：作高位保留灌肠，成人每次 50mL，儿童每次每千克体重 2mL，每日 2 次。

功能主治：解毒止痢，用于细菌性痢疾。

2. 复方白及灌肠剂（《中国医院药学杂志》）

处方：白及、艾叶炭、桂枝。

制法：桂枝、艾叶炭各 15g，煎汤 200mL，与白及面 15g 混合。

用法用量：待 38℃左右时保留灌肠，尽量使药液在体内保留 2 小时以上，每日 1 次，3 周为 1 疗程。

功能主治：轻型慢性特异性溃疡性结肠炎。

六、洗剂

系指将艾叶用适宜方法提取制成供皮肤或腔道涂抹或清洗用的液体制剂。洗剂有消毒、消炎、止痒收敛、保护等局部作用。

艾阴洁（艾阴洁皮肤黏膜抗菌洗剂）

处方：蕲艾叶、苦参、百部、蛇床子、地肤子等。

制法：本品以蕲艾叶、苦参、百部、蛇床子、地肤子等为主要原料，炮制加工后，在低温下提取、浓缩、精制、纯化制成艾苦浸膏，以植物原液的形式，pH 值 4.0～4.5 仿真酸碱度，复配以薄荷脑、冰片，在洁净卫生的环境下灌装于铝罐中，按压阀门，抗菌洗剂即成泡沫状从导管中喷涌而出，瞬间充满需要清洁抗菌的部位，数分钟后泡沫即自行破灭，携带污物流出，从而完成清洁去污、去异味、杀菌的工作。

用法用量：

1. 外阴清洗抗菌：用前将铝罐摇晃数次。将铝罐倒置，罐底朝上，喷头朝下，将喷头对准手心或浴巾，按压阀门，即可喷出抗菌洗剂泡沫，至适量后即停止按压阀门。将抗菌洗剂泡沫涂抹在外阴上，数分钟后用干净毛巾擦干或用清水洗净再擦干即可。

2. 成年女性阴道清洗抗菌：使用前将导管与铝罐喷头连接好，将铝罐摇晃数次。使用前最好采取仰卧姿势，将铝罐倒置，罐底朝上，喷头朝下，将导管插入阴道，按压阀门 1 至 2 次（每次喷出 1～2mL），抗菌洗剂泡沫即喷涌而出，充满阴道。数分钟后站起，用干净毛巾擦干外阴或用清水洗净外阴再擦干即可。建议在阴道清洗抗菌前，先洗净外阴。没有性经历的女性不要使用本产品对阴道进行清洗抗菌。

功能主治：本品适用于外阴的清洗抗菌和成年已婚女性阴道的清洗抗菌。

七、颗粒剂

虎杖艾叶冲剂（《南方医科大学学报》）

处方：虎杖、艾叶。

制法：按照颗粒剂的制法将虎杖、艾叶提取浓缩制成颗粒状冲剂。

用法用量：每日 3 次，每次 5g，同时服用维生素 B、维生素 C 及一般护肝药，疗程 1 ~ 3 个月。

功能主治：病毒性肝炎。

八、气雾剂

气雾剂系指艾叶提取物与适宜的抛射剂共同封装于具有特制阀门装置的耐压容器中，使用时借助抛射剂的压力将内容物喷射出雾状的制剂。

喘立停气雾剂（《中国医药工业杂志》）

处方：麻黄，椒目，细辛，艾叶，聚乙二醇 15 - 氢化硬脂酸酯，吐温 - 80，无水乙醇，四氟乙烷（HFA - 134a）。

制法：麻黄水提浓缩后用乙醚萃取得麻黄总碱；椒目提取脂溶性成分；细辛、艾叶分别经水蒸气蒸馏提取其挥发油。各提取物混匀后，精密称取 16g，加聚乙二醇 15 - 氢化硬脂酸酯 5g，吐温 - 80 1.2g，无水乙醇 28g，混匀，测定含量，合格后装入铝罐（每瓶含麻黄总碱不少于 80mg），盖上定量阀门，用封口机密封，充入 HFA - 134a 约 9g，即得。

用法用量：对准口腔内咽喉部喷雾，每次喷雾 2 ~ 3 下，每天喷 2 ~ 3 次。

主治：哮喘。

九、喷雾剂

喷雾剂系指将艾叶提取物或艾叶细粉装于密闭容器中，借助于手动泵的压力或其他方法将内容物以雾状等形态喷出的制剂。与气雾剂不同的是它不含有抛射剂，也不必使用耐压容器。艾叶的喷雾剂通常用于空气的消毒。

1. 艾叶苍术喷雾剂（《中医药导报》）

处方：艾叶、苍术各 300g。

制法：艾叶、苍术各取 300g，分别用水浸泡后煎煮 30 分钟，滤过后浓缩制成每 4mL 含生药 750mg 的溶液 450mL，然后再将两种药液等比例混合备用。

用量：按 8mL/m³ 喷雾。

用途：用于各种场所的空气消毒（如医院、商场、影剧院、候机候车厅等人员密集处）。

2. 艾板连喷雾剂（《护士进修杂志》）

处方：艾叶，板蓝根，黄连。

制法：取艾叶、板蓝根、黄连三药（用量比例为 10∶5∶1），分别用 95%、75%、75% 的乙醇浸泡 72 小时后过滤，制成艾板连喷雾剂。

用途：用于医院病室空气消毒。

十、茶剂

1. 艾叶茶（Ⅰ）（《中国药茶》）

处方：艾叶幼苗。

制法：春季采集幼苗晒干，制成粗粉，包装在滤纸袋（泡袋）中，加外包装即成。

用法用量：每次 3g（一袋），每日 3~4 次，沸水冲泡，代茶频饮。

功能主治：温经散寒，止痛。用于妇女行经腹痛、产后感寒腹痛等。

2. 艾叶茶（Ⅱ）（百度百科）

处方：艾叶 5g，红茶 3g，白糖 10g。

用法：用 200mL 开水泡饮，冲饮至味淡。

功能主治：温经散寒，理气止血，安胎。用于心腹冷痛，泄泻转筋，久痢吐衄，月经不调，胎动不安。

十一、滴丸剂

滴丸剂指固体或液体药物与基质加热熔化混匀后，滴入不相混溶的冷凝液中，收缩冷凝而制成的小丸状制剂，主要供口服用。滴丸剂的好处是方便患者携带，服用剂量少，而且起效迅速，能大幅度提高药物的生物利用度。

哮喘滴丸剂（山东中医药大学）

处方：艾叶、麻黄、百部、木香、浙贝母。

制法：首先，滴丸的提取工艺为：艾叶以 90% 乙醇 40℃温浸 2 次，第一次八倍量，第二次六倍量，第一次 2 小时，第二次 1.5 小时。麻黄、百部、木香、浙贝母以 60% 乙醇回流提取 3 次，每次 8 倍量，每次 1.5 小时。然后，取聚乙二醇 4000 约 20g，80℃加热使熔融，加入稠浸膏与药粉混匀，调整重量至 30g，80℃恒温充分搅拌混匀，滴入 10℃二甲硅油 350 中，洗丸，干燥，选丸，制成 1000 丸，即得。

用法：口服。

功能主治：小儿支气管哮喘。

十二、泡腾片剂

中药泡腾片剂是以药材提取物为主要原料的中药制剂，是将处方的中药材提取有效成分后与无机盐离子及泡腾片剂混合制成的片剂。

中药泡腾片剂（扬州大学）

处方：艾叶、吴茱萸、辣椒、川芎、红花、牛膝。

制法：根据常用的中药泡腾片的制备方法，本实验采用干法制粒中的重压法，将泡腾片所需的各组分分配、干燥并超微粉碎达纳米级后使用压片机进行压片。

用法：口服。

功能主治：静脉曲张、末梢神经炎、风湿痹痛、癥瘕结块、感冒头痛等症，可起到缓解疲劳，养身保健的功效。

十三、艾叶油制剂

1. 艾叶油胶囊（《中国药典》1977 年版）

处方：艾叶油 75mL，淀粉适量。

制法：取艾叶油，加淀粉适量，拌匀，过筛，分装于胶囊内即得，共制成 1000 粒。本品为橘红色或乳白色胶囊，每粒含艾叶油 0.075mL。

质量检查：本品除胶囊后，内含物为淡黄色的潮湿颗粒，具艾的特异香气，味微苦。

鉴别：取本品 4 粒，内容药粉用乙醚 3mL 振摇提取 2 次，合并乙醚液滤过，滤液挥散至约 1mL，分别滴在白色点滴反应板二孔上，挥去剩余乙醚后，照艾叶油鉴别法试验显相同的反应。

检查：装量差异，取本品 10 粒，照胶囊剂的装量差异检查法（《中国药典》1977 年版一部附录 12 页）检查，应符合规定。

挥发油测定：取本品 20 粒，照《中国药典》1977 年版一部附录 16 页挥发油测定法测定，含挥发油不得少于 1.275mL。

用法用量：口服，每次 2 粒，每日 3 次。

功能主治：平喘、镇咳、祛痰、消炎。用于支气管哮喘、慢性气管炎。

附注：艾叶油的提取及质量标准。

提取：取新鲜艾叶或干艾叶置于挥发油提取器中，充分湿润均匀，用水蒸气蒸馏法将大部分挥发油蒸出，经油水分离器分得油层，脱水过滤即得。收率一般为 0.3%～0.4%。

性状：本品为绿黄色、黄色或淡黄色的澄明液体，有艾的特异香味，味辛辣、微苦。

比重：本品的比重（以 1977 年版《中国药典》一部附录 26 页方法测定）为 0.899 ~ 0.919。

检查：重金属，取本品 10mL，加蒸馏水 10mL 与盐酸 1 滴，振摇后，通硫化氢气体使饱和，水层和油层均不得变绿（或颜色均不得变深）。

2. 艾叶油软胶囊（百度百科）

处方：艾叶油。

制法：按照一般软胶囊的制法制备。

用法用量：口服，一次 2 粒，一日 3 次。每粒装 0.18g。

功能主治：止咳，祛痰。用于慢性支气管炎的咳嗽痰多。

3. 艾叶油气雾剂（《中国药典》1977 年版）

处方：艾叶油 3000mL，柠檬香精 50mL，糖精钠 200g，乙醇 2860mL，二氟二氯甲烷 8kg，装 1000 瓶。

制法：取艾叶油、柠檬香精和 7% 糖精钠乙醇溶液混合成透明溶液，分装入特制气雾剂瓶中，封口，压装二氟二氯甲烷，即得。

本品在贮瓶中为绿黄色、黄色或淡黄色澄明液体。揿压阀门的推动钮，药液即成为雾状喷出，喷出时具艾叶的特异芳香，味微苦，后微甜，有凉感。

质量检查：取本品向白色点滴反应板上二孔分别喷 1 次，分别照艾叶油鉴别法试验应显相同反应。

用法用量：每次喷 2 ~ 3 下，一日 3 次。

功能主治：平喘、镇咳、祛痰、消炎。用于支气管哮喘和慢性支气管炎。

4. 艾叶油糖衣片（《中草药学》）

处方：艾叶油 25g，淀粉、轻质碳酸镁适量。

制法：先取淀粉与轻质碳酸镁等量制成空白颗粒，喷入艾叶油使每片含艾叶油 25mg，混匀密封 4 ~ 6 小时，加硬脂酸镁压片，包糖衣，共制 1000 片。

用法用量：预防每次 4~6 片，治疗每次 6~8 片，每日 3 次内服。

功能主治：平喘、消炎、止痒。用于支气管哮喘、荨麻疹、过敏性皮炎等。

5. 艾叶挥发油 β - 环糊精包合物口含片（《黑龙江医药科学》）

处方：艾叶油 β - 环糊精包合物，葡萄糖粉，淀粉糊，甘露醇，柠檬酸，滑石粉。

制法：取一定量的艾叶挥发油 β - 环糊精包合物、葡萄糖、甘露醇和柠檬酸适量，按等量递加法混匀过筛（80~100 目），加入黏合剂（淀粉糊）制软材，过筛制湿颗粒，45℃干燥 2 小时后整粒，加入少量滑石粉，压片。

功能主治：止咳、平喘、祛痰、消炎。用于慢性支气管炎、肺气肿、支气管哮喘等。

6. 辛艾乳剂（《当代实用临床效验方》）

处方：艾叶油、辛夷油各 1mL，西黄蓍胶 1g，蒸馏水适量。

制法：先将西黄蓍胶加蒸馏水适量，让其吸水充分膨胀，加入艾叶油、辛夷油研磨乳化均匀，然后加水稀释成 100mL，搅拌均匀。

用法用量：点鼻，每次 3~5 滴，每日 3~4 次。

功能主治：抗过敏，消炎，治疗各种鼻炎。

7. 苍艾鼻用微球剂（《时珍国医国药》）

处方：苍术，艾叶油。

制法：采用乳化交联法制备微球，分别称取等量明胶和阿拉伯胶溶于适量水中，配成适宜浓度的明胶和阿拉伯胶溶液，在一定乳化温度下加入适量苍艾等挥发油，在适宜的搅拌速度下，乳化 10 分钟，制得苍艾挥发油初乳。将含适量 Span - 80 和 Tween - 80 复合乳化剂的液体石蜡加热到与挥发油初乳相同的温度，再把挥发油初乳缓缓倾入液体石蜡中，在适宜的转速下乳化一定时间，制得复乳；然后迅速放置在冰水浴中，在适宜转速下搅拌，加入适量质量分数为50%的戊二醛，交联固化一定时间，控温在5℃时加适量异丙醇，搅拌5分钟，进行脱水。将悬浮液静置一段时间后，离心20分钟，沉淀物用异丙醇洗涤2次，抽滤，于室温干燥，即得淡黄色粉末状苍艾挥发油明胶阿拉伯胶微球。

功能主治：用于鼻炎、上呼吸道感染等。

8. 艾叶油乳水凝胶贴膏剂（《中草药》）

处方：艾叶油。

制法：先将艾叶油制成艾叶油乳，再加入高岭土（填充剂）、PVP－K90（增黏剂）、酒石酸（pH调节剂），搅拌混匀，作为乳化相。再将一定量的甘羟铝（交联剂）、EDTA（交联调节剂）分散在适量甘油（保湿剂）中搅拌，再加入NP－700（水凝胶骨架材料）搅拌均匀，作为甘油相。然后将乳化相缓慢加入甘油相搅拌。最后将形成的胶体涂在无纺布上固化即得。

用法：贴于皮肤上。

功能主治：用于静脉炎。

十四、其他艾叶保健品制剂

1. 蕲艾保健腰带（中药保健腰带，《蕲州药志》）

处方：蕲艾叶、独活、白芷、细辛、肉桂、丁香、杜仲、补骨脂、淫羊藿、续断、川芎、当归、花椒、八角、茴香、川草乌、薄荷脑。

制法：先将艾叶置电动冲钵中打成绒状，再将其余药粉碎成粗粉，与艾绒充分混匀后，称取50g，加入薄荷脑1g混匀，装入缝制好的布袋中，封口，外封塑料袋。

用法：先去掉药袋外的塑料袋，按内面向内的方向装入特制腰带中，系上腰带，将药袋对准疼痛部位，每天佩戴8小时以上。

功能主治：散寒除湿，祛风通络，温补肾阳，强筋壮骨，活血止痛。主治风湿型、风寒型、寒湿型、肾虚型及外伤血瘀型腰痛、腰酸（即腰肌劳损、腰椎肥大、腰椎骨质增生、类风湿性脊柱炎、肥大性脊柱炎、慢性前列腺炎及慢性附件炎等所致的腰痛）。

2. 蛇艾卫生巾（《湖北中医杂志》）

成分：蛇床子、艾叶。

制用法：提取蛇床子、艾叶成分，加入到卫生巾材料中制成。

功能主治：具有除湿止痒、抑菌杀虫、活血止痛的功效，主要用于防治妇科疾病。

3. 艾蒿牙膏（《河北化工》）

处方：艾蒿提取液、甘油、十二烷基硫酸钠、碳酸钙、磷酸三钙、羧甲基纤维素钠、糖精钠。

制法：①艾蒿提取液的制取：取新鲜的艾蒿叶和茎，洗净后在室内阴干4～5天，待艾蒿叶手碰即碎即可。用电子天平称取50g干的艾蒿放入装有2L水的烧杯中，在电热炉上煮沸25分钟，冷却至室温并用中速滤纸在过滤装置中过滤，若杂质含量高，过滤速度慢可用真空抽滤，除去沉淀物，即得提取液。放到烧杯里备用。

②牙膏的制备：用小烧杯在电子天平上称取甘油40g，艾蒿提取液20.2g，十二烷基硫酸钠3g和蒸馏水2.5g，在混料机中搅拌均匀后投入共沸锅中，加热至85℃～100℃，煮成胶体，稍冷（温度大约70℃）待用。将共沸锅放到搅拌器上，在搅拌情况下（转速大约300r/min），用电子天平准确称取碳酸钙26g、磷酸三钙8g、羧甲基纤维素钠1.1g、糖精钠0.2g，按顺序逐一投入共沸锅内，用搅拌器继续搅拌2.5小时（转速大约350r/min），使各种物料混合均匀，此时温度逐渐降低。待胶体冷却至40℃～50℃，移至碾压机上碾2小时，冷至35℃～40℃，装入软管中并进行封口即得成品。

用法用量：使用方法与普通牙膏相同。

功能主治：消炎止血，对于牙周炎、牙龈出血、牙龈肿痛及口臭等口腔疾病有较好的疗效。

4. 艾婴康（婴儿蕲艾沐浴膏）

处方：蕲艾叶提取物、十三烷醇聚醚 – 7 羧酸钠、椰油酰胺丙基甜菜碱、丙烯酰胺丙基三甲基氯化铵／丙烯酰胺共聚物（SC60）、PEG120 甲基葡萄糖二油酸酯、聚乙二醇双硬脂酸酯、PEG40 氢化蓖麻油、PEG75 羊毛脂、乙二胺四乙酸二钠、甲基氯异噻唑啉酮。

制用法：按沐浴膏的配制方法制备，用法如下。

婴儿用法：

①盆浴时，每 10L 温水滴 8 ~ 10 滴，用手搅匀即可。浴后用软毛巾轻轻抹干或用清水冲洗后再轻轻抹干。

②沐浴时，取适量于手心上，轻抹于宝宝头发和全身，再用清水冲净。

成人用法：取适量于手心或沐浴用具上，涂抹全身，再用清水冲净。

功能主治：婴幼儿及成人在沐浴时用于清洁和滋润皮肤、头发，可止痒、祛痱。

5. 蕲艾活肤皂

处方：脂肪酸钠、蕲艾、野菊花提取物、甘油、乙二胺四乙酸二钠、2,6 – 二叔丁基 –4 – 甲基苯酚。

用法：沐浴时将蕲艾皂置于手心或浴花上或毛巾上，加适量水轻搓至产生丰富泡沫，涂抹全身后用清水冲净即可。

功能主治：本品能有效清洁肌肤污垢，调整皮肤油脂分泌，能避免油脂堆积诱发痘痘的产生。性质温和，洗后皮肤舒爽不紧绷。

6. 蕲艾精油

处方：蕲艾精油、薄荷脑、樟脑、桉油、丁香酚。

用法：外用，涂擦于患处。

功能主治：抗菌抗病毒、抗过敏、止血。用于皮肤瘙痒，湿疹，蚊虫叮咬，皮肤擦伤出血等。

7. 艾叶洗手液（《科技经济市场》）

处方：艾叶挥发油。

制法：以配制 100mL 产品为基准，取烧杯加入适量琼脂和羧甲基纤维素，加热至 50℃，恒温 30 分钟，边加热边搅拌使其完全溶解。当温度降至室温后，测定其 pH，并用缓冲液（pH 值 5 的柠檬酸－柠檬酸钠）调成 6～7，使其接近中性。将丙三醇、十二烷基硫酸钠、三乙酸甘油酯、乙氧基化烷基硫酸钠、单辛酸甘油酯及艾叶挥发油按比例依次加入上述溶液中，蒸馏水定容至 100mL，搅拌 2 小时，使其充分混合均匀。超声 30 分钟，静置 36 小时，装瓶。

功能主治：用于抗过敏，清洁抑菌，避免二次污染。

8. 艾叶油驱蚊乳液（《印染助剂》）

处方：艾叶油。

制法：将一定配比的 Span－80 和 Tween－60 加入艾叶油中，40℃加热搅拌，使乳化剂完全溶于艾叶油中；在搅拌下慢慢加入去离子水，开始加入的水以细小的液滴分散在油相中，是 W/O 型乳液；再继续加水，随着水量的增加，乳状液发生相转化，变为 O/W 型乳液；将配制的水包油型乳液放置在磁力搅拌器中，温度设定为 40℃，搅拌 30 分钟后得到分散均匀的艾叶油粗乳液，将制备好的艾叶油粗乳液用高速剪切机剪切一定时间，得到艾叶油细乳液。

功能主治：用于驱虫防蚊。

9. 复合型艾叶低醇驱蚊露（《中华卫生杀虫药械》）

处方：艾叶、薄荷、薰衣草等。

制法：将艾叶、薰衣草、薄荷以 5∶2∶2 的比例称量、粉碎、混合，室温下萃取得萃取液。配制冰片溶液、2,6－二叔丁基对甲酚溶液。然后将以上溶液与驱蚊酯、PEG－40 HCO、食用乙醇混合，再加入去离子水、柠檬酸钠溶液搅拌均匀。陈化，冷却过滤即得。

功能主治：驱蚊防蚊。

在保健品的开发方面，现在国内市场上已开发出艾叶系列保健食品、保健浴剂和牙膏。在国外，韩国和日本对于艾叶的开发研究利用较多，以艾叶为主要原料的产品主要集中在食品和医药产品上。国外将艾叶粉碎，加乙醇、水等，加热，得到提取物，制成添加剂，用来加工减肥食品。艾叶具有的特殊馨香味可除虫防蚊，是枕头的优良填充物，日本从我国大量进口艾叶利用其做馨香除虫枕，这种枕头不但可以驱除蚊虫，亦可起到医疗保健作用。在韩国，人们做韩国料理时经常使用艾叶来增添料理的味道和营养。韩国已开发出一系列以艾蒿为主要原料的化妆产品，如艾蒿按摩膏、艾蒿沐浴露、艾蒿保湿水等。

参考文献

[1] 陈增利. 神阙穴贴敷治疗慢性非特异性溃疡性结肠炎 27 例 [J]. 中国针灸, 1997 (7): 444.

[2] 李永进. 酒炒艾叶热敷救治小儿阴缩症 [J]. 新中医, 1990 (3): 17.

[3] 陈定雄. 艾烧三联疗法治疗尖锐湿疣临床观察 [J]. 河北中医, 2000, 22 (6): 411.

[4] 焦明霞. 艾叶、炉甘石促进脐带干燥脱落效果好 [J]. 中华护理杂志, 1998, 33 (4): 232.

[5] 吕黎平. 通鼻灵枕治疗小儿鼻塞观察 [J]. 光明中医, 2007, 22 (9): 61 – 62.

[6] 谭凤珍, 陈梅英. 自拟"痔痛消方"治疗炎性外痔 92 例 [J]. 新疆中医药, 1997, 15 (1): 57 – 58.

[7] 建平县建平公社兽医站. 艾叶注射液 [J]. 新农业, 1977 (4): 29.

[8] 章顺德. 复方白及保留灌肠剂的配制 [J]. 中国医院药学杂志, 1984, 4 (3): 25.

[9] 刘胜利, 戴玉厚. 虎杖、艾叶冲剂治疗慢性肝炎 50 例临床观察 [J]. 南京医科大学学报, 1995, (2): 499.

[10] 余琪, 闻聪, 周丹英. 中药复方气雾剂喘立停中麻黄碱和伪麻黄碱含量及微粒分数的测定 [J]. 中国医药工业杂志, 2008: 39 (9): 679 – 682.

［11］朱艳. 艾叶苍术喷雾剂对病房空气消毒的效果观察［J］. 中医药导报, 2010, 16（3）: 75-76.

［12］刘兵, 吕小芳, 刘燕平, 等. 艾板连喷雾剂对有人病室空气消毒的效果研究［J］. 护士进修杂志, 2004, 19（7）: 595-596.

［13］沈德凤, 李冬. 艾叶挥发油-环糊精包合物口含片的制备与质量检查［J］. 黑龙江医药科学, 2008, 31（3）: 38-39.

［14］程桃英, 高清华, 楼一层. 蛇艾卫生巾对皮肤刺激及抑菌实验观察［J］. 湖北中医杂志, 2003, 25（8）: 52-53.

［15］王涛玉. 浅谈含艾蒿牙膏的配方与制造［J］. 河北化工, 2007, 30（1）: 18-19.

［16］张鹏. 哮喘滴丸药学研究［D］. 济南: 山东中医药大学, 2014.

［17］刁昱. 中药泡腾片剂的制备与质量研究［D］. 扬州: 扬州大学, 2013.

［18］赵丹, 马云淑, 李婧瑜, 等. 苍艾鼻用微球的制备工艺及其性能表征［J］. 时珍国医国药, 2014, 25（12）: 2904-2906.

［19］葛月宾, 熊莹, 徐海燕, 等. 艾叶油乳-水凝胶贴膏剂的制备与透皮研究［J］. 中草药, 2015, 46（24）: 3661-3665.

［20］尚丛珊, 何钟竞. 新型艾叶抑菌洗手液的研制［J］. 科技经济市场, 2016,（6）: 14-15.

［21］化丹丹, 刁水华, 谢洪德, 等. 艾叶油驱蚊乳液的制备［J］. 印染助剂, 2014, 31（10）: 16-19.

［22］张岳花, 曾平, 谢维跃, 等. 复合型艾叶低醇驱蚊露的研制［J］. 中华卫生杀虫药械, 2013, 19（2）: 111-113.

第六章 艾叶的化学成分

艾叶的化学成分复杂，其药效基础来源于所含化学物质。经研究艾叶的化学成分主要有挥发油，其次还有黄酮类、鞣质类、桉叶烷类、多糖类、三萜类及微量元素等。近几十年来，随着艾叶研究的广泛开展，对其化学成分的研究也进一步深入，特别是提取分离技术以及气相色谱-质谱、液相色谱-质谱等联用技术日益成熟，人们对艾叶的主要成分挥发油的研究更是全面深入。现将艾叶化学成分的研究情况综述如下。

第一节 艾叶的挥发油类成分

艾叶的主要成分是挥发油，因此有关艾叶化学成分的报道多是针对挥发油进行研究的，并且由于近年来气相色谱质谱联用技术日益成熟，其检测技术进一步到位，艾叶挥发油的研究不断深入。从报道的文献资料来看，艾叶挥发油成分比较复杂，目前检测出来的化学成分接近 100 种，而且不同产地、不同品种艾叶挥发油所含成分有很大的差异，现将艾叶挥发油类成分介绍如下。

一、艾叶的挥发油成分

艾叶（*Artemisia argyi* Levl. et Vant. ）以水蒸气蒸馏法提取的挥发性成分为艾叶油，是草绿色或浅黄色澄明油状液体，具有特殊香气，味辛、微苦，性凉，具有平喘、镇咳、祛痰、抗菌、抗过敏作用。艾叶油的比重为 0.9060 ~ 0.9198 ［山东崂山艾叶 0.8903（16℃）］，比旋度 1.4720° ~ 1.4730°，折光率 1.4780，可与乙醇、乙醚任意混合。

　　各报道中艾叶挥发油主要成分及含量有较大差异，这可能与植物生长的地区、环境、气候及材料采集时间等有密切的关联，其含量范围从 0.020% ~ 1.230% 不等。

　　不同产地艾叶其挥发油含量不同，具体报道见表 6-1。

表 6-1　不同产地艾叶挥发油含量

产地	湖北蕲春	山东	河北安国	山东鄄城	江西樟树	河南淮阴	四川资阳	安徽霍山
含量	1.230%	0.748%	0.675%	0.394%	0.479%	0.390%	0.350%	0.296%
文献来源	[2]	[3]	[2]	[2]	[2]	[4]	[4]	[2]

　　艾叶挥发油成分比较复杂，是由多种成分组成的，主要为单萜类、倍半萜类及其含氧衍生物及少量的醛、酮、酚、烷及苯系物类化合物。早期有关艾叶挥发油成分的报道往往只有几种成分，近年来由于气相色谱 - 质谱 - 计算机联用技术的普遍应用，艾叶的挥发性成分研究得到不断发展，研究发现的艾叶挥发油成分多达 100 种，现根据报道顺序介绍。

　　最早报道艾叶挥发油成分主要是水芹烯（Phellandrene）、荜澄茄烯（Cadinene）、侧柏醇（Thujylalcohol）等，此三种成分的结构和物理特性如下：

　　水芹烯（Phellandrene），即 α - 水芹烯，分子式为 $C_{10}H_{16}$，分子量为 136.23，沸点 175 ~ 176℃，结构式为：

　　荜澄茄烯（Cadinene），又称杜松烯。即 β - 荜澄茄烯，分子式为 $C_{15}H_{24}$，分子量为 204.35，沸点为 273 ~ 275℃，结构式如下：

侧柏醇（Thujyl alcohol），分子式 $C_{10}H_{18}O$，分子量为 154.25，熔点 66~67℃，结构式如下：

20 世纪 70 年代初期，应用艾叶治疗支气管炎有显著疗效，动物实验也证明艾叶有较明显的平喘作用。为了探讨艾叶油中平喘的有效成分，上海医药工业研究院等单位进行了系统研究，发现艾叶油是一个多组分的混合物，有近 20 个组分，其中 9 个组分为主要有效成分，占全油的 85%~90%。将艾叶油按沸点高低分为低沸、中沸、高沸三个部位，经动物实验证明，中沸点化学成分具有较强的平喘作用。对分离出来的 7 种有效成分进行化学结构鉴定，确定它们分别为桉油素、芳樟脑、樟脑、龙脑、蒿醇、萜品烯醇 -4 和 β - 石竹烯，其中蒿醇、萜品烯醇 -4 和 β - 石竹烯平喘作用最强，现将艾叶挥发油的分离鉴定介绍如下。

艾叶油气相分离条件：固定相采用 20% 聚乙二醇（PEG）6000，60~80 目 Calite，水洗，长 1.5m，$N_2$30mL/min，$H_2$24mL/min，空气 520mL/min，柱温 134~137℃，氢焰检测器。

艾叶油的分离提取：采用真空精密分馏法，可获得各有效成分的粗品。分馏条件：分馏塔内径 2.6cm，高 1.35m，填料为不锈钢压延孔环 3mm×3mm，预先以酸、水、丙酮处理，洗净烘干，柱有效高度约为 1.3m，控制减压蒸馏，真空度 2~12mmHg，塔顶温度 32℃（低沸点部位）、40~76℃（中沸点部位）、80℃以上（高沸点部位）。各精馏成分的粗品采用气相层析制备方法进一步纯化，含量应达 98% 左右，供化学结构鉴定用。载气为氮气，进样 30~50μL，根据图形收集近峰尖之纯品，并以气相层析检查是否与邻近组分分离清楚，含量是否达到要求。

结果从艾叶油中分出 18 个组分，艾叶油气相层析图谱见

图 6 - 1。艾叶油成分的鉴定结果如下：

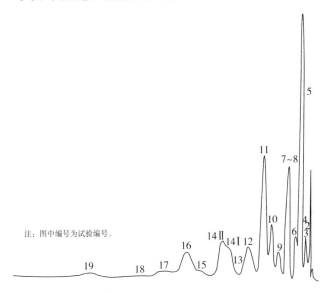

注：图中编号为试验编号。

5.1, 8 - 桉油素　10. 芳樟醇　11. 蒿醇

12. 樟脑　14 I. 萜品烯醇 - 4　14 II. β - 石竹烯　16. 龙脑

图 6 - 1　艾叶油气相层析图谱

1,8 - 桉油素：将组分 5 纯品做元素分析，测得 C 78.91%，H 11.26%，O 9.83%，根据其沸点范围推测可能为含氧单萜，$C_{10}H_{18}O$ 的计算值为 C 77.92%，H 11.68%，O 10.40%，二者基本符合，故分子式可定为 $C_{10}H_{18}O$。红外光谱 $1460cm^{-1}$、$2960cm^{-1}$等处显示有 - CH_3、- CH_2，$1350cm^{-1}$ 和 $1370cm^{-1}$ 的分裂峰显示可能有异丙基，$1070cm^{-1}$处可能有 C - O - C 醚键结构，无双键或别的基团之特征峰，而其不饱和度为 2，既无双键则分子结构中必有二个环。核磁共振谱显示：①无双键质子；②有相邻碳原子上均无质子的 3 个甲基 9 个质子；③ - CH_2、- CH 上有 9 个质子，故分析结构为桉油素，将标准品桉油素红外图谱与本品红外图谱比较完全吻合，为 1,8 - 桉油素。

1,8 - 桉油素（Cineol 或 Eucalypyol），亦称为桉油精、桉脑，

是艾叶油的主要成分，占全油25%～30%。具有解热、抗菌、消炎作用，为不溶于水的油状液体，具有类似樟脑的气味，有清凉感，可与乙醇、氯仿、乙醚、冰醋酸、油类等混合，熔点1.5℃，沸点176～177℃，比重0.9210～0.9230，折光率1.455～1.460，分子式$C_{10}H_{18}O$，分子量154.24，其结构式为：

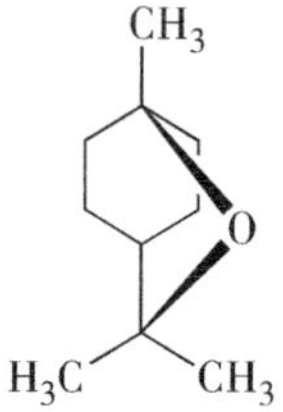

蒿醇：将组分Ⅱ作质谱元素分析，含C 77.22%，H 11.71%，O 11.07%，故初步鉴定分子式为$C_{10}H_{18}O$，经NMR谱分析，对照红外图谱，确定此物质为蒿醇。

蒿醇（Artemisa alcohol），又称蛔蒿醇、3,3,6-三甲基-4-烃基庚二烯（1、5），具有较强的平喘作用，分子式为$C_{10}H_{18}O$，分子量为154.24，沸点71℃/6mmHg，折光率1.4635（22℃），其结构式如下：

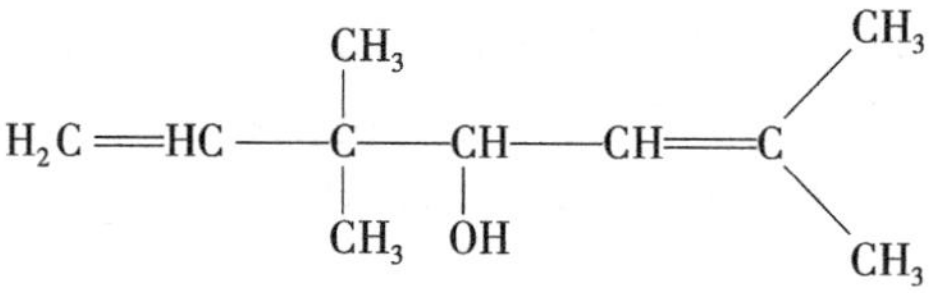

萜品烯醇-4：组分14Ⅰ先用质谱分析测得分子量为154，元素分析C 77.72%，H 11.67%，分子式为$C_{10}H_{18}O$，经核磁共振谱分析，并作本品红外光谱，与萜品烯醇-4红外比较，证实为萜品烯醇-4。

萜品烯醇-4（Terpineol-4），亦称松油醇-4、1-甲基-4-异丙基环己烯醇-4、Δ'-对-盖烯醇-4。本品具有较好的平喘作用，因其在艾叶油中含量较少（＜5%），故已有人进行化学合成。合成品气相红外分析，与天然品一致，临床观察二者疗效也相似。对哮喘病疗效较好，尤其是改善哮鸣音的有效率达

95.7%。分子式 $C_{10}H_{18}O$，分子量 154.24，沸点 212℃，折光率 1.4828，结构式如下：

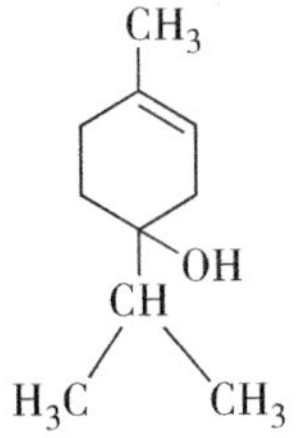

β－石竹烯：该组分经质谱测定分子量为 204，沸点高于 250℃，为不含氧的倍半萜，分子式为 $C_{15}H_{24}$，做本品红外光谱图，经查 β－石竹烯的红外光谱图与本品完全一致，确定本品为 β－石竹烯。

β－石竹烯（β－Caryophyllene），亦称 β－丁香烯，为艾叶油中的主要成分，具有显著平喘镇咳作用，对喘息型慢性支气管炎的控制显效率高达 66.7%，但本品在艾叶中含量较低，有人从野艾（*A. dubia* Wall. ex DC）油中分馏提取出 β－石竹烯，其含量较高，达 20% 左右。本品为无色液体，具有特异气味，沸点 258～259℃，比重 0.9038（24℃），比旋度 －8.96°，折光率 1.5041，分子式 $C_{15}H_{24}$，分子量 204，结构式如下：

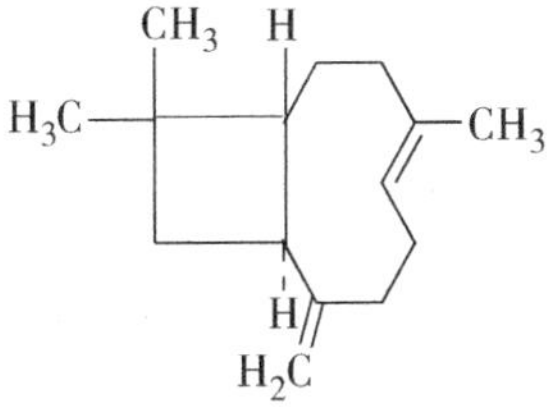

芳樟醇：本品在艾叶油中含量较低，从色谱、质谱分析知道其分子量为 154，其红外图谱与芳樟醇图谱一致，故确定为芳樟醇。

芳樟醇（Linalool 或 Linalol），为艾叶油有效成分之一，具有平喘镇咳作用，临床上用于治疗小儿肺炎及扁桃体炎有一定的疗效。本品为油状液体，可与亚硫酸氢钠发生作用，沸点为 197～199℃，比重 0.87（15℃），折光率 1.4627，分子式 $C_{10}H_{18}O$，分子量 154.24，结构式如下：

龙脑：用数种不同的气相层析固定相将本组分与龙脑已知品对比层析，证明本组分与龙脑相似，又收集本组分微量作红外分光测定，经与龙脑标准图谱对照，二者相吻合，证明该组分为龙脑。

樟脑：将该组分用数种不同的气相层析固定相与樟脑进行对比层析，证明该组分与樟脑相似，又作红外光谱测定，与樟脑标准图谱比较，二者相吻合，确定为樟脑。

樟脑（Camphor），为白色结晶性粉末，有特殊的芳香气味，易升华，有微弱的防腐作用，皮下注射用于呼吸与循环衰竭，剂量过大可引起惊厥。熔点 178.8℃，沸点 204℃（升华），比重 0.992（25℃），比旋度 41°~43°（25℃，1% 乙醇）。溶解性：在 25℃时，1g 溶于 800mL 水中（浑浊），能溶于乙醇、乙醚、氯仿、苯等有机溶媒。分子式为 $C_{10}H_{16}O$，分子量为 152.23，结构式如下：

龙脑：用数种不同的气相层析固定相将本组分与龙脑已知品对比层析，证明本组分与龙脑相似，又收集本组分微量作红外分光测定，经与龙脑标准图谱对照，二者相吻合，证明该组分为龙脑。

据统计，全世界有 100 多种植物的精油含有龙脑（Borneol），这些植物分属 27 科 66 属，其中菊科就有 9 属，菊科植物艾叶是龙脑的植物资源之一，含油量 0.54%，含龙脑量约占全油的 7.00%。本品为六面片状结晶体，具有特殊香味，微有升华性，局部应用对感觉神经末梢有轻微刺激作用，并有止痛、抑菌以及微弱的防腐作用。熔点208℃（右旋），沸点212℃（右旋），比重1.011，比旋度 +37.7°（0.9%，20%乙醇），几乎不溶于水，可溶于乙醇、乙醚、石油醚、苯等有机溶媒，分子式为 $C_{10}H_{18}O$，分子量154.24，结构式如下：

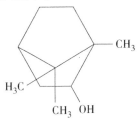

浙江省平喘药研究协作组在上述研究的基础上，对平喘作用较强的中沸点艾叶油进行了更为深入的研究，利用 GC - MS - Comp 联测仪分离并鉴定了9种成分：反式 - 香苇醇、α - 萜品烯醇、α - 水芹烯、莰烯、α - 雪松烯、乙酸龙脑酯、榄香醇、异龙脑、香芹酮。并在药理及临床研究的配合下，提取分离得到了二个平喘作用较强的单体，即 α - 萜品烯醇和反式香苇醇，动物实验表明其平喘作用比艾叶强。

成分分离：艾叶油经真空精馏，收集 115 ~ 118℃/6mmHg 馏分，用硅胶干柱层析法分离。取预先在105℃活化2小时的180 ~ 200 目硅胶50g装成干柱，加样品0.5mL，以正己烷下行展开，如此共制备16根干柱，根据 GC 并参照 TLC 的斑点显色情况，将干柱分割成两段，第一段为原始谱带至 R_f 值0.20 之间部分，将分割的第一段用正己烷 - 乙酸乙酯（85∶15）下行展干，共制备9根干柱，当溶剂达到柱体下端后，将柱体分为四段：第一段 A（R_f 值0 ~ 0.10），第二段 B（R_f 值0.15 ~ 0.30），第三段 C（R_f 值0.35 ~ 0.45），第四段 D（R_f 值0.50 以上）。将第二段 B 用乙酸乙酯洗脱，回收溶剂得2.5mL 黄色油状物（平喘有效），再用层析法分离：将此黄色油状物干法上柱用预先105℃活化45分钟的含15%硝酸银的硅胶40g装成的干柱，共制备3根干柱，以正己烷 - 醋酸 - 氯仿（6∶2∶2）在避光条件下下行展开，参照 TLC 结果，自上而下将柱体分割成三段，第一段（R_f 值 0.2 ~ 0.35），第二段（R_f 值 0.5 ~ 0.65），第三段（R_f 值 0.75 以上）弃去。将第一、二段分别用正己烷 - 乙酸乙酯（1 : 1）洗脱，洗脱液用固体碳酸钠中和至 pH5.5，过滤，回收溶剂的两个分离物 a、b，经鉴定为反式 - 香芹醇和 α - 萜品烯醇。

反式 - 香芹醇：第一段分离物 a，经质谱、红外和核磁共振测定，所得光谱数据与文献比较二者相符合，该物质为反式 - 香芹醇。

反式 - 香芹醇（trans - Carveol），为淡黄色油状物，可溶于有机溶剂中，有较好的平喘作用。沸点 115 ~ 116℃/15mmHg，分子式 $C_{10}H_{16}O$，分子量 152.24，结构式如下：

1 - α - 萜品烯醇：第二段分离物 b，将其进行质谱、红外光谱和核磁共振谱分析，并将其光谱数据与文献比较，二者相符，确定本品为 1 - α - 萜品烯醇。

1 - α - 萜品烯醇（1 - α - Terpineol），又称 α - 松油醇或 α - 萜品烯醇，化学名称为 α, α, 4 - 三甲基 - 环己烯 - 3 - 甲醇 - 1（α, α, 4 - Trimethyl - 3 - Cyclohexene - 1 - Methanol），为无色油状物，置冰箱中凝固，有较好平喘作用。药理试验研究表明，本品对豚鼠气管平滑肌松弛作用强于艾叶油，对豚鼠药物性哮喘具有明显的保护作用，其作用亦比艾叶油强，但本品在艾叶油中含量低，仅含 2.42%，为了扩大药源，降低成本，供应临床需要，浙江省中医药研究所等单位从松油醇中分离得到 dl - α - 萜品烯醇，其平喘作用与天然品相似。本品熔点 37℃，沸点 108 ~ 109℃/15mmHg（《中药大辞典》载为 104℃/15mmHg），比旋度 - 36.23°（25℃，乙醇），分子式 $C_{10}H_{18}O$，分子量 154.24，结构式如下：

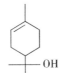

在洗脱物Ⅱ中除了上述的 2 种成分外，尚有以下 7 种成分，因含量较少，未进行单体分离，经 GC - MS - Comp 联测仪鉴定，分别为：

α - 水芹烯（α - Phellandrene）：其物理化学性质以及结构式前面已述及。

莰烯（Camphene）：MS（m/e）：136（M^+）、121、93、79、77、67、41、39 等。本品为无色结晶体，在空气中容易挥发，加热时产生可燃性气体，不溶于水，可溶于有机溶媒，有消旋、左旋、右旋三种异构体。熔点 52℃（消旋体）、51.5℃（左旋体）、49.5℃（右旋体），沸点 158.5 ~ 159.5℃/760mmHg，比重 d_4^{54}0.8422。比旋度：右旋体 $[\alpha]_D^{17}$ +103.9°（4%，乙醚），左旋体 $[\alpha]_D^{17}$ - 106.1°（4%，乙醚）。分子式 $C_{10}H_{16}$，分子量 136.23。结构式如下：

α - 雪松烯（α - Cedrene）：MS（m/e）：204（M^+）、161、119、105、93、91、55、41 等。本品沸点 262 ~ 263℃，分子式 $C_{15}H_{24}$，分子量 204.35，结构式如下：

乙酸龙脑酯（Borneol acetate）：MS（m/e）：196（M^+）、136、121、110、95、93、92、43 等。本品熔点 29℃，沸点225 ~ 226℃，分子式 $C_{12}H_{20}O_2$，分子量 196.29，结构式如下：

榄香醇（Elemol）：MS（m/e）：222（M^+）、121、107、93、81、67、59、43 等。本品熔点 52.5~53.5℃，分子式 $C_{15}H_{26}O$，分子量 222.37，结构式如下：

异龙脑（Isoborneol）：MS（m/e）：154（M^+）、139、136、110、96、95、69、55、41 等。分子式 $C_{10}H_{18}O$，分子量 154.24，结构式如下：

香芹酮（Carvone）：亦称葛缕酮或藏茴香酮。MS（m/e）：150（M^+）、108、107、93、82、54、41、39、27 等。本品呈浅黄色或者无色油状液体，不溶于水、乙醇、乙醚、氯仿，有一定平喘镇咳作用。小白鼠灌胃 LD_{50} 为 1.3 ± 0.1mL/kg。比重 $d_4^{20}0.960$，沸点 230~231℃，折光率 $n_D^{18}1.4999$，比旋度 $[\alpha]_D$ + 62.7°，分子式 $C_{10}H_{14}O$，分子量 150.21，结构式如下：

朱亮峰等对陕西周至县所产艾蒿（A. argyi）和湖北蕲春栽培蕲艾（A. argyi cv. qiai）的挥发油成分进行了较为详细的比较研

究，用有 SP$_{4270}$ 微处理机的 Pye Unican GC304 毛细管色谱仪和 Finnigan - 4201 型 GC/MS/DS，使用 INCOS 系统进行数据处理，并通过 NIH/EPA/MSDC 计算机谱库（美国国家标准局谱库 NB-BLIBARY）进行检索，根据文献鉴定出各已知成分。结果艾蒿成分为 32 个，蕲艾为 25 个，两者有 17 个相同成分，这些相同的化学成分总量较为接近，艾蒿 78.3%，蕲艾 79.6%，然其中各个成分的含量却有差异。相同的成分主要有乙酸乙酯、1,8 - 桉叶油素、1,4 - 桉叶油素、樟脑、龙脑、松油烯 - 4 - 醇、α - 松油醇、反式葛缕醇等。艾蒿含有芳樟醇和优葛缕酮，在蕲艾中未发现，而蕲艾中含有侧柏酮和异侧柏酮，但在艾蒿中未发现有此类成分。艾叶和蕲艾的 GC 图如下（图 6 - 2、图 6 - 3）。

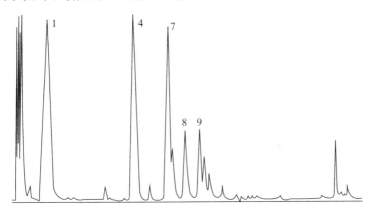

1. 乙酸乙酯　4.1,8 - 桉叶油素　7. 樟脑　8. 龙脑　9. 松油醇 - 4

图 6 - 2　艾蒿叶精油 GC 图

乙酸乙酯（Ethyl acetate）：无色液体，有香味，具挥发性，易溶于有机溶剂，也能溶解许多有机物。本品在室温时 100g 水中能溶解 8.5g，沸点 77.1℃，比重 0.901，分子式 $C_4H_8O_2$，分子量 84.07，结构式如下：

$$H_3C—C(=O)—O—CH_2—CH_3$$

1,4 - 桉叶油素（1,4 - Cineole）：为艾叶油中成分之一，为

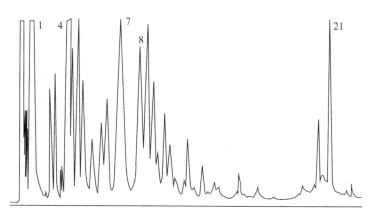

1. 乙酸乙酯 4.1, 4 – 桉叶油素 7. 樟脑 8. 龙脑 21. 侧柏酮

图 6 – 3 蕲艾叶精油 GC 图

1,8 – 桉叶油素的同分异构体，但含量较少，沸点 173 ~ 174℃，分子式 $C_{10}H_{18}O$，分子量 154.24，结构式如下：

优葛缕酮（Eucarvone）：在艾叶油中含量较少，沸点 99 ~ 100℃/22mmHg，分子式 $C_{10}H_{14}O$，分子量为 150.22，结构式如下：

侧柏酮（Thujone）：亦称为 α – 苧酮（α – Thujone）或崖柏酮，为无色或者几乎无色液体，不溶于水，具有类似薄荷醇的气味，易溶于乙醇及其他有机溶剂中。具有兴奋作用，大量服用可致癫痫样惊厥，是艾叶的毒性成分。许多国家都对食物或饮料中侧柏酮的含量做了限制。沸点 199 ~ 201℃，比重 0.9109，折光率 1.4490，比旋度 – 19.94°，分子式 $C_{10}H_{16}O$，分子量 152.23。结构式如下：

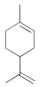

刘国声对产于山东崂山的艾叶提出的挥发油用气相色谱 – 质谱联用仪进行了分析，结果在挥发油中鉴定出 34 个成分，其中以柠檬烯含量最高，为 14.94%，其次为香叶烯、乙酸龙脑酯、β – 蒎烯、龙脑、桉烯、α – 蒎烯等。

柠檬烯（Limonene）：为无色油状液体，具有柠檬香味，药理试验研究表明，本品具有镇咳、祛痰和抗菌作用。沸点 176～178℃，比重 0.8400，折光率 1.4730，比旋度 $[\alpha]_D^{12}$ –64.4°，不溶于水，可与乙醇混溶。分子式 $C_{10}H_{16}$，分子量 136.36，结构式如下：

β – 蒎烯（β – Pinene）：沸点 162～166℃（右旋），163.5～164℃/746mmHg（左旋），分子式 $C_{10}H_{16}$，分子量 136.24，结构式如下：

α – 蒎烯（α – Pinene）：沸点 155～156℃/755mmHg，分子式 $C_{10}H_{16}$，分子量 136.24，结构式如下：

　　潘炯光等采用气相色谱－质谱联用技术对艾、蕲艾、野艾蒿、蒙古蒿、魁蒿和朝鲜艾叶挥发油的化学成分进行了分析，共鉴定出 α－侧柏烯、α－蒎烯，莰烯、香桧烯、1－辛烯－3－醇、对－聚伞花素、1, 8－桉叶素、γ－松油烯、樟脑、龙脑、萜品烯－4－烯醇、α－松油醇、丁香酚、反－丁香烯、顺－β－金合欢烯、荜草烯、β－芹子烯、2－甲基丁醇、2－己烯醛、顺－3－己烯－1－醇、蒿醇、马鞭草烯酮、β－榄香烯、β－库毕烯、对－马啊里烯橙花醇丙酸酯、δ－荜澄茄烯、邻苯二甲酸二丁酯、丁香烯氧化物、六氢金合欢基丙酮和棕榈酸等 96 个化合物，并测定了各化合物在挥发油中的百分含量。将未述及的化合物介绍如下。

　　对－聚散花素（p－Cymene）：又称对伞花烃，百里香素。无色液体，久置后变色。能与乙醇和乙醚混溶，几乎不溶于水。相对密度 0.8573，熔点 －67.94℃，沸点 177.1℃，折光率 1.4909，闪点（闭杯）47℃。易燃。低毒，半数致死量（大鼠，经口）4.75g/kg。有刺激性。分子式 $C_{10}H_{14}$，分子量 134.21。结构式如下：

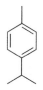

　　1－辛烯－3－醇（1－Octen－3－ol）：别名蘑菇醇、松蕈醇、戊基乙烯基甲醇。为无色至黄色液体，不溶于水，溶于乙醇等有机溶剂，沸点 175℃（84～85℃/3.33kPa），相对密度（d_{20}^{20}）0.8330，折射率（n_D^{20}）1.4370。分子式 $C_8H_{16}O$，分子量 128.21。结构式如下：

OH

松油烯（Terpinene）：为无色液体，具有柑橘和柠檬香气，溶于乙醇和大多数非挥发性油，不溶于水，LD$_{50}$ 1680mg/kg（大鼠，经口），分子式 C$_{10}$H$_{16}$，分子量136.23。

α-松油烯常与γ-松油烯作为混合物同时存在。α-松油烯为无色流动性液体，具有柑橘香味。沸点177.2℃，相对密度0.8502（20/4℃），无光学活性。α-松油烯与亚硝酸钠在乙酸中生成亚硝酯肟酸（熔点155℃），此反应可用于本品的检出。γ-松油烯沸点183℃，相对密度0.849（20/4℃）。α-松油烯一般由合成方法得到，可从α-蒎烯（见蒎烯）、消旋柠檬烯、α-菲兰烯用硫酸异构化制备；或从α-松油醇用草酸脱水，或从α-蒎烯在催化剂二氧化锰存在下加热得到。主要用于制造精油和香料。两者结构式如下：

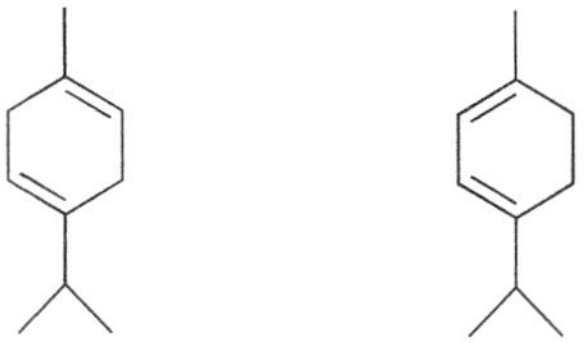

丁香酚（Eugenol）：别名1,3,4-丁香酚、1-丙烯基-3-甲氧基-4-羟基苯。为无色或苍黄色液体，有强烈的丁香香气，不溶于水，与乙醇、氯仿、乙醚及油可混溶。1mL溶于2mL 70%乙醇，溶于冰醋酸。沸点255℃，熔点-9.2℃~-9.1℃，相对密度（d_{25}^{25}）1.0630~1.0680，折光率（20℃）1.5400~1.5420。分子式 C$_{10}$H$_{12}$O$_2$，分子量164.2011。结构式如下：

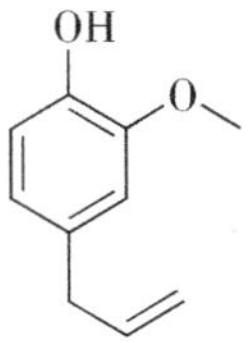

反-丁香烯（trans-Caryophyllene）：三环倍半萜类化合物。液体，沸点115℃（1.66kPa），旋光度-23.4°，密度（20℃）0.8930，折射率1.496。分子式为 C$_{15}$H$_{24}$，分子量204.35。是石

竹烯在酸催化下发生环化反应所得的产物之一。结构式如下:

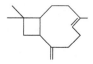

顺 - β - 金合欢烯（cis - β - Farnesene）：为无色或淡黄色油状液体。具有清香、花香并伴有香脂香气。密度 0.7950 ~ 0.8500，沸点 138 ~ 140℃，折光率 1.4950 ~ 1.5050，难溶于水，可溶于乙醇、乙醚、氯仿，能与大多数其他香料混合。分子式 $C_{15}H_{24}$，分子量 204.36。结构式如下：

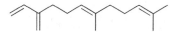

葎草烯（Humulene）：即 α - 葎草烯、α - 葎草萜、α - 丁子香烯等。油状液体，相对密度 0.8905，沸点 266 ~ 268℃，折光率 1.5038，比旋光度 $[\alpha]_D^{20} + 1.0° \pm 0.3°$（C = 9.26，氯仿中）。分子式 $C_{15}H_{24}$，分子量 204.35。结构式如下：

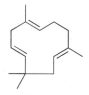

2 - 甲基丁醇（2 - methyl - Butanol）：沸点 128 ~ 129℃，折光率 1.4056，相对密度 0.8090。分子式 $C_5H_{12}O$，分子量 88.15。结构式如下：

2 - 己烯醛（2 - Hexenal）：又称叶醛。为无色油状液体，具有青香、醛香、果香、脂肪香。在未稀释之前，香气强烈，在稀释后有令人愉快的绿叶清香和水果香气。不溶于水，溶于乙醇等有机溶剂。沸点 150℃，相对密度 0.8490，折射率 1.445 ~ 1.450。分子式 $C_6H_{10}O$，分子量 98.15。结构式如下：

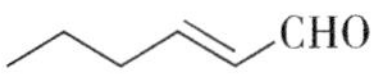

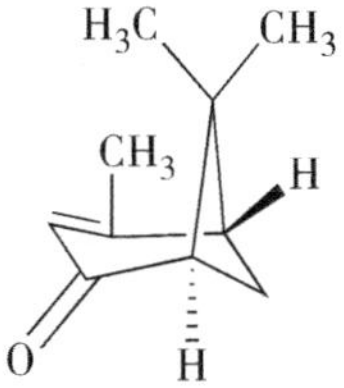

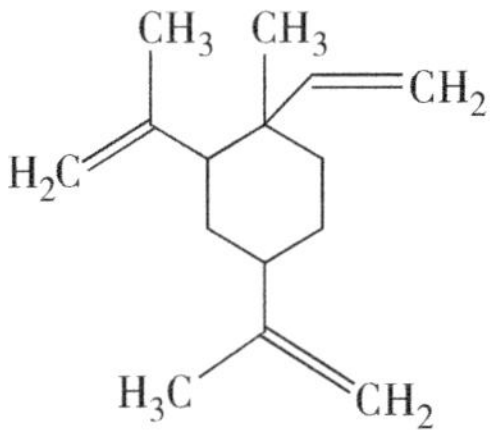

~~~~CHO

马鞭草烯酮（Verbenone）：具有类似樟脑、薄荷脑、芹菜香气的无色黏稠液。接触空气则迅速变黄。来自天然物的性质：沸点 $103 \sim 104$℃（2.133kPa），密度0.9740，旋光度 $+246°$，折射率1.4995。来自 α - 蒎烯的性质，熔点6.5℃，沸点227~228℃，密度0.9780，旋光度 $[\alpha]_D +249.62°$，折射率1.4992。为一种单萜烯酮。分子式 $C_{10}H_{14}O$，分子量150.22。结构式如下：

β - 榄香烯（β - Elemene）：密度 0.862，沸点 252.1℃（760mmHg），折射率1.5010。分子式 $C_{15}H_{24}$，分子量204.355。结构式如下：

邻苯二甲酸二丁酯（dibutyl Phthalate）：别名酞酸二丁酯、1,2 - 苯二甲酸二丁酯等。为无色透明状液体，微具芳香气味。熔点 -35℃，沸点340℃，水中溶解度0.04%（25℃）。易溶于乙醇、乙醚、丙酮和苯等有机溶剂。密度（20℃）1.042 ~ 1.048，折射率1.492。分子式 $C_{16}H_{22}O_4$，分子量278.34。结构式如下：

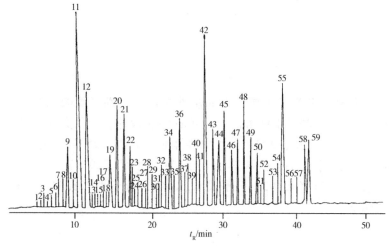

姚发业等采用不同类型的毛细管柱对艾叶进行分析，分离出59个峰，用 GC - MS 技术对挥发性成分进行鉴定，共鉴定出 51个成分。GC 条件：日本岛津公司所产 GC - 9A 型气相色谱仪；色谱柱：SE - 54（25m×0.25mm，0.25μm）弹性石英毛细管柱；色谱程序升温条件：初始温度 80℃，保持 5 分钟后，以 4℃/min 的速度升温至 260℃ 并保持 10 分钟；载气 N_2，柱前压为 49kPa；分流比为 1：50；气化室及检测器温度均为 270℃。美国惠普公司产 HP - GC - 5890 - 5970 BMSD 型色谱 - 质谱联用仪；色谱柱及其色谱柱程序升温条件同气相色谱分析条件；载气 He，柱前压为 49kPa，分流比为 1：50；进样口温度 260℃，离子源温度 270℃；电离电压 70V；质量扫描范围 30～400amu。按上述 GC - MS 条件对艾叶挥发油进行分析，得其总离子流图如图 6 - 4 所示。

图 6 - 4　艾叶挥发油的总离子流图

在已鉴定的组分中有桉树脑、2-莰醇、4-甲基-1-(1-甲乙基)-3-环己烯-1-醇、石竹烯、2-莰酮、α-水芹烯等8种化合物，与文献报道的谱图相同。此外作者还鉴定出斯巴醇、α-红没药醇、7-乙基-1,4-二甲基-甘菊环、α，α，4-三甲基-3-环己烯-1-醇、α-香柠檬烯、薄荷醇等40种文献未曾报道过的成分，但是未检出在前文献报道中含量较高的异蒿（甲）酮、α-荜澄茄烯，这些差异可能与艾叶的产地、气候、生长环境以及提取条件等有着密切的关系。

桉树脑（Eucalyptol）：又称桉树醇。密度 0.921~0.923g/cm³（25℃）。无色油状液体，有似樟脑的气味。熔点 1.0~1.5℃。沸点 174~177℃。折射率 1.4550~1.4600。微溶于水，溶于乙醇、乙醚、氯仿、冰醋酸、动植物油。化学性质稳定。分子式 $C_{10}H_{18}O$，分子量 154.25。结构式如下：

刘向前等采用水蒸气蒸馏法，从湖南产菊科植物艾叶中提取挥发油，通过气相色谱-质谱-计算机联用系统对其成分中的30个化合物进行了确认，并用峰面积归一化法得出各类化学成分在挥发油中的相对百分含量，并和文献报道的其他产地的艾叶挥发油成分进行了比较。其检出的成分有 α-蒎烯（0.66%）、3-羟基-1-辛烯（0.59%）、邻-羟基甲苯（1.23%）、桉树脑（17.53%）、γ-不旋松油精（0.57%）、3,3,6-三甲基-4-羟基-1,5-庚二烯（1.76%）、3-金钟柏酮（6.22%）、侧柏酮（0.64%）、2,4,6-三甲基-1-乙二醛-3-环己烯（1.61%）、反-1-羟基,1-甲基-4-(1-甲基乙烷)-2-环己烷（0.66%）、（+）-4-乙醛-1,3,3-三甲基-1-环己烯（0.53%）、樟脑（2.83%）、L-反-松香芹醇（1.42%）、（S）-顺-马鞭草烯醇（1.22%）、龙脑（5.58%）、4-香芹孟烯醇

（4.75%）、α - 松油醇（2.46%）、1 - 马鞭草烯酮（1.05%）、反 - 香芹醇（1.42%）、石竹烯（12.46%）、α - 石竹烯（1.62%）、α - 古芸烯（0.42%）、大牻牛儿烯 D（1.33%）、桉叶 - 4（14），11 - 二烯（0.87%）、匙叶桉油烯醇（1.79%）；石竹烯氧化物（8.76%）、4，4 - 二甲基 - 9 - 羟基，四环 [6.3.2.0 (2,5).0 (1,8)] 十三烷（1.89%）、6，10，11，11 - 四甲基，三环 [6.3.01 (2,3)] - 7 - 十一烷烯（0.51%）、刺柏脑（3.81%）、β - 桉叶烯（0.53%）等。

结果表明，湖南产艾叶挥发油中被确认的 30 个成分多为单萜类、倍半萜类及其含氧衍生物，含量最高的是桉树脑（17.53%），其他依次为石竹烯（12.46%）、石竹烯氧化物（8.76%）、金钟柏酮（6.22%）、龙脑（5.58%）、4 - 香芹孟烯醇（4.75%）、刺柏脑（3.81%）。

另外，刘向前还研究了湖南产艾叶与其他产地艾叶挥发油成分的异同，其比较见表 6 - 2。

表 6 - 2 湖南产艾叶与其他产地艾叶挥发油成分比较（%）

化合物	湖南产艾叶	北京产	河北产	山东产
2，4（8 - p 孟烯）	3.09	7.17	—	—
1，8 - 桉叶素	—	9.00	30.65	7.55
蒿醇	—	31.48	—	3.83
樟脑	2.83	3.48	24.97	—
龙脑	5.58	4.34	8.85	—
艾醇	—	—	—	25.87
桉树脑	17.53	—	—	—
3 - 金钟柏醇	6.22	—	—	—
石竹烯	12.46	1.44	0.62	1.98
石竹烯氧化物	8.76	1.23	1.00	2.34

徐新建等人采用水蒸气蒸馏法从艾叶中提取挥发油，用气相色谱 - 质谱联用（GC - MS）法对其化学成分进行鉴定，用归一

法计算各组分的相对百分含量。分离得 54 个化学组分峰，并确定出其中 38 个化学成分，占挥发油总数的 78.92%。其检出的成分有 2,5 - 二甲基 - 3 - 己烯基 - 1,4 - 己二烯（3.69%）、乙苯（4.49%）、6,6 - 二甲基 - 2 - 亚甲基 - 双环 [3.1.1] 庚烷（1.74%）、桉油精（10.37%）、2 - 甲基 - 2 - （3 - 甲基 - 1 - 乙烯基 - 2 - 丁烯基）环氧乙烷（0.43%）、沉香醇（4.18%）、2 - 异亚丙基 - 3 - 甲基 - 3,5 - 己二烯醛（1.32%）、乙酸菊烯酯（0.40%）、14 - 甲基 - 8 - 十六炔 - 1 - 醇（0.22%）、β - 柠檬烯醇（8.16%）、4 - 甲基 - 1 - 异丙基 - 3 - 环己烯 - 1 - 醇（0.32%）、6 - 异丙烯基 - 3 - 二甲氧基 - 3 - 甲基 - 1 - 环己烯（0.56%）、香芹醇（0.30%）、1 - 甲基萘（0.27%）、石竹烯（2.03%）、1 - 甲基 - 4α - 十氢 - 萘（1.02%）、1 - 乙基 - 1 - 甲基 - 2 - （1 - 甲乙烯基）- 4 - （1 - 甲乙二烯）- 环己烷（0.53%）、4 - 甲基 - 2,6 - 双（1,1 - 二甲乙基）- 苯酚（0.66%）、1 - （3 - 甲基 - 1,3 - 丁二烯基）- 2,6 - 二甲基 - 3 - 乙酸基 - 2 - 双环庚醇（0.62%）、2 - 十二烯基（-）丁二酸酐（0.32%）、斯巴醇（0.84%）、丁子香烯氧化物（2.80%）、邻苯二甲酸二乙酯（1.08%）、6H - 二苯 [b, d] - 吡喃（1.04%）、芴（0.52%）、9 - 甲基 - 9H - 芴（0.21%）、7 - 乙基 - 1,4 - 二甲基 - 甘菊环烯（17.34%）、4,4′ - 二甲基联苯（1.98%）、3,7,11,15 - 四甲基 - 1,6,10,14 - 十六烯 - 3 - 醇（0.43%）、二苯噻吩（0.43%）、十六酸（1.76%）、蒽（5.87%）、（1,5 - 二甲基 - 4 - 六烯基）- 4 - 甲基苯（0.24%）、邻苯二四酸丁酯（0.33%）、3 - 异丙烯基 - 2 - 亚甲基环己醇乙酸酯（1.23%）、1 - 甲基菲（0.73%）。

结果表明，甘肃合黎山产艾叶中挥发油成分主要为单萜类、倍半萜类及其含氧衍生物及少量的芳香族化合物，含量较高的是 7 - ethyl - 1,4 - dimethyl - Azulene（7 - 乙基 - 1,4 - 二甲基 - 甘菊环烯）（17.34%）、Eucalyptol（桉油精）（10.37%）、β - limonenol（β - 柠檬烯醇）（8.16%）、Caryophyllene（石竹烯）

（2.03%）、Anthracene（蒽）（5.87%）、Linalool（沉香醇）（4.18%）等。艾叶挥发油中7-乙基-1,4-二甲基-甘菊环烯、β-柠檬烯醇、沉香醇等是首次从艾叶挥发油中分离得到。

严泽群等对豫南大别山地区艾蒿（*Artemisia argyi* Levl. et Vant.）挥发油的化学成分进行了研究，采用有机溶剂常温渗漉法得到艾叶精油，经气相色谱-质谱联用仪分析了艾蒿挥发油中的化学成分。从艾蒿挥发油共分离出89个组分，鉴定了84个化合物。其中有10种化合物与文献所报道相同，另有74种成分文献中未见报道。图6-5为艾叶挥发油的总离子流图。

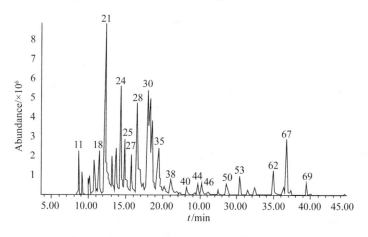

图6-5 大别山艾叶挥发油的总离子流图

对总离子流图中的各峰经质谱扫描后得到质谱图，经过质谱计算机数据系统检索（质谱数据库：NIST，NBS）、人工谱图解析，将各色谱峰的质谱裂片图与文献核对，查对有关质谱资料，综合分析鉴定，确定出艾叶挥发油中的化学成分84种。

鉴定的组分中含量较高的有：桉树脑（27.58%）、3,3,6-三甲基-1,4-庚二烯-6-醇（12.84%）、β-松油醇（3.96%）、3,3,6-三甲基-1,5-庚二烯-4-醇（9.26%）、1,2,5,5-四甲基-1,3-环戊二烯（4.548%）。其鉴定的化合物可分为：①单萜类化合物14种，占全部挥发油含量的7.24%，主

要有 α - 蒎烯（1.834%）、3 - 蒈烯（0.838%）、莰烯（0.08%）等。②单萜类衍生物 30 种，占全部挥发油的 79.2%，是挥发油的主要组成部分，主要有桉树脑（27.58%）、松油醇（13.96%）、3,3,6 - 三甲基 -1,5 - 庚二烯 -4 - 醇（9.265%）、1,8 - 桉叶油素（3.9%）、莳酮（1.69%）、紫苏醛（1.067%）等，其中所含有的桉树脑、1,8 - 桉叶油素等成分均为已知活性萜类，具有抗菌、抑菌、平喘、祛痰等功效。③倍半萜类及其衍生物共 19 种，占挥发油总含量的 6.5%。主要有石竹烯（2.63%）、柏木烯（1.27%）、新植二烯（0.73%）、异戊酸冰片酯（0.197%）。另外还有 γ - 榄香烯、橙花叔醇、异胡薄荷醇、氧化石竹烯等。其中桉树脑、2 - 莰醇、4 - 甲基 -1 -（1 - 甲乙基）-3 - 环己烯 -1 - 醇、石竹烯、2 - 莰酮、α - 水芹烯、1,8 - 桉叶油素等 10 种化合物与文献所报道相同。在检出上述化合物的同时，还鉴定出：叶醇、莳酮、冰片醇、紫苏醛、新植二烯、橙花叔醇、异胡薄荷醇等 74 种文献中未曾报道过的成分。而在文献报道中含量较高的异蒿属酮则未检出，因此推测这些差异可能与艾蒿的产地、气候、生长环境以及提取条件等有着密切的关系。

固相微萃取技术是近年发展起来的样品分析新技术，具有许多优点，有着广阔的发展前景。固相微萃取（SPME）是一项新型的限溶剂化样品前处理技术，SPME 以带有特殊涂层石英纤维作为固相提取器将其浸入样品溶液或顶空提取，然后直接进行 GC、HPLC 分析，可应用于天然产物的分析研究领域中。艾叶化学成分中主要含挥发性成分，因此应用固相微萃取来研究其化学成分特别是挥发性成分具有一定的优势。

王永林等选用陕西杨凌产艾叶，以固相微萃取法提取艾叶挥发性成分，利用气相色谱质谱法对其进行分析研究。供试品的制备：称取粉碎样品 1g 置于 15mL 样品瓶中，加盖密封，放入 30℃水浴中平衡 10 分钟；将老化好的固相微萃取器插在样品瓶上，吸附 40 分钟后拔出，插入气相色谱仪进样口，于 250℃解析 5 分钟。GC－MS 分析条件：使用前先将固相微萃取的萃取头在气相色谱仪的进样口 250℃老化 1 小时，程序升温 40℃，保持 2.5 分钟，以 5℃/min 升至 200℃，再以 10℃/min 升至 240℃，保持 5 分钟；进样口 250℃；传输线 230℃；载气为 He，流速 1.0mL/min；不分流进样。电离方式 EI，70eV；离子源温度 250℃。质量扫描范围 35～400 amu，发射电流 100μA，检测电压 1.4 kV。结果：艾叶的挥发性成分 GC－MS 分析总离子图见图 6－6。

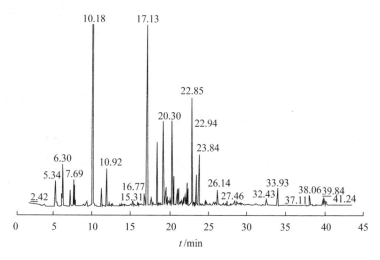

图 6－6　陕西杨凌产艾叶的挥发性成分总离子流图

作者利用随机 Xca－libur 工作站 NIST2002 标准谱库自动检索各组分质谱数据，参考有关文献资料及标准谱图，对机检结果进行核对和确认。以峰面积归一化法计算各组分在挥发性成分中的相对百分含量，鉴定出了 57 种化学成分，含量占挥发性成分的 93.72%。其挥发性成分主要为单萜类、倍半萜类及其含氧衍生物及少量的醛、酮、酚、烷及苯系物类化合物。含量最高的为桉油精（49.09%），其他依次为松油醇（6.64%）、樟脑（4.64%）、冰片（3.38%）、α－蒎烯（2.61%）、反式石竹烯（2.46%）、八氢－7－甲基－3－亚甲基－4－（1－甲乙基）－环丙并［1.2］环戊并［1.3］苯（1.98%）、邻聚伞花素（1.47%）、对 -（孟）- 1 -烯 - 4 - 醇（1.26%）、7(11) - 桉叶烯 - 4 - 醇（1.02%）等。

姜平川等人对广西产艾叶进行研究，采用水蒸气蒸馏法提取广西桂平中沙镇所产艾叶的挥发油，用气相色谱 - 质谱 - 计算机联用系统分析挥发油的主要成分，并用峰面积归一化法计算出各类化学成分在挥发油中的相对百分含量。共鉴定了 67 种化合物，其挥发性成分多为单萜类、倍半萜类及其含氧衍生物，含量最高的是 β - 石竹烯（18.21%），其他依次为 1,8 - 桉叶素（8.24%）、大香叶烯 D（8.17%）、α - 蒎烯（6.78%）、β - 榄香烯（5.26%）、α - 石竹烯（5.01%）、γ - 榄香烯（4.49%）、龙脑（3.41%）、莰烯（2.93%）、樟脑（2.87%）、α - 侧柏酮（2.54%）、双环大香叶烯（2.48%）、β - 蒎烯（2.36%）、δ - 杜松烯（2.34%）、对 -聚伞花素（1.34%）、γ - 松油烯（1.26%）、α - 古芸烯（1.20%）、石竹烯氧化物（1.00%）、杜松醇（0.88%）等。

另外，作者也将广西产艾叶挥发油中含量达 1% 以上的成分与大连、上海、沈阳所产的艾叶挥发油成分进行比较。结果见表 6 - 3。

表 6 - 3　广西产艾叶与其他产地艾叶挥发成分比较（%）

成分	广西产	大连产	上海产	沈阳产
β - 石竹烯	18.21	5.42	3.50	4.80
1,8 - 桉叶素	8.24	19.67	26.12	15.53
大香叶烯 D	8.17	1.92	0.66	2.02
α - 蒎烯	6.78	1.62	2.33	1.76
β - 榄香烯	5.26	-	-	-
α - 石竹烯	5.01	-	-	-
γ - 榄香烯	4.99	-	-	-
龙脑	3.41	2.07	10.53	0.51
莰烯	2.93	1.00	0.69	0.72
樟脑	2.87	14.97	4.57	3.66
α - 侧柏酮	2.54	-	-	-

成分	广西产	大连产	上海产	沈阳产
双环大香叶烯	2.48	–	–	–
β-蒎烯	2.36	0.73	0.64	0.88
δ-杜松烯	2.34	–	0.38	0.46
对-聚伞花素	1.34	–	–	4.25
γ-松油烯	1.26	1.60	1.19	0.86
α-古芸烯	1.20	–	–	–
香桧烯	1.05	–	–	–
石竹烯氧化物	1.00	–	5.13	1.70

由表6-3可以看出，可以看出广西产艾叶油与大连、上海、沈阳产相比，含有的共同特征成分有β-石竹烯、1,8-桉叶素、大香叶烯D、α-蒎烯、龙脑、莰烯、樟脑、β-蒎烯、γ-松油烯等。而β-榄香烯、α-石竹烯、γ-榄香烯、α-侧柏酮、双环大香叶烯、α-古芸烯、香桧烯为广西艾叶油所特有的成分。艾叶油中主要药效成分是1,8-桉叶素、樟脑、龙脑等，其中1,8-桉叶素具有止咳作用，樟脑具有杀菌、消炎作用，龙脑具有止痛消肿作用。这些有效成分在各地所产的艾叶中含量均不同，这可能与不同产地、不同采摘时间，以及提取方法不同而导致的。

兰美兵等分析贵州产艾叶挥发油化学成分，以水蒸气蒸馏法提取挥发油，用气相色谱-质谱仪对其进行分离鉴定，以归一化法计算各峰的相对含量。挥发油的GC-MS质谱分析总离子流图见图6-7。

通过GC-MS分析，贵州产艾叶挥发油共分离出88个峰，其中鉴定了56个成分，占色谱总流出峰面积的74.26%。在已鉴定的组分中，表蓝桉醇（8.79%）、桉油精（7.22%）、4-松油醇（6.81%）、β-丁香烯（4.93%）、吉马烯（3.06%）、p-Δ^2-薄荷醇-1（2.96%）、α-松油醇（2.31%）、γ-松油烯（2.07%）、反式-蒿萜醇（2.00%）、1-松油醇（1.81%）、内

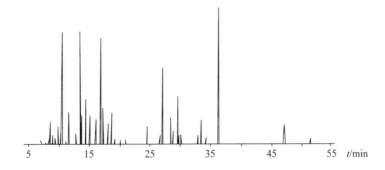

图 6 - 7 贵州产艾叶挥发油的总离子流图

龙脑（1.59%）、十六烷酸（1.25%）等 37 种化合物与文献所报道的相同。在检出上述化合物的同时，作者还鉴定出 Filiflone（7.29%）、菊油环酮（1.92%）、α - 松油烯（1.17%）等 19 种文献中未曾报道过的成分，关于文献已报道艾叶中含量较高的 7 - 乙基 - 1, 4 - 二甲基 - 甘菊环烯、异蒿属（甲）酮、α - 荜澄茄油烯、石竹烯醇Ⅱ、柠檬烯、3 - 金钟柏酮、侧柏酮、樟脑、香茅醇等未检出。

孟慧等通过水蒸气蒸馏法提取上海产艾蒿鲜叶挥发油，用气相色谱 - 质谱联用技术分析其化学成分。挥发油的提取：艾蒿鲜叶 500g，按照 2005 版《中国药典》一部附录 XD 甲法，用水蒸气蒸馏法提取挥发油，提取 6 小时至挥发油不再增加，得到蓝绿色有特殊香气的挥发油。另备 2 份艾蒿鲜叶（500g/份）同法提取，分别得到挥发油，以鲜叶计，平均收油率为 0.24%（$n = 3$，RSD = 8.5%）。取挥发油用无水硫酸钠干燥后以二氯甲烷稀释至适当浓度后直接进样分析。

GC - MS 分析条件：色谱条件：采用 HP - 5MS 石英毛细管色谱柱（30 m×250μm×0.25μm）；进样口温度 250℃；程序升温，起始温度 60℃，保持 2 分钟；以 15℃/min 升至 300℃，保持 8 分钟；载气 He（99.99%），流速为 1mL/min；进样方式为分流进样，分流比 300∶1，进样量为 1μL。质谱条件：电离方式 EI，电离能量 70eV，离子源温度 250℃。传输线温度：250℃。扫描范围：41~450amu。质谱标准库：NIST 库。总离子流色谱图中各峰的鉴定以 NIST 库为标准质谱数据库自动检索，并与标准质谱图进行核对确定，部分组分用标准样品的保留值进行确认，以面积归一化法测得挥发油各组分相对含量。沪产艾叶挥发油总离子流图如图 6-8 所示。

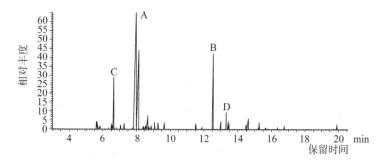

图 6-8　上海产艾叶挥发油的 GC-MS 总离子流图

A：侧柏酮（Thujone），B：石竹烯（Caryophyllenene）

C：桉叶素（Cineole），D：大香叶烯 D（GemacreneD）

将总离子流图（图 6-8）中各峰经质谱扫描后得到质谱图，通过标准质谱图库进行检索分析，鉴定了 68 个成分，采用峰面积归一定量法，求得它们的化学成分在挥发油中的相对百分含量。检出的成分主要有：α-蒎烯（0.05%）、4（10）-侧柏烯（0.73%）、1-辛烯-3-醇（0.56%）、3-辛酮（0.03%）、β-蒎烯（0.25%）、2-正戊基呋喃（0.02%）、2,3-脱氢-1,8-桉叶素（0.02%）、3-辛醇（0.05%）、对-薄荷基-1,4（8）-二烯（0.12%）、对伞花烃（0.49%）、柠檬烯（0.28%）、桉叶素（4.92%）、β-顺式罗勒烯（0.07%）、松油烯（0.41%）、β-顺式松油醇（0.87%）、侧柏酮（56.78%）、4-异丙基-1-甲基-2-环己烯-1-醇（0.04%）、异侧柏醇（0.13%）、4（10）侧柏烯 3-醇（0.31%）、d-马鞭草烯醇（0.04%）、顺式 d-马鞭草烯醇（0.23%）、优香芹酮（1.24%）、2-异丙烯基-

5-甲基-4-己烯-1-醇（0.16%）、α-松油醇（0.07%）、
1,4-萜品醇（0.63%）、对薄荷基1,5-二烯-7-醇
（0.08%）、1,8-萜品醇（0.66%）、丁香酚（0.74%）、古巴烯
（0.2%）、香木兰烯（0.03%）、石竹烯（8.23%）、β-法尼烯
（0.1%）、α-石竹烯（0.86%）、大香叶烯D（1.8%）、桉叶烷-
4（14），11-二烯（0.83%）、γ-榄香烯（0.44%）、氧化石竹烯
（1.25%）、7-乙基-1,4-二甲基薁、氧化紫苏醇（0.07%）、叶
绿醇（0.5%）等。

沪产艾蒿鲜叶中挥发油成分主要有单萜类、倍半萜类及其含
氧衍生物等。其中主要成分大香叶烯D（Germacrene D）、桉叶素
（Cineole）、石竹烯（Caryophyllenene）、侧柏酮（Thujone）的含
量占80%以上。其中侧柏酮相对含量为65.9%，为艾蒿鲜叶的最
主要成分。与文献报道的艾叶主要成分为桉树脑、松油醇等存在
明显差别。研究表明，侧柏酮具有兴奋作用，大量可致癫痫样惊
厥，为艾叶的毒性成分。因此在应用艾叶时，要考虑不同产地以
及鲜叶与干叶的区别。

兰美兵等人对甘肃产艾叶进行研究，分析艾叶挥发油的化学成
分，并研究了艾叶挥发油对小鼠的遗传毒性。兰氏采用GC-MS方
法对水蒸气蒸馏法提取的艾叶油进行分析，分离得到72个峰，
鉴定出了（Z）-3-己烯醇（0.13%）、1-己醇（0.40%）、檀
紫三烯（0.33%）、α-侧柏烯（0.23%）、α-蒎烯（1.89%）、
樟脑萜（1.17%）、马鞭草烯（0.03%）、冬青油烯（1.03%）、
β-蒎烯（0.88%）、11-辛烯-3-醇（0.99%）、3-辛酮
（0.13%）、桉叶素醇（0.21%）、艾醇（2.44%）、α-水芹烯
（0.14%）、α-松油烯（0.481%）、对-伞花烃（3.07%）、柠檬烯
（0.511%）、1,8-桉叶素（20.45%）、（Z）-罗勒烯（0.059%）、
γ-松油烯（0.64%）、青蒿酮（5.85%）、（Z）-水合冬青油烯
（3.22%）、蒿醇（12.12%）、γ-萜品油烯（0.45%）、（E）-水合
冬青油烯（1.421%）、α-侧柏酮（2.575%）、β-侧柏酮
（0.401%）、p-Δ²-薄荷醇（1.194%）、菊油环酮（0.85%）、1-松

油醇（0.99%）、樟脑（6.99%）、异环柠檬醛（0.94%）、左旋龙脑（4.27%）、4-松油醇（1.37%）、α-松油醇（2.45%）、（Z）-薄荷烯醇（0.88%）、（E）-香苇醇（0.62%）、（Z）-香苇醇（0.10%）、左旋香芹酮（0.11%）、薄荷烯酮（0.16%）、乙酸菊烯酯（0.12%）、乙酸冰片酯（0.29%）、α-乙酸松油醇酯（0.24%）、丁香酚（0.42%）、胡椒烯（0.19%）、α-古芸烯（0.12%）、β-丁香烯（3.14%）、α-蛇麻烯（0.35%）、吉玛烯（0.58%）、β-芹子烯（0.79%）、匙叶桉油烯醇（0.29%）、氧化石竹烯（0.85%）、蓝桉醇（1.05%）等56个成分，占挥发油色谱峰面积的（90.83%）。由成分分析结果可知，甘肃产艾叶挥发油的成分多为单萜类、倍半萜类及其含氧衍生物，其中具有止咳作用的桉叶素含量最高（20.45%），其次为具有平喘作用的蒿醇（12.12%），具有杀菌、消炎作用的樟脑（6.99%）。还首次检出具有较强抗疟作用的青蒿酮（5.85%），具有防潮防湿、杀菌等作用的左旋龙脑（4.27%）。但同时也含有毒性成分，如侧柏酮（2.575%）。并且研究发现，一定剂量的艾叶挥发油对小鼠具有潜在的遗传毒性，并且呈剂量-反应关系。

顾小卫等采用常压水蒸气蒸馏法从江苏野生菊科植物艾叶中提取挥发油，通过气相色谱-质谱法对其化学成分进行分析鉴定，用峰面积归一化法测定其相对含量。其挥发油 GC-MS 分析总离子流图见图6-9。

启动 P6890MS 化学工作站，利用 NIST2.0-Wiley275 质谱库对各色谱峰进行检索，根据质谱数据、相对保留时间和相关参考文献，确认挥发性物质中各化学成分。通过 Shimadzu GC-MS solution 数据处理系统，按照峰面积归一法进行定量分析，得出挥发性油中各化学成分的相对质量分数。共分离出76个峰，其中鉴定了68个成分，占挥发油色谱峰面积的89.72%。其中主要成分为苦艾醇（5.87%）、桉树脑（20.37%）、1R-α-蒎烯（3.39%）、蓝桉醇（2.73%）、3,3,6-三甲基-1,5-庚二烯-4-醇（2.34%）、石竹烯（2.03%）、莰醇（1.43%）等。

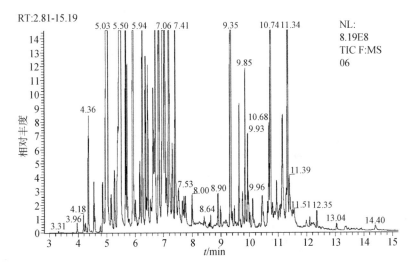

图6-9 江苏野生艾叶挥发油的离子流图

　　在已鉴定的组分中，峰面积占色谱总流出峰面积10%以上的物质是苦艾醇、桉树脑；峰面积占色谱总流出峰面积1%~10%的物质有15个，分别是1R-α-蒎烯、蓝桉醇、3,3,6-三甲基-1,5-庚二烯-4-醇、石竹烯、莰烯、莰酮、莰醇、丁香烯氧化物、α,α,4-三甲基-3-环己烯-1-甲醇、甲酸异冰片酯、2,7,7-三甲基-二环[3.1.1]庚-3-烯-2-酮、顺式-P-薄荷-2,8-二烯-1-醇、[1S-(1α,2β,5α)]-4,6,6-三甲基二环[3.1.1]庚-3-烯-2-醇、顺式-2-甲基-5-(1-甲乙基)-2-环己烯-1-醇、α-荜澄茄油宁烯。峰面积占色谱总流出峰面积0.5%~1.0%的物质有18个，分别是异环柠檬烯、侧柏酮、4,4-二甲基-四环[6.3.2.0(2,5)(1,8)]三环-9-醇、1-甲基-4-(1-甲乙基)-1,3-环己二烯、2,5,5-三甲基-1,3,6-庚三烯、香橙烯氧化物、4(14),11-桉叶二烯、1,7,7-三甲基二环[2.2.1]庚-2-基酯乙酸、α-水芹烯、匙叶桉油烯醇、香芹醇、3,3,6-三甲基-1,5-庚二烯-4-酮、3,3,6-三甲基-1,4-庚二烯-6-醇、塞瑟尔烯、反式-3-甲基-6-(1-甲乙基）－2－环己烯－1－醇、萘嵌戊烷、檀紫三烯、1－甲基－4－（1－甲基亚乙基）－环己烯。其中甲酸异冰片酯、匙叶桉油烯醇、塞瑟尔烯、萘嵌戊烷、檀紫三烯等首次在艾叶中检测到。

二、鲜艾叶与陈艾叶挥发油成分比较

鲜艾是指新鲜采摘干燥，并去枝梗的艾叶，一般认为鲜者性较平和，少温燥，可配合凉血止血药同用，收宁血和络之功，主要用于血热出血之症。陈艾是指放置陈久的艾叶，一般要求放置3年以上，古代有"艾叶陈久者良"之说。艾灸中使用的艾条就是以陈艾为主要原料制作而成，可用灸治虚证、寒湿痛证等。药理作用基础是以一定的化学成分为物质基础，因此鲜艾与陈艾的化学成分也必然有所不同。

何正有等人采用水蒸气蒸馏法并且应用 GC－MS 研究鲜艾与陈艾挥发油的化学成分。从两种艾叶挥发油中初步鉴定了53个化合物，其中15个为共有化合物，含量较高的为：桉叶油素（13.8%～14.7%）、冰片（3.9%～6.6%）、4－甲基－1－（1－甲乙基）－[1S－（1α，4β，5α）]－二环[3.1.0]－庚－2－酮（15.7%～20.2%）、石竹烯氧化物（6.7%～9.2%）等。其中，还初步鉴定了文献未报道的25个化合物。

何正有等采用常规水蒸气蒸馏法提取鲜艾叶与陈艾叶的挥发油，并计算其收率。结果：鲜艾与陈艾挥发油均为浅黄色油状液体；挥发油收率分别为0.67%和0.47%。因此，挥发油总量随贮存时间的延长而减少，而其性状并没有显著变化。鲜艾与陈艾挥发油的总离子流图如图6－10所示，经过计算机检索及人工解析，各峰的定性鉴定结果及相对含量（归一化法）列入表6－4。

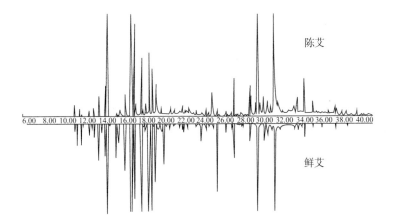

图 6 - 10 鲜艾与陈艾挥发油的总离子流图

表 6 - 4 艾叶挥发油的化学成分检索结果

序号	化合物	分子量	鲜艾/%	陈艾/%
1	2 - 甲基 - 5 - (1 - 甲乙基) - 二环 [3.1.0] 己 - 2 - 烯	136	0.285	-
2	α - 蒎烯	136	0.715	0.365
3	莰烯	136	0.723	0.270
4	β - 蒎烯	136	0.391	-
5	α - 水芹烯	136	0.263	-
6	1 - 甲基 - 3 - (1 - 甲乙基) - 苯	134	2.695	-
7	桉叶油素	154	14.653	13.867
8	4 - 甲基 - 1 - (1 - 甲乙基) - 二环 [3.1.0] 己 - 3 - 酮	152	3.229	-
9	1 - 甲基 - 4 - (1 - 甲乙基) - 反式 - 2 - 环庚烯 - 1 - 醇	154	-	0.434
10	冰片	154	6.644	3.973
11	1,1,4 - 三甲基 - 环己烷 - 1 - 甲醇	154	2.723	1.383
12	2 - 甲基 - 3 - 苯基丙醛 *	148	0.162	0.112
13	8 - (1 - 甲基亚乙基) - 二环 [5.1.0] 辛烷 *	150	0.166	-

序号	化合物	分子量	鲜艾/%	陈艾/%
14	3,7,7 - 三甲基 - 二环 [4.1.0] 庚 - 2 - 烯*	136	0.368	-
15	古巴烯	204	0.165	0.227
16	十氢 - 3 - 甲基 - 6 - 亚甲基 - 1 - (1 - 甲乙基) - 环丁 [1，2，3，4] 二环戊烯	204	0.098	-
17	2,4,5,6,7,8 - 六氢 - 1,4,9,9 - 四甲基 - 3H - 3, 7 - 亚甲基甘菊蓝*	204	-	1.143
18	1,2 - 二甲氧基 - 4 - (2 - 丙烯基) - 苯	178	-	0.285
19	石竹烯	204	2.608	0.222
20	1,2,3,4,4,5,6,8 - 十氢 - 7 - 甲基 - 4 - 亚甲基 - 1 - (1 - 甲乙基) - 萘	204	-	0.169
21	桉叶 - 4 (14),11 - 二烯	204	-	1.610
22	1,2,3,5,6,8 - 六氢 - 4,7 - 二甲基 - 1 - (1 - 甲乙基) - (1 - 顺) - 萘	204	0.106	
23	石竹烯氧化物	220	6.797	9.115
24	1 - 辛烯 - 3 - 醇*	136	0.207	-
25	Z - β - 松油醇*	154	1.145	0.202
26	4 - 甲基 - 1 - (1 - 甲乙基) - 二环 [3.1.0] - 庚 - 2 - 酮*	152	15.733	20.227
27	2 - 甲基 - 5 - (1 - 甲乙基) - 单环氧 - 1,3 - 环己二烯*	136	2.077	-
28	1,7,7 - 三甲基 - 二环 [2.2.1] - 庚 - 2 - 酮*	152	5.63	2.745
29	4 - 甲基 - 1 - (1 - 甲乙基) - 二环 [3.1.0] 庚 - 3 - 烯 - 2 - 酮	152	0.171	0.574
30	4 - 甲基 - 1 - (1 - 甲乙基) - 3 - 环庚烯 - 1 - 醇*	154	4.613	2.059
31	2 - 甲基 - 5 - (1 - 甲乙基) - 反 - 2 - 环庚烯 - 1 - 醇	154	1.426	-
32	2 - 甲基 - 5 - (1 - 甲乙基) - 反 - 2 - 环庚烯 - 1 - 酮	150	0.179	0.254
33	1,7,7 - 三甲基 - 二环 [2.2.1] 庚 - 2 - 乙酸酯*	152	0.242	0.305

续表

序号	化合物	分子量	鲜艾/%	陈艾/%
34	3-烯丙基-6-甲氧基苯酚*	164	0.935	-
35	十氢-4-甲基-1-亚甲基-7-（1-甲基亚乙基）-萘*	204	0.241	-
36	大根香叶烯 D	204	1.306	-
37	（-）-斯巴醇	220	0.596	-
38	1,5,5,8-四甲基-（3E,7E）-12-氧杂二环[9.1.0]十二-3,7-二烯*	220	0.791	-
39	绿花白千层醇*	220	6.667	13.328
40	7-异丙烯基-1,4-二甲基-4,4,5,6,7,8-六氢-3H-萘-20-酮*	218	0.146	-
41	6,6-二甲基-2-亚甲基-（1S）-二环[3.1.1]庚烷*	136	-	0.192
42	1-甲基-4-（1-甲乙基）-苯*	134	-	2.043
43	4-甲基-1-（1-甲乙基）-二环[2.2.1]-庚-3-酮*	152	-	5.476
44	4,6,6-三甲基-二环[3.1.1]庚-3-烯-酮*	150	-	0.227
45	4-（1,3,3-三甲基-二环[4.1.0]庚-2-烷基）-丁-3-烯-2-酮*	206	-	0.579
46	1,6-二甲基-4-（1-甲乙基）-萘*	198	-	1.208
47	6,10,14-三甲基-2-十五烷酮	268	-	0.462
48	1,1,4-三甲基-5,6-二亚甲基十氢萘*	204	-	0.336
49	正十六烷酸	256	-	0.484
50	3-次乙基十二氢-3,4,7,7-四甲基-3,4-1H-萘并[2.1-b]吡喃*	290	-	0.168

注：表中"-"表示小于0.1%或未检测到；"*"表示文献未报道的化合物。

王丽等人采用顶空固相微萃取-气相色谱质谱联用（HS-SPME-GC-MS）技术分析比较山东药用艾叶与鲜艾叶中的挥发性成分。实验方法如下：

样品处理：每次萃取前均将2g样品切碎（约1mm粒径），置入 10mL 样品瓶中，用聚四氟乙烯衬里的硅橡胶垫密封，然后将已于 150℃下活化好的萃取头通过瓶盖的橡皮垫插入到样品瓶中，推出纤维头，不使其碰到样品，顶空萃取 1 小时，随后抽回纤维头，从样品瓶上拔出萃取头，将萃取头迅速插入气相色谱－质谱联用仪的汽化室，于 250℃解析 2.5 分钟，同时启动仪器采集数据。

色谱条件：色谱柱：HP－5MS 石英毛细管柱（30m×0.25mm×0.50μm）；升温程序：初始温度 50℃，以 3℃/min 升至 120℃，保持 5 分钟，然后以 5℃/min 升至 160℃，再以 10℃/min 升至 240℃保持 5 分钟。进样方式为不分流进样；载气为高纯氦气，恒流流速为 1.0mL/min；进样口温度 280℃。

质谱条件：电子轰击（EI）离子源；电子能量 70eV；灯丝发射电流 200μA；离子源温度 230℃；接口温度 280℃；四级杆温度 150℃；扫描质量范围 m/z 10～500amu。

山东济南产鲜艾叶和干艾叶挥发性成分经过 HS－SPME－GC－MS 分析后，获得总离子流图如图 6－11 所示。

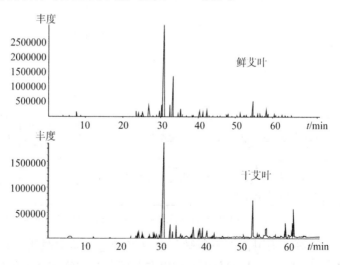

图 6－11　山东产两种艾叶挥发性成分总离子流图

所得质谱图应用 MSD ChemStation 数据处理软件进行数据处

理，总共鉴定出 58 种挥发性成分，主要为烯烃类、芳香烃类和醇类物质，其中 60% 以上为烯烃类化合物。各类物质相对百分含量如图 6-12 所示，种类如表 6-5 所示。

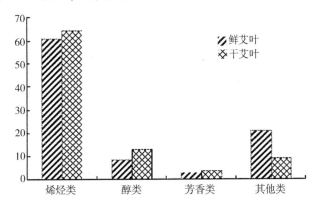

图 6-12　鲜艾叶与干艾叶挥发性成分的相对百分含量

表 6-5　鲜艾叶与干艾叶挥发性成分种类

样品名称	种类数/个			
	烯烃类	醇类	芳香烃类	其他
鲜艾叶	15	5	4	4
干艾叶	25	8	7	7

鲜艾叶和干艾叶的成分分别为 30 种和 46 种，其共有成分为 18 种。其中鲜艾叶特有成分 12 种，为 1R-α-蒎烯、4-[1-甲乙基]-1-甲基-1,3-环己二烯、1S-1,7,7-三甲基双环[2.2.1]-庚-2-烯、6,6-二甲基-2-亚甲基-双环[3.1.1]庚烷、2(10)蒎烯、4-[1-甲乙基]-1-甲基-1,3-环己二烯等。干艾叶特有成分 28 种，主要有 α-蒎烯、4(10)-侧柏烯、β-蒎烯、3,3,6-三甲基-1,5-庚二烯-4-酮、1-[1-甲乙基]-4-亚甲基-环己烯、1R-1,7,7-三甲基双环[2.2.1]-庚-2-烯、4-萜品烯醇、石竹素等。说明鲜艾叶与干艾叶挥发性成分种类有一定的差异。

鲜艾叶与干艾叶相比，主成分的相对百分含量有了显著变化。如鲜艾叶与干艾叶中含量最多的均为桉油精，相对百分含量分别为37.384%和27.998%，含量差异非常显著。2-甲基-5-异丙基双环［3.1.0］己-2-烯在鲜艾叶与干艾叶中的相对百分含量分别为1.805%和0.482%，鲜艾叶含量远高于干艾叶。石竹烯具有平喘作用和抗菌活性，干艾叶中含量是鲜艾叶的2倍多；石竹烯氧化物和红没药烯环氧化合物具有抗菌消炎作用，在干艾叶中含量很高，在鲜艾叶中未检出。

综上所述，鲜艾叶与干艾叶相比，挥发性成分主成分基本相同，主要为烯烃类化合物，包括莰烯、1-辛烯-3-醇、α-水芹烯、邻聚伞花素、桉油精、石竹烯等。此外，鲜艾叶与干艾叶都具有各自特有的成分，说明艾叶经过干燥处理后挥发性成分发生了变化。

艾灸以陈艾叶为好，艾叶贮存年份不同，所含挥发油含量和成分也有很大差别。洪宗国等对产于湖北蕲春的1、3、5年三个贮存期艾叶进行含正构烷烃成分分析，探索艾叶燃烧与艾灸光热效应的机制。采用梯度溶剂萃取法提取，硅胶柱层析洗脱得到正构烷烃，进行气质联用（GC-MS）分析。结果1、3、5年艾叶正构烷烃含量（TOA）分别为318.65g/g、528.23g/g和394.20g/g，以3年艾含量最高，这3种年份的艾叶中共检出17类正构烷烃，均以31碳烷烃的含量最高。长链烷烃是艾叶燃烧的主要物质基础，新艾内含挥发油较多，灸疗时燃点附近的挥发油挥发至燃烧部位，产生短时高温，一段时间后挥发油含量减少，温度下降，导致燃烧不稳定，且挥发油含量高时，灸疗火力太强，"易损人肌肤"。该项研究认为，3年陈艾正构烷烃总含量明显高于新艾，而挥发油明显减少，保证了艾灸时艾条的易燃并燃烧稳定，很可能是解释古人"犹七年之病，求三年之艾"的物质基础。

三、野艾的挥发油成分

野艾 *Artemisia vulgaris* L.，其别名有北艾、细叶艾、艾蒿、

苦艾。野艾挥发油成分有桉叶素、α-蒎烯、β-蒎烯、莰烯、香桧烯、月桂烯、1，8-桉叶素、对-聚伞花素、α-侧柏酮、β-侧柏酮、樟脑、松油烯-4-醇、β-石竹烯、荜澄茄烯、α-松油醇、龙脑、乙酸龙脑酯、艾醇等。其的石油醚提取物含有侧柏酮、香树脂醇、羊齿烯醇、豆甾醇、β-谷甾醇、α-蒎烯、β-蒎烯等。

　　野艾茎叶的挥发油各地成分差异较大，下面是1983年报道的欧洲不同产地苦艾（野艾）挥发油成分（表6-6）。

表6-6　不同产地苦艾（wormwood）油成分分析（%）

成分	俄罗斯	罗马尼亚	意大利
α-蒎烯	0.27	0.24	0.18~0.57
桧烯	1.40	6.14	1.48~6.34
月桂烯	3.62	9.06	0.64~1.39
苧烯	–	0.29	0.12~0.33
1，8-桉叶素	0.17	0.29	0.10~0.32
β-罗勒烯	0.15	0.22	0.43~0.51
ρ-伞花烃	0.54	1.8	0.10~0.17
α-苧酮	9.37	0.63	0.74~1.68
β-苧酮	7.57	14.76	20.90~40.60
(2)-环氧-α-罗勒烯	1.68	3.8	22.39~28.90
(E)-环氧-α-罗勒烯	0.11	0.24	0.76~1.42
樟脑	0.24	0.27	–
芳樟醇	3.37	5.57	0.53~2.15
乙酸菊烯酯	4.32	1.49	1.49~4.32
β-石竹烯	0.66	0.22	0.22~0.66
乙酸桧酯	0.43	0.92	0.27~0.92
β-姜黄烯	0.69	–	0~0.19
大根香叶烯 D	1.43	0.40	0.40~1.43
桧醇	1.51	1.57	0~0.19
乙酸橙花酯	0.62	0.18	0~2.12

成分	俄罗斯	罗马尼亚	意大利
菊烯醇	0.96	0.12	1.78 ~ 6.57
乙酸香叶酯	2.10	1.68	0.45 ~ 1.64
橙花醇	1.29	0.71	0.35 ~ 0.97
异丁酸橙花酯	2.25	1.38	0.16 ~ 0.21
异丁酸香叶酯	0.21	0.4	0.18 ~ 0.33
丁酸橙花酯	6.98	1.83	0.97 ~ 1.22
异戊酸橙花酯	6.56	1.65	0.98 ~ 1.19
丁酸香叶酯	0.94	0.47	0 ~ 0.14
异戊酸香叶酯	0.69	0.21	0 ~ 0.13
斯巴醇	1.34	–	0 ~ 0.45
2 – 红没药醇	2.34	–	0.56 ~ 2.27

对于野艾挥发油成分的研究比艾叶为早，早在 30 年代日本中尾万三等就曾报道过，我国东北产艾蒿（*A. vulgaris* Linn. var. *indica* Maxim.）所含挥发油成分主要为桉树脑（Cineole）及 α – 莕酮（α – Thjuone）等，其后有报道从艾蒿中分离得到艾蒿内酯（Vulgarin），证明是一种倍半萜烯内酯，分子式为 $C_{15}H_{20}O_4$，熔点 174℃ ~ 175℃，比旋度 $[α]_D^{27} + 48.7$（C = 3.86，氯仿）。又有人从艾蒿中分离得到羊齿醇（Fernenol），又称羊齿烯醇、羊齿三萜醇、蕨烯醇，分子式 $C_{30}H_{50}O$，分子量 376.33，熔点 194℃，结构式如下：

G. M. Nano 等对艾蒿（*A. vulgaris* L）的挥发油进行了研究，从挥发油中分离得到一种单萜类成分——艾蒿脑（Vulgarde），经

鉴定为 2-桥-醋酸基,3-桂-氧-龙脑烷（2-endo-acetoxy,
3-exo-oxy-borname）。

有报道,野艾所含挥发油成分以 1,8-桉叶素为主,其余为
α-及 β-蒎烯、侧柏酮等。此外尚有豆甾醇、β-谷甾醇、α-
香树脂醇等,这几种化学成分的结构式见下述。

豆甾醇（Stigmasterol）：熔点 170℃,分子式 $C_{29}H_{48}O$,分子
量 412.7,结构式如下：

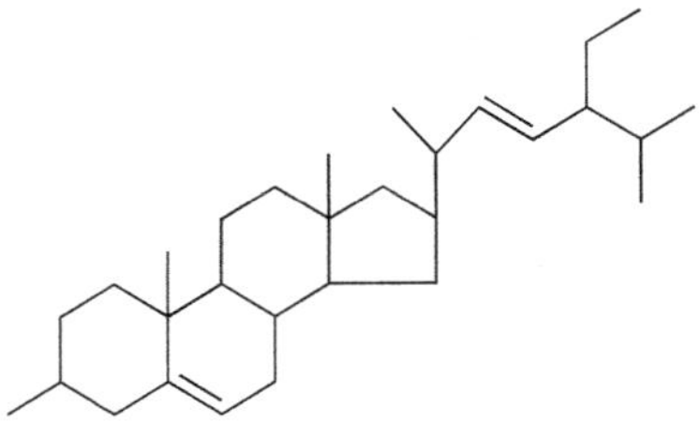

α-香树脂醇（α-Amyrin）：熔点 186℃,分子式 $C_{30}H_{50}O$,
分子量 426.72,结构式如下：

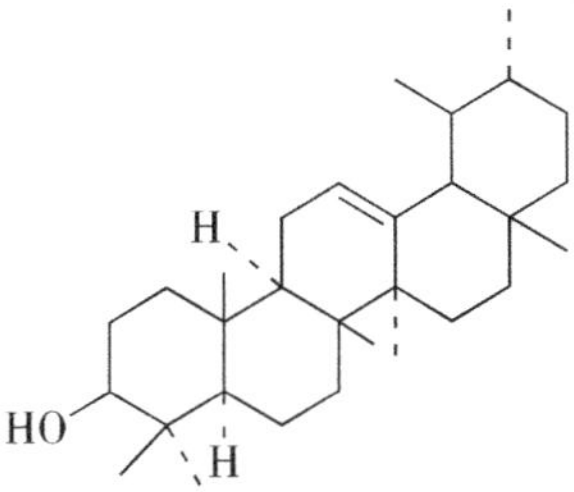

β-谷甾醇（β-Sitosterol）：分子式 $C_{29}H_{50}O$,分子量 414.7,
结构式如下：

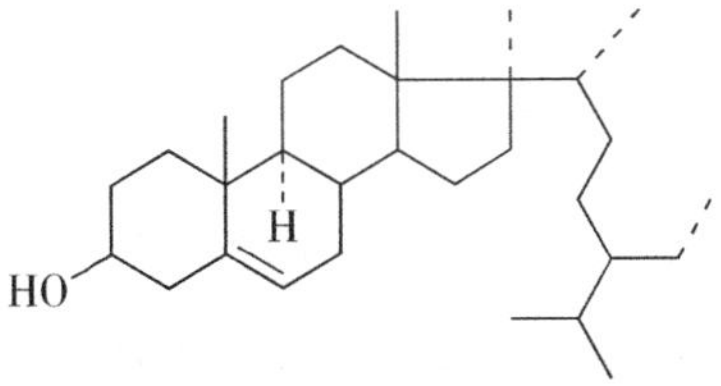

郭承军对山东产艾叶与野艾的挥发油成分进行研究,采用
1995 版《中国药典》附录 XD 中的方法提取挥发油,测定含量与

折光率，结果见表6-7。

表6-7 艾叶与野艾叶挥发油的含量及折光率

样品	来源	数量	折光率	挥发油含量（mL/100g）
艾叶	A. argyi Levl. et Vant.	8	1.4695±0.0043	0.748±0.149
野艾叶	A. lavandulae folia DC.	8	1.4899±0.0063*	0.4325±0.137**

注：＊艾叶与野艾叶的折光率比较 $P<0.05$；＊＊艾叶与野艾叶的含量比较 $P<0.05$。

作者分别对正品艾叶与野艾叶进行了 GC-MS 分析，通过计算机检索美国 NBS 标准库谱及人工查阅图谱，共鉴定了 38 个化合物。其中野艾叶的成分有 27 个，分别为：α-蒎烯（1.74%）、莰烯（1.05%）、α-非兰烯（0.91%）、β-蒎烯（0.98%）、7-辛烯-4-醇（0.97%）、β-香叶烯（0.87%）、罗勒烯（1.58%）、桉叶素（19.96%）、2,3,3-三甲基二环［2.2.1］-2-庚醇（1.71%）、柠檬烯（0.67%）、2-薄荷烯-1-醇（0.80%）、樟脑（9.48%）、龙脑（2.94%）、萜品烯醇（5.87%）、2,24-三甲基-3-环己烯甲醇（5.34%）、2-甲氧基-4-（2-丙烯醇基）苯酚（0.45%）、石竹烯（0.52%）、α-石竹烯（0.52%）、7,11-二甲基-3-亚甲基-16,10-十二碳三烯（2.65%）、1,4-二甲基-7-异丙基-1,2,3,4,5,6,7,8-八氢奥（1.41%）、双环大香叶烯（1.22%）、橙花叔醇（1.13%）、匙叶桉油烯醇（3.18%）、石竹烯氧化物（3.23%）、芹子-11-烯-4-α-醇（2.46%）、1-甲基-7-异丙基萘（18.58%）。野艾挥发油中分离出的1-甲基-7-异丙基萘为首次从野艾中得到，文献未见报道，此化合物具有弱的致癌活性，因此在应用时应注意区分。

四、不同产地不同品种艾叶挥发油的成分分析

艾叶在全国各地和亚洲周边国家均有生长，但由于气候、水文、土壤的差异，导致品种发生变异，形成各地各具特色的亚种。因此每个地方所产的艾叶，其化学成分也会有所不同。目

前，国内市场上比较有名的品种有：蕲艾（湖北蕲春）、北艾
（河南汤阴）、海艾（浙江宁波）、祁艾（河北安国）、川艾（四
川资阳），以及安徽霍山艾与江西樟树艾等品种。

　　江丹等采用水蒸气蒸馏法从湖北蕲春、安徽霍山、江西樟
树、山东鄄城和河北安国等五个地方品种的艾叶中提取挥发油，
并用气相色谱－质谱法对挥发油的化学成分进行分析。将色谱图
中各峰经质谱扫描后得到质谱图，经过质谱计算机数据系统检索
［质谱数据库：NIST，N－溴代丁二酰亚胺（NBS）］，人工谱图解
析鉴定含量较多的成分，采用峰面积归一定量法，求得它们的化
学成分在挥发油中的归一化含量。结果：湖北蕲春、安徽霍山、
江西樟树、山东鄄城和河北安国艾叶挥发油含量分别为1.230%、
0.296%、0.479%、0.394% 和0.675%。5 个地方品种艾叶挥发
油化学成分见表6－8。

表6-8 不同品种艾叶挥发油化学成分

保留时间	化学成分	百分含量					
		蕲春	霍山	樟树	鄄城	安国
4.265	乙酸丁酯	-	0.162	-	-	-
5.770	1,3-二甲基苯	-	0.061	-	-	-
7.355	1R-α-蒎烯	0.428	0.141	-	-	-
7.380	2,6,6-三甲基-双环 [3.1.1] -庚-2-烯	-	0.411	-	-	-
7.867	莰烯	0.358	-	-	-	0.613
8.102	2-丙烯基苯	-	0.092	-	-	-
8.141	1,7,7-三甲基双环- [2.2.1] -庚-5-烯	0.741	-	-	-	-
8.907	1- [1-甲乙基] -4-亚甲基-双环- [3.1.0] -正己烷	-	0.104	-	-	-
9.147	1-辛烯-3-醇	0.821	1.695	-	-	-
9.607	2,3-脱氢-1,8-桉叶油	-	0.670	-	-	-
10.004	α-水芹烯	-	0.530	-	-	-
10.446	4- [1-甲乙基] -1-甲基-1,3-环己二烯	0.805	0.284	-	-	-
10.763	4- [1-甲乙基] -1-甲基苯	2.457	-	-	-	-
11.010	1,8-桉叶油素	25.625	10.287	22.924	11.590	26.095
11.437	苧烯	-	0.107	-	-	-
12.073	4- [1-甲乙基] -1-甲基-1,4-环己二烯	1.312	0.469	-	1.379	-

续表

保留时间	化学成分	百分含量				
		蕲春	霍山	樟树	鄄城	安国
12.729	顺式-桉烯水合物	-	-	-	0.295	-
12.992	反式-桉烯水合物	-	0.097	-	-	-
13.223	3-[1-甲乙烯基]-1-甲基环己烯	-	1.097	-	-	-
13.452	4-[1-亚异丙基]-1-甲基环己烯	-	-	-	0.623	-
13.866	3-侧柏酮	14.04	15.050	-	1.401	-
14.242	(1S)-[1α,4β,5α]-1-[1-甲乙基]-4-甲基-双环[3.1.0]己基-3-酮	1.331	-	-	-	-
15.123	R-5-[1-甲基乙烯基]-1-甲基环己烯	0.561	-	-	-	-
15.235	1,1,5-三甲基双环-4-环己烯	5.767	-	-	-	-
15.528	顺式-2-苯基-环丙烷羧酸	-	0.688	-	-	-
15.730	1,7,7-三甲基二环[2.2.1]庚-2-酮	-	-	21.553	-	19.956
16.069	龙脑(冰片)	8.620	0.587	18.623	7.510	7.688
16.237	[1α,3α,5α]-4-亚甲基-1-[1-甲乙基]-双环[3.1.0]己-3-酮	-	-	-	2.677	-
16.261	三环[5.2.1]-2-烯	-	0.583	-	-	-
16.510	4-甲基-1-[1-甲乙基]-3-环己烯醇	6.422	3.201	-	-	9.950
16.584	[1α,3α,5α]-1-[甲乙基]-4-亚甲基双环-[3.1.0]己-3-醇	-	-	-	7.584	-

续表

保留时间	化学成分	百分含量				
		蕲春	霍山	樟树	鄄城	安国
16.886	1,3,8-对-薄荷三烯	0.645	-	-	-	-
16.997	α-4-甲基-3-环己烯醇	1.714	-	-	2.104	3.243
17.264	1-甲基-4-[1-甲乙基]-1,4-环己二烯	-	2.209	-	-	-
17.577	4-甲基-1-[1-甲乙基]-3-环己烯醇	-	-	-	2.152	-
17.935	反式-6-[1-甲乙基]-3-甲基-2-环己烯醇	-	-	-	0.167	-
17.965	6,6-二甲基-双环[3.3.1]庚-2-烯-2-甲醇	-	-	-	0.244	-
18.020	顺式-5-[1-甲基乙烯基]-2-甲基-2-环己烯醇	2.332	-	1.961	0.546	-
18.070	[4.4.0]-三环-4-烯	0.560	-	-	-	-
18.319	5-[1-甲基乙烯基]-2-亚甲基-环己醇	-	-	-	0.726	-
18.634	外接-2-氢-桉叶油	-	-	-	0.421	-
18.781	1,2,3,4,5,8-六氢萘	-	-	-	0.266	-
19.140	2-甲基-3-苯基-丙酮	-	-	-	0.774	-
19.251	S-2-甲基-5-[1-甲基乙烯基]-2-环己烯酮	-	-	-	0.670	-
19.580	3-乙烯基-1,2-二甲基-1,4-环己二烯	-	-	-	0.622	-
19.628	6-[1-甲乙基]-3-甲基-2-环己烯醇	-	-	-	0.550	-

续表

保留时间	化学成分	百分含量				
		蕲春	霍山	樟树	鄄城	安国
19.798	顺式-2-caren-4-醇	-	-	-	0.716	-
19.825	苯丙醇	-	2.533	-	-	-
19.950	3,3,5-三甲基环己醇	-	-	-	-	2.347
20.027	[2-丙烯]-4-苯酚	-	-	-	0.325	-
20.150	1-[1.2.3-三甲基]-环戊-2-已烯-乙酮	-	-	-	0.339	-
20.238	3-甲基-苯甲酸甲酯	-	-	-	0.296	-
20.309	1-甲基-2-[1-甲乙基]-苯	-	-	-	0.294	-
20.329	1,7,7-三甲基-二环[2.2.1]庚-2-基醋酸酯	0.961	-	0.462	0.929	-
20.627	E-肉桂醛	-	0.621	-	-	-
20.914	3-苯基-2-丙烯醛	-	0.710	-	-	-
21.114	1-[1-甲乙基]4-亚甲基-双环[3.1.0]-十六-2-烯	-	1.045	-	4.148	-
21.731	4-胺基-2,6-二甲基-3-吡啶-1-甲基-金刚烷羧酸	-	-	-	0.496	-
22.732	丁子香酚	0.514	0.582	0.704	1.462	1.267
22.821	1-甲基-环丙烷羧酸	-	0.476	-	-	-
22.959	苯丙酸乙酸乙酯	-	0.137	-	-	-

续表

保留时间	化学成分	百分含量				
		蕲春	霍山	樟树	鄄城	安国
23.769	2-乙氧基-1,2-二苯基-乙酮	-	-	-	-	-
24.063	2-己酰基呋喃	-	1.148	-	-	1.476
24.340	γ,4-二甲基-丁苯	-	-	-	0.871	-
24.475	1,2-二甲基-4-[2-丙烯]-苯	-	-	-	0.470	-
24.671	石竹烯	2.380	5.356	-	1.091	-
24.785	8-羟基莳萝艾菊酮	-	-	-	-	1.112
25.303	2,6-二甲基-6-[4-甲基-3-戊烯]-双环-[3.1.1]庚-2-烯	-	-	-	0.309	-
25.728	α-石竹烯	0.468	-	-	-	-
25.793	1,1,3,3-四乙基丙烷	-	0.106	-	-	-
26.026	塞瑟尔烯	-	-	-	-	0.678
26.296	α-丁香烯	0.793	-	-	0.491	-
26.696	4a,8-二甲基-1,2,3,4,4a,5,6,7-八氢萘	-	-	-	-	2.008
26.745	4a,R-(4aα,7α,8aβ)-7-[1-甲基乙烯基]-4a-甲基-1-亚甲基十氢化萘	1.096	-	-	0.383	1.518
26.849	7-[1-甲基亚乙基]-4a-甲基-1-亚甲基十氢化萘	-	-	-	1.411	-
27.015	2R-(2α,4aα,8aβ)-2-[1-甲基乙烯基]-4a,8-二甲基-1,2,3,4,4a,5,6,8a-八氢化萘	0.951	-	-	-	0.563

续表

保留时间	化学成分	百分含量				
		蕲春	霍山	樟树	鄞城	安国
27.059	2-甲氧基-1,7,7-三甲基二环[2.2.1]-庚烷	-	-	-	-	1.411
27.093	檀紫三烯	-	-	0.303	-	-
27.882	6-胺基-2H-1-苯并-2-酮	-	0.296	-	-	-
28.750	6,10-三甲基-3-[1-甲基亚乙基]-1-环癸烯	-	-	0.318	-	-
28.993	4-[1-甲基亚乙基]-2-环己烯基-1-酮	0.189	-	-	-	-
29.453	(2S)-1,3,4,5,6,7-六氢-1,1,5,5-四甲基-2H-2,4a-亚甲基-4,5-脱氢薁	0.599	-	-	-	-
29.612	石竹烯氧化物	2.743	8.319	2.353	0.501	-
29.763	2,5,5-三甲基-1,3,6-庚三烯	-	-	-	0.863	-
29.856	2-胺基苯乙醇	-	8.319	-	-	-
30.197	6-[1,3-二甲基-1,3-二己烯基]-1,5,5-三甲基-7-氧-双环[4.1.0]庚-2-烯	-	0.516	-	-	-
31.122	3-亚甲基-双环[3.2.1]辛基-6-烯-8-醇	0.496	-	0.366	-	-
31.135	2,4a,5,6,7,8,9,9a-八氢-3,5,5-三甲基-9-亚甲基-1H-苯并环庚烯	-	2.497	-	-	-
31.261	5-亚甲基-8-乙烯基-3,4,4a,5,6,7,8,8a-八氢-2-萘羧酸	-	-	-	0.468	-
31.663	4a,R-反式-7-[1-异亚甲丙基]-4a-甲基-1-亚甲基十氢化萘	9.249	-	0.334	-	-
32.248	β-人参烯	-	1.279	-	-	-

续表

保留时间	化学成分	百分含量				
		蕲春	霍山	樟树	鄞城	安国
32.463	6-[1-甲基]-4,8a-二甲基-3,5,6,7,8,8a-六羟基-2(1H)萘酮	-	-	0.478	-	-
32.707	1,1,7-三甲基-4-亚甲基-1H-环丙基[e]十氢化茂并芳庚烷	6.211	-	-	-	-
33.171	2,2,3-三甲基-3-环戊烯基-1-乙醛	0.296	-	-	-	-
33.386	4,8a-二甲基-6-异丙烯基-1,2,3,5,6,7,8,8a-八氢萘-2-醇	-	-	0.332	-	-
33.964	1,4-二甲基-7-乙基茂并芳庚	-	-	-	0.333	-
34.062	3,5,6,7,8,8a-六氢-4,8a-二甲基-6-[1-甲基乙烯基]-2(1H)萘酮	-	0.445	-	-	-
35.992	2-正己烷酮苯基-[2-丙烯基]腙	-	0.141	-	-	-
36.614	9-十八炔	-	-	-	0.214	-
36.790	6,10,14-三甲基-2-十五烷酮	-	-	-	0.179	-
38.501	2-丙烯基苯	-	0.144	-	-	-
39.980	n-棕榈酸	-	-	-	0.417	-
40.727	雪松烯	-	-	-	0.095	-
43.118	叶绿醇	-	-	-	0.335	-
43.544	2-硝基丙基苯	-	0.393	-	-	-

结果显示，湖北蕲春、安徽霍山、江西樟树、山东鄄城和河北安国艾叶挥发油的化学成分数目分别为 28、41、16、46、11。总归一化含量分别为 94.048%、73.588%、72.996%、62.619%、75.158%。1,8‑桉叶油素、龙脑和子丁香酚是 5 个产地艾叶挥发油中共有成分，且归一化含量较大，含量最高的是 1,8‑桉叶油素。湖北蕲春的挥发油得率比河北安国、江西樟树、山东鄄城、安徽霍山差不多高出 1 倍，含量高低顺序依次为湖北蕲春、河北安国、江西樟树、山东鄄城、安徽霍山。各地艾叶挥发油颜色有一定差异，在墨绿与浅黄之间，但均有艾叶特征的草香气味。由于湖北蕲春艾叶植株高大，可达 1.8～2.5m，叶厚纸质，被密厚而长的毛，故含挥发油多，香气浓郁。湖北蕲春艾叶的挥发油得率高，一定程度上论证了蕲艾的道地性。

综合分析 5 个地方品种的艾叶挥发油，含量较高的化学成分依次为：湖北蕲春：1,8‑桉叶油素、3‑侧柏酮、4a,R‑反式‑7‑[1‑异亚丙基]‑4a‑甲基‑1‑亚甲基十氢化萘、龙脑、4‑甲基‑1‑[1‑甲乙基]‑3‑环己烯醇；河北安国：1,8‑桉叶油素、1,7,7‑三甲基二环[2.2.1]庚‑2‑酮、4‑甲基‑1‑[1‑甲乙基]‑3‑环己烯醇、龙脑、α‑4‑甲基‑3‑环己烯醇；安徽霍山：3‑侧柏酮、1,8‑桉叶油素、石竹烯氧化物、2‑胺基苯乙醇、石竹烯；江西樟树：1,8‑桉叶油素、1,7,7‑三甲基二环[2.2.1]庚‑2‑酮、龙脑、石竹烯氧化物、顺式‑5‑[1‑甲基乙烯基]‑2‑甲基‑2‑环己烯醇；山东鄄城：1,8‑桉叶油素、[1α,3α,5α]‑1‑[甲基乙基]‑4‑亚甲基双环‑[3.1.0]己‑3‑醇、龙脑、1‑[1‑甲乙基]4‑亚甲基‑双环[3.1.0]‑十六‑2‑烯、[1α,3α,5α]‑4‑亚甲基‑1‑[1‑甲乙基]‑双环[3.1.0]己‑3‑酮。结果表明，植物生长环境（如海拔高度、温度、湿度、日照等）都直接影响其挥发油成分，湖北蕲春与安徽霍山地理位置较近，都含有大量的 1,8‑桉叶油素与 3‑侧柏酮，3‑侧柏酮的存在与含量可以作为艾叶油品质的重要标准，因此在中药材的使用上更应该注意产地因素。

韩国光云大学的文福姬等人，采用水蒸气蒸馏法提取大连、沈阳、上海、韩国首尔等不同产地的艾叶样品，进行挥发油成分分析。这四个产地艾叶精油的质量收率为 0.29% ~ 0.56%，都含有特征成分：α - 蒎烯、β - 蒎烯、α - 松油烯、γ - 松油烯、桉叶素、蒿酮、蒿醇、2 - 环己烯 - 1 - 醇、樟脑、龙脑、4 - 松油醇、反式 - 石竹烯、丁子香酚。其中具有药效作用的成分有桉叶素（14.32% ~ 26.12% 质量百分数，下同）、樟脑（3.66% ~ 14.97%）、龙脑（0.51% ~ 10.53%）、甘菊环（0.00% ~ 23.95%）等，有毒成分侧柏酮含量为 0.32% ~ 3.62%。

不同产地的艾叶挥发油在相同的提取条件下，进行水蒸气蒸馏，得到不同颜色的精油，所得精油收率见表 6 - 9。

表 6 - 9　不同产地艾叶样品的精油收率

产地	艾叶质量/g	精油质量/g	精油收率/wt%	颜色
大连产	70.00	0.39	0.56	蓝绿色
上海产	70.00	0.23	0.33	淡绿色
沈阳产	70.00	0.20	0.29	蓝绿色
韩国首尔产	70.00	0.28	0.40	蓝色

从表 6 - 9 可以看出，大连产样品的艾叶精油收率最高，达到 0.56%；沈阳产样品的艾叶精油收率最低，为 0.29%。同产地艾叶精油中含量较多的萜烯类化物有：α - 蒎烯、β - 蒎烯、α - 松油烯、γ - 松油烯、桉叶素、蒿酮、蒿醇、2 - 环己烯 - 1 - 醇、樟脑、4 - 松油醇、反式 - 石竹烯、丁香酚等。这些化合物是艾叶精油的特征成分。艾叶精油中对神经系统有副作用的毒性成分 α - 苧酮含量也有差异，在大连产艾叶中其含量为 1.47%，在上海产艾叶中其含量为 3.62%，在沈阳以及韩国首尔产艾叶中含量较少，分别为 0.32% 和 1.02%。虽然艾叶精油中都含有相同的特征成分，但由于环境因素的变化，同一成分的含量变化较大，而且组成精油的个别成分也有差异。其原因可能是植物在生物合成过程中受到各种生物酶与环境因素的影响。

洪宗国在同等条件下用此方法分析端午采集的蕲艾、北艾与川艾出油率分别为 1.06%、0.48% 与 0.52%。胡世林用同样方法测定了河北安国祁艾与陕西魁蒿出油率均为 0.45%，潘炯光等测定北京产艾叶的艾叶出油率为 1.0%，山东崂山的艾叶出油率为 0.50%，蕲艾作为道地药材具有一定的优势。同时，蕲艾的采集期对艾油的出油率也有一定的影响。梅全喜等对蕲艾一天中的挥发油含量变化进行研究，发现从四月中旬到端午节出油率不断上升，端午节前后若干天达到最高值，然后逐渐下降。在一天的时间内，正午时采集的蕲艾出油率高于早晚采集的蕲艾的出油率。

赵志鸿等分析研究了河南驻马店产艾叶挥发油的化学成分，采用水蒸气蒸馏法提取艾叶中挥发油得率为 0.402%，共检出 103 个色谱峰，鉴定了 69 个化合物，主要成分为 1,8 - 桉叶油素（28.59%）、龙脑（7.94%）、3,3,6 - 三甲基 - 1,5 - 庚二烯 - 4 - 醇（6.62%）、4 - 甲基 - 1 - （1 - 甲乙基） - 3 - 环己烯 - 1 - 醇（6.56%）、樟脑（6.31%）、α - 松油醇（3.82%）。蒋潇等对云南、四川、湖北三个产地艾叶挥发油的化学成分进行了分析，发现云南产艾叶挥发油含量约为 0.18%，含有 58 种成分；四川产艾叶挥发油含量约为 0.33%，含有 52 种成分；湖北产艾叶挥发油含量约为 0.19%，含有 48 种成分，认为不同产地艾叶药材成分含量有差异。张元等采用顶空进样 GC - MS 比较蕲春与南阳产艾叶的挥发性成分，结果发现从湖北蕲春产艾叶中鉴定出 59 种化合物，从河南南阳产艾叶中鉴定出 51 种化合物，主要为单萜类、倍半萜及其含氧衍生物，以及其他的醛、酮、烷及苯系化合物，认为两地艾叶药材挥发性成分中有 32 种共有成分，具有一定差异；所鉴定化合物的色谱流出峰面积占湖北蕲春艾叶 GC - MS 色谱总流出峰面积的 96.38%，占河南南阳艾叶的 95.54%。

曹利等对不同栽培品种蕲艾七尖蕲艾、五尖蕲艾、金艾的叶与蕲艾的籽、茎挥发性成分进行了研究，实验表明，相同栽培品种蕲艾叶挥发性成分的种类与质量分数除樟脑外均高于蕲艾籽与蕲艾茎，其中七尖蕲艾叶的挥发性成分的种类与质量分数均高于五尖蕲艾叶及金艾叶。七尖蕲艾叶为上述 3 种栽培品种蕲艾的最佳药用部位，其籽次之。

黎文炎等对野艾（蕲艾，产于湖北恩施）与家艾（蕲艾，在湖北恩施进行引种栽培，人工繁殖）茎叶挥发油成分的研究结果表明，野艾和家艾的茎叶中共有 12 种相同的挥发性成分，其中主要的挥发性成分是萜类化合物，家艾、野艾茎中萜类化合物含量分别为 66.352%、51.473%，家艾、野艾叶中萜类化合物含量约为 74.336%、73.186%。蕲艾栽培品优于野生品。

戴卫波等以水蒸气蒸馏法对采自湖北、湖南、广东、甘肃、河北、山西等 12 个不同产地的原生品种及移栽品种中的艾叶挥发油提取（表 6 - 10），比较产地之间挥发油含量的差异，并通过气质联用法（GC - MS）分析其化学成分，评价各产地艾叶的质量。结果显示，12 个不同产地艾叶样品对比，药材性状方面，购自河北安国和湖北蕲春的艾叶质量最佳；挥发油含量方面，以湖北蕲春艾叶含量最高，并且成分种类均较多，表明蕲春艾叶仍保持其道地性；山西交城所产的五月艾因含较高的印蒿酮（36.7%）而呈棕绿色，其他各产地艾叶挥发油均为橙黄透明；各产地艾叶挥发油中均含有较多的樟脑、龙脑、松油醇、石竹烯、桉油脑、侧柏酮等成分，为主要共有成分，为艾叶发挥解热、抗炎、抑菌、镇咳、祛痰等药理作用的药效物质成分；蕲春艾叶移栽至山西交城的挥发油含量也较高（1.25%），成分种类（55 个成分）较多，与原产于湖北蕲春的艾叶质量接近而优于其他地所产艾叶。产地对艾叶挥发油含量、成分种类均有较大的影响，蕲春艾叶优于其他产地艾叶。结果如表 6 - 11 所示。

表 6 - 10　不同采集地艾叶挥发油得率表

样品编号	采集来源地	种属品种	采集时间	挥发油得率/%	提取物性状
1	采自湖南宁乡老粮仓金石村艾叶种植基地	艾 *Artemisia argyi* Levl. et Van.	2014 - 5 - 31	0.85	橙黄透明油状
2	采自河北安国明官店乡焦庄村和祁州镇东张庄村	艾 *Artemisia argyi* Levl. et Vant.	2014 - 6 - 2	0.9	橙黄透明油状
3	购自河北安国药材市场	艾 *Artemisia argyi* Levl. et Vant.	2014 - 6 - 2	0.9	橙黄透明油状
4	采自广东南雄（小叶，嫩）	艾 *Artemisia argyi* Levl. et Van.	2014 - 4 - 2	0.2	橙黄透明油状
5	采自安徽合肥六安市裕安区十里桥	艾 *Artemisia argyi* Levl. et Vant.	2014 - 6 - 2	0.8	橙黄透明油状
6	采自甘肃兰州	艾 *Artemisia argyi* Levl. et Vant.	2014 - 6 - 2	0.65	橙黄透明油状
7	采自湖北蕲春蕲州镇红门楼村二组种植基地	艾 *Artemisia argyi* Levl. et Vant.	2014 - 6 - 2	1.15	橙黄透明油状
8	采自湖北蕲春张榜基地（海拔160m）	艾 *Artemisia argyi* Levl. et Vant.	2014 - 5 - 31	0.8	橙黄透明油状
9	采自湖北蕲春竹林湖王行健基地（海拔40m）	艾 *Artemisia argyi* Levl. et Vant.	2014 - 6 - 2	0.75	橙黄透明油状
10	采自山西交城县向阳化工厂院内培栽品种（湖北蕲春移栽）	艾 *Artemisia argyi* Levl. et Vant.	2014 - 6 - 2	1.25	橙黄透明油状

样品编号	采集来源地	种属品种	采集时间	挥发油得率/%	提取物性状
11	采自山西交城县向阳化工厂向山坡上（野生本地艾叶）	五月艾 Artemisia indica Willd.	2014 – 6 – 2	1.06	深蓝透明油状
12	采自广东南雄（大叶，老）	艾 Artemisia argyi Levl. et Vant.	2014 – 5 – 28	0.35	橙黄透明油状

表 6-11　12 个产地艾叶挥发油化学成分

编号	化学成分	分子式	相对含量（%）											
			1	2	3	4	5	6	7	8	9	10	11	12
1	棕榈酸（n-Hexadecanoic acid）	$C_{16}H_{32}O_2$	-	0.1	0.22	-	-	-	-	-	-	-	-	-
2	樟脑 Camphor	$C_{10}H_{16}O$	-	15.32	12.27	16.6	0.79	2.5	6.29	1.43	7.06	8.38	-	10.82
3	乙酸冰片酯 Bornyl acetate	$C_{12}H_{20}O_2$	-	-	-	-	0.21	0.49	-	-	-	2.08	-	-
4	异戊酸龙脑酯（Bornyl isovalerate）	$C_{15}H_{26}O_2$	-	-	-	-	0.21	-	-	-	-	-	-	-
5	莰烯（Camphene）	$C_{10}H_{16}$	0.31	2.4	1.83	0.7	0.8	0.78	0.72	-	-	1.68	-	-
6	乙酸松油酯（Terpinyl acetate）	$C_{12}H_{20}O_2$	-	-	-	-	-	0.27	-	-	-	-	-	-
7	邻苯二甲酸二异丁酯（Diisobutyl phthalate）	$C_{16}H_{22}O_4$	0.1	0.14	-	-	-	-	-	-	-	-	-	-
8	石竹烯（Caryophyllene）	$C_{15}H_{24}$	2.73	0.7	1.14	1.2	1.72	0.54	0.68	-	-	1.58	0.95	-
9	2,4-二甲基苯乙酮（Ethanone,1-2,4-dimethylphenyl-）	$C_{10}H_{12}O$	-	-	-	-	-	-	0.16	-	-	-	-	-
10	胡椒酮（p-menth-1-en-3-one）	$C_{10}H_{16}O$	-	-	-	-	-	0.48	0.11	-	-	-	-	-
11	假荜香油素（Benzene,1,2,4-trimethyl-）	C_9H_{12}	-	-	0.3	-	-	-	-	-	-	-	-	-

续表

编号	化学成分	分子式	相对含量 (%)											
			1	2	3	4	5	6	7	8	9	10	11	12
12	2-甲基-5-(2-丙烯基)-2-环己烯-1-醇乙酸酯 (2-Cyclohexen-1-ol, 2-methyl-5-(1-methylethenyl)-, acetate)	$C_{12}H_{18}O_2$	-	-	-	-	-	-	-	-	-	0.31	-	-
13	α-松油醇 (α-Terpineol)	$C_{10}H_{18}O$	1.14	-	4.59	1.12	-	6.25	2.3	-	5.49	6.47	0.24	-
14	L-香芹醇 (carveol)	$C_{10}H_{16}O$	-	-	-	-	-	-	-	-	-	0.74	-	-
15	β-松油烯 (β-Terpinene)	$C_{10}H_{16}$	-	2.59	2.16	-	-	-	-	-	-	-	-	-
16	海茴香烯 (Crithmene)	$C_{10}H_{16}$	0.72	3.47	-	0.95	2.74	0.42	0.88	-	-	2.49	-	-
17	α-松油烯 (α-Terpinene)	$C_{10}H_{16}$	-	-	-	-	0.3	-	-	-	-	1.26	-	-
18	1,3,5-三甲苯 (1,3,5-Trimethylbenzene)	C_9H_{12}	0.68	-	-	-	-	-	-	-	-	-	-	-
19	异龙脑 (Isoborneol)	$C_{10}H_{18}O$	-	0.63	-	-	0.31	-	-	-	-	-	-	-
20	β-蒎烯 (β-Pinene)	$C_{10}H_{16}$	0.9	2.58	1.95	-	3.05	1.23	0.31	-	-	1.47	-	-
21	(1S)-(-)-冰片 (L(-)-Borneol)	$C_{10}H_{18}O$	-	-	-	-	-	-	-	-	-	5.94	-	9.98

续表

编号	化学成分	分子式	相对含量（%）											
---	---	---	1	2	3	4	5	6	7	8	9	10	11	12
22	左旋樟脑（1-Camphor）	$C_{10}H_{16}O$	-	4.19	-	-	-	-	-	1.43	-	-	-	-
23	桉树脑（Eucalyptol）	$C_{10}H_{18}O$	6.88	-	14.03	20.1	18.44	12.58	16.97	20.53	21.39	14.87	0.66	33.72
24	Bicyclo [3.1.1] hept-2-en-6-one,2,7,7-trimethyl-	$C_{10}H_{14}O$	-	-	-	-	-	-	3.24	-	-	-	-	-
25	(1S)-(+)-3-蒈烯((1S)-(+)-3-Carene)	$C_{10}H_{16}$	-	-	2.86	-	-	-	-	-	-	-	-	-
26	香芹酚（Carvacrol）	$C_{10}H_{14}O$	0.55	-	-	-	-	-	-	-	-	-	-	-
27	3-Allyl-6-methoxyphenol	$C_{10}H_{12}O_2$	0.79	2.46	2.79	-	-	-	0.71	-	-	-	0.76	-
28	4-烯丙基苯酚（4-Allylphenol）	$C_9H_{10}O$	-	0.13	-	-	-	-	-	-	-	-	-	-
29	香桧烷酮（Sabina ketone）	$C_9H_{14}O$	0.5	-	-	-	-	-	-	-	-	-	-	-
30	侧柏醇（Thujyl alcohol）	$C_{10}H_{18}O$	0.45	-	-	-	-	-	-	-	-	-	-	-
31	γ-焦烯（γ-pyronene）	$C_{10}H_{16}$	-	-	0.13	-	-	-	-	-	-	0.15	-	-
32	桃金娘烯醇（myrtenol）	$C_{10}H_{16}O$	-	0.83	-	-	0.63	-	-	-	-	0.68	-	-
33	红没药醇（α-Bisabolol）	$C_{15}H_{26}O$	-	-	-	-	-	-	-	-	-	-	0.79	-
34	邻三甲苯（hemimellitol）	C_9H_{12}	-	-	-	-	0.58	-	-	-	-	-	-	-

续表

编号	化学成分	分子式	相对含量（%）											
			1	2	3	4	5	6	7	8	9	10	11	12
35	邻异丙基甲苯（2 – isopropyltoluene）	$C_{10}H_{14}$	3.19	–	–	1.42	–	–	1.34	–	–	–	0.32	3.75
36	母菊（Azulene, 7 – ethyl – 1, 4 – dimethyl）	$C_{14}H_{16}$	–	–	–	–	–	–	–	–	–	–	0.42	–
37	侧柏酮（Thujone）	$C_{10}H_{16}O$	36.4	0.42	–	7.99	–	–	23.83	11.16	14.92	5.68	0.28	–
38	反式 – （ – ） – 松香芹醇（trans – （ – ） – Pinocarveol）	$C_{10}H_{16}O$	–	–	–	–	0.74	–	–	–	–	–	–	–
39	D2 – 蒈烯（D2 – Carene）	$C_{10}H_{16}$	0.37	–	–	–	–	–	–	–	–	–	–	4.21
40	β – 水芹烯（β – Phellandrene）	$C_{10}H_{16}$	1.66	–	–	–	–	1.59	–	–	–	–	–	–
41	松油烯 – 4 醇（Terpinen – 4 – ol）	$C_{10}H_{18}O$	2.1	–	–	3.21	–	–	–	–	–	–	1.9	–
42	异松油烯（Terpinolene）	$C_{10}H_{16}$	–	1.14	–	–	1.05	–	–	–	–	1.17	–	–
43	4 – 甲基苄醇（4 – Methylbenzyl alcohol）	$C_8H_{10}O$	5.24	–	–	–	–	0.88	–	–	–	4.86	–	–
44	间异丙基苯酚（m – isopropyl – pheno）	$C_9H_{12}O$	0.11	–	–	–	–	–	–	–	–	–	–	–
45	姜黄烯（Curcumene）	$C_{15}H_{22}$	–	–	–	–	–	–	–	–	–	–	1.06	–

续表

编号	化学成分	分子式	相对含量（%）											
---	---	---	1	2	3	4	5	6	7	8	9	10	11	12
46	崖柏酮（tanacetone）	$C_{10}H_{16}O$	4.34	–	–	–	–	–	3.17	–	–	–	–	1.83
47	trans – Carveyl acetate	$C_{12}H_{18}O_2$	–	0.18	–	–	–	–	–	–	–	0.24	–	–
48	氧化石竹烯（Caryophyllene oxide）	$C_{15}H_{24}O$	5.24	0.74	0.98	11.9	1.45	2.26	1.57	–	–	0.79	–	18.53
49	4,6,6 – 三甲基二环 [3.1.1] 庚 – 3 – 烯 – 2 – 酮（Bicyclo [3.1.1] hept – 3 – en – 2 – one, 4,6,6 – trimethyl – ,（1S） – ）	$C_{10}H_{14}O$	–	–	–	–	–	–	0.22	1.0	–	–	–	–
50	顺 – 香芹醇（cis – Carveol）	$C_{10}H_{16}O$	2.85	0.92	1.38	–	2.69	0.52	2.72	1.16	2.53	2.84	–	–
51	反式 – 香芹醇（trans – Carveol）	$C_{10}H_{16}O$	–	1.17	0.73	–	–	0.39	–	–	–	–	–	–
52	顺 – 2 – 甲基 – 5 – （1 – 甲基乙烯基） – 2 – 环己烯 – 1 – 醇乙酸酯（2 – Cyclohexen – 1 – ol, 2 – methyl – 5 – （1 – methylethenyl） – , acetate, cis – ）	$C_{12}H_{18}O_2$	0.16	0.19	–	–	–	–	0.47	–	–	0.24	–	–
53	2,4,6 – Trimethyl – 3 – cyclohexene – 1 – carbaldehyde	$C_{10}H_{16}O$	–	–	–	–	1.11	–	–	–	–	–	–	–

续表

编号	化学成分	分子式	相对含量（%）											
			1	2	3	4	5	6	7	8	9	10	11	12
54	紫苏醛（perilla aldehyde）	$C_{10}H_{14}O$	0.98	0.24	0.82	–	0.73	0.24	0.18	–	–	0.21	–	–
55	Santolina triene	$C_{10}H_{16}$	–	–	–	–	–	0.68	–	–	–	–	–	–
56	Phenol, 2 – ethyl – 4, 5 – dimethyl –	$C_{10}H_{14}O$	0.21	–	–	–	–	–	–	–	–	–	–	–
57	右旋香芹酮（D（+）–Carvone）	$C_{10}H_{14}O$	0.91	0.2	0.16	–	0.17	0.11	0.31	–	–	0.34	–	–
58	侧柏烯（3 – Thujene）	$C_{10}H_{16}$	0.11	0.67	0.68	–	0.51	0.49	0.12	–	–	–	–	–
59	1 – 辛烯 – 3 – 醇（1 – Octen – 3 – ol）	$C_8H_{16}O$	–	–	0.76	2.38	–	–	0.77	–	–	0.98	0.39	2.57
60	Bicyclo [3.1.0] hexan – 3 – ol, 4 – methylene – 1 – （1 – methylethyl） – , 3 – acetate	$C_{10}H_{18}O$	2.23	–	–	–	–	–	–	–	–	–	–	–
61	1, 3 – Cyclopentadiene, 1, 2, 5, 5 – tetramethyl –		–	–	–	–	12.38	–	–	–	–	–	–	–
62	2 – 甲基 – 3 – 苯基丙醛（2 – Methyl – 3 – phenylpropanal）	$C_{10}H_{12}O$	–	0.23	–	–	–	–	–	–	–	–	–	–
63	香芹烯（D – Limonene）	$C_{10}H_{16}$	–	–	–	–	–	–	0.39	–	–	–	–	–

续表

编号	化学成分	分子式	相对含量（%）											
			1	2	3	4	5	6	7	8	9	10	11	12
64	左旋香芹酮（L（-）-Carvone）	$C_{10}H_{14}O$	-	-	-	-	-	0.11	-	-	-	-	-	-
65	反式-2-己烯醛（trans-2-Hexenal）	$C_6H_{10}O$	-	0.18	-	-	-	0.24	-	-	-	-	-	-
66	匙叶醇（Espatulenol）	$C_{15}H_{24}O$	-	-	-	1.94	-	-	-	-	-	-	-	-
67	α-石竹烯（α-Caryophyllene）	$C_{15}H_{24}$	0.32	-	-	-	-	-	-	-	-	0.36	0.32	-
68	2-Cyclohexen-1-ol, 1-methyl-4-（1-methylethenyl）-, trans-	$C_{10}H_{16}O$	-	-	-	-	-	-	0.12	-	-	-	-	-
69	顺式-β-松油醇（cis-β-Terpineol）	$C_{10}H_{18}O$	-	5.81	-	0.86	-	1.63	1.34	6.16	2.91	-	0.23	1.59
70	Cyclohexanol, 1-methyl-4-（1-methylethenyl）-, cis-	$C_{10}H_{18}O$	-	-	3.84	-	2	2.22	-	3.52	2.6	3.2	1.83	1.56
71	左旋-α-蒎烯（1S-α-Pinene）	$C_{10}H_{16}$	-	-	-	-	-	1.49	0.63	-	-	-	-	-

续表

编号	化学成分	分子式	相对含量（%）											
---	---	---	1	2	3	4	5	6	7	8	9	10	11	12
72	（1R）-α-蒎烯（1R-α-Pinene）	$C_{10}H_{16}$	0.44	1.09	2.14	–	–	–	–	–	–	–	–	–
73	龙脑（Borneol）	$C_{10}H_{18}O$	1.4	6.59	–	7.83	–	3.84	–	4.37	4.73	5.6	0.29	–
74	枯品醇（(S)-p-Menth-1-en-8-ol）	$C_{10}H_{18}O$	–	–	–	–	4.83	–	–	4.69	–	–	–	2.13
75	β-紫罗兰（β-Ionone）	$C_{13}H_{20}O$	0.1	–	–	–	–	–	–	–	–	–	–	–
76	大根香叶烯 B（Germacrene B）	$C_{15}H_{24}$	–	0.14	–	–	–	–	–	–	–	–	–	–
77	顺-薄荷醇（cis-Piperitol）	$C_{10}H_{18}O$	–	–	0.48	–	0.32	–	0.4	3.66	2.43	0.67	0.27	–
78	反式-薄荷醇（trans-Piperitol）	$C_{10}H_{18}O$	0.19	0.66	–	–	–	–	–	–	2.43	–	–	–
79	桉叶烯（b-Eudesmene）	$C_{15}H_{24}$	–	0.64	0.51	–	–	0.47	0.31	–	–	–	–	–
80	左旋-β-蒎烯（(1S)-(1)-β-Pinene）	$C_{10}H_{16}$	–	–	–	–	–	–	–	–	–	1.47	–	–
81	10,10-Dimethyl-2,6-dimethylenebicyclo[7.2.0]undecan-5β-ol		–	–	0.3	–	0.49	0.51	–	–	–	0.27	–	–

续表

编号	化学成分	分子式	相对含量（%）											
---	---	---	1	2	3	4	5	6	7	8	9	10	11	12
82	环氧化蛇麻烯 II（Humuleneep-oxide II）	$C_{15}H_{24}O$	0.31	–	–	2.21	–	0.29	0.1	–	–	–	1.58	–
83	桃金娘烯醇（（－）－Myrtenol）	$C_{10}H_{16}O$	–	–	0.77	–	–	–	–	–	–	–	1.58	–
84	（－）－4－萜品醇（（－）－Ter-pinen－4－ol）	$C_{10}H_{18}O$	–	2.68	7.34	–	7.46	6.47	3.76	7.09	11.09	6.33	–	2.85
85	印蒿酮（Davanone）		–	–	–	–	–	–	–	9.97	11.61	–	41.47	–
86	5，11－愈创木二烯（5，11－Guaiadiene）	$C_{15}H_{24}$	–	–	0.54	–	–	–	–	–	–	–	–	–
87	右旋大根香叶烯（germacrene-d）	$C_{15}H_{24}$	0.58	0.29	0.5	–	0.47	–	0.15	–	–	0.33	–	–
88	B－侧柏烯（b－thujene）	$C_{10}H_{16}$	–	–	–	–	–	1.59	0.32	–	–	1.32	–	–
89	β－金合欢烯（cis－β－far-nesene）	$C_{15}H_{24}$	–	–	–	–	–	–	–	–	–	0.11	–	–
90	（＋）－4－蒈烯（（＋）－4－Carene）	$C_{10}H_{16}$	0.24	2.05	4.22	–	2.27	2.33	0.76	–	–	1.41	–	–

续表

编号	化学成分	分子式	相对含量（%）											
			1	2	3	4	5	6	7	8	9	10	11	12
91	顺式 - p - 薄荷烷 - 2 - 烯 - 醇（cis - p - Menth - 2 - en - 1 - ol）	$C_{10}H_{18}O$	—	—	—	—	—	—	0.95	4.64	5.96	—	0.46	—
92	反式 - p - 薄荷烷 - 2 - 烯 - 醇（trans - p - Menth - 2 - en - 1 - ol）	$C_{10}H_{18}O$	—	—	—	—	—	4	—	3.83	—	—	0.35	—
93	5 - (1, 1 - dimethylethyl) - 1, 3 - Cyclopentadiene		—	—	—	—	0.49	—	—	—	—	—	—	—
94	印蒿甲醚（Davana ether）	$C_{15}H_{22}O_2$	—	—	—	5.82	—	—	—	—	—	—	2.81	—
95	亚甲基甲乙烯基环已醇（Isocarve-ol）	$C_{10}H_{16}O$	0.33	—	—	—	—	—	—	—	—	—	—	—
96	β - 新丁香三环烯（β - Neoclovene）	$C_{15}H_{34}$	—	—	—	—	—	0.49	—	—	—	—	—	—
97	桉油烯醇（(-) - Spathulenol）	$C_{15}H_{24}O$	—	0.82	0.45	—	—	—	—	—	—	0.28	—	—
98	(1, 7, 7 - 三甲基降冰片烷 - 2 - YL) 乙酸 (Bicyclo [2.2.1] heptan - 2 - ol, 1, 7, 7 - trimethyl -, 2 - acetate)	$C_{12}H_{20}O_2$	—	0.48	0.29	4.63	—	0.49	0.85	—	—	—	—	—

编号	化学成分	分子式	相对含量（%）											
			1	2	3	4	5	6	7	8	9	10	11	12
99	Z, Z, Z – 1，5，9，9 – 四甲基 – 1，4，7，– 环十一碳三烯（1，4，7，– Cycloundecatriene，1，5，9，9 – tetramethyl –，Z，Z，Z –）	$C_{15}H_{24}$	–	0.19	0.23	–	0.25	–	–	–	–	–	–	–
101	2 – 甲基 – 3 – 苯基丙醛（2 – methyl – 3 – phenyl – Propanal）	$C_{10}H_{12}$	1.11	–	0.24	–	–	–	–	–	–	–	–	–
102	Bicyclo [3.1.1] hept – 2 – en – 4 – ol, 2, 6, 6 – trimethyl –, ace-tate		–	0.21	0.47	–	0.59	–	0.69	–	–	–	–	–
103	1, 6 – Dimethylhepta – 1, 3, 5 – triene		–	2.22	7.14	1.91	0.2	0.16	–	1.7	–	–	–	–
104	1 – Methyl – 3 – (1′ – methylcyclo-propyl) cyclopentene		–	–	–	–	–	–	0.42	–	–	–	–	–

五、不同采收期对艾叶挥发油成分的影响

不同采收期艾叶挥发油的含量、成分及有毒成分均有差异，传统习俗认为端午前后为采集艾叶的最好时间，现多项研究也均表明以端午前后为艾叶最佳采收时间。

李静等以挥发油得率和挥发油中桉油精含量为考察指标，以不同产地的艾叶（河南汤阴、安徽霍山、湖北蕲春，采集日期均为5~6月）及不同采集日期（5、6、7、8月）的湖北蕲春艾叶为对象，比较水蒸气蒸馏法和超临界 CO_2 萃取法提取艾叶挥发油的效果。结果表明，在水蒸气蒸馏法和超临界 CO_2 萃取法中以后者提取的挥发油得率较高，但桉油精含量结果相近；各样品中，两种方法下均以湖北蕲春6月采集的艾叶挥发油得率（0.585%、2.42%）和桉油精含量最高（0.591、0.548mg/g）。

洪宗国等对湖北蕲春县蕲州镇六个时间点艾叶进行采集，分别为2012年5月19日、5月26日、6月2日、6月9日、6月16日、6月23日（端午节），分析比较艾叶挥发油含量和化学成分。结果表明，6种采集期艾叶中挥发油质量分数分别为0.607%、0.750%、0.953%、0.884%、0.751%、0.680%，鉴定出的化学成分数目依次为29、32、29、27、34和28种，有17种相同的化合物被检出。通过比较艾叶挥发油主要成分，如1,8-桉叶油素、樟脑、龙脑、4-萜烯醇等时发现，6月2日采集的艾叶中挥发油含量最高，品质最好。洪宗国等另检测发现，6种不同采集期艾叶的正构烷烃成分中含量最高的是 C_{31}，不同正构烷烃含量呈明显的奇偶优势分布，3号和4号长链正构烷烃含量较高。两项实验也均表明，6月上旬为艾叶的最佳采收期。

张元等利用气相色谱-串联质谱法（GC-MS/MS）分析湖北蕲春艾叶端午节前后1个月左右（5月8日、5月13日、5月20日、5月27日、6月3日、6月9日、6月16日）的7个时间点的艾叶挥发油含量和主要成分及毒性成分变化。结果显示，湖北蕲春种植的艾叶在不同时间的挥发油含量和成分均具有一定的

差异：挥发油含量在端午节前不断增加，到 5 月 20 号左右达到最高点，然后挥发油含量逐渐降低（表 6 - 12）；化合物的种类主要为单萜类、倍半萜及其含氧衍生物，以及酮、醛、烷、醇及苯系化合物等；其检出和鉴定的化学成分随采集时间的推移逐渐增多，由 5 月 8 日的 69 种逐渐增多为 6 月 16 日的 82 种。以挥发油含量及 30 种主成分相对含量进行分析对比，可以看出不同采集时间艾叶挥发油成分含量较高的组分有：龙脑、桉油精、樟脑、（R）- 4 - 甲基 1 - （1 - 异丙基）- 3 - 环己烯 - 1 - 醇、1 - 甲基 - 3 - 1 - 异丙基 - 苯、莰烯、松油烯、松油醇、氧化石竹烯、1 - 辛烯 - 3 - 醇、α - 蒎烯等，它们构成艾叶挥发油的主要特征性成分。其中（R）- 4 - 甲基 1 - （1 - 异丙基）- 3 - 环己烯 - 1 - 醇、莰烯、1 - 甲基 - 3 - （1 - 异丙基 - 苯）、c - 松油烯等成分具有明显的上升趋势；侧柏酮、樟脑则呈现相对波动下降的趋势；氧化石竹烯、1 - 辛烯 - 3 - 醇、异龙脑、[顺，2 - 甲基 - 5 - （1 - 异丙烯基），2 - 环己烯 - 1 - 醇]、α - 松油醇、（反）- 1 - 甲基 - 4 - （1 - 异丙基）- 2 - 环己烯 - 1 - 醇、1 - 甲基 - 4 - （1 - 甲基亚乙基）环己烯等成分的相对含量波动不大，呈现相对平稳的变化趋势。

以龙脑、桉油精、樟脑等 30 种挥发性主成分相对含量为指标，从 5 月 13 日、20 日、27 日至 6 月 3 日、9 日、16 日的 30 种主成分按相对总流出峰面积计算其流出峰面积，依次为 85.86%、88.18%、92.61%、85.34%、85.18%、86.30%。最高的为 5 月 27 日的 92.61%，其次为 5 月 20 日的 88.18%。以 30 种主成分相对含量为指标，最佳的采集期应为 5 月 20 日至 5 月 27 日，较端午节提前 1~2 周。结合表 6 - 12 的结果，采集时间对挥发性主成分的影响与挥发油含量的影响结果相当。

以毒性成分含量为指标进行分析，结果显示，侧柏酮和樟脑的含量变化呈现相对下降的趋势，侧柏酮以 5 月 8 日检测最高，然后逐渐呈现相对下降的趋势，至 6 月 9 日下降为 0.7%，6 月 16 日为 0.6%；樟脑的含量以 5 月 27 日为最高 13.40%，至 6 月

9 日为 7.39% ，6 月 16 日为 9.77%；其他含量较低的毒性成分如 1 – 辛烯 – 3 – 醇，由 5 月 27 日最高时的 2.08%，下降为 1.49%，丁子香酚由 5 月 20 日最高的 1.61% 下降为 0.93%。由此，以侧柏酮等数种含量较少毒性成分为指标，最佳的采集期为 6 月 9 日和 6 月 16 日的端午节之后。因此，以挥发油含量及 30 种主成分相对含量为指标，艾叶最佳的采集期为端午节前 1～2 周；以挥发油所含侧柏酮等数种毒性成分为指标，最佳的采集期则为端午节之后 1～2 周。结果如表 6 – 13 所示。

表 6 – 12　不同采集时间艾叶挥发油含量（6 月 2 日为端午节）

编号	采集时间及地点	挥发油性状	挥发油的质量分数/%
1	2014.5.8 湖北蕲春水库	浅绿色	0.9267
2	2014.5.13 湖北蕲春水库	浅绿色	1.2379
3	2014.5.20 湖北蕲春水库	绿色	1.2864
4	2014.5.27 湖北蕲春水库	浅绿色	1.1778
5	2014.6.3 湖北蕲春水库	绿黄色	0.9441
6	2014.6.9 湖北蕲春水库	绿黄色	0.7857
7	2014.6.16 湖北蕲春水库	黄绿色	0.7721

表 6 – 13　不同采集时间挥发油主成分结果分析

序号	保留时间	化合物名称	相对质量分数%					
			5 月 13 日	5 月 20 日	5 月 7 日	6 月 3 日	6 月 9 日	6 月 16 日
1	17.50	龙脑	26.32	29.70	26.22	22.95	25.41	27.84
2	12.59	桉油精	9.00	9.48	7.96	5.50	7.89	9.77
3	16.67	樟脑	12.99	9.44	13.40	9.39	7.93	9.62
4	17.89	（R）– 4 – 甲基 1 –（1 – 异丙基）– 3 – 环己烯 – 1 – 醇	3.14	5.73	5.08	6.24	6.91	6.25

序号	保留时间	化合物名称	相对质量分数%					
			5月13日	5月20日	5月7日	6月3日	6月9日	6月16日
5	12.33	1-甲基-3-1-异丙基-苯	2.95	5.49	5.16	4.68	5.28	5.76
6	9.63	莰烯	3.83	3.42	4.32	4.57	4.83	4.91
7	19.33	(顺)-2-甲基-5-(1-异丙烯基)-2-环己烯-1-醇	2.00	2.16	2.16	2.42	2.60	2.44
8	33.07	[1R（1A，4AA，8AA）]-五氢-十氢-1，4-二甲基-7-（1-甲基亚乙基）-1-萘酚	1.37	2.64	2.62	3.49	4.59	2.30
9	13.58	c-松油烯	0.92	2.63	1.72	1.79	2.16	2.19
10	18.34	α-松油醇	2.34	2.13	2.11	2.15	2.23	1.86
11	30.03	氧化石竹烯	1.43	1.50	1.51	1.58	1.53	1.69
12	10.73	1-辛烯-3-醇	1.77	1.96	2.08	1.83	1.51	1.49
13	9.13	α-蒎烯	0.88	1.64	1.48	0.70	1.26	1.41
14	13.88	（1α，2α，5α）-2-甲基-5-（1-异丙基）-2-羟基-二环［3.1.0］己烷	2.53	0.16	0.54	0.02	0.03	1.34
15	10.61	（1S）6，6-二甲基-2-亚甲基，二环［3.1.1］庚烷	0.68	0.77	0.62	0.05	0.23	1.14

序号	保留时间	化合物名称	相对质量分数%					
			5月13日	5月20日	5月7日	6月3日	6月9日	6月16日
16	12.04	1，5，5－三甲基－3－亚甲基环己烯	0.29	1.33	0.79	0.63	0.79	1.07
17	15.96	(1S)－4，6，6－三甲基，二环[3.1.1]庚－3－烯－2－酮	0.70	1.07	1.85	5.17	2.62	0.94
18	24.00	丁子香酚	1.00	1.61	0.81	1.22	1.34	0.93
19	21.63	(1－内）1，7，7－三甲基酯－二环[2.2.1]庚－2醇	0.78	1.65	1.44	0.91	1.08	0.83
20	15.27	侧柏酮	9.42	1.63	8.92	5.11	0.70	0.60
21	26.07	石竹烯	0.14	0.82	0.62	3.37	3.27	0.44
22	17.14	异龙脑	0.42	0.31	0.51	0.20	0.14	0.30
23	15.85	(反）－1－甲基－4－（1－异丙基）－2－环己烯－1－醇	0.69	0.14	0.18	0.23	0.11	0.23
24	14.65	1－甲基－4－（1－甲基亚乙基）环己烯	0.05	0.25	0.14	0.13	0.18	0.19
25	21.13	(S)－3－甲基－6－（1－异丙烯基－2－环己烯－1－酮	0.04	0.17	－－	0.35	0.13	0.19
26	16.51	(S)－1－甲基－4－（1－异丙基），2－环己烯－1－醇	－－	0.09	0.11	0.25	0.07	0.13

续表

序号	保留时间	化合物名称	相对质量分数%					
			5月 13日	5月 20日	5月 7日	6月 3日	6月 9日	6月 16日
27	8.72	1,7,7-三甲基,三环[2.2.1.0(2,6)]庚烷	0.02	0.09	0.12	0.03	0.04	0.11
28	20.17	香芹酮	0.02	0.05	0.06	0.19	0.07	0.11
29	30.86	(-)-桉油烯醇	0.03	0.02	--	0.13	0.01	0.11
30	32.53	4,4-二甲基,三环[6.3.2.0(2,5)0.0(1,8)]十三烷-9-醇	0.11	0.10	0.08	0.06	0.24	0.11

六、提取工艺对挥发性成分的影响

艾叶的提取工艺、提取方式不同,所得的艾叶挥发油收率也不同。近年来,艾叶提取工艺主要有传统的水蒸气蒸馏法、石油醚提取法、乙醚提取法、乙醇冷浸法等,以及新的技术方法、如CO_2超临界萃取法、半仿生提取法(简称 SBE 法)、微波辅助萃取法、活性离子水提取法、超声提取法、酶提取法、荷电提取法等。其中溶剂萃取法、超临界流体萃取法、直接水蒸气蒸馏法、微波辅助工艺已运用到艾叶挥发油的提取研究中,而超声波萃取工艺和半仿生提取技术在艾叶挥发油提取研究中应用较少。

石琳等采用水蒸气蒸馏法和CO_2超临界萃取法提取艾叶中的挥发油,用气相色谱-质谱联用法对挥发油的化学成分进行鉴定,用归一法计算各组分的相对百分含量。结果发现,用水蒸气蒸馏法和CO_2超临界萃取法提取的艾叶挥发油化学成分存在较大差异,超临界萃取得到艾叶挥发油的主要成分1,2-苯二羧酸-2-乙基己基酯(17.81%)、1,2,3,4,4a,5,6,8a-八氢-7-甲基-7-亚甲基-1-(1-亚甲基)-(1a,4a,8a)萘(11.13%);水蒸气蒸馏法得到艾叶挥发油的主要成分为 4，6，6 - 三甲基 - ［1S - (1a，2β，5a)］- 二环 ［3.1.1］- 3 - 庚烯 - 2 - 醇（22.05%）、4 - 甲基 - 1 - （1 - 甲基乙基）- ［1S - (1a，4b，5a)］ - 二环 ［3.1.0］己烷 - 3 - 醇（10.69%）、石竹烯氧化物（10.62%）。超临界萃取所得挥发油的化学成分较多，其中极性较小的成分含量较高。水蒸气蒸馏法所得挥发油的化学成分集中在极性较大的醇类，极性较小的挥发成分用水蒸气蒸馏法相对难以提取。

李玲等分别采用水蒸气蒸馏、正己烷回流、静态顶空提取安徽产艾叶挥发油，运用气相色谱 - 质谱联用技术，结合 NIST05 数据库对分离的化合物进行鉴定，并应用峰面积归一化法计算各成分的相对含量。其实验方法如下述。

提取方法：水蒸气蒸馏提取：粉碎后的艾叶药材 50g，精密称定，置于圆底烧瓶中，加蒸馏水，按照 2010 年版《中国药典》（一部）附录"挥发油测定法"中甲法提取挥发油，得到淡绿色、味浓香的油状液体，样品以 5mL 正己烷溶解，稀释 100 倍后取 1μL 注入气相色谱仪。正己烷回流提取：粉碎后的艾叶 5g，精密称定，置具塞锥形瓶中，精密加入正己烷 50mL，称定重量，加热回流 1 小时，放冷，再称定重量，用正己烷补足减失的重量，摇匀，滤过，取续滤液 1μL 注入气相色谱仪。静态顶空提取：粉碎后的艾叶药材 0.1g，精密称定，置 10mL 顶空进样瓶中，用密封瓶盖密封，孵化箱温度 110℃，孵化时间 40 分钟，进样针温度 115℃，进样体积 1mL。

色谱条件：色谱柱 HP - 5MS（30m × 0.25mm，0.25μm），分流比 10：1，进样口温度 200℃，程序升温，起始温度 40℃，以 3℃/min 的速率升至 100℃，然后以 10℃/min 升至 200℃ 并保持 7min，传输线温度 250℃，载气为高纯氦气，流速 1mL/min。

质谱条件：离子源，EI 源；离子源温度 250℃；电子能量 70ev；扫描范围（m/z）50 ~ 350amu。

按照上述实验条件分别对艾叶进行提取分析，37 分钟得到艾叶挥发油成分的总离子流图，如图 6 - 13 所示。

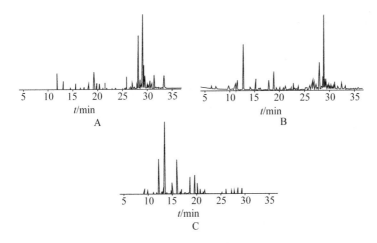

图 6-13 安徽产艾叶挥发性成分总离子流图

A-水蒸气蒸馏；B-正己烷回流；C-静态顶空进样

通过检索 NIST05 数据库，结合参考文献，以相似度 SI > 800 为依据，初步鉴定出 3 种提取方法下得到的艾叶挥发油成分 80 个，以除溶剂以外的全部色谱峰面积作为 100%，通过面积归一化法计算得出各成分的相对百分含量，结果如表 6-14 所示。

表 6-14 艾叶挥发性成分分析结果

保留时间 (t/min)	化合物名称	分子式	分子量	相对含量		
				SD	HRE	SH
4.35	1,3,5-环庚三烯（1,3,5-Cycloheptatriene）	C_7H_8	92	–	1.37	–
4.99	己醛（Hexanal）	$C_{10}H_{12}O$	100	–	–	0.18
6.49	环己巴比妥（2-Hexenal）	$C_{10}H_{16}O$	98	–	–	0.10
6.62	3-甲基丁酸（3-Methyl-butanoic acid）	$C_5H_{10}O_2$	102	–	–	0.07
8.36	月桂烯（Myrcene）	$C_{10}H_{16}$	136	–	–	0.15
9.09	黏蒿三烯（Artemisia triene）	$C_{10}H_{16}$	136	0.06	–	1.12
9.29	α-蒎烯（α-Pinene）	$C_{10}H_{16}$	136	0.04	0.49	1.51
9.87	樟烯（Camphene）	$C_{10}H_{16}$	136	–	0.39	0.82

保留时间 （t/min）	化合物名称	分子式	分子量	相对含量		
				SD	HRE	SH
10.11	1,2,3,4,5,8－六氢萘 （1，2，3，4，5，8－Hexahydron Naphthalene）	$C_{10}H_{14}$	134	0.30	－	0.50
10.23	2，2，6－三甲基辛烷（2,2,6－ Trimethyl－octane）	$C_{11}H_{24}$	156	－	1.95	－
10.93	β－水芹烯（β－Phellandrene）	$C_{10}H_{16}$	136	－	－	0.17
11.03	6,6－二甲基－2－亚甲基双环 ［3.1.1］庚烷 （6,6－Dimethyl－2－methylene－ bicyclo［3.1.1］heptane）	$C_{10}H_{16}$	136	－	－	0.42
11.26	1－辛烯－3－醇（1－Octen－3－ ol）	$C_8H_{16}O$	128	0.06	－	0.13
11.44	1,2,4－三甲基苯（1,2,4－Tri－ methyl－Benzene）	C_9H_{12}	120	－	1.91	－
11.67	2,3－脱氢－1,8－桉叶素（2,3－ Dehydro－1,8－cineole）	$C_{10}H_{16}O$	152	－	－	0.33
11.76	2,6－二甲基－3,5－庚二烯－ 2－醇 （2,6－Dimethyl－3,5－heptadien －2－ol）	$C_9H_{16}O$	140	－	－	0.23
12.17	艾醇（Yomogi alcohol）	$C_{10}H_{18}O$	154	7.31	2.46	8.85
12.25	α－水芹烯（α－Phellandrene）	$C_{10}H_{16}$	136	－	－	0.62
12.79	α－松油烯（α－Terpinen）	$C_{10}H_{16}$	136	－	－	0.73
13.16	邻异丙基甲苯［1－Methyl－2－ （1－methylethyl）－Benzene］	$C_{10}H_{14}$	134	－	－	1.19
13.44	桉油精（Eucalyptol）	$C_{10}H_{18}O$	154	2.47	13.21	38.56
14.71	δ－松油醇（δ－Terpinen）	$C_{10}H_{16}$	136	－	－	0.69
14.89	青蒿酮（Artemisia Ketone）	$C_{10}H_{18}O$	152	0.38	0.97	2.67
15.08	α－松油醇（α－Terpineol）	$C_{10}H_{18}O$	154	－	0.46	0.53
15.28	2,6－二甲基3,7－辛二烯－2,6－ 二醇 （2,6－Dimethyl－3,7－octadiene－ 2，6－diol）	$C_{10}H_{18}O_2$	170	－	－	0.06

续表

保留时间 (t/min)	化合物名称	分子式	分子量	相对含量		
				SD	HRE	SH
15.92	蒿醇 （Artemisia alcohol）	$C_{10}H_{18}O$	154	1.93	3.72	8.99
16.07	萜品油烯 ［1 - Methyl - 4 - （1 - methylethylidene） - cyclohexene］	$C_{10}H_{16}$	136	–	–	0.24
16.51	4 - 异丙基 - 1 - 甲基 - 2 环己烯 - 1 - 醇 （4 - Isopropyl - 1 - methy - 2 - cyclohexen - 1 - ol）	$C_{10}H_{18}O$	154	–	0.56	0.46
16.85	侧柏酮 （Thujone）	$C_{10}H_{16}O$	152	0.34	0.46	1.26
17.13	异松香芹醇 （Isopinocarveol）	$C_{10}H_{16}O$	152	–	–	0.05
17.58	1 - 甲基 - 4 - （1 - 甲基乙基）- 2 - 环己烯 - 1 - 醇 ［1 - methyl - 4 - （1 - methylethyl） - 2 - Cyclohexen - ol］	$C_{10}H_{18}O$	154	0.66	–	0.53
17.76	菊油环酮 （Chrysanthenone）	$C_{10}H_{14}O$	150	–	–	0.31
18.59	樟脑 （Camphor）	$C_{10}H_{16}O$	152	2.04	3.09	4.62
18.80	1 - 甲基 - 1，4 环己二烯 （1 - Methyl cyclo hexa - 1，4 - diene）	C_7H_{10}	94	0.31	–	–
19.54	顺式 - 马鞭草烯醇 （Cis - verbenol）	$C_{10}H_{16}O$	152	–	–	1.56
19.62	龙脑 （Borneol）	$C_{10}H_{18}O$	154	6.98	6.19	4.58
20.52	麝香草酚 （Thymol）	$C_{10}H_{14}O$	150	0.10	–	0.07
20.71	3 - 环己烯 - a，à，- 4 - 三甲基 - 1 - 甲醇 （3 - Cyclohexene - a，à - 4 - trimethyl - 1 - methanol）	$C_{10}H_{18}O$	154	1.89	0.97	1.14
20.89	3 - 甲基 - 6 - （1 - 甲基乙基）- 2 - 环己烯 - 1 - 醇 ［3 - Methyl - 6 - （1 - methylethyl） - 2 - cyclohexen - 1 - ol］	$C_{10}H_{18}O$	154	0.40	–	0.19

保留时间 （t/min）	化合物名称	分子式	分子量	相对含量		
				SD	HRE	SH
21.22	反式－3－甲基－6－（1－甲基乙基）－2－环己烯基－1－醇 ［Trans－3－methyl－6－（1－methylethyl）－2－cyclohexen－1－ol］	$C_{10}H_{18}O$	154	0.58	－	－
21.35	马鞭草烯酮（1－Verbenone）	$C_{10}H_{14}O$	150	－	0.62	0.51
21.51	3－甲基－2－己酮（3－Methyl－2－hexanone）	$C_7H_{10}O_2$	126	－	－	0.12
21.7	顺式－2－甲基－5－（1甲基乙基）－1，2－环己烯－1－醇 ［Cis－2－Methyl－5－（1－methylethyl）－1－2－cyclohexen－1－ol］	$C_{10}H_{16}O$	152	1.76	0.46	0.90
21.82	2,6,6－三甲基－二环（3,1,1）庚－2,3－二醇 ［2,6,6－Trimethyl－bicyclo（3,1,1）heptane－2,3－diol］	$C_{10}H_{18}O_2$	170	－	1.01	0.30
21.97	5－丙烯基－2－甲基环己醇（5－Isopropenyl－2－methyl－cyclohexanol）	$C_{10}H_{18}O_2$	170	－	－	0.09
22.41	2－甲基－5－（1－甲基乙烯基）－2－环己烯－1－酮 （2－methyl－5－1－methylethenyl－2－Cyclohexen－1－one）	$C_{10}H_{14}O$	150	－	－	0.10
22.69	3－甲基－6－（1－甲基乙基）－2－环己烯－1－酮 ［3－methyl－6－（1－methylethyl）－2－Cyclohexen－1－one］	$C_{12}H_{20}O_3$	212	－	－	0.09
22.9	2,6,6－三甲基，醋酸双环［3.1.1］庚－2－烯－4－醇 （2,6,6－Trimethyl－, acetatebicyclo［3.1.1］hept－2－en－4－ol）	$C_{12}H_{18}O_2$	194	－	－	0.08

续表

保留时间 （t/min）	化合物名称	分子式	分子量	相对含量		
				SD	HRE	SH
23.11	4,6 – 二甲基十二烷（4,6 – Dimethyl – Dodecane）	$C_{14}H_{30}$	198	–	1.15	–
23.49	乙酸龙脑酯（Bornyl acetate）	$C_{12}H_{20}O_2$	196	0.14	–	0.19
23.89	2 – 甲基 – 5 –（1 – 甲基乙基）苯酚 [2 – Methyl – 5 –（1 – methylethyl）– pheno]	$C_{10}H_{14}O$	150	0.16	–	–
24.63	反 – 3 – 甲基 – 6 –（1 – 甲基乙基）– 2 – 环己烯 – 1 – 醇 [Trans – 3 – methyl – 6 –（1 – methylethyl）– 2 – Cyclohexen – 1 – ol]	$C_{10}H_{18}O$	154	–	–	0.10
24.71	古巴烯（Copaene）	$C_{15}H_{24}$	204	–	–	0.10
24.83	荜澄茄油烯醇（Cubenol）	$C_{15}H_{26}O$	222	–	–	0.11
24.97	丁香酚（Eugenol）	$C_{10}H_{12}O_2$	165	0.22	–	0.19
25.32	胡椒烯（Copaene）	$C_{15}H_{24}$	204	–	–	0.08
26.09	石竹烯（Caryophyllene）	$C_{15}H_{24}$	204	1.20	–	0.51
26.45	2,6,10 – 三甲基 – 十二烷（2,6,10 – Trimethyl – Dodecane）	$C_{15}H_{32}$	212	–	1.49	–
26.86	2,6,10 – 三甲基 – 十四烷（2,6,10 – Trimethyl – Tetradecane）	$C_{17}H_{36}$	240	–	1.09	–
26.96	2 – 甲基 – 十三（2 – methyl – Tridecane）	$C_{14}H_{30}$	198	–	2.26	–
27.14	4（14），11 – 桉叶二烯 [Eudesma – 4（14）11 – diene]	$C_{15}H_{24}$	204	1.11	–	0.30
27.21	喇叭烯（Ledene）	$C_{15}H_{24}$	204	0.58	–	–
27.42	2,4 – 双（1,1 – 二甲基）苯酚 [2,4 – bis（1,1 – dimethylethyl）– Phenol]	$C_{14}H_{22}O$	206	–	1.55	–

保留时间 （$t/\min$）	化合物名称	分子式	分子量	相对含量		
				SD	HRE	SH
27.53	柠檬烯－6－醇新戊酸盐（Limonen－6－ol pivalate）	$C_{15}H_{24}O_2$	236	0.25	－	－
27.75	（E）3,6－二甲基－3－（1－甲基乙基）－4,6－庚二烯－2－酮 [（E）3, 6 – Dimethyl – 3 – （1 – methylethyl） – 4, 6 – heptadien – 2 – one]	$C_{12}H_{20}O$	204	－	－	0.29
28.41	匙叶桉油烯醇（Spathulenol）	$C_{15}H_{24}O$	220	2.02	1.49	0.21
28.5	石竹烯氧化物（Caryophyllene oxide）	$C_{15}H_{24}O$	220	9.11	4.45	0.86
28.83	环氧白菖烯（Calarene epoxide）	$C_{15}H_{24}O$	220	1.94	－	－
29.18	异长叶醇（Isolongifolol）	$C_{15}H_{26}O$	222	－	4.58	0.45
29.4	桉叶烷－7（11）－烯－4－醇 [Eudesm – 7 （11） – en – 4 – ol]	$C_{15}H_{26}O$	222	22.86	11.87	2.42
29.57	3,7,11－三甲基－（E）－1,6,10－十二烷三烯－3－醇	$C_{15}H_{24}O$	220	3.96	1.79	－
30.77	c－环氧化古芸烯（c – Gurjune-nepoxide）	$C_{15}H_{24}O$	220	1.76	－	－
31.35	异香橙烯环氧物（Isoaromaden-drene epoxide）	$C_{15}H_{24}O$	220	5.37	1.16	0.56
31.64	6,10,14－三甲基－2－十五烷酮（6,10,14 – Trimethyl – 2 – pentadecanone）	$C_{18}H_{36}O$	268	1.53	1.86	－
32.98	α－广木香醇（α – Costol）	$C_{17}H_{24}O_3$	276	－	1.79	－
33.32	异植醇（Isophytol）	$C_{20}H_{40}O$	296	5.67	0.23	－
33.44	十六烷酸（Hexadecanoic acid）	$C_{16}H_{40}O_2$	256	1.08	－	－

注：SD——水蒸气蒸馏法，HRE——正己烷回流法，SH——静态顶空进样法。

从上表中可以看出，共鉴定出 80 个成分，其中静态顶空进样 59 个，水蒸气蒸馏 37 个，正己烷回流 31 个。通过 NIST05 谱库检索，并采用峰面积归一化法计算，其主要成分及相对含量存在一定差异。用水蒸气蒸馏法得到的挥发油中桉叶烷 -7 (11) - 烯 -4 - 醇 (22.86%) 和氧化石竹烯 (9.11%) 的相对含量较高；在正己烷回流中相对含量较高的成分为桉油精 (13.21%) 和桉叶烷 -7 (11) - 烯 -4 - 醇 (11.87%)；在静态顶空进样中相对含量较高的成分为桉油精 (38.56%) 和蒿醇 (8.99%)。

水蒸气蒸馏法是中药挥发油提取中最经典的方法，操作相对容易，成本较低，适用于绝大多数的中药挥发油的提取。由图 6-13 可以看出，水蒸气蒸馏法提取的挥发油成分相对含量较高的组分主要集中在 25～35 分钟时间段，为沸点相对较高的一些成分，而在静态顶空进样中相对含量较高的组分主要集中在 10～20 分钟时间段，为沸点相对较低的一些成分。由于水蒸气蒸馏法提取时间较长，温度较高，提取过程中一些沸点较低及易氧化的成分容易丢失。静态顶空进样对于这些低沸点的成分保留良好，但由于顶空进样的孵化箱加热温度的高温限制，一些高沸点的成分难以完全被提取检测到。因此，将水蒸气蒸馏法和静态顶空进样结合起来分析，有利于建立更全面的艾叶挥发油成分的化学信息。

正己烷回流得到的艾叶挥发油的主要成分为桉油精，桉叶烷 -7 (11) - 烯 -4 - 醇，长链脂肪酸及长链烷烃等，从成分上看，该方法与水蒸气蒸馏法提取的挥发油在数量上没有明显的差异。从峰相对含量上看，正己烷回流提取所得艾叶的主要有效成分桉油精相对含量最高，进一步佐证了 2010 年版《中国药典》用正己烷回流提取艾叶中的桉油精并测定其含量作为艾叶的质量控制标准的意义。

静态顶空进样操作简单，样品用量少，不需要任何溶剂，不需要高温提取，既减少了污染又避免了一些热敏性成分的破坏，在中药挥发油的定性分析中已有较多的应用。在定量方面，含量测定的方法还未得到完全认可，但已有报道用顶空进样结合标准加入法测定中药材中挥发性成分的含量。随着顶空进样在中药挥发性成分分析中越来越多的应用，相信在含量测定方面会越来越多地得到应用。

不同提取工艺，艾叶挥发油的得率和成分的丰度也有很大差别。张小俊等对水蒸气蒸馏法、顶空－固相微萃取法、微波辅助萃取法和索氏提取法提取的艾叶挥发油成分进行比较研究，显示分别鉴定出77、67、59、66种成分，四种方法共准确鉴定出92种成分。认为水蒸气蒸馏法与索氏提取法所得挥发性成分相似性较高，但水蒸气蒸馏法结合顶空－固相微萃取法基本可以涵盖艾叶全部挥发性成分。阳一兰等对比水蒸气蒸馏法和超临界流体萃取法提取艾叶挥发油的成分，结果显示，水蒸气蒸馏法提取率为 2.0～4.0mg/g，GC－MS 技术鉴定出其主要成分是4，11，11－三甲基－8－亚甲基－二环［7.2.0］十一烷－4－烯（$C_{15}H_{24}$），含量为14.76%。超临界流体萃取法提取率为 6.0～10.0mg/g，GC－MS 技术鉴定出其主要成分是丁香烯环氧物（$C_{15}H_{24}O$），含量为7.25%，认为超临界流体萃取法提取率较高。郝鹏飞等对比固相微萃取（SPME）与超临界流体萃取（SFE）所得南阳艾叶挥发油成分，SPME 法得到38种化合物，SFE 法得到26种化合物，GC－MS 分析分别占其总量的95.17%和95.26%。通过对比质谱数据库（NIST，NBS）进行鉴别，前者鉴别出35个组分，后者鉴别出25个；各组分含量均不相同，但最高者均为1，8－桉树脑（分别为13.75%、18.26%），其他在 SPME 中依次为2－莰醇（11.58%）、异蒿属（甲）酮（7.15%）及对称二甲基脲（5.12%），在 SFE 中依次为异蒿属（甲）酮（12.15%）、2－莰醇（11.38%）及反－罗勒烯（7.03%）。认为 SPME 萃取与 SFE 萃取所得的艾叶挥发油成分差异较大，相较而言 SPME 具有较明显的优越性。易雪静等采用微波联合纤维素酶来提高艾叶挥发油的提取率，当酶解时间60分钟、酶解温度45℃、微波处理时间10分钟、微波功率250W、酶液用量0.9%和缓冲液 pH 值4.0时，挥发油的平均提取率可达3.61%，与无微波处理相比提高了1.25%。GC－MS 的分析结果显示，采用该方法提取的艾叶挥发油主要由苯甲酰甲酸乙酯、匙叶桉油烯醇和邻苯二甲酸等物质组成，其含量分别为11.68%、5.24%、4.31%。包怡红等采用微波辅助水蒸气蒸馏法提取艾叶精油，在单因素试验基础上，通过响应面法优化艾叶精油提取的工艺条件，结果最佳工艺为微波处理时间94秒，微波功率480W，蒸馏时间2.2小时，NaCl浓度5%，液料比5:1，提取含量为2.58mg/g。主要成分为4-萜烯醇（18.75%）、6-芹子烯-4-醇（11.74%）、桉油醇（9.10%）、石竹烯氧化物（8.01%）、香芹醇（6.27%）、3,3,6-三甲基-1,4-庚二烯-6-醇（5.21%）。

七、炮制对挥发性成分的影响

现代对艾叶的炮制方法有醋炒、醋蒸、酒炒、炒焦、炒炭等。认为生品长于理气血，散风寒湿邪；醋艾叶温而不燥，能增强逐寒止痛作用；艾叶炭辛散之性大减，温经止血力强。艾叶经炮制后其药理作用发生改变可能与其化学成分发生改变有一定的关系。

王显著等研究炮制对艾叶挥发性成分的影响，测定艾叶、艾叶不同炮制品挥发油的含量、物理常数（比重、折光率、旋光度），并对其成分进行薄层分析。结果表明，生艾叶经直火加热炮制后可降低挥发油含量。其测定结果为：生艾叶、醋艾叶、艾叶炭、醋艾叶炭依次为0.326%、0.166%、0.094%、0.104%。其物理常数如表6-15所示。

表6-15　艾叶及其不同炮制品挥发油物理常数测定

	炮制品种类			
	生艾叶	醋艾叶	艾叶炭	醋艾叶炭
比重 mg/μL	0.9455	0.9251	0.9280	0.9444
折光率 n_t	1.4841	1.4913	1.4969	1.4931
比旋度 $[\alpha]_t$	+0.9254	+2.7027	-0.3592	-1.0588

张甜甜等对艾叶及其炮制品中挥发油成分进行对比研究。采

用水蒸气蒸馏法提取挥发油，并采用 GC - MS 对其化学成分进行鉴定。GC - MS 测定结果表明，含量大于 0.1% 的成分在生品中鉴定出 42 个，占挥发油总量的 89.23%；醋炒品中鉴定出 42 个，占挥发油总量的 88.10%；清炒品中鉴定出 44 个，占挥发油总量的 88.46%；清炒拌醋品中鉴定出 37 个，占挥发油总量 83.00%；生拌醋品中鉴定出 36 个，占挥发油总量的 82.09%。

艾叶经炮制后挥发油在成分组成上发生了较大变化。醋炒品中检出了 17 个生品中没有的新成分，清炒品检出了 17 个新成分，清炒拌醋品中检出了 15 个新成分，生拌醋品中检出了 13 个新成分。醋炒品、清炒品与清炒拌醋品中有而生拌醋品中无的新成分有 1 个，醋炒品、清炒拌醋品与生拌醋品中有而清炒品中无的成分有 2 个。醋炒品、清炒品和清炒拌醋品中特有的成分各有 5 个，生拌醋品中特有成分有 3 个。因此，炮制及辅料醋对艾叶挥发油有较大的影响，且不同炮制方法（加热与加醋）有一定的差异。

另外，生品中的广藿香烷（10.565%）经炮制后消失，醋炒品与清炒拌醋品中产生了新成分蓝桉醇（含量分别为 12.343%、13.491%），清炒品与生拌醋品中产生了新成分愈创木烯（含量分别为 11.187%、11.335%），三种成分的结构相似，且含量相近。各化合物的结构如下。

| 广藿香烷 | 蓝桉醇 | 愈创木烯 |

因此推测艾叶生品中的广藿香烷在醋炒品和清炒拌醋品中转化为蓝桉醇，在清炒品和生拌醋品中转化为愈创木烯。这些结构上的转化可能是加热或加醋的作用下产生的，动态变化过程及其对药理作用的影响均有待于进一步研究。

艾叶生品中的异龙脑（6.555%）在加醋的炮制品（醋炒品、

清炒拌醋品和生拌醋品）中消失，且均产生了新的成分龙脑（含量分别为 6.664%、6.323%、7.005%），二者为差向异构体，故推测生品中的异龙脑在加醋的炮制品中转化为龙脑，此构型转化可能是辅料醋的作用。且龙脑的毒性较异龙脑小，这可能与艾叶醋制后毒性降低有关。

艾叶及其炮制品挥发油中均含有石竹烯及其氧化物、桉油精、4-萜品烯醇、α-松油醇等主要成分，但同一成分含量变化较大。具有平喘作用及抗菌活性的石竹烯及其氧化物经炮制后均显著增加，并以醋炒品中含量最高，在各样品中的含量分别为：艾叶生品 18.587%，生拌醋品 18.833%，清炒品 19.492%，清炒拌醋品 19.832%，醋炒品 21.794%；具有解热、抗炎、抗菌作用的桉油精经炮制后均显著减少；具有止咳、解热、抑菌作用的α-松油醇经炮制后均减少；具有镇咳祛痰作用的 4-萜品烯醇经炮制后均显著减少。艾叶挥发油中的神经毒性成分-侧柏酮的含量在各炮制品中均减少，以醋炙品中含量最低，该变化可能与艾叶炮制后毒性作用降低有关。

综上，炮制对艾叶及不同炮制品中共有成分含量亦均有不同程度的影响。

第二节　艾叶的其他类成分

艾叶除了含有大量的挥发油成分外，还含有黄酮、鞣质、甾醇、多糖、微量元素及其他成分。这些成分大都具有药理活性，现分述如下。

一、黄酮类成分

近年来，艾叶化学成分的研究不仅在挥发油方面不断深入，其黄酮类成分的研究也比较深入。黄酮类化合物广泛存在于植物中，同时也是许多中草药的有效成分。黄酮类化合物具有抗肿瘤，降压降脂，降胆固醇，抗炎，镇痛，免疫调节，抗脂质过氧化，抗衰老等多种生物活性。研究艾叶的黄酮类化合物，并从艾叶中提取黄酮化合物，制成各类制剂，有望治疗多种疾病，具有广阔的应用开发前景。

江丹等人为研究中药艾叶的道地性，测定了不同产地艾叶中的总黄酮含量并对结果进行了比较。采用超声波法提取湖北蕲春、安徽霍山、山东鄄城、江西樟树、河北安国 5 个产地艾叶中的总黄酮，用分光光度法进行含量测定并比较其结果。其测量方法如下述。

样品溶液的制备：分别称取 1.000g 左右各产地艾叶粉末，用 70mL 60% 乙醇浸泡 24 小时，在功率 200W 超声波条件下，将样品溶液进行超声提取 40 分钟，减压抽滤，用 60% 的乙醇定容于 100mL 容量瓶中，作为待测液。

提取物含量的测定：精密吸取样品液 0.50mL，置 10mL 容量瓶，用 60% 乙醇定容，按标准曲线的方法测定吸光度 A，根据回归方程计算样品中总黄酮的含量。5 个品种艾叶中的总黄酮含量见表 6 – 16。

表 6 – 16   不同产地艾叶的黄酮含量比较

产地	样品量/g	吸光度 A	质量浓度 W/（g/L）	总黄酮/%
湖北蕲春	0.9999	0.2131	0.0195	3.900
安徽霍山	1.0002	0.1973	0.0180	3.609
山东鄄城	1.0002	0.1870	0.0171	3.419
江西樟树	1.0001	0.1126	0.0102	2.045
河北安国	0.9999	0.0589	0.0053	1.054

由表 6 – 16 可以看出，湖北蕲春的艾叶（蕲艾）总黄酮含量达到 3.900%，是所有研究品种中含量最高的，具有道地品种优势，具有广泛开发和利用价值。

董鹏鹏等对 16 个不同产地艾叶品种中总黄酮的含量进行测定研究，结果表明各地所产的艾叶总黄酮含量有较大差异，其中以湖北蕲春所产艾叶总黄酮含量相对较高，最高可达 14.67%。山西交城从湖北蕲春移栽蕲艾根茎种植品种，为移栽后的第二年采样，其黄酮含量仍然较高（11.39%）。此外浙江杭州及宁波、河南驻马店、湖北丹江口及甘肃兰州的艾叶黄酮含量均高达11%，其他地方如山东济南、广东中山、河北安国、重庆南川、云南昆明、安徽六安和湖南宁乡等地的含量则较低（为8.72%~2.84%）。

吴崇明从艾叶中分离得到2个黄酮化合物，鉴定为5,7-二羟基-6,3',4'-三甲氧基黄酮（Eupatilin）（Ⅰ）和5-羟基-6,7,3',4'-四甲氧基黄酮（5-Hydroxy-6,7,3',4'-teramethoxyflavone）（Ⅱ），此二种化合物在艾叶中均首次报道，提取分离情况如下。

提取分离：药材1kg，切碎，用乙醚渗滤，乙醚浓缩液用2%氢氧化钠萃取，碱液加浓盐酸至pH为2，有沉淀析出，再用乙醚萃取，乙醚液水洗至中性，无水硫酸钠干燥，回收乙醚，得酸性部分，酸性部分（8.5g）用氯仿-甲醇（7:3）录流洗脱顺次得到结晶Ⅰ、Ⅱ。

鉴定：结晶Ⅰ用氯仿-甲醇重结晶得黄色小块晶35mg，熔点227~229℃，盐酸镁粉反应呈橙红色。紫外光谱、红外光谱、质谱、核磁共振谱诸数据与文献值相符，为5,7-二羟基-6,3',4'-三甲氧基黄酮，结构式为：

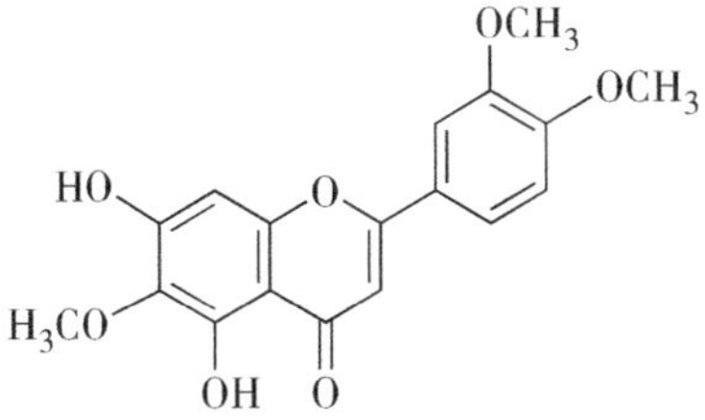

结晶Ⅱ用氯仿-甲醇重结晶得到淡黄色细针晶35mg，熔点177~180℃。盐酸镁粉反应呈橙红色。紫外光谱、红外光谱、质谱、核磁共振谱诸数据与文献值相符，为5-羟基-6,7,3',4'-四甲氧基黄酮，结构式为：

钟裕容等以对血液系统的影响和抑菌消炎作用为药理指标进行有效成分的筛选并分离鉴定。药理实验研究证明，艾叶抑制ADP诱导家兔血小板聚集和抗金黄色葡萄球菌的有效成分醇提-水溶部分，采用硅胶柱层析方法从这部分分离得到两个对抑制血小板聚集有显著作用的化合物，经红外光谱、紫外光谱、质谱等分析鉴定，其中之一即为5,7-二羟基-6,3',4'-三甲氧基黄酮。温瑞兴等进行的药理实验进一步证实：5,7-二羟基-6,3',4'-三甲氧基黄酮对血小板聚集有明显的抑制作用。王锦军等对艾叶化学成分进行研究，从艾叶乙酸乙酯提取部位中分离到6个化合物：（Ⅰ）β-谷甾醇，（Ⅱ）芹菜素，（Ⅲ）山奈酚，（Ⅳ）木犀草素，（Ⅴ）槲皮素，（Ⅵ）尿囊素。其中，Ⅱ～Ⅴ为黄酮类化合物。其提取分离情况如下：

提取和分离：将艾叶清洗后在50℃下干燥粉碎，过16目筛使成粗粉。称取艾叶粗粉1kg，用95%乙醇50L在超声波清洗器中超声提取2次，每次30分钟。过滤，减压回收乙醇，冷藏，过滤，浓缩得母液3000mL。分别用氯仿、乙酸乙酯、正丁醇萃取母液并回收溶剂，得重量为11、19、23g的浸膏。盐酸-镁粉反应表明总黄酮存在于乙酸乙酯提取部分。分取乙酸乙酯部分15g，用适量硅藻土拌匀，在红外灯下烘干。常法上硅胶柱，用氯仿-甲醇系统洗脱（95:5，90:10，85:15，80:0，70:30，60:40，50:50，100:0），以薄层色谱法指导合并相同成分，各部分再反复上硅胶小柱，然后用Sephadex LH-20纯化（氯仿-甲醇为1:1）。用甲醇或其他溶剂重结晶，分别得化合物Ⅰ（12mg）、化合物Ⅱ（5mg）、化合物Ⅲ（10mg）、化合物Ⅳ（6mg）、化合物 V（7mg）、化合物 Ⅵ（9mg）。化合物 Ⅱ～V 的化学结构式如下。

芹菜素：$R_1=R_2=H$　　　木犀草素：$R_1=H,R_2=OH$
山柰酚：$R_1=OH,R_2=H$　　槲皮素：$R_1=OH,R_2=OH$

鉴定：

化合物 Ⅱ：黄色针晶（甲醇），mp 345～347℃。盐酸－镁粉反应呈阳性。紫外光谱、质谱（ESI－MS）、^1H－NMR 谱等数据与文献报道的芹菜素（Apigenin）数据一致。

化合物 Ⅲ：黄色粉末（甲醇），mp 274～276℃。盐酸－镁粉反应呈阳性。紫外光谱、质谱（ESI－MS）、^1H－NMR 谱等数据与文献报道的山柰酚（Kaempferol）数据一致。

化合物 Ⅳ：黄色粉末（甲醇），mp 327～330℃。盐酸－镁粉反应呈阳性。紫外光谱、质谱（ESI－MS）、^1H－NMR 谱等数据与文献报道的木犀草素（Luteolin）数据一致。

化合物 V：黄色粉末（甲醇），mp 323～326℃。盐酸－镁粉反应呈阳性。紫外光谱、质谱（ESI－MS）、^1H－NMR 谱等数据与文献报道的槲皮素（Quercetin）数据一致。

为了进一步研究艾叶黄酮类化合物，建立艾叶中槲皮素、山柰酚、木犀草素、芹菜素含量测定方法，王锦军等采用反相高效液相色谱法对上述四种黄酮类化合物进行含量测定。测得槲皮素、山柰酚、木犀草素、芹菜素含量分别为 0.754、0.841、1.629、0.79mg/g。其测定方法如下：

样品测定：药材干燥，粉碎，过四号筛，取 3.6g 样品，精密称定，加甲醇 100mL，放置 24 小时后，超声处理 1 小时，过滤，滤液浓缩至小体积后，加甲醇定容至 10mL，摇匀，过 0.45μm 微孔滤膜，得供试品溶液。注入高效液相色谱仪。色谱条件为：色谱柱 ZORBAX SB - C_{18}（150mm × 4.6mm，5μm）；柱温30℃；甲醇 - 0.2% H_3PO_4（45∶55）为流动相；流速1.0mL/min；检测波长360nm。以外标法测定含量。色谱图见图6 - 14、图6 - 15。

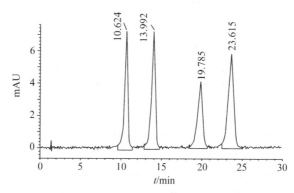

图6 - 14　标准品的离子流图

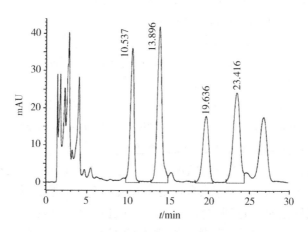

图6 - 15　样品的离子流图

　　吉双等对艾叶的化学成分进行分离鉴定。采用反复硅胶柱色谱、聚酰胺柱色谱、制备TLC、重结晶等方法进行分离纯化，通过理化常数测定和光谱分析鉴定其化学结构。结果分离得到5个化合物，分别鉴定为5,7-二羟基-6,3′,4′-三甲氧基黄酮（Eu-patilin，异泽兰黄素，1）、5,7,4′-三羟基-6,3′-二甲氧基黄酮（Jaceosidin，棕矢车菊素，2）、2-羟基苯甲酸（2-Hydroxy-benzoic acid，3）、二十八烷酸（Octacosanoic acid，4）、蒙花苷（Linarin，5）。其中，化合物3为首次从本属植物中分离得到，4、5为首次从艾叶中分离得到。提取分离鉴定情况如下述。

提取分离：干燥艾叶10kg，用体积分数为70%的乙醇溶液加热回流提取3次，合并，减压回收溶剂，浓缩所得水溶液分别以石油醚、氯仿、乙酸乙酯、正丁醇萃取。氯仿萃取层（100.0g）经硅胶柱色谱，以氯仿-甲醇（体积比为100:0~0:100）为洗脱剂得到A~E 5个馏分，馏分A经重结晶得到化合物4。馏分B经过硅胶柱色谱以氯仿-甲醇（体积比为100:0~2:1）为流动相进行洗脱，得到a、b、c 3个馏分。馏分a经重结晶得到化合物1，并通过制备TLC得到化合物2，馏分b经过聚酰胺柱色谱以甲醇-水（体积比为0:100~100:0）为流动相洗脱，得到化合物5。乙酸乙酯萃取层（50.0g）经硅胶柱色谱，以石油醚-丙酮（体积比为100:0~2:1）和氯仿-甲醇（体积比为10:1~0:1）为洗脱剂得到6个馏分，第一个馏分经重结晶得到化合物3。

结构鉴定：

化合物1：黄色粉末（氯仿-甲醇），mp231℃~233℃，三氯化铁-铁氰化钾反应阳性，提示存在酚羟基；盐酸-镁粉反应阳性，三氯化铝反应阳性，提示该化合物为黄酮类化合物。质谱（ESI-MS）、核磁共振氢谱（^{1}H-NMR）等数据与文献报道的异泽兰黄素的^{1}H-NMR谱数据对照，二者基本一致。故鉴定为5,7-二羟基-6,3′,4′-三甲氧基黄酮，即异泽兰黄素。结构式如下：

化合物2：黄色粉末（氯仿－甲醇），mp 229～230℃。三氯化铁－铁氰化钾反应阳性，提示存在酚羟基；盐酸－镁粉反应阳性，三氯化铝反应阳性，提示该化合物为黄酮类化合物。质谱（ESI－MS）、氢谱（^1H－NMR）等数据与文献报道的棕矢车菊素的数据对照，二者基本一致，故鉴定为5,7,4′－三羟基－6,3′－二甲氧基黄酮，即棕矢车菊素。结构式如下：

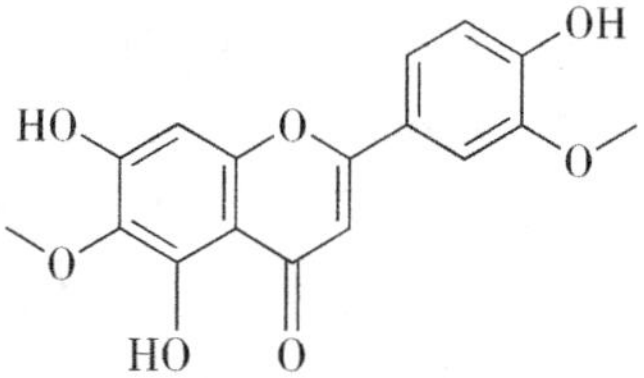

化合物3：无色针状结晶（石油醚－丙酮），mp 159～160℃。溴甲酚氯反应阳性，提示结构中含羧基；三氯化铁－铁氰化钾反应阳性，提示存在酚羟基。质谱（ESI－MS）、氢谱（^1H－NMR）等数据与文献报道的2－羟基苯甲酸数据基本一致，故鉴定为2－羟基苯甲酸。结构式如下：

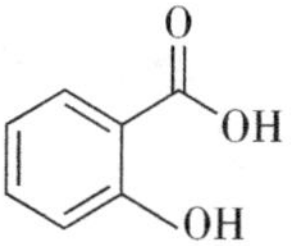

化合物4：白色粉末。溴甲酚氯反应阳性，提示结构中含羧基。质谱（ESI－MS）、氢谱（^1H－NMR）等数据与文献报道数据基本一致，确定化合物为二十八烷酸。结构式如下：

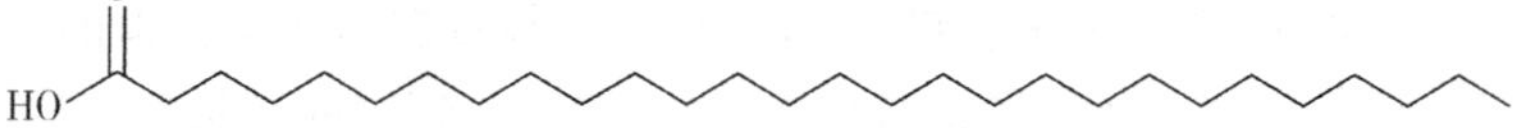

化合物5：白色粉末（氯仿－甲醇），mp 255～257℃。三氯化铁－铁氰化钾反应阳性，提示有酚羟基存在；盐酸－镁粉反应阳性，提示为黄酮类化合物。Molish 反应阳性，经酸水解，得到苷元、葡萄糖和鼠李糖。通过测其质谱（ESI－MS）、核磁共振氢谱（^1H－NMR）、碳谱（^{13}C－NMR）数据，与文献报道的5－羟基－4′－甲氧基黄酮－7－O－β－D－吡喃葡萄糖－（6yl）－

α-L-鼠李糖苷即蒙花苷一致。结构式如下：

唐生安等人以发现新的生物活性成分为目的，采用溶剂萃取、常压硅胶色谱和凝胶色谱分离，制备高效液相色谱纯化等分离纯化方法以及 MS、^{1}H-NMR、^{13}C-NMR、HMBC、HSQC 等结构鉴定方法对艾叶乙酸乙酯层提取物的化学成分进行研究，从艾叶乙酸乙酯萃取物中分离得到 6 个化合物，分别鉴定为 5,7,3′-三羟基-3,6,4′-三甲氧基黄酮醇（矢车菊黄素）（Ⅰ）；5,3′-二羟基-3,6,7,4′-四甲氧基黄酮醇（紫花牡荆素）（Ⅱ）；5,7-二羟基-6,3′,4′-三甲氧基黄酮（异泽兰黄素）（Ⅲ）；5,7,4′-三羟基-6,3′-二甲氧基黄酮（棕矢车菊素）（Ⅳ）；东莨菪内酯（Ⅴ）；对羟基苯甲醛（Ⅵ）。其中化合物Ⅰ、Ⅱ和Ⅴ、Ⅵ为首次从该植物中分离得到。提取分离情况如下。

提取分离：将 1kg 干燥的艾叶粉碎，用 6 倍量 95% 的乙醇加热回流提取 3 次，每次 6 小时，过滤，合并滤液，减压浓缩至浸膏状，得提取物 260g。将 260g 艾叶乙醇提取物加适量蒸馏水混悬后，于 10L 的分液漏斗中分别用石油醚、乙酸乙酯、正丁醇进行萃取，得石油醚萃取物 27.5g，乙酸乙酯萃取物 82.0g，正丁醇萃取物 31.0g。艾叶的乙酸乙酯层萃取物 82.0g 以硅胶柱层析（硅胶 600g，300~400 目）分离，依次用 CH_2Cl_2→CH_2Cl_2-EtoAc（20:1→10:1→5:1→2:1）→EtoAc→MeOH 梯度洗脱，通过 TLC 合并类似组分。将上述组分样品分别经过硅胶柱常压柱，凝胶柱层析 Sephadex LH-20，凝胶渗透柱色谱 Toyopeal HW-40，制备薄层色谱以及制备高效液相色谱分离纯化，分别得到化合物Ⅰ（12.8mg）、Ⅱ（8.9mg）、Ⅲ（21.3mg）、Ⅳ（35mg）、Ⅴ

(2. 1mg)、Ⅵ(4. 6mg)。

化合物Ⅰ：黄色固体。三氯化铁 - 铁氰化钾反应阳性，提示存在酚羟基；盐酸与镁粉反应阳性，三氯化铝反应阳性，提示该化合物为黄酮类化合物。电喷雾电离质谱（ESI - MS）、核磁共振氢谱、碳谱等数据与文献报道的矢车菊黄素（Centaureidin）基本一致，故鉴定化合物Ⅰ为 5,7,3′ - 三羟基 - 3,6,4′ - 三甲氧基黄酮醇，即矢车菊黄素。结构式为：

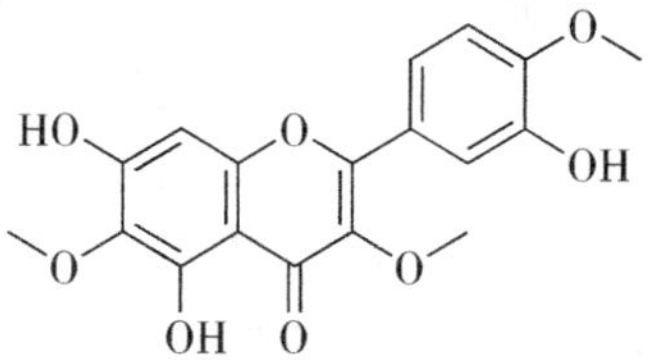

化合物Ⅱ：黄色固体。三氯化铁 - 铁氰化钾反应阳性，提示存在酚羟基；盐酸 - 镁粉反应阳性，三氯化铝反应阳性，提示该化合物为黄酮类化合物。ESI - MS、^{1}H - NMR、^{13}C - NMR 等数据与文献报道的紫花牡荆素（Casticin）基本一致，鉴定化合物Ⅱ为 5,3′ - 二羟基 - 3,6,7,4′ - 四甲氧基黄酮醇，即紫花牡荆素。结构式为：

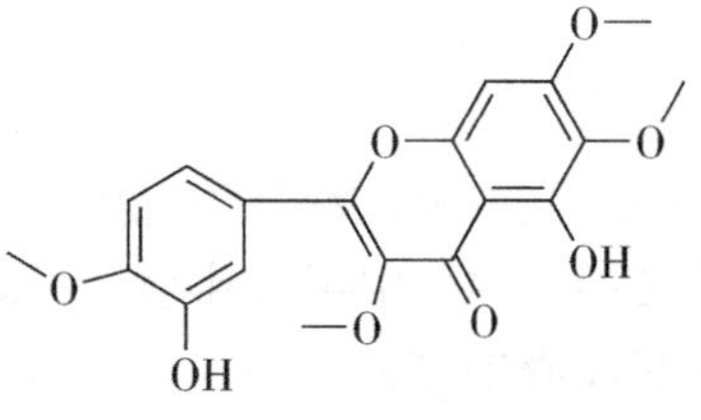

化合物Ⅲ：黄色固体。三氯化铁 - 铁氰化钾反应阳性，提示存在酚羟基；盐酸 - 镁粉反应阳性，三氯化铝反应阳性，提示该化合物为黄酮类化合物。ESI - MS、^{1}H - NMR、^{13}C - NMR 等数据与文献报道的异泽兰黄素（Eupatilin）基本一致，鉴定化合物Ⅲ为 5,7 - 二羟基 - 6,3′,4′ - 三甲氧基黄酮，即异泽兰黄素。结构式见前述。

化合物Ⅳ：黄色固体。三氯化铁 - 铁氰化钾反应阳性，提示存在酚羟基；盐酸－镁粉反应阳性，三氯化铝反应阳性，提示该化合物为黄酮类化合物。ESI－S、^{1}H－NMR、^{13}C－NMR 等数据与文献报道的棕矢车菊素（Jaceosidin）基本一致，鉴定化合物Ⅳ为5,7,3′－三羟基－6,4′－二甲氧基黄酮，即棕矢车菊素。结构式见前述。

化合物Ⅴ：白色针晶，紫外灯 365nm 下显亮蓝紫色荧光。根据 ESI－MS、^{1}H－NMR、^{13}C－NMR 等数据推测化合物Ⅴ可能为东莨菪内酯（Scopoletin），将化合物Ⅴ的核磁共振波谱数据与文献对照，基本一致，故鉴定化合物Ⅴ为东莨菪内酯。

化合物Ⅵ：无色针晶。根据 ESI－MS、^{1}H－NMR、^{13}C－NMR 等数据推测化合物Ⅵ可能为对羟基苯甲醛。将化合物Ⅵ的核磁共振波谱数据与文献对照，基本一致，鉴定化合物Ⅵ为对羟基苯甲醛。

魏海胜等人对产于湖北蕲春的艾叶进行化学成分分离与结构鉴定，利用大孔树脂、Sephadex LH－20、MCI GEL CHP－20、制备型 HPLC 等色谱方法进行分离纯化，运用 MS、UV、^{1}H－NMR、^{13}C－NMR 及二维核磁共振等方法进行结构鉴定。结果从蕲艾叶中分离得到 6 个黄酮单体化合物，分别为 5,7,3′,4′－四羟基二氢黄酮（1）；5,7,3′,4′－四羟基－6－甲氧基黄酮（2）；5,7,4′,5′－四羟基－3′,6－二甲氧基黄酮（3）；芹菜素（4）；木犀草素（5）和槲皮素（6），其中化合物 1～3 均为首次从该植物中分离得到。提取分离情况如下：

提取与分离：干燥的艾叶 3kg 粉碎后均分成 3 份后，分别置于 25L 酒精桶中以 60% 乙醇 20L 浸提 2 次，每次 7 天，过滤，合并滤液，减压回收溶剂，浓缩至小体积后用旋转蒸发仪蒸干得浸膏 686g。取 400g 粗提物浸膏用一定量的蒸馏水（1.0L）混悬后置于 3000mL 分液漏斗中，分别用石油醚、二氯甲烷、乙酸乙酯、正丁醇依次萃取 3 次，合并萃取液后回收溶剂，得石油醚部位 34.2g，二氯甲烷部位 92.7g，乙酸乙酯部位 30.8g，正丁醇部位 53.4g。

取 30.8g 乙酸乙酯部位上 HP－20 大孔吸附树脂分离，依次用 10%、30%、50%、70% MeOH 进行洗脱，TLC 板检测，合并洗脱液得到 5 个不同流分（Fr1～Fr5）。取 Fr3（4.43g）干法拌样上 MCI GEL CHP－20，用甲醇－水（1∶9～1∶0）梯度洗脱，200mL/份收集，TLC 板检测合并分成 4 个组分。631mg 组分 2 经 Sephadex LH－20（1000mm×20mm）柱层析，甲醇洗脱，以去除色素，经纯化的组分 A 进行高效液相色谱半制备得化合物 1（13.5mg）、化合物 2（21.4mg）和化合物 3（9.6mg）；用同样的方法，548mg 组分 3 经 Sephadex LH－20 纯化后，进行高效液相色谱半制备得到化合物 4（7mg）、5（142mg）和 6（210mg）。

结构鉴定：化合物 1：黄白色粉末（MeOH）；TLC 遇 10% 的硫酸乙醇加热显黄色；紫外光谱、质谱（ESI－MS）及核磁共振氢谱、碳谱（^{1}H－NMR、^{13}C－NMR）等波普数据与文献报道的 5,7,3′,4′－四羟基二氢黄酮一致，故鉴定化合物为 5,7,3′,4′－四羟基二氢黄酮，并且该化合物是首次从艾叶中分离得到。

化合物 2：黄色针晶（MeOH）；TLC 遇 10% 的硫酸乙醇加热显黄色；紫外光谱、质谱（ESI－MS）及核磁共振氢谱、碳谱（^{1}H－NMR、^{13}C－NMR）等波普数据文献报道的 5,7,3′,4′－四羟基－6－甲氧基黄酮一致，故鉴定化合物 2 为 5,7,3′,4′－四羟基－6－甲氧基黄酮，并且该化合物系首次从艾叶中分离得到。

化合物 3：黄色粉末（MeOH）；TLC 遇 10% 的硫酸乙醇加热显黄色；紫外光谱、质谱（ESI－MS）、核磁共振（^{1}H－NMR、^{13}C－NMR）等波谱数据与文献报道的 5,7,4′,5′－四羟基－3′,6－二甲氧基黄酮一致，故鉴定化合物 3 为 5,7,4′,5′－四羟基－3′,6－二甲氧基黄酮，并且该化合物系首次从艾叶中分离得到。

化合物 4：黄色粉末（MeOH）；TLC 遇 10% 的硫酸乙醇加热显黄色；紫外光谱、质谱（ESI－MS）、核磁共振（^{1}H－NMR、^{13}C－NMR）等波谱数据文献报道的芹菜素一致，故鉴定化合物 4 为芹菜素（apigenin）。

化合物 5：淡黄色粉末（MeOH）；TLC 遇 10% 的硫酸乙醇加热显黄色；紫外光谱、质谱（ESI－MS）、核磁共振（^{1}H－

NMR、^{13}C – NMR）等波谱数据与文献报道的木犀草素一致，故鉴定化合物5为木犀草素（luteolin）。

化合物6：黄色粉末（MeOH）；TLC遇10%的硫酸乙醇加热显黄色；紫外光谱、质谱（ESI – MS）、核磁共振（^{1}H – NMR、^{13}C – NMR）等波谱数据与文献报道报道的槲皮素一致，故鉴定化合物6为槲皮素（quercetin）。

化合物1~6的化学结构式如下图。

化合物2	R_1=OCH$_3$	R_2=H	R_3=OH	R_4=H
化合物3	R_1=OCH$_3$	R_2=H	R_3=OH	R_4=OCH$_3$
化合物4	R_1=H	R_2=H	R_3=H	R_4=H
化合物5	R_1=H	R_2=H	R_3=OH	R_4=H
化合物6	R_1=H	R_2=OH	R_3=OH	R_4=H

艾叶炮制后不仅其挥发性成分会发生变化，对其黄酮类成分也有一定的影响。任淑娟等采用紫外分光光度法测定艾叶生品及炒炭炮制品中总黄酮的含量并作以比较。结果表明，加热炒炭致使炮制品总黄酮含量降低。炒炭后对总黄酮破坏损失达74.36%，5,7 – 二羟基 – 6,3c,4c – 三甲氧基黄酮对血小板聚集有极显著的抑制作用，对艾叶的止血作用不利，而炒炭后黄酮含量下降，止血作用增强。

现代研究表明，艾叶的黄酮类成分如5,6 – 二羟基 – 7,3′,4′ – 三甲氧基黄酮、5 – 羟基 – 6,7,3′,4 – 四甲氧基黄酮、槲皮素和柚皮素等，具有抗肿瘤活性作用。棕矢车菊素对癌蛋白有抑制作用，可以作为一种致癌基因抑制剂。同时，异泽兰黄素具有抗炎、抗氧化作用。周倩等用RP – HPLC法同时测定艾叶及其炮制品中棕矢车菊素和异泽兰黄素的含量，结果两种成分在艾叶、醋艾叶中含量较高，在艾叶炭和醋艾炭中含量极低或未检测到。李林等检测湖北蕲春、安徽霍山、河北安国三地艾叶中异泽兰黄素的含量，结果发现异泽兰黄素含量最高的是湖北艾叶（0.165%），安徽霍山和河北安国艾叶分别为0.06%和0.04%。

赵志鸿等从河南驻马店产艾叶中分离得到2个新的黄酮类成分，5,4′-二羟基-6,7,3′-三甲氧基黄酮（3′-甲氧基蓟黄素）和5,7,4′-三羟基-3′,8-二甲氧基黄酮，其中3′-甲氧基蓟黄素对HBsAg和HBeAg有抑制作用，其对HBsAg的半数抑制浓度（IC_{50}）为8.09mg/L，对HBeAg的IC_{50}小于2.5mg/L。

二、鞣质类成分

鞣质在艾叶中的含量及药理作用仅次于挥发油，艾叶的止血作用是鞣质所发挥的药理作用。鞣酸具有止血、抑制微生物、抗过敏、抗突变、抗癌、抗肿瘤、抗衰老等作用，尤其是它的涩味和收敛性受到了人们的重视。在李时珍故乡湖北蕲春李时珍医院里制有一种治疗痢疾的有效药物"艾地合剂"（艾叶、地榆），其治疗痢疾亦是靠其鞣质发挥作用的。尽管艾叶中的鞣质药理作用不小，但对其成分结构的研究甚少，多半是在研究其药理作用时提及到鞣质。

早在20世纪20年代，日本人大桥秀治在研究艾叶的解热作用时报告过艾叶所含的鞣质有解热作用。日本冈本友男等亦报道，在艾蒿10%水溶液中可检出鞣质，特别是儿茶酚类。日本小林和子从艾叶中提出的儿茶酚胺（Catecholamine），属缩合型鞣酸，并证明此种鞣质在优质艾叶中含量甚少，在劣质艾叶中含量较多。台湾用艾叶配制预防脑出血的艾汁，其预防脑出血的功能主要取决于所含的一种叫卡泰新（属单宁酸类）成分，该成分可能是儿茶素（Catechin）或类似儿茶素之类的鞣质成分，儿茶素对出血，尤其是妇科出血有一定的疗效。

洪宗国等人采用超声波法提取艾叶中鞣酸，通过四因素三水平正交试验探讨超声波提取艾叶中鞣酸的最佳工艺条件，并对不同产地的艾叶鞣酸含量进行分析比较。结果表明：在超声温度60℃，超声功率150W，超声时间20分钟，固液比1:25（g/mL），丙酮 – 水比例为4:6时提取率最高。湖北蕲春、江西樟树、安徽霍山、山东郓城以及河北安国艾叶中鞣酸含量分别为13.9%、5.83%、2.92%、2.92%、8.43%。其中湖北蕲春艾叶中鞣酸含量最高，体现了蕲艾的道地性。

综合上述，可以看出艾叶的鞣质主要属于综合型鞣质类，但具体是哪一种或者几种鞣质成分，各自的结构和药理作用如何，目前的研究则很少涉及。鞣质作为艾叶中仅次于挥发油及黄酮的重要成分，与艾叶的部分药理作用有密切关系，有必要加强对鞣质成分的研究。

三、有机酸类成分

有机酸类作为一种重要的生物活性物质，具有清除自由基、抗菌、消炎、抗病毒、保肝利胆、降血压、降血脂等作用，是艾叶重要的药效物质。于晓等通过对艾叶 LC – MS 鉴别和文献的比对，最终确认了6个绿原酸类成分，分别为新绿原酸、绿原酸、隐绿原酸、3,4 – 二咖啡酰奎宁酸、3,5 – 二咖啡酰奎宁酸、4,5 – 二咖啡酰奎宁酸，并建立一测多评法测定艾叶中6个有机酸类成分的含量，该6个有机酸类成分在6批不同产地艾叶样品中的含量范围依次为0.15 ~ 0.58、0.50 ~ 2.65、0.27 ~ 0.89、0.62 ~ 4.29、1.18 ~ 10.72、0.99 ~ 6.69mg/g。

四、甾醇类、三萜类、桉叶烷类成分

钟裕容等人采用硅胶柱层析方法从艾叶醇提水溶部分分离得到两个对抑制血小板聚集有显著作用的化合物，经红外、紫外光谱及质谱等分析鉴定，它们是 β – 谷甾醇和5,7 – 二羟基 – 6,3′,4′ – 三甲氧基黄酮，其中 β – 谷甾醇为首次从艾叶中分离得到。

β – 谷甾醇的提取分离鉴定方法：称取艾叶2kg，用95%乙醇浸泡 3 次，每次 24 小时，合并浸泡液，减压浓缩并在水浴上蒸至无醇味，用沸水提取至近无色，水提取液用乙醚萃取至无色，回收乙醚，得乙醚提取物，上硅胶柱层析，用石油醚－乙酸乙酯梯度洗脱，在 8 : 2 洗脱部分得结晶，用乙醇重结晶 2 次得白色片状结晶，其红外光谱、质谱数据均与 β－谷甾醇（β - Sitosterol）一致。分子式 $C_{29}H_{50}O$，分子量 414.7，结构式在野艾中已述及。

艾叶中甾醇类成分除 β－谷甾醇外，还有豆甾醇（Stigmasterol），以及三萜类的 α－及 β－香树脂醇（Amyrin）、无羁萜（Friedelin）、α－及 β－香树脂醇的乙酸酯（Amyrin Acetate）、羽扇烯酮（Lupenone）、黏霉烯酮（Glutinone）、羊齿烯酮（Fernenone）、24－亚甲基环木菠萝烷酮（24 - methylenecy - Cloartanone）、西米杜鹃醇（Simiarenol）和 3β－甲氧基－9β,19－环羊毛甾－23（E）烯－25,26－二醇 [3β - methoxy - 9β,19 - Cyclolanost - 23（E）- en - 25,26 - diol] 等。艾叶还含桉叶烷类化学成分：柳杉二醇（Cryptomeridiol）、魁蒿内酯（Yomogin）、1－氧－4β－乙酰氧基桉叶－2,11（13）－二烯－12,8β 内酯 [1 - oxo - 4β - Acetoxyeudesma - 2,11（13）- dien - 12,8β - olide]、1氧－4α－乙酰氧基桉叶－2,11（13）－二烯－12,8β－内酯 [1 - oxo - 4α - Acetoxyeudesma - 2,11（13）dien - 12,8β - olide]。

五、多糖类成分

艾叶中挥发油、黄酮的提取研究近年来已开展了一系列卓有成效的工作，而对多糖的提取研究还比较少。日本东洋医学会志报道，有人将艾叶的热水提取物 100mg/mL 加入到人的血清中，在 37℃下反应 3 分钟，结果见血清补体值下降，补体值的降低是补体激活的结果，说明艾叶中含有补体激活物质。对热水提取物中补体激活物质进行精制，该物质不被阴阳离子交换树脂吸附，也不能透析。SephadexG - 50 柱层析分离出分子量在 1 万左右的活性成分，几乎不含蛋白，但含糖，可见属多糖类物质。山田阳城等亦曾发现，艾叶的热水提取物具有强烈的抗补体活性，活性主要成分为酸性多糖，这种多糖可能经过经典与交替途径活化补体。随后又对其多糖成分的结构进行了研究，将艾叶热水提取物中的活性多糖用 Sphanse、RCA - Sphanse、Sephadex G -100、Sephadex GL -4β 等进行精制，得到电泳中呈现单个斑点的酸性多糖 AAF Ⅱb -2 及Ⅱb -3，并通过 NMR 甲基化分析、酶分解等进行研究，结果 AAF Ⅱb -2 分子量为139000，含59.4%糖醛酸及3.2%蛋白质。AAF Ⅱb -2、Ⅱb3 的构成糖含 Rha、Xyl、Ara、Gal、Glc、Gala，其分子比为2.6：4.5：2.6：3.8：1.0：19.1 及 1.5：9.6：1.0：7.6：1.0：17.8。活性多糖均是具有复杂糖链结构的酸性杂葡聚糖。

　　艾叶多糖具有很好的抗氧化能力和很强的抗肿瘤活性和免疫促进作用。沈霞等利用响应面分析法（Response SurfaceMethodology，RSM）对艾叶多糖提取工艺进行优化。在单因素实验基础上选取实验因素与水平，根据中心组合实验设计原理采用三因素三水平的响应面分析法，以获得多元二次线性回归方程，以多糖提取率为响应值作响应面和等高线。结果表明，水浸提艾叶多糖的最佳工艺条件为：浸提温度 99℃，浸提时间 2.3 小时，水料比20：1，在此条件下艾叶多糖的提取率可达 3.017%，与理论预测值3.096%的相对误差为 2.6%。

　　赵蔡斌等采用微波辅助热水浸提法研究了艾叶多糖的提取工艺，选用单因素实验法，探索料液比、浸提温度、浸提时间和微波功率对艾叶多糖提取率的影响。实验结果表明，最佳浸提工艺为：料液比 1：20（g/mL）、浸提温度 85℃、浸提时间 20 分钟、微波功率400W。稳定性实验结果表明，该工艺条件稳定、成熟度较高，在优化条件下艾叶多糖提取率可达2.74%。

　　传统的植物多糖提取方法多采用水提法，提取率较低，近年来采用超声波辅助提取方法大大提高了植物多糖的提取率，而采用超声辅助酶法提取植物多糖取得了更好的效果。熊曼萍采用超声波结合酶法提取艾叶多糖，通过正交实验对艾叶多糖提取工艺进行优化，以获得最佳工艺条件。结果表明，最佳工艺条件为：料液比 1 : 40、超声波提取时间 30 分钟、乙醇浓度 80%，艾叶多糖提取率为 0.790%，与超声波法提取艾叶多糖相比，超声波酶法艾叶多糖的实际得率提高 56.75%。

六、无机元素

近年来的无机元素研究表明，艾叶含有多种无机元素。赵春贵等对 6 种安胎药的微量元素含量进行了测定，结果发现艾叶中含有丰富的 Zn、Cu、Mn、Fe、Mg、Ca 等无机元素，其含量分别为（单位为 ppm）41.86、22.51、117.38、784、928 和 6768，其锌、铁、锰的含量均较高，而其安胎作用可能与其所含丰富的锌和锰等人体必需元素密切相关。余煜棉等用原子吸收光谱法测定中药材中多种无机元素，发现艾叶中含有 Sr 20.7，Cr 1.13，Co 1.52，Ni 4.41，Mn 121，Cu 18.6，Zn 55.1 （以上单位为 μg/g），Fe 2.46，Na 16.9，K 40.5，Ca 4.8，Mg 3.18 （以上单位为 mg/g）等。梅全喜等对不同产地艾叶中无机元素进行了比较，发现艾叶含有 Ni、Co、Al、Cr、Se、Cu、Zn、Fe、Mn、Ca、Mg 等，且这些无机元素因艾叶产地不同而其含量也有差异，Ca、Mg、Al、Ni 等 5 种无机元素以湖北蕲春产的蕲艾为高，而 Co、Cr、Se、Fe、Zn 等含量则以四川所产的艾叶为高，河南产艾叶 Cu 含量较高，其他微量元素含量均较低。不同产地艾叶无机元素含量见表 6 - 17。

表 6 - 17　不同产地艾叶微量元素含量

产地	Ni	Co	Al	Cr	Se	Cu	Zn	Fe	Mn	Ca	Mg
湖北蕲春	5.0	1.2	11.0	1.4	16.0	13.8	58.0	1050	345	3410	3550
河南汤阴	3.4	1.5	6.7	2.2	22.0	15.5	61.0	1230	140	2430	2400
四川资阳	5.5	1.5	6.1	7.0	24.0	16.0	156.0	2430	330	1130	2950

靳然等采用电感耦合等离子质谱（ICP - MS）对 16 个不同产

地艾叶微量元素的含量进行测定。结果表明，艾叶中无机元素含量最高的是 K，其次是 Ca、Mg、Fe。不同产地艾叶样品无机元素含量差别不大；各产地艾叶样品重金属 Pb、Cd、As、Hg、Cu 的含量均低于国家标准。其测定方法如下：

供试样品：16 个不同产地艾叶（湖北蕲春、湖北襄樊、北京、陕西、江西、山西、安徽、甘肃、河北、辽宁、黑龙江、河南淅川、河南桐柏、河南郑州、河南固始、河南安阳），均采摘于 2010 年端午节当天。

样品的消解：准确称量不同产地的各样品 0.5g 于消解罐中，加入 10mL 浓硝酸，加盖密闭，进行消解，消解程序见表 6 - 18。将消解完全的消解液在电子控温加热板上加热。待其黄色烟雾挥出，液体约 2mL 时取出，将其转移到 50mL 聚四氟乙烯材料的容器中，用 1% 的稀硝酸稀释至刻度，混匀。

表 6 - 18　消解程序

时间（分钟）	功率（W）	温度（℃）
5	250	120
10	250	120
10	400	180
25	400	180
10	600	180
5	800	180

标准工作曲线：精密称量一定量 Hg 标准溶液，配置成浓度分别为 0、1、2、5、10ng/mL 的标准液体；精密称量一定量的 Agilent 多元素混合标准溶液，配制成一系列浓度的标准液，其中 Fe、K、Ca、Na、Mg 浓度分别为 10、100、200、500、1000ng/mL，Al、As、Ba、Cd、Cu、Mn、Pb、Zn 浓度分别为 0.1、1、2、5、10ng/mL。打开 ICP - MS，接通 Ar 气，使仪器稳定 4 个小时。对仪器进行调谐，调谐完毕后，从低浓度到高浓度逐一进行标准

曲线的测定，结果各元素相关系数良好，在 0.999～1 之间。将转移出的各样品溶液进行 ICP – MS 检测，结果见表 6 –19 和表 6 –20。

表 6 –19 不同产地地艾叶无机元素测定结果（mg/kg）

产地	Na	Mg	Al	K	Ca	Mn	Fe	Zn	Ba
湖北蕲春	0.0744	18.38	2.270	376.1	127.9	1.600	8.150	0.5035	0.3974
湖北襄樊	0.0597	10.14	2.735	340.5	104.5	0.9985	6.909	0.3885	0.3398
北京	–	11.74	2.95	279.3	139.9	1.021	17.29	0.3760	0.2580
陕西	0.0356	12.62	2.198	316	116.4	0.7364	9.555	0.6026	0.2979
江西	0.4008	8.510	2.132	325.1	85.98	3.999	8.710	0.6351	0.3623
山西	–	7.639	2.065	380.4	123.9	1.609	2.319	0.4309	0.3387
安徽	0.0036	12.57	2.706	361.0	134.8	1.579	9.220	0.4625	0.5830
甘肃	0.1569	8.522	2.617	–	104.8	1.144	12.98	0.3326	0.2244
河北	0.0099	12.18	2.721	348.7	124.4	1.425	14.02	0.6310	0.2774
辽宁	0.2684	10.14	3.111	380.8	84.94	0.7106	8.079	0.5524	0.4865
黑龙江	0.2515	14.15	3.100	354.0	91.11	1.331	4.419	0.3495	0.4192
河南淅川	0.1803	13.38	1.740	301.3	121.5	0.8666	5.239	0.358	0.2872
河南桐柏	0.7729	8.015	3.227	319.4	101.7	1.156	12.35	0.4543	0.4722
河南郑州	0.0284	8.714	2.114	307.4	119.8	0.8701	6.754	0.3215	0.1936
河南固始	0.2905	15.04	2.329	295.4	104.1	2.260	6.512	0.3800	0.2630

表 6 –20 不同产地艾叶重金属测定结果（mg/kg）

产地	Pb	Cd	As	Hg	Cu
湖北蕲春	0.1001	0.0038	0.0125	0.0037	0.1281
湖北襄樊	0.0725	0.0035	0.0059	0.0001	0.1478
北京	0.055	0.0011	0.009	–	0.1431
陕西	0.0679	0.0021	0.0143	0.0009	0.1463
江西	0.1297	0.0114	0.0132	0.0004	0.1778
山西	0.0948	0.0028	0.0108	0.0001	0.1815

续表

产地	Pb	Cd	As	Hg	Cu
安徽	0.0647	0.0051	0.0043	0.0013	0.161
甘肃	0.0361	0.0012	0.0081	0.0017	0.1237
河北	0.1115	0.0033	0.0133	0.0017	0.1237
辽宁	0.0932	0.0039	0.0219	0.0003	0.1502
黑龙江	0.0094	0.0016	0.0057	0.0001	0.1563
河南淅川	0.0538	0.0059	0.0022	0.00001	0.1667
河南桐柏	0.0547	0.0052	0.0067	0.00004	0.1802
河南郑州	0.0548	0.0029	0.0039	0.0002	0.1143
河南固始	0.0474	0.0046	0.0048	0.0001	0.1719
河南安阳	0.1706	0.0079	0.0131	–	0.1863

秦俊法等对艾条的无机元素进行了能量色散 X 射线分析测定，发现艾条中含有 Sr 29.8，Fe 808，As 3048，Mn 58，Zn 28.4，Ti 124，Cu 13.7，Ca 6700，Ni 2.8，K 13150（$\mu g/g$），其中砷（As）含量十分丰富，它们分别比水、陆生植物平均值高 152 倍和 950 倍。

董鹏鹏等对全国 16 个产地艾叶中重金属（铅 Pb、镉 Cd、汞 Hg、砷 As、铜 Cu）和硒（Se）元素的含量进行比较，结果发现各地所产艾叶重金属和硒元素含量均不一致，各地艾叶铅、汞、砷的含量没有超标，而镉的含量严重超标。有 10 个产地的镉含量超标，2 个产地铜的含量超标，超标率分别为镉 62.5%、铜 12.5%；16 个产地的硒元素含量在 0.13～0.84mg·kg^{-1} 之间，含量有较大差异，硒元素的含量以山西交城产艾叶较高，结果见表 6-21。

表6-21　艾叶重金属和硒元素的含量

样品名称	来源	重金属含量/mg·kg⁻¹					Se 含量/mg·kg⁻¹
		Pb	Cd	Cu	As	Hg	
艾	广东中山石岐区延岭市场	1.0	0.34	21.7	0.4	0.02	0.37
艾	湖南宁乡老粮仓金石村	5.0	1.4	10.5	0.4	0.04	0.36
五月艾	重庆南川区东城街道	2.6	0.52	12.6	0.3	0.04	0.36
艾	河北安国药材市场	3.3	0.21	11.0	1.0	0.03	0.38
艾	浙江杭州	3.7	0.33	16.4	0.5	0.02	0.26
艾	安徽合肥六安市十力桥	3.7	1.01	15.2	0.4	0.05	0.33
艾	河南省驻马店市李心店	1.9	0.49	14.6	0.2	0.01	0.2
艾	湖北丹江口市	4.4	0.27	9.5	0.4	0.02	0.31
艾	山东济南	4.9	0.19	18.0	1.2	0.04	0.45
艾	云南昆明西郊	3.6	0.45	25.3	0.7	0.02	0.35
艾	浙江宁波	3.7	0.61	16.2	0.3	0.005	0.24
蕲艾	山西交城县（湖北蕲春引种栽培）	2.4	0.06	9.8	0.6	0.04	0.84
艾	甘肃兰州	0.5	0.04	10.3	0.3	0.004	0.13
蕲艾	湖北蕲州独山野外路边	3.0	0.36	17.0	0.3	0.02	0.29
蕲艾	湖北黄冈漕河镇	2.4	0.92	13.1	0.3	0.03	0.23
蕲艾	湖北管窑镇城岗村	3.3	0.21	13.6	0.5	0.03	0.25
绿色标准		5	0.3	20	1	0.1	-

七、其他成分

艾叶中还含有含蛋白质、维生素、脂肪、叶黄素、叶绿素、纤维素、生物碱、绿原酸、黄酮、皂苷、酚类及大量未知因子。每千克干艾叶粉中含粗蛋白161g，含18种氨基酸，其中与鲜、香味相关的苯丙氨酸、组氨酸、缬氨酸、谷氨酸、亮氨酸、天门冬氨酸、异亮氨酸、赖氨酸、蛋氨酸等占氨基酸总量的75%左右，含粗脂肪 12g，糖类 55g，维生素 B_2 8g，维生素 C 3200mg，钙 2.15g，磷 1.2g，铁 78mg，胡萝卜素 35 万 IU，纤维素 12.7g，因此艾叶也常常应用于水产畜牧业饲料方面。

日本学者酒井亮次等研究了艾叶的营养价值，证明日本产艾蒿（A. vulgaris Linn. var. indica Maxim）叶含有矿物质 10.13%，脂肪 2.59%，蛋白质 25.8%。尚含有腺嘌呤（Adenine），维生素 B、C，胡萝卜素及淀粉酶（Amylase），但含量极微。有研究表明，野艾比其他植物含碘较多，也较易从土壤中吸收钡，小枝还含有催产素（Oxytocin）样作用的物质。

八、艾烟的成分分析

艾叶是中医灸法临床所用的主要原材料，灸治过程中除了艾叶燃烧所放出的能量能发挥作用外，艾烟中的成分也是其作用的物质基础。日本大西基代和西谷郁子均发现用甲醇提取艾叶燃烧灰烬的萃取物具有很强的抗自由基作用和抗氧化作用。小林和子从艾叶的氯仿 – 甲醇 – 水（5：5：1）混合溶剂萃取液中得到一种庚三十烷（$C_{37}H_{76}$）的物质，并认为它是艾叶均匀燃烧所必需的物质。

为了探讨艾叶燃烧产生的艾烟中所含挥发性成分，蒋伯成等对艾叶燃烧产生的艾烟的化学成分进行了测定分析。针对艾叶燃烧产生的气体成分复杂，且浓度甚低的情况，所以选择苯 – 甲醇作为吸收液对艾烟进行吸收。装置见图 6 – 16。

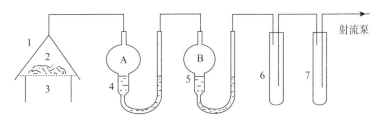

图 6 – 16　实验装置示意图

1. 烟气罩　2. 艾蒿样品　3. 孔网支架　4. 吸收瓶 A
5. 吸收瓶 B　6. 空白瓶　7. 缓冲瓶

点燃试样，调节射流泵控制燃烧速度，至空白瓶6不出现白烟，以使溶剂将艾烟充分吸收，将吸收液从吸收瓶 A、B 中倒出，于通风橱内进行挥发、浓缩，即得分析试样。

1. 定性分析

①GC 分析：将上述分析试样做 GC 分析，按摸索实验选择适合条件：250℃，程序升温分 5 个阶段进行，进样量 5μL，分流比 10：1，检测器 FID，色谱柱 DV－101 50mm×0.2mm 石英毛细管柱。

②GC－MS 分析：参照 GC－9A 条件，使用相同的石英毛细管柱。仪器型号：JEOL－D_{300} 质谱仪。GC 条件同 GC－9A。MS 条件：离化电压 3kV，离子源真空 13332.2Pa，扫描范围 0~800 质量数。

③GC－FTIR 分析：GC 条件同 GC－9A 仪器；FTS－60 型 FT－IR 光谱仪。

结果：综合 GC－MS、GC－FTIR 实验数据，艾烟挥发性成分见表 6－22。

表 6－22 艾烟挥发性成分及其含量

峰号	成分	鉴定方法	面积含量
1	氨水	MS IR	－
2	乙醇	MS	14.6
3	乙二醇	IR	1.6
4	醋酸	MS IR	7.0
5	乙酰胺	MS IR	3.7
6	丙酸	MS	4.9
7	环己烯	MS	6.6
8	甲基呋喃	MS IR	2.4
9	丁酰胺	MS IR	9.5
10	3－甲基－丁酰胺	MS	5.5
11	季酮酸	IR	6.6

峰号	成分	鉴定方法	面积含量
12	戊S醇	MS	0.9
13	2-甲基戊S醇	MS	6.2
14	斯德酮	MS	1.3
15	正己基胺	MS	5.2
16	萘	MS	16.2
17	癸酸	IR	1.0
18	乙内酰脲	IR	2.2
19	三甲基对二氮杂苯	MS	1.5
20	溴代氮杂环丁烷	MS	3.0

2. 定量测定 将图6-16装置中的4、5均改为中空的U型管,该管在实验时置于液氮中,称取一定量艾叶放于孔网支架上,点燃后开射流泵,调节抽气速度,不使空白瓶6见到白烟,待样品完全燃烧后,取下U型管倒出收集液,将此收集液蒸馏,其中水及挥发性成分在低于110℃时全部蒸发,其余膏状物在110~200℃之内无蒸发,此膏状物即为艾烟的重组分,其量由直接称重测得,取蒸馏收集的水及挥发性成分称重,再用GC法测得其中含水量,由此可得挥发物总重量。测定结果为,燃烧每克艾蒿可获得挥发性成分0.022g,重组分0.29g,灰渣0.091g。

综上所述,挥发性成分中含量最多的是萘,其次是氨水,含量较少的是戊S醇,其次是癸酸,其余就是水和不定量的CO、CO_2,并随燃烧环境不同,CO和CO_2的含量不同。

艾叶可用于室内的空气消毒,但是在应用艾烟消毒杀菌的同时,要考虑艾烟的安全性。有研究表明,施灸过程中灸室内空气污染物除SO_2接近国家规定的二级标准值外,氮氧化物、CO和飘尘的含量浓度均高于国家环保法所规定的二级标准值数十倍之多。同时艾烟挥发性成分之一萘,为萜烯类化合物,故燃烧过程可能也会产生多环芳烃类致癌物质。近年来也有关于艾灸烟雾引起过敏性反应的报道，因此在应用艾灸时要注意患者个体差异对药物的不同反应，使空气中烟雾不要过浓，吸入时间不要过长，有过敏史者不宜使用或慎用。

参考文献

[1] 迟雪洁，孙蓉. 提取方式对艾叶"质量－毒性"综合评价模式影响 [J]. 中国药物警戒，2012，9 (5): 272 - 275.

[2] 江丹，易筠，杨梅，等. 不同品种艾叶挥发油的化学成分分析 [J]. 中国医药生物技术，2009，4 (5): 339 - 344.

[3] 郭承军. 山东艾叶与野艾叶的挥发油比较研究 [J]. 中草药，2001，32 (6): 500 - 501.

[4] 梅全喜，董普仁，王剑，等. 不同产地艾叶中挥发油和微量元素含量的比较 [J]. 中国中药杂志，1991，16 (12): 718.

[5] 姚发业，邱琴，刘廷礼，等. 艾叶挥发油的化学成分 [J]. 分析测试学报，2001，20 (3): 42 - 45.

[6] 刘向前，陈素珍，倪娜. 湖南产艾叶挥发油成分的 GC - MS 研究 [J]. 中药材，2005，28 (12): 1069 - 1071.

[7] 徐新建，宋海，韩玉琦，等. 艾叶挥发油化学成分的气相色谱－质谱联用分析 [J]. 时珍国医国药，2007，18 (11): 2657 - 2658.

[8] 严泽群，张秀兰. 艾蒿挥发油化学成分的研究 [J]. 信阳师范学院学报，2008，21 (4): 206 - 209.

[9] 王永林，刘拉平. 艾叶挥发性成分固相微萃取 GC - MS 分析 [J]. 西北药学杂志，2009，24 (5): 354 - 357.

[10] 姜平川，李嘉，梁江昌. 广西产艾叶挥发油成分 GC - MS 研究 [J]. 中国实验方剂学杂志，2009，15 (12): 25 - 27.

[11] 兰美兵，余永莉，李啸红. 贵州产艾叶挥发油的化学成分分析 [J]. 药物分析杂志，2009，29 (8): 1305 - 1308.

[12] 孟慧，许永. 沪产艾蒿鲜叶挥发油成分的 GC - MS 分析 [J]. 药学实践杂志，2009，27 (5): 364.

[13] 兰美兵，余永莉，李啸红，等. 甘肃产艾叶挥发油的化学成分及遗传

毒性研究 [J]. 中国实验方剂学杂志, 2012, 18 (13): 253-255.

[14] 顾小卫, 吕宗友, 郭鹏, 等. 江苏野生艾叶挥发油成分的分析 [J]. 北京联合大学学报, 2010, 24 (2): 35-39.

[15] 何正有, 张艳红, 魏冬, 等. 湖北产鲜艾与陈艾挥发油的化学成分 [J]. 中成药, 2009, 31 (7): 1079-1082.

[16] 王丽, 赵先恩, 王晓, 等. 鲜艾叶与干艾叶挥发性成分的 HS-SPME-GC-MS 分析 [J]. 山东科学, 2012, 25 (4): 27-31.

[17] 文福姬, 俞庆善, 阎民燮. 艾叶精油化学成分研究 [J]. 香料香精化妆品, 2007, (3): 21-23.

[18] 洪宗国. 艾与蕲艾的生药学研究与开发 [J]. 中医药学刊, 2003, 21 (8): 1356-1357.

[19] 鲁争, 鲁玉, 左杰, 等. 艾叶挥发油提取工艺研究 [J]. 时珍国医国药, 2011, 22 (2): 389-390.

[20] 孙玉亮, 池建淮, 万毅, 等. 艾叶挥发油提取工艺的研究进展 [J]. 淮海医药, 2012, 30 (4): 374-375.

[21] 石琳, 阳元娥, 姚勇芳. 不同提取方法对艾叶挥发油成分的影响 [J]. 安徽农业科学, 2011, 39 (35): 21641-21643.

[22] 李玲, 吕磊, 董昕, 等. 运用 GC-MS 对三种不同方法提取的艾叶挥发油成分的比较分析 [J]. 药学实践杂志, 2012, 30 (4): 279-286.

[23] 吴怀恩, 韦志英, 朱小勇, 等. 超临界 CO_2 流体萃取法提取艾叶与五月艾挥发油成分的研究 [J]. 广西中医学院学报, 2008, 11 (4): 31.

[24] 徐新建, 宋海, 韩玉琦, 等. 艾叶挥发油化学成分的气相色谱-质谱联用分析 [J]. 时珍国医国药, 2007, 18 (11): 2657.

[25] 张小溪, 郭星, 吴雪缘, 等. 顶空气相色谱法测定砂仁中樟脑、龙脑、乙酸龙脑酯的含量 [J]. 中药材, 2009, 32 (6): 904.

[26] 王显著, 段石顽. 艾叶及其炮制品挥发油的研究 [J]. 陕西中医, 2008, 29 (8): 1069-1070.

[27] 张甜甜, 孙立, 周倩, 等. 艾叶及其炮制品挥发油成分 GC-MS 研究 [J]. 中成药, 2011, 33 (1): 87-92.

[28] 江丹, 易筠, 杨梅, 等. 不同产地艾叶总黄酮含量比较 [J]. 中南大

学学报，2009，28（1）：55 - 56.

[29] 王锦军，黄兆文，李瑶瑶. 艾叶化学成分的研究[J]. 药学服务与研究，2008，8（6）：465 - 466.

[30] 丛浦珠，李笋玉. 天然有机质谱学 [M]. 北京：中国医药科技出版社，2003：556 - 563.

[31] 于德泉，杨俊山. 分析化学手册第七分册核磁共振波谱分析 [M]. 2版. 北京：化学工业出版社，1999：299 - 301.

[32] 王锦军，黄兆文. 等度反相高压液相色谱法同时测定艾叶中四种黄酮化合物的含量 [J]. 分析实验室，2008，27（增刊）：25.

[33] 吉双，张予川，刁云鹏，等. 艾叶的化学成分 [J]. 沈阳药科大学学报，2008，26（8）：617 - 619.

[34] TORU N, M IKA N, KOICHIRO K. Antimutagens in Gaiyou（Artemisia argyiLev. l et Van. t）[J]. *Agric Food Chem*，2000，48：3256 - 3266.

[35] 唐生安，孙亮，翟慧媛，等. 艾叶化学成分的研究 [J]. 天津医科大学学报，2011，17（4）：461 - 463.

[36] 袁慧慧，殷日祥，陆东英，等. 艾叶提取工艺及抗氧化活性研究 [J]. 华东理工大学学报，2005，31（6）：768.

[37] 杨晓军，涂院海. 陕西艾叶化学成分的研究 [J]. 天然产物研究与开发，2007，19（11）：402.

[38] 魏海胜，吕丰，洪宗国，等. 蕲艾化学成分研究 [J]. 亚太传统医药，2013，9（22）：4 - 6.

[39] 张建，孔令义. 萎蒿叶的黄酮类成分研究 [J]. 中草药，2008，39（1）：23 - 26.

[40] 林生，肖永庆，张启伟，等. 滨蒿化学成分的研究 [J]. 中国中药杂志，2004，29（2）：152 - 154.

[41] TORU NAKASUGI, MIKA NAKASHIMA, KOICHIRO KOMAI. Antimutagens in Gaiyou（*Artemisia argyi* Levl. et Vant.）[J]. *J Agric. Food Chem*，2000，48（8）：3256 - 3266.

[42] 王小琴，周成江，张娜，等. 野艾蒿化学成分研究 [J]. 中药材，2011，34（2）：234 - 236.

[43] 任淑娟，考玉萍，陈世虎. 艾叶炒炭炮制品中总黄酮的含量测定 [J]. 陕西中医学院学报，2009，32（4）：70 - 71.

［44］ Seo J. 艾蒿中黄酮的抗肿瘤活性 ［J］. 国外医学·中医中药分册，2005，27（1）：49.

［45］ Lee HG，Yu KA，Oh WK，et al. Inhibitory effect of jaceosidin isolated from Artem isia argyi on the function of E6 and E7 oncop roteins of HPV 16 ［J］. *J Ethnopharmacol*，2005，98（3）：339 - 343.

［46］ Kmi MJ，Kmi DH，LeeKW，et al. Jaceosidin induces apoptosis in ras - transformed human breast epithelial cells through generation ofreactive oxygen species ［J］. *Ann N Y Acad Sci*，2007，1095：483 - 495.

［47］ 洪宗国，易筠，江丹，等. 不同产地艾叶中鞣酸含量比较 ［J］. 中南民族大学学报，2009，28（3）：63 - 65.

［48］ 蓝闽波，何正有，郁荣华，等. 一种艾叶多糖及其用途 ［P］. 中国：CN101067004A ［P］. 2007 - 05 - 16.

［49］ 蓝闽波，何正有，郑颖，等. 艾叶多糖提取物的用途 ［P］. 中国：CN1962698A ［P］. 2007 - 11 - 07.

［50］ 袁慧慧，殷日祥，陆冬英，等. 艾叶提取工艺及抗氧化活性的研究 ［J］. 华东理工大学学报，2005，31（12）：768 - 771.

［51］ 沈霞，张艳红，袁慧慧，等. 响应面分析法优化艾叶粗多糖提取工艺的研究 ［J］. 中成药，2010，32（1）：48 - 51.

［52］ 赵蔡斌，郭小华，孙妩娟，等. 微波辅助艾叶多糖的热水浸提工艺研究 ［J］. 化学工程师，2011，（9）：1 - 3.

［53］ 熊曼萍. 超声波 - 酶法提取艾叶多糖的条件研究 ［J］. 食品工业科技，2012，（9）：331，435.

［54］ 靳然，于密密，赵百孝，等. 电感耦合等离子质谱测定不同产地艾叶的微量元素研究 ［J］. 环球中医药，2011，4（6）：420 - 422.

［55］ 孙克年. 艾蒿在水产养殖中的开发与应用 ［J］. 水产科技情报，2007，35（5）：199 - 201.

［56］ 刘益红，周建军，徐顶巧. 响应面分析法优化艾叶中绿原酸提取工艺 ［J］. 工艺技术，2012，（9）：263 - 267.

［57］ 李虹. 艾灸生成物干预高脂血症大鼠模型的实验研究 ［D］. 北京中医药大学，2009：6 - 10.

［58］ 邱洁芬，胡遵荣. 试述艾叶的药理作用及临床应用 ［J］. 实用中医药杂志，2003，19（8）：718.

［59］梅全喜，徐景远. 艾烟的化学成分及药理作用研究进展［J］. 时珍国医国药，2003，14（8）：封三.

［60］李静，熊维政，李磊，等. 2 种不同方法提取艾叶挥发油的效果比较［J］. 中国药房，2016，27（28）：3981－3983.

［61］洪宗国，魏海胜，张令令，等. 不同采集期艾叶挥发油含量和化学成分的研究［J］. 中南民族大学学报（自然科学版），2013，32（2）：32－35.

［62］洪宗国，张令令，吴焕淦. 不同采集期艾叶正构烷烃成分和含量分析［J］. 中南民族大学学报（自然科学版），2014，33（1）：41－44.

［63］张元，康利平，詹志来，等. 不同采收时间对艾叶挥发油及其挥发性主成分与毒性成分变化的影响［J］. 世界科学技术—中医药现代化，2016，18（3）：410－419.

［64］张小俊，赵志鸿，王桂芳，等. 顶空固相微萃取与其他方法提取艾叶挥发性成分比较［J］. 中国医药导报，2015，12（9）：137－139.

［65］阳一兰，石峰，詹国平，等. 艾叶挥发油的提取及其化学成分分析［J］. 安徽农业科学，2013，41（12）：5267－5271.

［66］郝鹏飞，张瓅方，张超云，等. 固相微萃取与超临界流体萃取艾叶挥发油的 GC－MS 对比分析［J］. 中国实验方剂学杂志，2014，20（23）：68－71.

［67］易雪静，刘刚，龚铮午. 微波联合纤维素酶提取艾叶挥发油的研究［J］. 食品与机械，2016，32（3）：160－164.

［68］包怡红，段伟丽，王芳，等. 响应面法优化艾叶精油的提取工艺及其化学成分分析［J］. 食品工业科技，2015，36（14）：287－292.

［69］洪宗国，魏海胜，吕丰，等. 不同贮存期艾叶正构烷烃的 GC－MS 分析［J］. 上海针灸杂志，2015，34（5）：382－383.

［70］赵志鸿，黄勇勇，张小俊，等. 河南驻马店产艾叶挥发油的 GC－MS 分析［J］. 郑州大学学报（理学版），2013，45（2）：80－84.

［71］蒋潇，田静. 三个产地艾叶挥发油的化学成分分析［J］. 中国民族民间医药，2015，24（17）：19－22.

［72］Zhang Yuan，Kang Li－ping，Teng Zhong－qiu，et al. Comparison of volatile constituents in two types of mugwort leaves（produced in Qichun and Nanyang）using the headspace GC－MS［J］. J Acupunct Tuina Sci，

2016, 14 (3): 164 - 169.

[73] 曹利, 卢金清, 叶欣. HS - SPME - GC - MS 联用分析不同栽培品种与蕲艾不同部位的挥发性成分 [J]. 中国实验方剂学杂志, 2017, 23 (2): 62 - 68.

[74] 黎文炎, 张应团, 周大寨, 等. 野艾与家艾茎叶挥发油的 GC - MS 分析 [J]. 开发应用, 2017, 33 (4): 154 - 157, 189.

[75] 戴卫波, 李拥军, 梅全喜, 等. 12 个不同产地艾叶挥发油的 GC - MS 分析 [J]. 中药材, 2015, 38 (12): 2502 - 2506.

[76] 宋文涛, 孙立立, 戴衍鹏. 生艾叶及醋艾炭挥发油成分研究 [J]. 四川中医, 2013, 31 (6): 63 - 65.

[77] 赵志鸿, 吴芳, 郑立运, 等. 艾叶提取物的化学成分及抗 HBV 活性分析 [J]. 中国实验方剂学杂志, 2016, 22 (9): 30 - 34.

[78] 周倩, 孙立立, 江波, 等. RP - HPLC 法同时测定艾叶及其炮制品中棕矢车菊素和异泽兰黄素的含量 [J]. 中国药房, 2013, 24 (47): 4464 - 4466.

[79] 李林, 程慧. 不同产地艾叶中异泽兰黄素含量比较 [J]. 中国实验方剂学杂志, 2013, 19 (3): 121 - 123.

[80] 于晓, 戴衍朋, 周倩, 等. 一测多评法测定艾叶中 6 个有机酸类成分的含量 [J]. 药物分析杂志, 2016, 36 (12): 2131 - 2137.

[81] 董鹏鹏, 梅全喜, 戴卫波. 不同产地艾叶总黄酮、重金属和硒元素的含量比较研究 [J]. 时珍国医国药, 2016, 27 (1): 74 - 76.

第七章 艾叶的药理作用

近几十年来，国内外学者以中医药理论为基础，运用现代科学技术和实验方法，对艾叶的药理作用进行了大量的研究，证明艾叶具有抗菌、抗病毒、平喘、止血、抗过敏、增强免疫、护肝利胆、解热、镇静、抑制心脏收缩、降压等药理作用，现综合介绍如下。

第一节 抗菌、抗病毒作用

药理实验证明，艾叶水浸剂、艾叶烟熏剂和艾叶油等有抗菌、抗真菌、抗病毒、抗支原体等作用，现分述如下。

一、抗菌作用

张维西较早报道了艾叶体外抗菌试验，结果证明，艾叶水煎液在体外对炭疽杆菌、α-溶血性链球菌、β-溶血性链球菌、白喉杆菌、假白喉杆菌、肺炎双球菌、金黄色葡萄球菌、柠檬色葡萄球菌、白色葡萄球菌、枯草杆菌等 10 种革兰阳性嗜气菌皆有抗菌作用。

李坡等早在上世纪 60 年代就报道了艾烟在培养皿中的抑菌试验和烧伤创面的抑菌试验，发现艾烟对常见的化脓性细菌（绿脓杆菌、大肠杆菌、金黄色葡萄球菌、产碱杆菌）有显著抑制作用，能使烧伤创面菌落数显著减少。其具体方法及结果如下：

培养皿中的抑菌试验：选择外科病区中常见污染空气的细菌绿脓杆菌、金黄色葡萄球菌、大肠杆菌、产碱杆菌四种菌种，经分离培养 6 个小时后用划线法分别接种于血琼脂培养基,点燃一根艾条(市上出售的灸用艾条),用直径 7cm、长 30cm 的圆形硬纸筒引导烟雾。分别取上述每菌种培养基 4 只,1 只为对照,另 3 只分别烟熏 3 分钟、5 分钟及 10 分钟后置于 37℃ 温箱内孵育 24 小时,观察结果。对照组全部平板生长,而经艾烟熏 10 分钟者全部不生长,说明艾烟对一般常见化脓性细菌有显著的抑制作用(表 7-1)。

表 7-1 艾烟熏对化脓性细菌的抑制作用

时间	绿脓杆菌	大肠杆菌	金黄色葡萄球菌	产碱杆菌
熏前	+ + +	+ + +	+ + +	+ + +
熏后 3 分钟	生长 8/16	生长 4/16	生长 1/16	生长 6/16
熏后 5 分钟	生长 1/16	-	-	生长 1/16
熏后 10 分钟	-	-	-	-

注:"+ + +"表示满平板生长,"-"表示未生长。

烧伤创面的抑菌试验:在器皿内放入无菌生理盐水 100mL,浸入一块 5cm² 的无菌纱布。以此浸盐水纱布(湿度以不滴水为宜)均匀地敷于未烟熏的烧伤创面上,1 分钟后取下,再放回原盛盐水器皿内 5 分钟。取其浸出液 0.1mL,加生理盐水至 10mL,以 0.1mL 与 45℃ 琼脂培养基均匀混合后,置 37℃ 温箱内培养 24 小时,计其菌落数。烧伤创面置于帐幕下,用自己设计的艾烟器熏之(点燃一根艾条),出烟口距创面 30cm,10 分钟后用上述湿盐水纱布敷贴,并以同样操作方法取材,温箱内培养 24 小时后计其菌落数,共计数 30 次,菌落减少率为 76.64%(表 7-2)。

华东医院等单位报道,将苍术艾叶消毒香(上海日用化学品厂试制,含苍术粉 30%,艾叶粉 20%)一盘点燃在体积为 0.066m³ 的小实验箱中,放好已接种的细菌平皿进行杀菌和抑菌试验。结果发现烟熏 4 小时能杀灭乙型溶血性链球菌 A 群、肺炎球菌、流感杆菌和金黄色葡萄球菌等,烟熏 8 小时能杀灭绿脓杆

表 7 - 2　艾烟熏前后菌落数比较

时间	菌落数														共计	减少率
熏前	2	992	1340	762	127	39	75	46	26	8	65	6	5	3		
	20	27	24	74	14	7	262	79	2192	672	24	92	160	1130	9017	
	720	24														76.64%
熏后	0	424	850	162	26	3	7	7	2	3	7	0	1	0		
	16	0	0	46	0	4	106	30	188	92	1	11	80	162	2287	
	52	7														

菌，并能抑制枯草杆菌的生长。同时，在上海第一医学院电子显微镜室和微生物教研组的指导和协助下，使用 HK – 11A 电子显微镜，把培养 4～6 小时生长旺盛的细菌标本烟熏处理后离心沉淀，用 1% 锇酸固定，用 LKB 超薄切片机切片，进行染色，并用醋酸钠的饱和酒精溶液进行块染，并用枸橼酸进行片染，观察苍术艾叶消毒香烟熏后细菌的超微结构变化。结果在电子显微镜下可见到烟熏后的乙型溶血性链球菌，出现了菌体大小不规则，形态不完整，细胞膜结构不清楚，分裂不完全，核质浓缩，巨核变深，甚至出现空泡，呈现了细胞退化现象。金黄色葡萄球菌也有类似的变化。

叶春枚观察了艾烟的抑菌作用。将纯艾绒 20g 放入熏灸器中燃烧，将烟收集在无菌器皿中（温度为 30℃），同时放入 5 个接种有大肠杆菌的中国蓝培养皿中，金黄色葡萄球菌、乙型链球菌、绿脓杆菌接种在血平板上，分别在艾燃烧 10 分钟、30 分钟、50 分钟、60 分钟时取出培养皿放入 37℃ 培养箱中培养 21 小时。另设对照组，除不艾烟熏外，其余条件一样，结果见下表（表 7 –3）。

表 7 – 3　艾烟抑菌效果表

	金黄色葡萄球菌	乙型链球菌	大肠杆菌	绿脓杆菌
10 分钟	+	+	+	+
20 分钟	-	-	+	+

续表

	金黄色葡萄球菌	乙型链球菌	大肠杆菌	绿脓杆菌
30 分钟	−	−	−	+
50 分钟	−	−	−	−
60 分钟	−	−	−	−
对照组	+	+	+	+

注：①"＋"为细菌生长，"－"为无细菌生长。②各组均做3次，结果一致。

实验提示：艾烟熏 20 分钟后即可抑制金黄色葡萄球菌和乙型链球菌；熏 30 分钟后即可抑制大肠杆菌；熏 50 分钟后即可抑制绿脓杆菌。

此外，还有资料介绍，艾叶烟对变形杆菌、白喉杆菌、伤寒及副伤寒杆菌和结核杆菌（人型 $H_{37}RV$）等也有抗菌作用。

临床上发现，在用艾卷烟熏的病房中，部分病人的感冒可不治自愈，烟熏治疗对局部的带状疱疹、皮肤化脓性感染、皮癣等均有良好的作用。为阐明机理，刘枫林等就艾卷的"烟熏"作用（与温热刺激分开）对各种细菌抑菌效应进行了研究。将接种细菌的平皿（$44.2mm^2$）放置于净化工作台上，将平皿的表面与艾卷的"烟"接触（避开温热的因素），试验过程中净化台内温度测试为 27℃，分别将烟熏 5、10、20 分钟的各组细菌培养 24 小时，对照组不用烟熏。结果如下表（表 7 - 4）所示。

表 7 - 4　艾卷烟熏对各种细菌的抑制作用

菌种	实验组（分钟）				对照组
	5	10	15	20	
大肠杆菌	+	−	−	−	+
伤寒杆菌	+	+	$28.3mm^2$ 内不长	−	+
绿脓杆菌	+	+	$19.6mm^2$ 内不长	−	+
金黄色葡萄球菌	+	+	$28.3mm^2$ 内不长	−	+

菌种	实验组（分钟）				对照组
	5	10	15	20	
甲型链球菌	+	+	+	−	+
枯草杆菌	+	+	+	−	+
奈瑟菌	+	−	−	−	+
嗜酸乳杆菌	+	+	−	−	+

试验结果表明：①艾卷的"烟"确有抑菌作用，是细菌生长时杀菌作用的基本和唯一因素；②艾卷"烟熏"的杀菌作用与烟熏时间长短有关，时间长杀菌作用强；③艾卷的杀菌消毒作用为临床上用于治疗化脓性炎症、外伤感染、皮肤细菌损害、带状疱疹、上呼吸道感染等提供了理论依据。

有人重复了前面介绍的李坡的烟熏抑菌试验，试验艾卷有二种，一为自制品，一为北京市药材公司产品，在营养琼脂平板培养基上点种9种细菌，在无菌罩中点燃艾卷，10分钟后将已接种细菌的平板放入，打开皿盖，于3分钟、5分钟、10分钟、15分钟、20分钟后各取出一块平板置37℃培养24小时，观察各种细菌生长情况，同时留2块接种平板不经烟熏，作为空白对照。结果如下表（表7-5）。

表7-5　艾卷烟熏对细菌生长的影响

艾卷	烟熏时间	细菌生长								
		金黄色葡萄球菌	白色葡萄球菌	肠球菌	枯草杆菌	大肠杆菌	变形杆菌	绿脓杆菌	宋氏痢疾杆菌	福氏痢疾杆菌
自制品	3	+	+	+	+	+	+	+	+	+
	5	+	+	+	+	+	+	+	+	+
	10	+	+	+	+	+	+	+	+	+
	15	+	+	+	+	+	+	+	+	+
	20	+	+	+	+	+	+	+	+	+

续表

艾卷	烟熏时间	细菌生长								
		金黄色葡萄球菌	白色葡萄球菌	肠球菌	枯草杆菌	大肠杆菌	变形杆菌	绿脓杆菌	宋氏痢疾杆菌	福氏痢疾杆菌
市售品	3	+	+	+	+	+	+	+	+	+
	5	+	+	+	+	+	+	+	+	+
	10	+	+	+	+	+	+	+	+	+
	15	+	+	+	+	+	+	+	+	+
	20	+	+	+	+	+	+	+	+	+
对照		+	+	+	+	+	+	+	+	+

注："+"表示细菌生长。

从上表可以看出，烟熏3～20分钟未见二种艾卷的烟对各种细菌生长有什么影响，结果表明艾烟无抑菌作用，这一结果与李坡等的研究结论不同。

有人研究了艾叶不同提取物（乙酸乙酯提取部分、氯仿提取部分及醇提水溶部分）抑制金黄色葡萄球菌的作用，实验采用琼脂稀释法，结果表明，按生药量折算，醇提水溶部分抑菌作用最强（表7-6）。

表7-6　艾叶的提取物对金黄色葡萄球菌生长的抑制作用

样品	不同浓度（合生药，mg/mL）下被抑制菌株数（%）							IC_{50}（合生药，mg/mL）
	200	100	50	25	12.5	6.25	3.125	
乙酸乙酯部分	24 (96)	17 (68)	0 (0)	0 (0)	0 (0)	0 (0)	0 (0)	90.75
氯仿部分	0 (0)	0 (0)	0 (0)	0 (0)	—	—	—	>200
醇提水溶部分	25 (100)	25 (100)	25 (100)	25 (100)	24 (96)	19 (76)	0 (0)	5.37

体外试验表明，艾叶油对常见致病菌如肺炎球菌、白色及金黄色葡萄球菌、甲型及乙型链球菌、奈瑟菌、大肠杆菌、伤寒及副伤寒杆菌、福氏痢疾杆菌、流感杆菌、变形杆菌等均有抑菌作用，最低抑菌浓度为 $2 \times 10^{-3} \sim 4 \times 10^{-3} \text{mL/mL}$ 肉汤。

刘先华采用琼脂二倍稀释法，并以红霉素为对照；通过对感染小鼠进行试验性治疗来检测致死保护率。结果显示，艾叶挥发油对实验菌的 MIC_{90} 值为 $0.78 \sim 25 \mu\text{L/mL}$；对实验菌感染小鼠致死保护率 40% ~ 50%。

体外抑菌作用的具体方法为：用接种环分别取供试菌液一环（含菌量约为 10^4 cfu），分别接种于含艾叶挥发油的培养基上和含红霉素的培养基上，37℃ 培养 24 小时。艾叶挥发油对金黄色葡萄球菌、大肠杆菌和绿脓杆菌有显著的抑菌作用；其抑制金黄色葡萄球菌的效果等同于红霉素，抑制大肠杆菌、绿脓杆菌的效果大大优于红霉素。结果见表 7 - 7。

表 7 - 7　艾叶挥发油和红霉素对实验菌 MIC 测定结果

试验菌	MIC	艾叶挥发油（μL/mL）	红霉素（μg/mL）
金黄色葡萄球菌	MIC_{50}	0.78	0.78
	MIC_{90}	0.78	0.78
大肠杆菌	MIC_{50}	0.78	12.5
	MIC_{90}	0.78	200
绿脓杆菌	MIC_{50}	0.312	100
	MIC_{90}	25	100

体内保护试验方法：选健康小鼠 40 只，随机分为 3 个药物治疗组和 1 个溶剂对照组，每组 10 只。以上各组分别腹腔注射 0.5mL 含 1 个 MLD 菌量的菌液致小鼠感染，治疗组腹腔注射 0.5mL 3 种浓度艾叶挥发油，对照组腹腔注射 0.5mL 2% 吐温 - 80。各组小鼠注射 2 次/天，连续用药 3 天，观察 5 天。记录感染后 5 天内各组小鼠的存活数和死亡数，计算死亡保护率。结果见表 7 - 8。

表 7-8 艾叶挥发油对金黄色葡萄球菌感染小鼠死亡的保护作用

组别	剂量 mL/（kg·d）	感染菌量（MLD/cfu）	死亡数/只	死亡率/%	死亡保护率/%
治疗组	6	7.5×10^8	5	50	50**
	4	7.5×10^8	5	50	50**
	2	7.5×10^8	5	80	20*
对照组	-	7.5×10^8	10	100	0

注：与对照组比较，**$P < 0.01$。

在此基础上，后来有不少研究者对艾叶提取物的抑菌作用进行了研究，如赵宁、张倩、李伟奇、鲁争等的研究，都证明了艾叶提取物对金黄色葡萄球菌的抑制作用最强，其研究结果如下。

赵宁等研究了艾叶提取物对细菌性皮肤致病菌的抑制作用，他们采用正交设计法优选出艾叶的最佳提取工艺，得到艾叶提取物非蛋白类物质，用倍比稀释法测定最小抑菌浓度，结果金黄色葡萄球菌、大肠杆菌、枯草芽孢杆菌的最低抑菌浓度分别为12.5%、25%、50%，表明艾叶提取物对金黄色葡萄球菌的抑菌作用最强。结果见表7-9。

表 7-9 不同浓度的艾叶提取物对三种细菌的抑制作用

菌株	提取物浓度/%				
	100	50	25	12.5	6.25
金黄色葡萄球菌	-	-	-	-	+
大肠杆菌	-	-	-	+	+
枯草芽孢杆菌	-	+	+	+	+

同时分别用冷丙酮、硫酸铵沉淀法配合超声破碎法对植物蛋白进行提取并定量，电泳后用浊度法分析了艾叶中蛋白成分对皮肤致病菌的抑制作用。浊度法的具体操作为：将三种不同方法提取的叶片蛋白经过脱溶剂、脱盐纯化并浓缩后收集到一起，与剩余的非蛋白物质共同作为检验抑菌成分的材料，通过酶标仪测量96孔板内各孔物质的光密度（OD值）来反映艾叶中的有效抑菌

成分。结果显示，加入艾叶非蛋白提取物后细菌的生长受到了抑制；加入艾叶蛋白提取物后，金黄色葡萄球菌的生长虽然低于正常值，但并未见其产生明显的抑菌作用。提示艾叶提取物中有效的抑菌组分为非蛋白类的小分子物质。

张倩等采用 K - B 法和二分法研究了艾叶水提物及分离组分对金黄色葡萄球菌的抑制作用。本实验首先对艾叶水提物及其粗提物对金黄色葡萄球菌的抑菌效果进行了筛选，结果表明，艾叶总水提物组及艾叶去多糖水提物组对金黄色葡萄球菌有抑制作用，最小抑菌浓度为 25mg/mL。然后将筛选的 2 种水提物进行了抑菌率比较，艾叶总水提物及去多糖水提高浓度对金黄色葡萄球菌的抑菌作用较强，抑菌率达到了 80% 以上，分别为 97.28% 和 80.98%。中浓度的抑菌作用较弱，低浓度几乎无抑菌作用。又用硅胶柱对艾叶水提物进行分离，艾叶水提物柱色谱分离组分（活性炭石油醚洗脱物与硅胶无水乙醇 - 三乙胺 10^3:1 洗脱物）对金黄色葡萄球菌的抑菌率均达 90% 以上。

李伟奇等采用纸片法和倍比稀释法研究了 10 种中药水提取液对耐氟喹诺酮类药物金黄色葡萄球菌的体外抑菌作用；用点种法和药敏纸片法研究耐药抑转作用。10 种中药水提取液中艾叶对耐氟喹诺酮类药物金黄色葡萄球菌不同菌株的抑菌圈直径平均值为 (15.9 ± 0.5) mm，MIC 为 0.008g/mL，MBC 为 0.125g/mL，结果表明，艾叶对 5 种耐氟喹诺酮类药物金黄色葡萄球菌不同菌株均有一定的体外抑制作用。点种法和药敏纸片法表明，艾叶只对部分耐药性细菌有抑制作用。

鲁争等采用平板沉降法对艾叶挥发油空气清新剂的室内抑菌效果进行了观察。具体方法是：以 1mg/mL 含量的艾叶挥发油空气清新剂，进行均匀喷雾。按每间宿舍 15m² 喷 25mL 用液量，施用后即刻和施用后 5 小时来监测空气中微生物数量。结果表明，5 小时内室内空气中细菌总数明显减少，平均控制在 100cfu/m³ 以内。艾叶对空气中细菌平均消除率为 86.36%。

此后，鲁争采用打孔法专门针对几种细菌性致病菌的抑制作用进行研究。同时用倍比稀释法测定其最低抑菌浓度（MIC）。艾叶挥发油空气清新剂对金黄色葡萄球菌的抑菌作用最好，其次为大肠杆菌、铜绿假单胞菌，最后为伤寒杆菌、土生克雷伯菌及肺炎克雷伯菌。最低抑菌浓度测定表明，艾叶挥发油空气清新剂对金黄色葡萄球菌的最低抑菌浓度为 0.2mg/mL，对大肠杆菌和铜绿假单胞菌的最低抑菌浓度均为 1.6mg/mL，对伤寒杆菌、土生克雷伯菌、肺炎克雷伯菌的最低抑菌浓度为 3.2mg/mL。该结果进一步证明艾叶挥发油对金黄色葡萄球菌的抑制作用最强。结果见表 7 - 10、表 7 - 11。

表 7 - 10　艾叶挥发油空气清新剂对 6 种不同细菌的抑菌效果

菌种	抑菌圈直径/mm	
	样品	阴性对照
大肠杆菌	15	-
伤寒杆菌	13.3	-
金黄色葡萄球菌	17	-
铜绿假单胞菌	12	-
土生克雷伯菌	10	-
肺炎克雷伯菌	11.3	-

表 7 - 11　不同浓度的艾叶挥发油空气清新剂对 6 种不同细菌的抑制作用

菌种	3.2mg/mL	1.6mg/mL	0.8mg/mL	0.4mg/mL	0.2mg/mL	0mg/mL
大肠杆菌	-	-	+	+	+	+
伤寒杆菌	-	+	+	+	+	+
金黄色葡萄球菌	-	-	-	-	-	-
铜绿假单胞菌	-	-	+	-	-	+
土生克雷伯菌	-	+	+	+	+	+
肺炎克雷伯菌	-	+	+	+	+	+

同期也有人进行了艾叶提取物对空气杀菌作用的研究，冯晓晨通过实验室与现场试验法，对大肠杆菌、金黄色葡萄球菌、白色念珠菌、铜绿假单胞菌进行了抑菌作用研究。空气杀菌试验结果表明，艾叶提取物以气溶胶喷雾于 20 ~ 30m² 大小的诊断室内，

作用 30 分钟后对空气中自然菌平均消除率为 85.6%。物体表面杀菌试验，用艾叶提取物擦拭台桌台面，作用 1 分钟，结果处理后台面上自然污染残留菌数均 ≤1.6cfu/cm²。20℃ 水浴下在无菌试管内加入 30g/L 牛血清白蛋白的溶液及试验悬液各 0.5mL 混匀，再加入 4mL（阳性对照为 PBS）艾叶提取物原液混匀，取 0.5mL 菌药混合液加入到盛有 4.5mL 中和剂的接种管内。中和作用 10 分钟后，吸取 1.0mL 用倾注法接种培养进行活菌计数，重复试验 3 次计算杀灭对数值。结果，艾叶提取物作用 1 分钟，对悬液内大肠杆菌、金黄色葡萄球菌、白色念珠菌、铜绿假单胞菌的杀灭对数值均大于 5.00。结果见表 7-12。

表 7-12 艾叶提取物对试验台面的杀灭效果

菌种	阳性对照菌数对数值	作用不同时间（分钟）的平均杀菌对数值		
		0.5	1	1.5
金黄色葡萄球菌	7.08	5.05	5.29	6.06
大肠杆菌	7.19	5.01	5.32	6.08
白色念珠菌	7.01	4.58	5.09	5.66
铜绿假单胞菌	7.22	4.96	5.22	5.6

　　还有研究发现，艾叶提取物对幽门螺杆菌、炭疽杆菌、酵母、霉菌、马拉色菌等有良好的抑菌效果。戴小军等采用琼脂稀释法测定艾叶各提取物抑制幽门螺杆菌的最低抑菌浓度。用 Hp 培养基将蕲艾叶不同提取物和野艾叶不同提取物试验液进行倍比稀释成终浓度为 10.24mg/mL、5.12mg/mL、2.56mg/mL、1.28mg/mL、0.64mg/mL、0.32mg/mL、0.16mg/mL、0.08mg/mL 中药的血琼脂平板，同时做空白不含中药的培养基作为对照。甲硝唑培养基制备：按 0.25μg/mL、0.5μg/mL、1μg/mL、2μg/mL、4μg/mL、8μg/mL 的甲硝唑终浓度制备成 Hp 血琼脂平板。将受试菌在 Hp 培养基血平板上传种 3 次以保证其纯度及活力，得到 72 小时菌龄的菌株，将各菌株用生理盐水洗下，稀释成 10⁸cfu/mL（1 麦氏浓度）浓度菌液，取 1μL 菌液涂布药物平皿，每一菌株重

复 3 块平板。其中，含甲硝唑琼脂平板只涂布 NCTC11637 菌株。于 37℃微需氧环境下培养 3 天。观察细菌生长情况，以不出现菌落的平板上的最低药物浓度为最低抑菌浓度（MIC）。结果空白对照组 6 种菌株均生长良好，NCTC11637 菌株对甲硝唑的 MIC 为 1μg/mL，蕲艾叶总提物的 MIC 为 10.24mg/mL，蕲艾叶石油醚提取物的 MIC 为 10.24mg/mL，蕲艾叶乙酸乙酯提取物的 MIC 为 2.56mg/mL，蕲艾叶正丁醇提取物的 MIC 为 10.24mg/mL，野艾叶总提物的 MIC 为 10.24mg/mL，野艾叶石油醚提取物的 MIC 为 10.24mg/mL，野艾叶乙酸乙酯提取物的 MIC 为 1.28mg/mL，野艾叶正丁醇提取物的 MIC 为 1.28mg/mL，两种艾叶乙醇提取物的 MIC 均大于 10.24mg/mL。结果表明，蕲艾叶的乙酸乙酯提取物及野艾叶的乙酸乙酯提取物、正丁醇提取物具有较强的抑制幽门螺杆菌生长的作用。

　　游思湘等也采用琼脂二倍稀释法对艾叶挥发油进行了体外抑菌试验，测量了其对几种常见病原菌的 MIC 和 MBC。结果表明，在 0.0312~2μL/mL 浓度范围内，艾叶挥发油对炭疽杆菌、金黄色葡萄球菌作用明显，特别是炭疽杆菌的 MIC 达到 0.063μL/mL 时效果最好，但此浓度下对巴氏杆菌、链球菌、沙门菌无明显的抑菌效果，结果见表 7-13。对水生生物常见病原菌的抑菌试验结果表明，艾叶挥发油对荧光假单胞菌和嗜水气单胞菌的抑菌作用最佳，MIC 为 0.5μL/mL；对大肠埃希菌和副溶血菌也有一定的抑菌效果，其 MIC 为 1μL/mL；对产酸克雷伯菌和鱼害黏球菌的杀菌效果稍弱，MIC 为 2μL/mL。结果表明，艾叶挥发油能有效抑制水生生物常见的 6 种病原菌，结果见表 7-14。

表 7-13　艾叶挥发油对 6 种常见病原菌的
MIC 和 MBC 测定结果/（μL/mL）

菌种	药物浓度									MIC	MBC
	2	1	0.5	0.25	0.125	0.0625	0.0312	0.016	0.008		
金黄色葡萄球菌	-	-	+	+	++	++	++	+++	+++	1	1
巴氏杆菌	+	+	+	++	++	++	++	+++	+++	-	-

续表

菌种	药物浓度									MIC	MBC
	2	1	0.5	0.25	0.125	0.0625	0.0312	0.016	0.008		
链球菌	+	+	+	+ +	+ +	+ +	+ +	+ + +	+ + +	−	−
沙门菌	+	+	+	+ +	+ +	+ +	+ +	+ +	+ + +	−	−
大肠杆菌	−	−	+	+	+ +	+ +	+ +	+ +	+ + +	1	1
炭疽杆菌	−	−	−	−	−	−	+	+ +	+ + +	0.063	2

表 7-14　艾叶挥发油对 6 种水生生物常见病原菌
MIC 与 MBC 测定结果/（μL/mL）

菌种	药物浓度							MIC	MBC
	2	1	0.5	0.25	0.125	0.0625	0.0312		
大肠埃希菌	−	−	+	+	+ +	+ +	+ +	1	−
荧光假单胞菌	−	−	−	+	+ +	+ +	+ +	0.5	0.5
嗜水气单胞菌	−	−	−	+	+ +	+ +	+ + +	0.5	0.5
产酸克雷伯菌	−	+	+	+ +	+ +	+ +	+ + +	2	−
鱼害黏球菌	−	−	+	+ +	+ +	+ + +	+ + +	2	2
副溶血菌	−	−	+	+ +	+ +	+	+ + +	1	

　　刘丹丹等采用微波、超声两种提取方法考察了 10 种中药对马拉色菌的抑制作用，筛选出对马拉色菌抑制作用最强的 3 种中药分别为赤芍、苍耳子、艾叶。然后用这 3 种中药进行马拉色菌的 MIC 测定。方法为：将浓度为 0.25g/mL 的提取液用无菌水进行倍比稀释，稀释后用加样器取 1~2μL（含菌量约 10^7 cfu/mL）菌悬液点种于含抗菌液培养基的平皿，以同样方法接种于不含抗菌成分的 MH 琼脂平板，作为阳性对照，将接种后的平板放置 35℃ 培养箱中，倒置培养 18~24 小时。结果显示，艾叶提取物 MIC 为 0.015g/mL，赤芍微波提取物 MIC 为 0.02g/mL，苍耳子超声提取物 MIC 为 0.01g/mL。

　　唐裕芳等通过滤纸片法研究了艾叶超临界 CO_2 萃取物的抑菌活性，结果表明，艾叶超临界 CO_2 萃取物对细菌、酵母、霉菌均有较强的抑菌作用。这是因为艾叶超临界 CO_2 萃取物为精油，其中含有一些萜烯类、酸、醇、醛、酮、萘、酚、醚等物质，可能是这些物质的分子结构特征与生物膜分子结构特征相似，容易进入菌体从而发挥抑菌作用。结果见表 7 – 15。

表 7 – 15　艾叶超临界 CO_2 萃取物的抑菌活性（抑菌圈直径 mm）

抑菌液	枯草芽孢杆菌	金黄色葡萄球菌	大肠杆菌	沙门菌	蜡状芽孢杆菌	酵母	青霉	曲霉	根霉
艾叶	11.9	13.0	13.9	11.4	12.5	13.4	17.5	14.0	16.0
对照	1.0	0.5	1.0	1.0	1.2	0.7	2.0	1.0	1.5

抑菌圈直径大小测量结果表明，抑菌活性随着艾叶超临界 CO_2 萃取物浓度的降低而降低。MIC 测定结果：沙门菌为 1.56g/L，蜡状芽孢杆菌、枯草芽孢杆菌为 0.78g/L，大肠杆菌、金黄色葡萄球菌、酵母为 0.10g/L，霉菌为 0.05g/L。可见，对于大多数细菌、酵母、霉菌，艾叶超临界 CO_2 萃取物的 MIC 不超过 0.78g/L。结果见表 7 – 16。

表 7 – 16　艾叶超临界 CO_2 萃取物的 MIC 测定（抑菌圈直径 mm）

浓度（g/L）	大肠杆菌	金黄色葡萄球菌	蜡状芽孢杆菌	沙门菌	枯草芽孢杆菌	曲霉	青霉	根霉	酵母
12.5	14.0	12.5	10.5	11.5	11.2	15.0	14.0	13.5	13.0
6.25	13.0	12.0	9.5	11.0	10.0	13.0	13.5	12.5	12.0
3.13	12.5	12.0	9.3	11.2	10.0	13.0	11.0	12.0	12.0
1.56	13.0	12.0	9.2	9.5	9.5	11.5	10.2	11.0	11.5
0.78	12.5	12.0	9.2	–	9.2	11.5	10.0	10.5	11.5
0.39	12.5	12.0	–	–	–	11.0	9.6	10.5	11.0
0.20	11.0	11.5	–	–	–	10.0	9.2	10.0	9.5
0.10	10.5	10.5	–	–	–	–	–	–	9.1
0.05	–	–	–	–	–	–	–	–	–

同时唐裕芳等采用平板计数法考察了温度和 pH 对艾叶超临界 CO_2 萃取物抑菌活性的影响，结果表明，偏酸性或偏碱性环境

萃取物抑菌活性较强。高温长时间处理对萃取物抑菌活性影响较大，但高温瞬时或低温处理对萃取物抑菌活性影响不大。

同时发现，艾叶提取物对植物病原菌、食品微生物、妇科阴道致病菌等都有较好的抑菌效果。

张应烙等测定了 15 种中药丙酮提取物对杨树溃疡病菌、棉花枯萎病菌、番茄早疫病菌、小麦纹枯病菌和小麦赤霉病菌等 5 种植物病原菌的抑菌活性。结果显示，艾叶丙酮提取物浓度为 0.05g/mL 时对这 5 种菌的抑制率分别为 58.9%、74.8%、53.2%、64.0%、61.8%；艾叶丙酮提取物浓度为 0.1g/mL 时对棉花枯萎病菌孢子萌发的抑制率达 97.2%，在 15 种中药中抑制作用最强，说明艾叶有较强的植物病原菌抑菌活性。

吴朝霞等采用正交设计法优选出提取条件后，同时蒸馏萃取提取艾叶挥发油，研究艾叶挥发油对几种常见食品微生物的抑菌效果。结果表明，艾叶挥发油对大肠杆菌、金黄色葡萄球菌、酵母菌均有一定抑制作用，对沙门杆菌、志贺菌抑制效果不明显，黑曲霉为最敏感菌株，浓度为 100μg/mL 能完全抑制（结果见表 7-17）。在此基础上，考察了艾叶挥发油对菌株生长的毒力作用，结果表明，不同的菌株对艾叶挥发油的敏感性不同，辣椒疫霉病菌为最敏感菌株，EC_{50} 为 95.0μg/mL。苹果腐烂病菌的 EC_{50} 为 138.8μg/mL，棉花枯萎病菌和水稻枯纹病菌的 EC_{50} 值分别为 162.6μg/mL 和 183.4μg/mL。

表 7-17　不同浓度的艾叶挥发油对试验菌抑菌效力的影响

材料	试验菌	艾叶挥发油浓度/（μg/mL）				
		10	50	100	500	1000
艾叶挥发油	大肠杆菌	+ +	+	+	–	–
	金黄色葡萄球菌	+ +	+	+	–	–
	酵母菌	+ +	+	+	–	–
	黑曲霉	+ +	+		–	–
	沙门菌	+ +	+ + +	+ +	+ +	+
	志贺菌	+ +	+ + +	+ + +	+ + +	+ +

　　刘萍等考察了不同艾叶水提液对常见妇科阴道致病菌的体外抗菌作用。3 种艾叶水提物的制备方法为：样 1 为艾叶 100g，加水煎煮 3 次，每次分别为 40 分钟、30 分钟、20 分钟，过滤浓缩至 500mL；样 2 为提取挥发油后的艾叶，在按照样 1 的方法提取所得；样 3 为在样 1 的基础上进行了水提醇沉的提取物。然后用二倍稀释法对 5 种细菌进行抑菌试验，结果显示，样 1、样 2、样 3 对金黄色葡萄球菌、大肠杆菌、肺炎双球菌、表皮葡萄球菌、白色念珠菌均有明显的抑制作用，样 2 除了对金黄色葡萄球菌的抑制作用稍弱外对其余 4 种菌的抑制效果与样 1 相同，样 3 除了对肺炎双球菌的抑制作用与样 1 一致外，对其余 4 种菌的效果不如样 1。结果表明，不同方法提取的艾叶水提液对 5 种妇科阴道致病菌的抗菌效果不同，提取艾叶挥发油后的艾叶水提液与艾叶水提液对 5 种菌的 MIC 无明显差异，而醇沉后的艾叶水提液的抑菌作用下降。结果见表 7 – 18。

表 7 – 18　体外抗菌试验结果

供试液	细菌（真菌）	孔号								
		1	2	3	4	5	6	7	8	9
样 1	金黄色葡萄球菌	−	−	−	−	− △	− *	+	+	+
	大肠杆菌	−	−	− △	− *	+	+	+	+	+
	肺炎双球菌	−	−	−	−	− △	− *	+	+	+
	表皮葡萄球菌	−	−	−	− △	− *	+	+	+	+
	白色念珠菌	−	− △	−	− *	+	+	+	+	+
样 2	金黄色葡萄球菌	−	−	−	− *	+	+	+	+	+
	大肠杆菌	−	−	−	− *	+	+	+	+	+
	肺炎双球菌	−	−	−	−	−	− *	+	+	+
	表皮葡萄球菌	−	−	−	−	+ *	+	+	+	+
	白色念珠菌	−	−	−	− *	+	+	+	+	+

续表

供试液	细菌（真菌）	孔号								
		1	2	3	4	5	6	7	8	9
样3	金黄色葡萄球菌	−	−	− *	+	+	+	+	+	+
	大肠杆菌	−	− *	+	+	+	+	+	+	+
	肺炎双球菌	−	−	−	−	−	−	− *	+	+
	表皮葡萄球菌	−	−	−	− *	+	+	+	+	+
	白色念珠菌	−	−	−	− *	+	+	+	+	+
对照	金黄色葡萄球菌	−	−	−	−	−	− △	− *	+	+
	大肠杆菌	−	−	−	− △ *	+	+	+	+	+
	肺炎双球菌	−	−	−	−	− △	− *	+	+	+
	表皮葡萄球菌	−	−	−	−	−	− △ *	+	+	+
	白色念珠菌	−	−	−	−	−	−	− △ *	+	+

注："＋"表示有细菌生长，"－"表示无细菌生长，"＊"表示最低抑菌浓度，"△"表示最低杀菌浓度。

以上是艾叶单味药的抑菌作用研究。有研究发现，艾叶的复方制剂仍然显示出显著的杀菌效果。宋建勇等观察了艾叶中草药复方消毒剂的杀菌效果，试验结果表明，艾叶复方消毒剂原液在20～25℃下作用2～10分钟，可将悬液中各种细菌和真菌杀灭99.99%以上。用该消毒剂将电话机与冰箱门把表面喷湿，作用5分钟，可杀灭自然菌99.83%以上。

王金和等研究了复方中草药消毒剂（含大黄、艾叶）的杀菌效果，并对其进行了定量杀菌试验、临床现场消毒试验。结果表明，以大黄、艾叶等中草药组方的中草药消毒剂对金黄色葡萄球菌作用10分钟，杀灭率达99.9%，作用30分钟，可达100%；对大肠杆菌作用100分钟以上，杀灭率达100%；对枯草芽孢杆菌作用15分钟以上杀灭率达99.9%；表面现场消毒对细菌杀灭率达99.96%；54℃温箱中放置14天后，杀菌效果基本不变。

刘萍等考察了艾叶与艾叶复方水提液对几种常见妇科阴道致

病菌的体外抑菌杀菌效果，实验结果表明，艾叶水提液具有明显的体外抗菌作用，用相同剂量的黄柏与苦参代替部分艾叶的复方艾叶水提液的抗菌作用较相同剂量的艾叶水提液有所下降。艾叶水提液对金黄色葡萄球菌、大肠埃希菌、肺炎双球菌及表皮葡萄球菌的抑菌作用均优于复方艾叶水提液，两药对白色念珠菌的MIC相近。结果见表7-19、表7-20。

表7-19 两种药液体外抗菌作用统计结果

菌株及菌号	接种菌液/（cfu/mL）	注射用青霉素钠/（mg/mL）		氟康唑注射液/（mg/mL）		样品1（含生药 mg/mL）	
		MIC	MBC	MIC	MBC	MIC	MBC
金黄色葡萄球菌	10^5	0.0003	0.0006	-	-	6.25	12.50
大肠埃希菌	10^5	0.0384	0.0384	-	-	25.00	50.00
肺炎双球菌	10^5	0.0006	0.0012	-	-	6.25	12.50
表皮葡萄球菌	10^5	0.0006	0.0006	-	-	12.50	25.00
白念珠菌	10^5	-	-	-	-	25.00	100.00

表7-20 两种药液的MIC统计结果/（含生药 mg/mL）

药液	金黄色葡萄球菌	大肠埃希菌	肺炎双球菌	表皮葡萄球菌	白色念珠菌
样1	16.25	25.00	6.25	12.50	25.00
样2	25.00	50.00	12.50	50.00	25.00

注：样1为艾叶100g，加水煎煮3次，每次分别为40、30、20分钟，过滤浓缩至500mL；样2为取黄柏、苦参各25g，加水适量煎煮30分钟后再加艾叶50g，用与样品1相同的制备方法制得。

明溪等采用打孔法比较了复方挥发油（苍艾香熏油）与各组方中单药挥发油的抑菌效果。与对照组相比，中、高浓度（40g/mL、80g/mL）的苍艾香熏油对金黄色葡萄球菌、乙型链球菌、白色念珠球菌具有高度抑制作用，并且在一定剂量范围内随剂量增加而增强。其中，对金黄色葡萄球菌、乙型链球菌的抑制作用优于左氧氟沙星；对白色念珠球菌的抑制作用优于酮康唑。组方中单味药艾叶挥发油对金黄色葡萄球菌、乙型链球菌、白色念珠球菌均敏感，对铜绿假单孢菌不敏感。结果见表7-21、表7-22。

表7-21 苍艾香熏油体外抑菌实验结果

菌株	苍艾香熏油（g/mL）					阳性对照（50μg/mL）		阴性对照
	80/100%	40/50%	20/25%	10/12.5%	5/6.25%	左氧氟沙星	酮康唑	食用花生油/100%
金黄色葡萄球菌	90	23	18	14	14	55	-	6
乙型链球菌	25	20	13	12	96	-	6	6
铜绿假单孢菌	8	7	6	6	6	55	-	6
白色念珠菌	55	30	15	12	10	-	33	6

注：表格中数字为抑菌圈直径平均值，100%、50%、25%、12.5%、6.2%表示苍艾香薰油的百分含量。

表7-22 部分组方药物挥发油体外抑菌实验结果

菌株	藿香	佩兰	苍术	艾叶	香薷	丁香	花椒	阳性对照（50ug/mL）		阴性对照
	125/100%	80/100%	40/100%	40/100%	133/100%	10/100%	15/100%	左氧氟沙星	酮康唑	食用花生油/100%
金黄色葡萄球菌	30	27	30	20	24	46	47	55	-	6
乙型链球菌	11	8	18	12	22	36	20	60	-	6
铜绿假单孢菌	8	9	9	6	6	9	10	55	-	6
白色念珠菌	27	30	30	28	11	28	27	-	33	6

注：表格中数字为抑菌圈直径平均值，各药物的浓度单位为g/mL，且100%表示各药物的纯度。

颜子博等通过艾叶溶液/丙烯酸接枝棉纤维考察了艾叶溶液的抑菌作用，结果表明其对大肠杆菌有强烈的抑菌作用。王华等体外抑菌试验表明，艾叶水提液对金黄色葡萄球菌的抑菌效果略优于大肠杆菌和乙型伤寒沙门菌，且均随药物浓度的升高而有所增强。陈羽等的研究表明，艾叶水煎液对金黄色葡萄球菌、大肠埃希菌、枯草芽孢杆菌、白假丝酵母菌和黑曲霉菌具有明显的杀菌作用，还进行了苯扎溴铵与艾叶水提物的协同杀菌效果研究，进一步验证了艾叶水煎液对上述菌种的杀菌效果。艾叶水提物对于巴氏杆菌的抗菌作用研究较为少见，曲径等研究了艾叶等20种中药对禽多杀性巴氏杆菌的体外抗菌活性，结果表明艾叶对巴氏杆菌具有较好的体外抗菌活性，且艾叶、黄连、黄柏、地榆通过相加、协同对抗巴氏杆菌的作用。何钟竞等提取艾叶挥发油制备成新型艾叶洗手液，并研究了其抑菌作用，结果表明新型艾叶洗手液对金黄色葡萄球菌和大肠杆菌的抑菌效果均强于其他两种市售的洗手液，且抑菌效果随浓度降低而减弱。

二、抗真菌作用

孙迅对艾叶煎剂抗皮癣真菌作用进行了研究，发现艾叶煎液对致病性真菌的抑菌作用微弱，在15%浓度时对堇色毛癣菌才出现抑制作用，30%浓度时除絮状表皮癣菌、足跖毛癣菌及白色念珠菌依然发育外，其他如许兰黄癣菌、许兰黄癣菌蒙古变种、犬小芽孢癣菌、同心性毛癣菌、红色毛癣菌、铁锈色毛癣菌、堇色毛癣菌等均停止发育。

曹仁烈等观察到艾叶的水浸剂（1∶4）在试管内对堇色毛癣菌、许兰黄癣菌、奥杜盎小芽孢癣菌、羊毛状小芽孢癣菌、红色表皮癣菌、星形奴卡菌等皮肤真菌均有不同程度的抑制作用。

孙迅又进行了艾叶烟熏法对14种致病性真菌抗菌试验的初步观察。艾叶烟熏法是将艾叶用手握成半鸡卵大之圆形，将其燃烧，置于瓷罎内（瓷罎深约32cm，宽约30cm），罎内放个离艾团15cm高的架子，架子上放两根经火烧灭菌的玻璃棒。将双碟培养基放置于玻璃捧上，用艾叶烟熏之，罈口处有铁纱窗，并盖一张纸，使其不致闷灭而烟仍能排出。艾熏时罈内温度为 29.6℃。共分 3 组，分别进行试验。一组先将双碟沙伯弱培养基艾熏 2 分钟、5 分钟、10 分钟或 15 分钟，然后立即接种各菌种，再用灭菌凡士林将双碟开口处封闭。二组先将各菌种接种于双碟沙伯弱培养基上，发育生长 5 日后，再艾熏不同时间，同上处理。三组接种各菌种发育生长 10 日后再艾熏不同时间，并作一不艾熏的接种培养，以作对照。如此，即放置于室温内，每日观察其发育状态，观察 30 日并每日记录之，结果如表 7 - 23 所示。

从表中可以看出，在一组经不同时间（分钟）艾熏后所接种的各菌种，除白色念珠菌外，均未发育。而对照组之各菌则发育生长旺盛。在二组（系先接种各菌种，待发育 5 日后再艾熏不同时间）仅于艾熏 2 分钟时大部分癣菌发育，但有些癣菌发育极为缓慢，且不旺盛，如许兰毛（发）癣菌蒙古变种在艾熏 2 分钟的沙伯弱培养基上之菌落，略见其菌落稍稍增大，在艾熏 2 分钟的沙伯弱培养基上，其许兰毛（发）癣菌、共心性毛（发）癣菌、堇色毛（发）癣苗、铁锈色小芽孢菌及石膏样毛（发）癣菌等停止发育生长，呈抑制作用。在艾熏 5 分钟时，除白色念珠菌外，则均呈抑制作用。其对照组发育旺盛，菌落迅速增大。在三组（系各株菌种发育生长 10 日后再艾熏）中于艾熏 2 分钟的沙伯弱培养基上之菌落，除红色毛（发）癣菌、絮状表皮癣菌、铁锈色小芽孢菌、足跖毛癣菌、趾间毛癣菌、申克孢子丝菌及斐氏酿母菌生长外，其他各菌均停止生长，呈抑制作用。在艾熏 5 分钟时，除了足跖毛癣菌及趾间毛癣菌菌落增大外，其他各菌均停止生长，呈抑制作用。而对照组则发育旺盛，菌落迅速增大。结果表明：艾叶烟熏法对许兰黄癣菌、许兰黄癣菌蒙古变种、同心性毛癣菌、堇色毛癣菌、红色毛癣菌、絮状表皮癣菌、铁锈色小芽孢癣菌、足跖毛癣菌、趾间毛癣菌、犬小芽孢癣菌、石膏样毛癣菌、申克孢子丝菌、斐氏酿母菌等致病性皮肤真菌均有不同程度的抗菌作用。

表 7 - 23　艾叶烟熏法对不同真菌的抗菌效果表

艾熏时间	许兰毛(发)癣菌	许兰毛(发)癣菌蒙古变种	共心性毛(发)癣菌	董色毛(发)癣菌	红色毛(发)癣菌	絮状表皮癣菌	铁锈色小芽孢菌	足跖毛(发)癣菌	趾间毛(发)癣菌	大小芽孢菌	石膏样毛(发)癣菌	申克孢子丝菌	斐氏酿母菌	白色念珠菌
一组（艾熏后接种）2分钟	-	-	-	-	-	-	-	-	-	-	-	-	-	+++
5分钟	-	-	-	-	-	-	-	-	-	-	-	-	-	+++
10分钟	-	-	-	-	-	-	-	-	-	-	-	-	-	++
15分钟	-	-	-	-	-	-	-	-	-	-	-	-	-	+
对照组	++++	++++	++++	++++	++++	++++	++++	++++	++++	++++	++++	++++	++++	++++
二组（接种各菌种，发育5日后再艾熏）2分钟	-	+	-	-	+	+	-	+++	+++	+++	-	++	++	+++
5分钟	-	-	-	-	-	-	-	-	-	-	-	-	-	+++
10分钟	-	-	-	-	-	-	-	-	-	-	-	-	-	++
15分钟	-	-	-	-	-	-	-	-	-	-	-	-	-	++
对照组	++++	++++	++++	++++	++++	++++	++++	++++	++++	++++	++++	++++	++++	++++
三组（接种各菌种，发育生长10日后再艾熏）2分钟	-	-	-	-	+	+	+	++	++	-	-	+	+	+++
5分钟	-	-	-	-	-	-	-	++	++	-	-	-	-	+++
10分钟	-	-	-	-	-	-	-	-	-	-	-	-	-	+++
15分钟	-	-	-	-	-	-	-	-	-	-	++++	-	-	++
对照组	++++	++++	++++	++++	++++	++++	++++	++++	++++	++++	++++	++++	++++	++++

注表："-"未发育；"+"开始发育菌块略大；"++"菌落增大；"+++"菌落迅速增大，较旺盛；"++++"菌落迅速增大、发育旺盛，与对照组相似。

　　黄圣祥研究了艾叶烟熏对皮肤真菌的抑制作用，对絮状表皮癣菌、柯氏皮肤癣菌、红色表皮癣菌、铁锈色小芽孢菌、石膏样毛癣菌、堇色毛癣菌、同心性毛癣菌、许兰黄癣菌、白色念珠菌等9种真菌分别进行接种发育5日熏蒸，熏蒸后立即接种，接种绒布上再熏蒸等3种处理方法。结果表明，培养基熏后接种，其抑菌效果，优于接种5日后再熏蒸；在布上熏和在培养基上熏后立即接种，二者结果一致。

　　魏孜孜等在此基础上观察比较了外耳道涂药（咪康唑乳膏）、艾烟熏耳和外用涂药结合艾烟熏耳3种外治方法治疗耳真菌病的临床效果。具体方法：将73例（88耳）真菌病患者随机分为三组，对照治疗（常规治疗）组、艾熏治疗组、结合治疗组。常规治疗组在耳内镜或额镜下以咪康唑乳膏薄薄一层均匀涂于外耳道，1~2次/天，7天为一疗程。艾熏治疗组：患者取坐位或侧卧位，患耳朝下，将艾蒿点燃后置于患耳下，艾烟柱对准外耳道，2次/天，30分钟/次，7天为一疗程。结合治疗组以咪康唑乳膏涂于外耳道，1周1次，艾烟熏外耳道2次/天。观察1个月及1年的效果，结果治疗后1个月、1年的总有效率组间差异无统计学意义（$P > 0.05$）；艾熏外治法（治愈率66.67%）和结合外治法（治愈率65.52%）的治愈率较常规外治法（治愈率38.46%）高（$P < 0.05$）。结果表明，艾熏法治疗耳真菌病治愈率高，艾烟熏耳对耳真菌有良好的抑制作用。

　　魏月琴等采用滤纸片法考察了23种中草药水煎液单剂对4种果蔬致病真菌的抑制作用。实验结果表明，在离体条件下，浓度为1.0mg/mL的艾叶水煎液可分别抑制苹果轮纹病菌、番茄灰霉病菌、梨链格孢病菌等3种果蔬致病真菌孢子的形成，抑菌圈直径分别为18.13mm、19.55mm、20.07mm。

　　白静等观察了不同艾叶制备物体外对白色念珠菌生物膜形成的抑制作用，其中艾叶发酵物对白色念珠菌生物膜形成具有显著抑制作用。采用甲基四氮盐（XTT）减低法检测艾叶水提物、艾叶醇提物及艾叶发酵物在3.125~200mg/mL浓度范围内对不同生长状态下念珠菌细胞增殖活性的影响，结果表明，在 0~48 小时白色念珠菌生物膜形成过程中，艾叶发酵物对不同状态下白色念珠菌抑制作用最强，MIC_{50} 最低。其次为艾叶水提物，艾叶醇提物抑制作用最弱。

三、抗病毒作用

上海第二医学院附属第三人民医院气管炎研究组等观察了苍术艾叶香烟对实验用腺病毒 3 型、鼻病毒浙九 -2 株、疱疹病毒浙九 -9 株、副流感I型病毒仙台株和流感病毒 A_3 沪防 72 -10 株等五种病毒株的抑制作用，结果表明，用苍术艾叶香烟熏 15 分钟后，对所试 5 种病毒尚无作用，30 分钟则试验用的病毒浓度（$TCID_{50}$）显著降低，45 分钟则试验病毒不能从细胞培养上或鸡胚中测得，但二者相差三个对数以上，说明苍术艾叶香烟对五种病毒都有一定的作用。并单独用艾叶烟熏以观察艾叶对腺病毒、鼻病毒、流感病毒和副流感病毒的抗病毒作用，结果如表 7 -24 所示。

表 7 -24　艾叶烟对四种呼吸道病毒的作用

病毒	组别	实验次序	烟熏时间（分钟）		
			30	45	60
			$TCID_{50}$（lg）		
腺病毒	艾叶组	1	≥3.5	2.5	1.25
		2	≥3.5	≥3.5	0.75
	对照组	1	≥5.5	≥5.5	≥5.0
		2	≥5.5	≥5.5	≥5.5
鼻病毒	艾叶组	1	2.5	1.5	≤0.5
		2	2.75	1.5	≤0.5
	对照组	1	4.25	3.75	3.5
		2	4.25	3.75	3.5

续表

病毒	组别	实验次序	烟熏时间（分钟）		
			30	45	60
			$TCID_{50}$（lg）		
流感病毒	艾叶组	1	2.75	1.5	≤0.5
		2	≥3.5	1.5	0.75
	对照组	1	5.5	4.75	4.75
		2	5.5	5.25	5.25
副流感病毒	艾叶组	1	2.5	1.75	≤0.5
		2	3.25	1.75	0.75
	对照组	1	5.25	4.75	4.5
		2	5.25	5.25	4.75

结果表明，艾叶对这四种病毒均有一定的抑制作用。

张其正等研究表明，用苍术艾叶烟熏剂（含苍术 55%，艾叶 28%）点燃浓度为 $1g/m^3$ 或 $5g/m^3$，均能在半小时内使流感病毒滴度（EID_{50}，lg）较对照组明显下降（下降 1.55~3.00 个对数以上）。并把苍术、艾叶单独提取液用生理盐水稀释成 1:10~1:50 与甲 3 型流感病毒混合，在 37℃ 作用 1 小时后，测定病毒感染滴度（EID_{50}），结果如表 7-25 所示。

表 7-25　不同成分的苍术艾叶溶液对流感病毒的抑制作用

组别	EID_{50}（lg）	
	1:10（稀释度）	1:50（稀释度）
病毒对照	7.5	7.25
艾叶提取液	≤2.75	≥6.5
苍术提取液	5.4	≥6.5
苍术艾叶烟熏油	4.5	≥6.25

从上表可以看出，不同成分的溶液 1:10 稀释度均有一定的抑制病毒作用，且以艾叶提取液的效果最好，而 1:50 稀释度则

效果不明显。

华东医院等对苍术艾叶香烟（含苍术 30%，艾叶 20%）抗腮腺炎病毒、流感病毒、核形多角体病毒等病毒的作用进行了观察，结果腮腺炎病毒经苍术艾叶香烟熏 30 分钟在细胞培养中病毒浓度（TCID$_{50}$）明显下降，烟熏 50 分钟后苍术艾叶组病毒滴度较对照香组及未点香组下降三个对数以上，而对照香组烟熏 1 小时，仍能从鸡胚细胞培养上测得腮腺炎病毒，病毒滴度与未点香组相似。这说明苍术艾叶消毒香烟对腮腺炎病毒是有抑制作用的。结果还表明，苍术艾叶香烟熏剂对流感病毒具有高效和速效的抗病毒作用。对家蚕核形多角形病毒（属双股 DNA 病毒）感染家蚕的感染率和死亡率均有非常明显的降低作用，并认为苍术艾叶抗病毒作用机制可能是直接影响病毒核酸部分和核苷酸的组成。

韩轶等通过微量细胞病变抑制法研究了艾叶挥发油对呼吸道合胞病毒（RSV）、流感病毒（IFV）的体外抑制作用。首先进行了细胞毒性试验，方法是：分别将 Hela 细胞和 MDCK 细胞接种于 96 孔培养板，生长致密成单层，将艾叶挥发油用细胞培养液作连续 10 倍稀释，分别加入到培养孔内，每孔 100μL，每个稀释度重复 4 孔。另以细胞培养液作为正常细胞对照，37℃，体积分数为 5% CO$_2$ 培养。动态观察结果表明，Hela 细胞和 MDCK 细胞半数中毒浓度（TC$_{50}$）分别为 31.25mg/L 和 41.67mg/L，最大无毒浓度（TC$_0$）均为 25mg/L。从艾叶挥发油的最大无毒浓度开始，作连续倍比稀释 6 个浓度，每个浓度均做 4 孔，分别加入上述已感染病毒的 Hela 细胞和 MDCK 细胞孔内，每孔 100μL，37℃，体积分数为 5% CO$_2$ 培养，同时分别设立正常细胞对照及病毒对照。结果表明，艾叶挥发油对 RSV 的 IC$_{50}$ 为 3.33 mg/L，TI 值为 9.4。说明艾叶挥发油对 RSV 有一定的抑制作用，但对 IFV 的抑制作用不明显。

赵志鸿等先后研究了艾叶乙酸乙酯提取物及艾叶挥发油对 HBV 的抑制作用，结果表明，艾叶乙酸乙酯提取物和艾叶挥发油在体外均能明显抑制 HepG2.2.15 细胞 HBsAg 和 HBeAg 的分泌，同时对 HBV DNA 的复制也有一定抑制作用，并呈剂量依赖性。侯迎迎等研究发现艾叶乙酸乙酯部位在体外细胞培养体系中具有较强的抗乙肝病毒活性，同时在体内抗鸭乙肝病毒实验中对血清和肝脏中的乙肝病毒均有抑制作用。冯诗杨等研究发现，艾叶挥发油及 NLC（纳米结构脂质载体）均对鸭血清中、鸭肝组织中乙肝病毒有抑制作用，高剂量抑制作用更明显，且艾叶挥发油做成 NLC 制剂后抑制作用比原料药更加显著。

综上所述，艾叶烟熏剂对腺病毒、鼻病毒、疱疹病毒、流感病毒、腮腺炎病毒和乙肝病毒等均有抑制作用。艾叶挥发油对呼吸道合胞病毒有一定的抑制作用。

四、抗支原体、衣原体作用

有人观察了苍术艾叶消毒香烟的抗支原体作用。将口腔支原体和肺炎支原体"FH"株，经液体传代繁殖后，取约 0.3mL 的量，滴于支原体固体平皿上，然后用"L"型玻璃棒将它涂布均匀，放入 37℃温箱中约 40 分钟使之干燥后再放入实验箱中，苍术艾叶消毒烟烟熏 4 小时后取出，这两种支原体已灭活。但对照组二株支原体滴入支原体固体平皿上，经培养生长良好，说明艾叶有一定抗支原体作用。

何斌采用艾烟熏灸治疗浸渍糜烂型足癣 78 例，得出艾烟熏疗对瘙痒、丘疹、水疱及浸渍糜烂症状效果优于派瑞松。有研究表明，艾烟对口腔支原体与肺炎支原体的抗灭作用也很显著。

第二节　镇痛抗炎作用

药理实验证明，艾叶水提物、醋艾叶炭、艾叶挥发油有一定的镇痛效果，以艾叶水提物组分的镇痛作用更为显著。

一、镇痛作用

早期王树荣等采用铺灸疗法研究了艾绒对大鼠的镇痛作用机

理。实验具体方法为：将大鼠随机分为 4 组，空白对照组、大蒜组（大蒜及艾绒）、药物Ⅰ组（大蒜及艾绒、丁香、肉桂、斑蝥）、药物Ⅱ组（大蒜及艾绒、丁香、肉桂、斑蝥、麝香）。腹腔注射 1% 醋酸 1mL/只，致动物疼痛反应。30 分钟后动物以乙醚轻度麻醉后，背位固定于手术台上，将动物自前胸部至下腹部背毛去除，局部皮肤上分别敷以艾绒、大蒜、药物Ⅰ及药物Ⅱ，然后灸该部位，每次 15 分钟，共灸两次。灸后断头取下丘脑称重，加入 1mol/L 盐酸 1.5mL 匀浆，室温放置 100 分钟后在匀浆液中加入 1mol/L 氢氧化钠 1.5mL，离心 5 分钟，取上清液测 β - 内啡肽含量。结果，除对照组外，其余 3 组灸后 β - 内啡肽含量均有明显提高，且药Ⅱ组动物 β - 内啡肽含量升高最为明显，由此推断，中药加大蒜合并灸较单用大蒜作用明显，含量增加可明显提高机体的痛阈，发挥明显的镇痛作用。

瞿燕等采用扭体法和热板法比较了艾叶生品和炮制品醋艾叶炭对小鼠的镇痛作用。小鼠扭体反应影响实验的具体方法为：小鼠 72 只，雌雄各半，按体重分层随机分为 6 组，灌胃给药 1 次/日，连续 3 天。末次给药后 30 分钟每只小鼠腹腔注射 0.7% 醋酸生理盐水溶液。立即观察小鼠 15 分钟内出现扭体反应的次数。对热板法小鼠的镇痛作用方法为：筛选出痛阈值 5～30 秒的小鼠，按体重随机分为 6 组，分组后先测正常痛阈值两次，取平均值作为给药前痛阈值。灌胃给药后，分别于 30 分钟、60 分钟、90 分钟、120 分钟测定各鼠痛阈值。实验数据经统计处理，与空白对照组比较，醋艾炭各剂量组的扭体次数有显著性差异，生艾叶各剂量组未表现出显著性差异；与空白对照组相比，醋艾炭高剂量组在给药后 60 分钟的痛阈值有显著性差异，而生艾叶各剂量组给药后痛阈值均无显著性差异。结果提示，艾叶经炒炭并醋灸后具有一定的镇痛作用，与生品比较，其镇痛作用有增强趋势。

王会等用同样的方法研究了艾叶不同组分对小鼠的镇痛作用，与瞿燕的方法不同之处在于，扭体法采用给药第 1 天、3 天、

7 天灌胃给药后 90 分钟，腹腔注射 0.6% 醋酸生理盐水溶液，观察小鼠 15 分钟内扭体次数，热板法观察了给药第 1 天、3 天、7 天灌胃给药后 90 分钟小鼠痛阈值。艾叶挥发油、水提组分在给药 1 天、3 天、7 天均有较好的镇痛作用，其镇痛有效剂量范围分别为 34.5～138g/kg、1.17～4.68g/kg，且呈现一定的依赖剂量和时间的量效和时效变化，按折合生药量计算，在镇痛作用强度上，水提组分强于挥发油。随着剂量增大、时间延长其镇痛效果越明显，但是其伴随的肝、肾毒副作用也随之增强，艾叶水提组分低剂量（相当于人日用量 9g）对肾脏有副作用，临床应用其治疗妇科疾病等发挥镇痛作用的同时要考虑其毒副作用。

鉴于研究发现艾叶发挥镇痛作用的同时有一定的毒副作用，为了明确艾叶发挥镇痛作用的物质基础和剂量范围，王会等又对艾叶不同组分发挥镇痛作用的安全范围进行了研究。实验采用热板法，将艾叶水提物组分和艾叶挥发油组分各设 5 个剂量组，分别为艾叶水提物 5.03g/kg、3.32g/kg、2.19g/kg、1.45g/kg、0.96g/kg，艾叶挥发油 0.77mL/kg、0.48mL/kg、0.30mL/kg、0.19mL/kg、0.12mL/kg。观察给药 90 分钟后小鼠痛阈值，以给药后小鼠疼痛反应潜伏期较给药前延长 100% 以上为有效镇痛作用指标，记录有效反应动物数。结果见表 7-26、表 7-27。

表 7-26　热板镇痛实验中艾叶水提组分给药剂量和各组有效动物数

组别	水提组分			ED$_{50}$ 及 95% 可信限
	剂量/（g/kg）	对数剂量	有效数/只	
剂量 1	5.03	0.70157	9	
剂量 2	3.32	0.52114	8	ED$_{50}$ =2.0978g/（kg·d）
剂量 3	2.19	0.34044	5	95% 的可信限 =（1.5555～
剂量 4	1.45	0.16137	3	2.7917）g/（kg·d）
剂量 5	0.96	-0.01773	1	

表7-27 热板镇痛实验中艾叶挥发油组分给药剂量和各组有效动物数

组别	水提组分			ED$_{50}$及95%可信限
	剂量/（mL/kg）	对数剂量	有效数/只	
剂量1	0.77	-0.1135	9	
剂量2	0.48	-0.3187	7	ED$_{50}$=0.302mL/（kg·d）
剂量3	0.3	-0.52288	5	95%的可信限=（0.213~
剂量4	0.19	-0.72125	3	0.429）mL/（kg·d）
剂量5	0.12	-0.92082	1	

由上表中结果可知，艾叶水提组分及挥发油对热板小鼠的 ED$_{50}$分别为2.0978g/（kg·d）、0.302mL/（kg·d）[折合生药量为39.7g/（kg·d）]，其发挥镇痛作用的有效剂量范围为1.5555~2.7917g/（kg·d），折合生药量为28.0~56.5g/（kg·d），表明艾叶水提组分较挥发油对小鼠热刺激的反应更灵敏，治疗更有效，提示艾叶发挥镇痛功效的主要物质基础为水溶性物质。并且经过计算，艾叶水提组分的治疗指数及安全系数分别为38.20和12.25，艾叶挥发油分别为5.53和1.23。

二、抗炎作用

有研究资料介绍，艾叶油小鼠体内灌胃给药对角叉菜胶、巴豆油、醋酸所造成的动物模型的炎症反应均有较强的抑制作用。表明艾叶油有一定的抗炎作用。

杨长江等以耳肿胀为指标观察了艾叶不同炮制品对小鼠实验性炎症的影响。具体方法是：取小鼠112只，雌雄兼用，体重（20±2）g，随机分成11组，分别以生理盐水及艾叶不同炮制品水煎剂灌胃给药，每日2次，连续3天，末次给药后40分钟将二甲苯均匀涂于小鼠左耳，每只0.05mL，30分钟后剪掉左耳，用6mm打孔器沿耳廓边缘打孔，取下耳片立即称重。结果表明，生艾叶、醋艾叶、醋艾炭、煅艾炭可显著抑制实验性炎症。与生理盐水组相比，生艾叶、醋艾叶、醋艾炭、煅艾炭均具显著性差异

（$P < 0.05$）。结果见表 7-28。

表 7-28　艾叶不同炮制品对小鼠二甲苯所致耳肿胀的影响

组别	动物数（只）	剂量（g/10g）	耳肿胀度（mg）
生理盐水	9	–	5. 79 ± 0. 71
生艾叶	11	20	4. 28 ± 0. 92 * *
	10	4	4. 74 ± 0. 83 * *
醋艾叶	8	20	5. 06 ± 0. 59 *
	11	4	4. 81 ± 0. 74 * *
醋艾炭	10	20	5. 42 ± 0. 89
	10	4	4. 23 ± 0. 74 * *
煅艾炭	11	20	4. 92 ± 0. 81 * *
	11	4	4. 96 ± 0. 71 * *
艾叶炭	11	20	5. 60 ± 0. 62
	10	4	6. 39 ± 0. 66

注：* $P < 0.05$，* * $P < 0.01$（与生理盐水组比较）。

田丰玮等研究了艾叶油乳膏剂对兔膝骨关节炎模型关节冲洗液中细胞因子（IL-1β、PGE$_2$、TNF-α）含量的影响，将 54 只成年新西兰兔分为正常对照组（A 组），模型对照组（B 组），扶他林软膏组（C 组），艾叶油乳膏剂高（D 组）、中（E 组）、低（F 组）剂量组，每组 9 只。造模方法：将 B～F 组兔的左膝关节用石膏固定于伸直位 6 周，固定范围从兔踝关节下 3cm 至腹股沟以下 1.5cm，踝背屈 30°～40°，6 周后将各组动物随机处死 1 只，取关节软骨做病理检查以评价造模是否成功。造成膝骨关节炎模型后，将基质涂于 A、B 组兔膝关节处，将艾叶油乳膏剂涂于 D、E、F 组兔膝关节处，扶他林软膏涂于 C 组兔膝关节处，每天 1 次，连续 4 周。采用放免法检测关节冲洗液中细胞因子含量。结果表明，艾叶油乳膏可降低关节冲洗液中细胞因子（IL-1B、PGE$_2$、TNF-α）的含量。艾叶油乳膏中、高剂量组关节冲洗液中 IL-1β、PGE$_2$、TNF-α 含量比模型对照组低（$P < 0.05$ 或

0.01）。结果见表 7 - 29。

表 7 - 29　艾叶油乳膏剂对兔膝骨关节模型关节冲洗液中
TNF - α、IL - 1β、PGE₂ 含量的影响

组别	动物数 （只）	IL - 1β （ng/mL）	PGE₂ （10pg/mL）	TNF - α （ng/mL）
正常对照组	8	0. 30 ± 0. 10 **	3. 86 ± 1. 51 **	1. 76 ± 0. 27 **
模型对照组	8	0. 49 ± 0. 08	6. 28 ± 1. 52	2. 72 ± 0. 38
艾叶油乳膏剂小剂量组	8	0. 47 ± 0. 19	5. 20 ± 1. 42	2. 61 ± 0. 58
艾叶油乳膏剂中剂量组	8	0. 39 ± 0. 10 *	4. 72 ± 1. 34 *	2. 32 ± 0. 30 *
艾叶油乳膏剂高剂量组	8	0. 36 ± 0. 06 **	4. 30 ± 1. 20 **	2. 23 ± 0. 20 **
扶他林软膏组	8	0. 31 ± 0. 05 **	4. 80 ± 1. 36 *	2. 26 ± 0. 22 **

注：与模型对照组比较，$*P < 0.05$，$**P < 0.01$。

　　万毅等研究发现，艾叶萃取物巴布剂可减轻佐剂性关节炎（AA）大鼠关节病变，艾叶二氧化碳超临界萃取物巴布剂能够明显地下调 AA 大鼠血清中的因子 IL - 1β、IL - 17 和 TNF - α 的水平，病理学结果也显示，治疗组大鼠滑膜组织增生、血管翳形成减轻，炎细胞浸润较模型组明显减少。

第三节　平喘、镇咳、祛痰作用

　　药理实验证明，艾叶及艾叶油有较好的平喘、镇咳、祛痰等作用，其中尤以平喘作用最为显著。

一、平喘作用

　　有研究表明，艾叶油能直接松弛豚鼠气管平滑肌，也能对抗乙酰胆碱、氯化钡和组织胺引起的气管收缩现象，并能增加豚鼠肺灌流量。初步分析，艾叶油的松弛气管平滑肌作用，不是通过 β₂ - 肾上腺素能受体或促使肾上腺素能神经释放介质而起作用，且与胆碱能受体关系不大，可能是直接作用于气管平滑肌或通过抗过敏作用而起作用的。艾叶油不论灌胃、肌肉注射或气雾给药

对豚鼠由组织胺、乙酰胆碱引起的药物性哮喘具有平喘作用。

有研究表明，致敏豚鼠肺组织或气管平滑肌预先接触艾叶油后，再以抗原攻击，能抑制肺组织及气管平滑肌释放慢反应物质（SRS－A）。致敏豚鼠用艾叶油灌胃后1小时，肺组织中SRS－A含量较对照组低。艾叶油对致敏豚鼠肺组织释放的组织胺、SRS－A等过敏介质有明显拮抗作用。故艾叶油是过敏介质组织胺、SRS－A的拮抗剂，是SRS－A释放的阻抑剂。

有资料介绍，艾叶油能直接松弛豚鼠气管平滑肌，随剂量加大，作用亦增强，0.5μg/mL艾叶油的作用强度与异丙肾上腺素0.125μg/mL的相当。无论口服或喷雾给药，均能对抗乙酰胆碱或组织胺引起的哮喘发作，且作用持久。艾叶油平喘作用可能是其抗过敏和直接作用于气管平滑肌所致。

为了探讨艾叶油中的平喘成分，防治慢性气管炎艾叶研究协作组对艾叶油中的平喘有效成分进行了分离，发现艾叶油中沸点组分平喘作用最强，并经动物实验证明，平喘作用较强的是萜品烯醇－4（Terpinenol－4）、β－石竹烯（β－Caryophyllene）和蒿醇（Artemisia alcohol）3种成分，其中以萜品烯醇－4平喘作用最强。并用萜品烯醇－4口服和喷雾给药治疗哮喘病取得了较好的效果。浙江省平喘药研究协作组在此基础上对平喘作用较强的艾叶油中沸点组分进行了更深入研究，分离出9种成分，在药理及临床研究配合下提取分离得到两个平喘作用较强的单体，即α－萜品烯醇（α－Terpinenol）和反式－香苇醇（trans－Carveol）。动物实验表明，其平喘作用比艾叶油强，具体实验方法及结果如下：

对豚鼠离体气管的作用：豚鼠体重400～500g，雌雄不分，处死后取出全部气管，在其软骨面行纵起，然后横起5～6段，用线缝成串状，放置于克－亨氏营养液中，进行离体气管描记。1－α－萜品烯醇与艾叶油均用20%吐温－80制成乳剂。结果：1－α－萜品烯醇松弛豚鼠气管平滑肌的阈浓度为2×10^{-5}mL/mL，而艾叶油的阈浓度为2×10^{-4}mL/mL，可以初步认为1－α－萜品烯醇对豚鼠气管平滑肌松弛作用强于艾叶油。

对豚鼠药物性哮喘的作用：豚鼠体重 200g 左右，雌雄均有，随机分组，在 4L 容积的密闭玻璃罩内，以恒压（400mmHg）喷入 2% 乙酰胆碱和 0.1% 组织胺等量混合液，每次喷雾 15 秒，喷雾停止后，观察豚鼠引喘的潜伏期及 6 分钟内出现喘息性抽搐的动物数，用药前后进行比较。$1-\alpha-$ 萜品烯醇及艾叶油均灌胃给药，给药后 1 小时测定，结果见表 7 - 30。

表 7 - 30　$1-\alpha-$ 萜品烯醇及艾叶油对动物平喘作用比较

组别	动物数	剂量（mL/kg）	用药前		用药后		P 值
			引喘潜伏期（s）	抽搐动物数	引喘潜伏期（s）	抽搐动物数	
艾叶油	6	0.05	108.0 ± 11.5	6/6	115.3 ± 9.5	6/6	> 0.05
	7	0.5	113.0 ± 9.6	7/7	314.2 ± 23.2	1/7	< 0.001
$1-\alpha-$ 萜品烯醇	7	0.05	88.7 ± 17.2	7/7	246.8 ± 41.9	4/7	< 0.02

可见 $1-\alpha-$ 萜品烯醇对豚鼠药物性哮喘具有明显的保护作用，其剂量较艾叶油小，说明其作用较艾叶油强。

有药理研究表明，$\alpha-$ 萜品烯醇对豚鼠离体气管平滑肌具有松弛作用，阈值为 $2.1\sim4.2\times10^{-5}g/mL$，而艾叶油的阈值为 $1.7\sim2.0\times10^{-4}g/mL$。灌胃或气雾吸入对整体豚鼠组织胺与乙酰胆碱性哮喘具有保护作用，其作用较艾叶油强。本品在松弛平滑肌的浓度时可使气管平滑肌 cAMP 含量明显增加，这可能是其松弛平滑肌的生化机制。本品有预防豚鼠 PCA，拮抗 5 - 羟色胺，抑制 SRS - A 释放，直接拮抗 SRS - A 等抗过敏作用以及镇咳与祛痰作用，无明显毒性，亦无致突变作用，安全性较高。

谢强敏等采用哮喘发作潜伏期、肺机械功能及离体气管平滑肌松弛试验，观察了艾叶油的支气管扩张作用。实验所用艾叶油采用真空精馏法提取，实验方法及结果如下：

对组胺诱发的豚鼠哮喘的抑制作用：方法为取豚鼠 1 只置 4L 密闭玻璃钟罩内，以 0.5mL/min 的容量通入雾化的 0.1% 磷酸组胺和2%氯化乙酰胆碱的等量混合液 10 秒，观察豚鼠喘息潜伏期。间隔 24 小时，艾叶油灌胃后 30 分钟或气雾吸入后 5 分钟，重复引喘，观察给药后豚鼠喘息潜伏期，时间 >6 分钟者为完全保护。结果表明，艾叶油 0.16g/kg、0.24g/kg 和 0.32g/kg 灌胃或 0.1mg/kg、0.5mg/kg 和 2.5mg/kg 气雾吸入呈剂量依赖保护组胺和乙酰胆碱引起的豚鼠哮喘，ID_{50}（95% 可信限）分别为 0.26（0.24 ~ 0.27）g/kg 和 0.28（0.21 ~ 0.37）mg/kg。

清醒致敏豚鼠肺功能测定：豚鼠体重（325.5 ± 35.0）g，雌雄各半，每鼠后腿部肌内注射卵白蛋白完全弗氏佐剂 0.5mL（含卵白蛋白 10mg），4 ~ 6 周后实验。将豚鼠装入 1.5L 容积完全密闭的体积描记箱内，描记箱分前后两端，将豚鼠的颈部置前端，四肢躯体置后端，固定后两端互不相通，呈密闭状，将测定潮气量和气道流速的导管通出箱外。受试药物于抗原攻击前 1 小时灌胃，抗原攻击采用 1% 卵白蛋白生理盐水溶液超声雾化吸入 1 分钟后，描记吸入卵白蛋白后 1 分钟、5 分钟、10 分钟、15 分钟、20 分钟、25 分钟和 30 分钟的呼吸频率、潮气量和气道流速的变化。结果：空白对照组有 80% 豚鼠在抗原攻击后呈现不同程度的呼吸频率减慢、潮气量减少和气道流速下降；有 20% 豚鼠表现为呼吸频率加快，但潮气量和气道流速仍减少；艾叶油呈剂量反应保护抗原攻击引起的致敏清醒豚鼠呼吸频率和潮气量减少以及气道流速下降，艾叶油 0.3g/kg 和 0.6g/kg 组与对照药酮替酚 2.0mg/kg 的作用相似。

离体豚鼠平滑肌的直接松弛试验：气管条置 37℃ 含 KHPS 液水浴槽内，通氧气，气管静止张力为 1.5g，张力反应通过换能器输入记录仪。稳定 30 ~ 40 分钟后，以累积剂量加药法进行艾叶油剂量反应研究，求出 pD_2 值。结果显示，艾叶油对豚鼠气管平滑肌的松弛作用随剂量增大而增大，pD_2 为 3.66 ± 0.07。

黄红学等通过测定慢性支气管炎大鼠肺溢流压力的变化，观察艾叶油的支气管扩张作用。具体方法：取体重 200 ~ 250g 的大鼠，雌雄各半，放入刺激箱内，用 1% SO_2 刺激装置刺激大鼠 30 分钟，每天 1 次，连续 10 天造模。随机分成 4 组，每组 20 只，即慢支模型组、艾叶油组（160mg/kg）、艾叶油大剂量组（320mg/kg）和固本咳喘片组（160mg/kg），灌胃给药 10 天，每天 1 次。末次给药后，大鼠用戊巴比妥腹腔麻醉，颈中线切开皮肤，分离气管插入 Y 型气管套管，并分离出颈静脉，用于注射组织胺。然后将气管与人工呼吸机相连，呼吸机频率为 70 次/分钟，呼吸时比 1∶1，每次供气 8mL。呼吸测定肺溢流压力。待大鼠呼吸稳定后记录肺溢流压力，然后由静脉注射 5μg 组织胺，并观察肺溢流压力的变化，记录压力开始上升时间、上升值及上升持续时间。结果表明，艾叶油治疗剂量和大剂量给药，其肺溢流压力（7.71±0.78）kPa 和（7.72±0.85）kPa 明显低于慢支模型组大鼠（9.73±1.36）kPa 及固本咳喘片组大鼠（9.06±1.72）kPa。注射组织胺后，大鼠肺溢流升高值艾叶油组和艾叶油大剂量组亦明显低于模型组和固本喘咳片组（$P < 0.05$），持续时间则低于模型组，而与固本喘咳片组无甚差别，由此可见，艾叶油具有稳定气管，减轻由组织胺引起的支气管平滑肌的收缩作用，呈现出一定的平喘效果。

魏国会等采用经卵蛋白致敏的哮喘小鼠气道炎症模型研究艾叶油的平喘作用，考察了艾叶油对支气管肺泡灌洗液（BALF）的影响。Balb/c 小鼠随机分组，每组 15 只，分别为假造模组，模型组，地塞米松组，艾叶油低、高剂量组。具体方法：假造模组除外，其他 4 组的小鼠分别于第 1 天、7 天、14 天腹腔注射 0.1mL OVA 致敏液（内含 OVA 20μg 及 4mg 氢氧化铝凝胶）致敏。第 18 天、19 天、20 天、21 天、22 天以 10g/L OVA 溶液超声雾化，通入雾化干燥器 5 分钟后放入小鼠继续雾化 20 分钟激发。成模型后，各组小鼠从第 18 天起灌胃给药，其中假造模组、模型组给予 0.9% 氯化钠注射液 20mL/kg，阳性对照组给予地塞米松 1.5mg/kg，艾叶油低、高剂量组给予 10g/kg、20g/kg，第 22 天灌胃给药后，立即进行 OVA 激发 25 分钟，取雾化 20 分钟小鼠，处死小鼠，剪开颈部皮肤，并于气管正中处剪一小口，插入气管套管。取支气管肺泡灌洗液，测白细胞总数和嗜酸性粒细胞数。结果表明,艾叶油高剂量组能明显减少白细胞总数和嗜酸性粒细胞数,减轻气道炎症,而发挥良好的平喘作用。

还有研究表明,芳樟醇对豚鼠离体气管平滑肌亦有松弛作用。野艾油也能对抗组织胺、乙酰胆碱所致的豚鼠实验性哮喘,对豚鼠离体肺,以野艾油 2.5×10^{-4} 浓度灌流,可使肺流出量显著增加,并有对抗组织胺的作用。

二、镇咳作用

艾叶油有一定的镇咳作用。有资料介绍,艾叶油灌胃或腹腔注射对实验性的猫、小鼠、豚鼠等咳嗽有镇咳作用。对豚鼠的实验表明,艾叶油灌胃后能抑制丙烯醛或枸橼酸引起的咳嗽,使咳嗽次数减少,有明显的镇咳作用。

谢敏强等用豚鼠枸橼酸引咳法观察艾叶油的镇咳作用,方法为:取豚鼠体重 (290.0 ± 33.0)g,雌雄各半。将豚鼠置 4L 密闭玻璃钟罩内,用超声波雾化器以 1mL/min 雾化 23.3% 枸橼酸 30 秒,记录豚鼠在 10 分钟内的咳嗽次数。咳嗽次数 < 10 次/min 者弃之。次日用不同剂量的艾叶油和可待因或生理盐水 10mL/kg 灌胃,给药 1 小时后,重复上述引咳方法。研究结果表明,艾叶油 0.3 和 0.6g/kg 灌胃给药,均可明显减少枸橼酸引起的豚鼠咳嗽反应($P < 0.01$)。

黄红学等也采用了枸橼酸引咳法观察艾叶油的镇咳作用,与谢强敏的不同之处是采用的是 17.5% 枸橼酸溶液雾化 60 秒,剔除了喷雾后 2 分钟不咳的小鼠。实验小鼠分 5 组,生理盐水对照组、中药急支糖浆阳性对照组和艾叶油低、中、高剂量组。对各组动物连续灌胃给药 3 天,1 次/天,各组末次给药 1 小时后,将小鼠放入实验测试箱内,重复上法引咳,记录小鼠咳嗽的潜伏期。结果艾叶油低、中、高剂量组(0.14g/kg、0.58g/kg、1.16g/kg)咳嗽潜伏期均明显延长,并且呈一定的量效关系,与对照组有显著性差异($P < 0.05$ 或 0.01),说明艾叶油有一定的止咳作用。

三、祛痰作用

艾叶油有一定的祛痰作用。有资料介绍,艾叶油灌胃、皮下或腹腔注射,对兔和小鼠均有祛痰作用,能直接作用于支气管,刺激其分泌。酚红法试验表明,小鼠均不论是灌胃或腹腔注射艾叶油均能促进酚红由气管排泄增加,表明艾叶油有祛痰作用。

谢敏强等通过小鼠气道酚红排泄法观察了艾叶油的祛痰作用。具体方法:实验前一天晚上对小鼠禁食,给药30分钟后腹腔注射250mg/kg酚红溶液,30分钟后脱白处死动物,固定背部,分离气管测定酚红排泄量。结果:艾叶油0.33g/kg、1.0g/kg组和对照药远志10g/kg组灌胃均可明显促使小鼠气道的酚红排泄($P < 0.05$ 或 0.01)。

黄红学等采用气道酚红排泄法进行艾叶油祛痰作用研究,结果,艾叶油低、中、高剂量组($0.18g/kg$、$0.88g/kg$、$1.75g/kg$)对小鼠气道酚红排泄量均增加,并且呈一定量效关系,与模型对照组有显著性差异($P < 0.01$),表明艾叶油有祛痰效果。

第四节 止血与抗凝血作用

中医学认为,艾叶有止血作用,在一般的中药书籍中多将艾叶划归于温经止血药中,现代大量的药理研究也证明,艾叶尤其是艾叶炭具有一定的止血作用。现代还有一些实验证实,艾叶有抗凝血作用。可见艾叶对于血液具有促进凝血和抗凝血的双向作用。

一、止血作用

有资料介绍,艾叶能降低毛细血管通透性,抗纤维蛋白溶解,从而发挥止血作用。艾叶水浸液给小鼠腹腔或静脉注射,可降低毛细血管通透性(Lochett 氏法),艾叶水煎液给兔灌服有促进血液凝固作用。

张学兰等用艾叶不同烘制品对小鼠的凝血时间与出血时间进

行测定，方法是用50%艾叶水煎液按0.2mL/10g剂量给小鼠灌胃，1小时后用内径为1mm的玻璃毛细管插入小鼠左眼内眦球后静脉丛取血，自血液进入毛细管时即计算时间，待管内血柱达5cm时取出，每隔30秒连续折断毛细管数小段，至有血丝出现即为凝血，记录凝血时间。另在药液灌胃后1小时剪去鼠尾部3mm，待血液自行渗出开始计算时间，每隔30秒用滤纸轻轻吸去血滴1次（不可挤压断面），直至血流自行停止，记录出血时间。均以生理盐水灌胃作空白对照。结果表明，艾叶炒炭或艾叶在180℃烘10分钟到200℃烘20分钟之间的烘制品均能显著地缩短凝血时间和出血时间，说明其有明显的止血作用，而生品艾叶的止血作用则不明显。

张华等采用毛细玻璃管法对不同艾叶炮制品50%水煎液灌胃对小鼠的凝血时间的影响进行了观察。结果表明，艾叶制炭（炒、煅或砂烫法）能显著缩短凝血时间，说明艾叶炭有明显的止血作用，而生艾叶的止血作用不明显。蒋纪洋等采用小鼠剪尾法测定了不同艾叶炮制品50%水煎液灌胃对小鼠凝血时间的影响，结果表明，艾叶生品或炒焦止血作用不明显，而艾叶制炭（炒炭、醋艾炭、闷煅炭）其止血作用显著增强。

可见艾叶是有一定止血作用的，而且在炮制成艾叶炭后其止血作用更强。

赵钦祥等研究了不同艾叶炮制品对小鼠凝血时间的影响，选取体重18～24g的小白鼠48只，雄雌各半，随机分为6组，生艾叶、炒焦、炒炭、醋艾炭、焖煅炭、对照组。均按15mL/kg灌胃50%浓度的药液和蒸馏水，采用小白鼠剪尾法，在室温25℃条件下进行实验，小白鼠给药前后凝血时间比较，生艾叶与炒焦品无显著性差别；与炒炭品、醋艾品具有显著性差别，与焖煅炭品则具有极显著性差别。因此，可证明艾叶制炭后可加强止血作用，而焖煅炭品止血作用较强。

杨长江等观察了艾叶不同炮制品对小鼠凝血、出血时间的影响。对凝血时间影响的考察方法为：取小鼠109只，随机分成11组，分别灌胃给以艾叶不同炮制品的水提液（20mg/10g、4mg/

10g）及生理盐水，2 次/天，共计 7 次，末次给药 40 分钟后从小鼠眼眶取血，于载玻片两端各滴 1 滴血，血底直径约 5mm，随即用秒表计时，每隔 30 秒用洁净大头针自血滴边缘向中央轻轻挑动 1 次，并观察有无血丝挑起，至有血丝时止，记录凝血时间。对小鼠断尾出血时间影响的考察方法为：采用相同的分组和给药方法，灌胃给药 8 天，末次给药 40 分钟后，在小鼠尾尖 1cm 处剪断，开始计时，每隔 30 秒用滤纸吸去血滴 1 次，直至滤纸上没有血迹，记录出血时间。结果见表 7 – 31、表 7 – 32。

表 7 – 31　艾叶不同炮制品对凝血时间的影响

组别	动物数（只）	剂量（g/10g）	凝血时间（分钟）
生理盐水	9	–	1.23 ± 0.55
生艾叶	9	20	1.82 ± 1.12
	8	4	1.56 ± 0.81
醋艾叶	9	20	1.80 ± 1.05
	11	4	1.48 ± 1.10
醋艾炭	10	20	1.03 ± 0.57
	10	4	1.08 ± 0.54
煅艾炭	11	20	0.95 ± 0.62
	11	4	0.97 ± 0.62
艾叶炭	11	20	1.00 ± 0.48
	10	4	0.92 ± 0.38

表 7 – 32　艾叶不同炮制品对小鼠断尾出血时间的影响

组别	动物数（只）	剂量（g/10g）	凝血时间（分钟）
生理盐水	9	–	14.62 ± 3.07
生艾叶	9	20	11.95 ± 5.90
	8	4	11.98 ± 6.42
醋艾叶	9	20	7.55 ± 4.75 * *
	11	4	13.42 ± 4.15
醋艾炭	10	20	9.53 ± 4.21 *
	10	4	12.28 ± 5.07

组别	动物数（只）	剂量（g/10g）	凝血时间（分钟）
煅艾炭	11	20	10.83 ± 4.58*
	11	4	12.93 ± 4.40
艾叶炭	11	20	10.43 ± 4.15*
	10	4	13.80 ± 3.88

注：*P<0.05，**P<0.01（与生理盐水组比较）。

凝血时间实验表明，与对照组比较，生艾叶、醋艾叶可使凝血时间延长，而醋艾炭、煅艾炭、艾叶炭均可使之缩短，且生艾叶与艾叶炭相比，有显著性差异，但与对照组相比，各炮制品均无显著性差异。对小鼠断尾出血时间的影响结果表明，与对照组相比，醋艾炭、煅艾炭、艾叶炭均具显著性差异（P<0.05），而20mg/10g醋艾叶具极显著差异性（P<0.01）。

此后，曾婷等用不同炮制方法研究了艾叶的止血作用。实验取NIH小鼠随机分为7组，空白对照组、生艾叶组、烘艾叶组、砂烫艾叶炭组、炒艾叶炭组、醋艾叶炭组、宫血宁阳性组，采用与杨长江相同的方法测量小鼠凝血时间和出血时间。结果表明，与空白组比较，艾叶生品及其4种炮制品组出血时间差异均无统计学意义（P>0.05）；艾叶不同炮制方法对缩短小鼠凝血时间的作用强弱排序是：砂烫艾叶炭>生艾叶>烘艾叶>炒艾叶炭>宫血宁>醋艾叶炭>空白组。凝血时间，与空白组比较，生艾叶、烘艾叶、砂烫艾叶、炒艾叶、宫血宁差异有统计学意义（P<0.05），其中砂烫艾叶炭凝血时间最短。与生艾叶比较，烘艾叶、砂烫艾叶、炒艾叶差异无统计学意义（P>0.05）。具体给药剂量与实验结果见表7-33。

表7-33 不同炮制方法对艾叶止血作用的影响

组别	剂量（g/kg）	动物数/只	出血时间/秒	凝血时间/秒
空白组	—	11	375.00 ± 90.00	102.22 ± 29.49
生艾叶	4.68	11	357.00 ± 114.60	63.45 ± 27.31*

续表

组别	剂量（g/kg）	动物数/只	出血时间/秒	凝血时间/秒
烘艾叶	4.68	13	339.00 ± 109.20	63.69 ± 21.49 *
砂烫艾叶炭	4.68	9	299.40 ± 90.00	59.88 ± 30.38 *
炒艾叶炭	4.68	12	273.60 ± 82.20	73.50 ± 21.87 *
醋艾叶炭	4.68	14	307.20 ± 81.60	87.86 ± 19.25
宫血宁	0.4	9	232.80 ± 37.20	77.00 ± 16.00 *

注：与空白组比较，* $P < 0.05$。

瞿燕等采用断尾法及毛细玻管法观察对小鼠出血、凝血时间的影响，探讨艾叶生品及其炮制品醋艾叶炭的止血作用。结果表明，醋艾炭各剂量组均能缩短小鼠凝血时间，生艾叶仅低剂量组能缩短小鼠凝血时间。结果见表7-34。

表7-34　对小鼠凝血时间和出血时间的影响

组别	剂量（g/kg）	动物数/只	凝血时间/秒	出血时间/秒
生理盐水	-	10	144.5 ± 19.9	513.2 ± 52.2
止血敏	0.2	10	93.5 ± 20.6 * *	201.2 ± 46.5 * *
生艾叶	2.7	10	124.2 ± 21.4	448.9 ± 99.3
生艾叶	1.35	10	117.6 ± 29.4 *	444.3 ± 61.4
醋艾炭	2.7	10	115.5 ± 19.2 *	407.3 ± 93.7 *
醋艾炭	1.35	10	114.8 ± 20.3 *	399.0 ± 89.2 * *

注：与生理盐水比较，* $P < 0.05$，* * $P < 0.01$。

张袁森等对艾叶的6种组分进行了体外凝血作用研究，用不同方法得到鞣酸、艾焦油、5-叔丁基连苯三酚、艾炭、艾灰、艾叶挥发油，分别加入0.05g各种组分至刻度试管，每种样品各2支试管。耳静脉采血法取兔血，每试管1mL，将试剂与血液迅速混匀后置37℃恒温水浴锅内。每隔5秒轻轻倾斜试管1次，至血液不再流动即血液凝固为止，记录全凝血时间。结果得到不同样品的凝血作用顺序为鞣酸＞艾焦油＞5-叔丁基连苯三酚＞艾炭＞艾灰＞生理盐水＞艾叶挥发油。可见，鞣酸具有最强的凝血作用，艾叶挥发油具有活血作用。

二、抗凝血作用

周伯通等最早报道了艾叶的抗凝血作用，以部分凝血活酶时间（KPTT）、凝血酶原时间（PT）及凝血时间（TT）为指标研究了艾叶（干）水煎液对体外血液凝固的影响，具体方法及结果如下：

①艾叶煎剂对 KPTT、PT、TT 的影响：取混合血浆各 0.1mL，分别加入艾叶煎液、肝素、链激酶及生理盐水各 0.05mL 作 KPTT、PT、TT 试验，结果见表 7-35。

表 7-35 艾叶对 KPTT、PT、TT 的影响

	生理盐水	艾叶血	肝素血	链激酶血
KPTT（秒）	45.8	不凝	不凝	46.5
PT*（秒）	13.7 ± 0.64	不凝	不凝	12.6
TT*（秒）	16 ± 0.7	不凝	不凝	17.9（15~20.8）

注：不凝指观察5分钟未凝。*为三次的均值。

血浆加入艾叶煎剂后，对 KPTT、PT、TT 均有显著抑制作用，其抗凝作用与肝素相似，而链激酶仅影响 TT。

②艾叶血浆用正常血浆稀释后对 PT、TT 的影响：取小试管 4 支，分别加入血浆各 0.2mL，然后取艾叶（干）煎剂 0.2mL 加入第 1 管内，充分混匀后，从中吸取 0.2mL 吹入第 2 管中，使血浆与艾叶浓度的稀释度为 1:1~15:1，分别测 PT、TT，结果见表7-36。

表 7-36 不同浓度艾叶血浆对 PT、TT 的影响

稀释度	PT	TT
1:1	>5 分钟	>5 分钟
3:1	>5 分钟	>5 分钟
7:1	170 秒	>5 分钟

续表

稀释度	PT	TT
15∶1	41.1 秒	84.5 秒
1∶生理盐水 1	17.1 秒	15.7 秒

结果表明，以正常血浆稀释艾叶煎剂后，随着稀释度的增加，其 PT 及 TT 逐渐缩短，但即使稀释至 15∶1（相当于 1.4%），其 PT、TT 仍比对照管为长，提示艾叶（煎剂）有较强的抗凝血作用。

③艾叶对纤维蛋白溶解活性的影响：取新鲜血浆 20mL 于无菌培养皿中，加入 0.25M 氯化钙溶液 2mL 制成平板，将被检物各 0.03mL 滴于平板上，置 37℃ 温箱中 4 小时，取出后观察有无溶圈，测量直径，计算其面积。并将血浆 0.4mL 中加艾叶煎剂 0.1mL，孵育 3 分钟作 ELT 和三 P 试验，结果表明，艾叶煎剂有促进纤维蛋白原溶解的作用，但该浓度煎剂的作用比每毫升血浆含 25 单位的过期链激酶者为弱，而肝素无此作用。

还进行了游离肝素测定、纤维蛋白原半微量测定。结果表明，艾叶的抗凝血酶作用并非肝素样作用，而是其他的抗凝血作用。用艾叶处理过的血浆，其纤维蛋白原含量明显减少，提示血浆中纤维蛋白原大部分被艾叶所消耗，其改变既不同于肝素血浆，亦不与链激酶血浆相同。因而认为艾叶对血凝固抑制作用机理除有一定的纤维蛋白溶解作用外，还可能有其他的抗凝血作用机制。

日本人樱川信男将艾叶等生药的浸膏用蒸馏水溶解成 1mg/mL、10mg/mL、30mg/mL、50mg/mL 及 100mg/mL 的浓度用于血液凝固研究实验。检查项目：对血液凝固的影响测定 APPT 和 PT；对纤溶现象的影响用纤维蛋白平板法测定溶解能力；对血小板凝集影响方面用 10^{-5}M 二磷酸腺苷、$3\mu g/mL$ 胶原和 10^{-5}M 肾上腺素作致凝剂测定血小板凝集功能。结果：①50mg/mL 浓度的艾叶溶液（最后浓度为 5mg/mL）对血液凝固呈抑制作用，APPT

在 80 秒以上，PT 在 100mg/mL（最后浓度为 10mg/mL）以上浓度时为 40 秒以上；②艾叶能用量依赖性地抑制纤维蛋白溶酶（10U/mL），在 100mg/mL 浓度时（最后浓度为 50mg/mL）抑制率为的 69.8%；③艾叶在高浓度时，能用量依赖性地明显抑制二磷酸腺苷、胶原、肾上腺素所致的血小板凝集。

有人为了进一步阐明艾叶对凝血系统的药理作用，研究了艾叶不同溶剂提取物和不同的有效成分对血小板聚集的影响。选取安国产艾叶，分别用乙酸乙酯提取、氯仿提取和醇提水溶三种提取方式进行提取，提取物进行血小板聚集率抑制实验，结果表明，三种提取物中，以醇提水溶成分对血小板聚集的抑制作用最为突出，氯仿提取物及乙酸乙酯提取物也有抑制作用。

将艾叶中提取出的 β - 谷甾醇和 5,7 - 二羟基 - 6,3′,4′ - 三甲氧基黄酮进行血小板聚集抑制实验，结果表明，二者均有极其显著的抑制血小板聚集作用。其中 β - 谷甾醇的抑制血小板聚集作用在 2 个剂量下均极其明显地优于黄酮（$P < 0.001$）。

第五节 增强免疫作用

艾叶有一定的免疫增强作用，艾灸能增强小白鼠单核巨噬细胞的吞噬功能，提高机体免疫力，此点已被众多的药理实验所证实。有报道用野艾油以每千克体重 1mL 给小白鼠灌胃 3 天，能使腹腔炎性渗出白细胞吞噬率明显增加（$P < 0.01$），艾叶油中的桉油素也有类似作用，但强度较弱。

张其正等研究了苍术艾叶香（含苍术 30%，艾叶 20%）对人体免疫机制的作用，以鼻分泌液中特异性免疫球蛋白 A（SIGA）的含量为指标，对每天点香 20 小时左右，连续点香 14 天的健康人的鼻分泌液中 SIGA 的含量在点香前后的变化进行测定，结果熏香前的平均含量为 54.9U/100mg，熏香后平均含量为 126.2U/100mg，熏香后 SIGA 含量非常明显地提高（$P < 0.01$），停止熏香 7 天后其 SIGA 的含量仍比熏香前显著升高（$P < 0.05$），

而设立的未熏香对照组 SIGA 含量前后无显著性差异，说明苍术艾叶烟有一定的提高免疫力作用。

杨红菊等研究了艾叶油对小鼠免疫功能的影响，艾叶油 0.25、0.12mL/kg 小鼠体内灌胃给药能抑制小鼠脾和胸腺的生长，抑制小鼠体内抗体溶血素的生成，抑制小鼠单核吞噬功能，具有免疫抑制作用。

黄菁等的研究结果显示，蕲艾挥发油灌胃，脾脏指数和胸腺指数明显上升，并能显著抑制小鼠迟发型超敏反应，说明其可以促进小鼠细胞免疫功能；蕲艾挥发油对有丝分裂原植物血凝素诱导的小鼠脾淋巴细胞有明显促进增殖作用，提示其可以增强细胞免疫功能。

隆雪明等研究了艾叶复方制剂对正常小鼠免疫功能的影响，艾叶复方制剂由艾叶水提取物、甘草、维生素 A、纳米氧化锌等组成。随机分为 4 组，即对照组和试验组。各试验组在小鼠日粮中添加艾叶提取物复方制剂，添加量为 1%、2%、3%。连续饲喂 20 天，试验期间动物自由采食、自由饮水。观察艾叶复方制剂对正常小鼠非特异性免疫功能、细胞免疫功能、体液免疫功能的影响。

艾叶复方制剂对正常小鼠非特异性免疫功能的影响通过正常小鼠脾指数、炭廓清吞噬功能反映：艾叶复方制剂各剂量组与对照组比较，低、中剂量组脾增量、脾指数和吞噬指数均有提高，其中低、中剂量组脾指数差异极显著（$P < 0.001$），中、高剂量组的吞噬指数差异不显著（$P > 0.05$）。而艾叶复方制剂的各剂量组对正常小鼠的脾指数有明显的提高作用，且低、中剂量组与对照组比较差异极显著（$P < 0.001$）。高剂量组抑制脾增重，但差异不显著（$P > 0.05$）。对正常小鼠细胞免疫功能的影响通过正常小鼠迟发性变态反应和脾细胞增殖反应考察：艾叶复方制剂各剂量组与对照组比较，24 小时足跖增厚值和脾细胞增殖均有提高，其中，低剂量组呈极显著作用（$P < 0.001$），而高剂量组无明显的作用（$P > 0.05$）。对正常小鼠体液免疫功能的影响通过对正常小鼠血清溶血素反映：艾叶提取物复方制剂各剂量组与对照组比较，低、中、高剂量组小鼠血清溶血素含量均显著升高（$P <$

0.01），且低剂量组差异极显著（$P < 0.001$）。艾叶复方制剂确有很好的免疫增强作用

尹美珍等采用水提醇沉法得到艾叶多糖，通过吞噬墨汁试验、吞噬金黄色葡萄球菌试验、酸性磷酸酶染色试验研究了其对体外培养巨噬细胞吞噬功能的影响。吞噬墨汁试验结果表明，艾叶多糖作用细胞 3 小时及 6 小时后，与对照组比较，中浓度组和高浓度组巨噬细胞内的墨汁颗粒数量较多，吞噬作用明显增强，而低浓度组细胞内的墨汁颗粒没有明显增多。吞噬金黄色葡萄球菌试验表明，多糖组与对照组比较，高浓度组的吸光度值明显降低（$P < 0.01$），中浓度组的吸光度值也明显降低（$P < 0.05$），而低浓度组无明显差异（$P > 0.05$）。艾叶多糖作用于巨噬细胞 48 小时后，巨噬细胞的颜色随着浓度的升高而加深，巨噬细胞的 ACP（酸性磷酸酶）活性明显增强，与浓度呈正相关。表明艾叶多糖具有增强巨噬细胞吞噬功能的作用。

同时期，尹美珍研究组通过灌洗法提取小鼠腹腔巨噬细胞，考察了艾叶多糖对小鼠腹腔巨噬细胞吞噬功能及 NO 生成的影响，巨噬细胞吞噬功能实验结果显示，实验组随多糖浓度的增大，吸光度值也明显增大，与对照组相比有显著差异（$P < 0.05$ 或 0.01），随多糖浓度的增大，巨噬细胞的吞噬率也明显增大，且与多糖浓度呈正相关。艾叶多糖不同作用时间巨噬细胞 NO 生成量测定结果表明，艾叶多糖作用细胞 96 小时后，随着多糖浓度的增大，吸光度值逐渐增大，与对照组相比有显著差异（$P < 0.05$ 或 0.01），可见，艾叶多糖可促进小鼠腹腔巨噬细胞生成 NO，且 NO 的分泌量随着多糖浓度的增大而增加。表明艾叶多糖有增强小鼠腹腔吞噬细胞的吞噬功能，有提高机体免疫功能的作用。

严美珍研究了艾叶多糖对脾细胞的免疫活化作用，对体外巨噬细胞内酶活性的影响，对体外培养脾细胞及巨噬细胞分泌细胞因子或细胞因子活性的影响。结果表明，艾叶多糖对体外小鼠脾细胞具有免疫增强作用，使脾细胞的数量明显增多，对 ConA 和 LPS 诱导的 T、B 细胞增殖有明显促进作用，可明显增强 NK 细胞

对靶细胞的杀伤力；一定浓度的艾叶多糖能增强体外培养巨噬细胞胞内酶活性；一定浓度的艾叶多糖能明显提高小鼠脾细胞分泌的 TNF 和 IL－2 的活性。

第六节　抗过敏作用

以每千克体重 0.5mL 艾叶油给已用卵蛋白致敏的豚鼠灌胃后对再次用卵蛋白攻击引起的过敏性休克有明显保护作用，能抑制致敏豚鼠肺组织释放组织胺及慢反应物质，直接对抗慢反应过敏物质引起的肠管收缩。有资料介绍，艾叶油能直接对抗 SRS－A 引起的豚鼠回肠的收缩，野艾油能抑制兔离体肠的活动，并对抗乙酰胆碱的影响。《中草药药理学》亦介绍艾叶油灌胃对豚鼠过敏性休克有明显的保护作用，但喷雾给药无效，其机理可能是抑制过敏介质的释放或直接对抗过敏介质（组织胺及慢反应过敏物质）所致。还有研究表明，艾叶油中成分 γ－萜品烯醇、葛缕醇能抑制大鼠被动皮肤过敏反应和 5－羟色胺引起的皮肤血管渗透性增强，抑制豚鼠肺组织释放 SRS－A 和 SRS－A 引起的豚鼠回肠收缩。反式葛缕醇还对豚鼠离体气管 Schultz－Dale 反应有抑制作用。

浙江省绍兴地区艾叶油治疗过敏性疾病协作组在研究艾叶油治疗过敏性疾病过程中研究了艾叶油对血中嗜碱性粒细胞的影响，发现在速发型变态反应病患者的血液或组织中，嗜碱细胞或肥大细胞内颗粒有脱出现象，从而使数值下降，这些颗粒含有类组织胺物质（如 5－羟色胺和肝素等），为过敏反应的重要化学介质，以直接计数法对支气管哮喘 7 例患者治疗前后计数，治疗前普遍较低，11～33 个/mm^3，平均值 22.1 个/mm^3，治疗后普遍增高，为 22～110 个/mm^3，平均值为 50.3 个/mm^3。艾叶油似促使与速发变态反应有关的嗜碱性粒细胞回升，但这种变化是机体的调节功能还是药物的作用，还有待深入研究。观察中还发现，有效病人症状多于短时间内减轻或消失，既消除了类似组织胺引起的局部发红、浮肿及瘙痒，也消除了因支气管平滑肌痉挛引起的哮喘气急和因毛细管扩张、通透性增加所致的丘疹和出血性紫癜，由此推想，艾叶油似有抗组织胺的作用。

杨红菊对艾叶挥发油对速发型变态反应的影响进行了研究，实验结果表明：艾叶油不仅对 IgE 介导的速发型变态反应模型大鼠被动皮肤过敏反应有明显抑制作用，对参与并加重速发型变态反应疾病的 I 型、IV 型变态反应也有很强的抑制作用。

谢强敏等采用致敏豚鼠气管 Schultz – Dale 反应，组胺或氨甲酰胆碱引起豚鼠气管收缩，大鼠被动皮肤过敏，5 – 羟色胺引起大鼠皮肤毛细血管通透性增强，豚鼠肺组织释放过敏性慢反应物质（SRS – A），SRS – A 收缩豚鼠回肠等试验，探讨了艾叶挥发油的抗过敏作用。

豚鼠离体气管 Schultz – Dale 试验方法为：以 5% 卵白蛋白溶液 1.0mL 分两后肢大腿肌内注射致敏豚鼠，0.8mL 腹腔注射以加强免疫，4 周后处死豚鼠，取出气管制成气管片，气管条置 37℃ 含 KHPS 液水浴槽内，通氧气，气管静止张力为 1.5g，张力反应通过换能器输入记录仪，稳定 30 ~ 40 分钟后，对照组加卵白蛋白 2.4mg/L，反应停止后再加入 $BaCl_2$ 2×10^{-5} mol/L 使其达最大收缩反应；处理组先加入不同浓度艾叶油与标本接触 5 分钟，再加入 2.4mg/L 卵白蛋白，反应停止后再加入 $BaCl_2$ 2×10^{-5} mol/L 使其达最大收缩反应。以卵白蛋白/$BaCl_2$ 的最大收缩百分率作为指标考察最大收缩反应。结果见表 7 – 37。

表 7 – 37 艾叶油对豚鼠离体气管 Schultz – Dale 反应的抑制作用

组别	浓度/（mg/L）	收缩幅度/%	抑制率/%
对照组		74.8 ± 17.4	–
艾叶油	1	73.0 ± 24.3	2.1
	10	62.2 ± 18.7	16.8
	100	41.3 ± 15.3*	44.7
	1000	9.2 ± 7.2**	87.7

注：与对照组比较，* $P < 0.05$，** $P < 0.01$。

组胺或氨甲酰胆碱引起的豚鼠气管平滑肌收缩试验：气管条置37℃含 KHPS 液水浴槽内，通氧气，气管静止张力为 1.5g，张力反应通过换能器输入记录仪。稳定 30～40 分钟后，加组胺或氨甲酰胆碱后记录量效曲线，换液后，加入艾叶油 100mg/L，与气管作用 5 分钟后，开始累加组胺或氨甲酰胆碱，求出组胺或氨甲酰胆碱的 pD_2。

大鼠被动皮肤过敏试验（PCA）：取体重 130～160g 正常 SD 大鼠 6 只，雌雄各半，用精制天花粉 1mg 和氢氧化铝凝胶 200mg 混匀后于四足掌皮下注射，然后腹腔注射百日咳菌苗 1×10^9，14 天后从颈动脉取血，分离得血清置冰箱备用。此抗血清比价为 1:120。另取体重 130～160g 正常 SD 大鼠 48 只，雌雄各半，用乙醚麻醉后，在大鼠背中线两侧将毛剪光，取上述抗血清 1:40 稀释液，在两侧皮内注射两点，每点 0.1mL，72 小时后，给予不同剂量艾叶油或扑尔敏静脉滴注 1 小时或色甘酸钠静脉注射 5 分钟后，1% 伊文思蓝生理盐水 5mL/kg 和 0.2% 精制天花粉 5mL/kg，静脉注射。30 分钟后处死大鼠，剪下蓝斑皮肤，剪碎后置试管内，加入丙酮 - 生理盐水（7:3）混合溶液 5mL，浸泡 48 小时后，离心，测 610nm 处吸光度。结果见表 7-38。

组胺和 5-羟色胺诱发大鼠皮肤毛细血管通透性试验：取正常 SD 大鼠，用乙醚麻醉后，在大鼠背中线两侧将毛剪光，每点皮内注射 0.02% 磷酸组胺 0.1mL 或 0.005% 5-羟色胺硫酸肌酐 0.1mL，共 2 点，随即以 0.5% 伊文思蓝 5mL/kg 静脉注射，30 分钟后处死大鼠，剪下皮肤蓝斑，剪碎后置试管内，加丙酮 - 生理盐水 5mL，浸泡 48 小时，离心取上清液，610nm 处测光密度。结果见表 7-38。

表7-38 艾叶油对大鼠过敏反应组胺和5-羟色胺引起的
大鼠皮肤毛细血管高通透性的抑制作用

组别	剂量（mL/kg）	伊文思蓝渗出量/（μg/点）		
		过敏反应	组胺	5-羟色胺
生理盐水	10	3.34±0.51	1.13±0.15	4.38±0.88
艾叶油	0.1	2.12±0.59	1.01±0.16	4.63±0.66
	0.3	1.38±0.44*	0.98±0.10	2.36±0.63*
	0.6	1.23±0.51**	0.89±0.10	1.79±0.50**
色甘酸钠	5	0.23±0.21***		
扑尔敏	5		0.57±0.14**	3.64±0.83

注：与对照组比较，*P<0.05，**P<0.01，***P<0.001。

致敏豚鼠肺组织释放 SRS-A 试验及 SRS-A 引起离体豚鼠回肠收缩试验：致敏豚鼠同上，放血处死，打开胸腔，用 Tyrode 液冲洗肺动脉使肺组织内的血液洗净，然后取出肺脏，将其剪成 1mm³ 的碎块，经滤纸吸去水分后称取肺组织，每份 200mg 置试管内，加入 Tyrode 液 2.5mL 或含有不同浓度艾叶油的 Tyrode 液 2.5mL，37℃水浴 5 分钟，然后加 0.1% 卵白蛋白 0.5mL 攻击，置 37℃水浴振摇 15 分钟，取出后用滤纸过滤得到含有过敏介质的滤液。SRS-A 测定：取正常豚鼠回肠 1cm，置 10mL 浴槽中，以 37℃ Tyrode 液营养，张力换能器接记录仪描记，稳定 30 分钟，先以组胺定标，标出定量组胺所引起的回肠收缩高度，然后换入含阿托品 1μg/mL，扑尔敏 0.06μg/mL 的 Tyrode 液，稳定 10 分钟，加入不同的肺滤液，记录滤液引起的回肠收缩高度，然后与组胺引起回肠收缩的高度相比较。1U SRS-A=5ng 组胺引起的收缩高度，计算出艾叶油的抑制百分率。结果见表7-39、表7-40。

表 7 - 39　艾叶油对致敏豚鼠肺组织释放 SRS - A 的抑制作用

组别	浓度/（mg/L）	SRS - A 释放/ （IU/g 肺组织）	抑制率/%
对照组		6850 ± 587	-
艾叶油	1	6583 ± 698	3.9
	10	5637 ± 394	17.7
	50	3650 ± 253 *	46.7
	250	1640 ± 178 * *	76.1

注：与对照组比较，$*P < 0.05$，$* * P < 0.01$。

表 7 - 40　艾叶油对 SRS - A 引起豚鼠回肠收缩的抑制作用

组别	n	浓度/（mg/L）	收缩幅度/%	抑制率/%
对照组	8		0.86 ± 0.26	-
艾叶油	6	1	0.82 ± 0.18	4.7
	8	10	0.56 ± 0.15 *	34.9
	8	50	0.35 ± 0.16 * *	59.36
	7	250	0.24 ± 0.18 * *	72.1

注：与对照组比较，$*P < 0.05$，$* * P < 0.01$。

结果表明，艾叶油能明显抑制豚鼠气管 Schultz - Dale 反应，IC_{50}（95%可信限）为 98.6（69.5 ~ 139.8）mg/L。艾叶油 100mg/L 对组胺和氨甲酰胆碱均有明显的拮抗作用，给药前组胺和氨甲酰胆碱的 pD_2 值分别为 5.39 ± 0.07 和 7.44 ± 0.11，给药后的 pD_2 值分别为 4.99 ± 0.15（$P < 0.05$）和 7.03 ± 0.09（$P < 0.05$）。灌胃艾叶油呈剂量反应抑制大鼠 PCA 和 5 - 羟色胺引起的大鼠皮肤毛细血管通透性增高，ID_{50}（95%可信限）分别为 0.22（0.15 ~ 0.32）g/kg 和 0.52（0.42 ~ 0.65）g/kg，而对组胺引起的大鼠皮肤毛细血管通透性增高无明显影响（$P > 0.05$）。艾叶油呈剂量反应抑制致敏豚鼠肺组织释放 SRS - A，IC_{50}（95%可信限）为 49.7(36.5 ~ 67.9)mg/L。艾叶油明显抑制 SRS - A 对豚鼠回肠的收缩作用，IC_{50}（95%可信限）为 34.9（24.5 ~ 49.7）mg/L。上

述结果表明，艾叶油有抑制炎症细胞活化、稳定细胞 Schultz -
Dale 反应；能明显降低组胺或氨甲酰胆碱引起的豚鼠气管收缩
pD_2 值；能明显抑制大鼠被动皮肤过敏和 5 - 羟色胺引起的大鼠皮
肤毛细血管通透性增强反应；能抑制豚鼠组织释放 SRS - A 和拮抗
SRS - A 对豚鼠回肠的收缩反应。艾叶油在支气管扩张、抗过敏、
镇咳和祛痰等多方面都有显著的药理作用。

第七节　抗肿瘤作用

　　刘延庆等研究了野艾叶与蕲艾的不同提取物对肿瘤细胞的抗
癌活性，人肝癌细胞 SMMC - 7721、人胃癌细胞 SGC - 7901、
人宫颈癌细胞 Hela 在含 10% 小牛血清的 RPMI - 1640 培养液，
37℃、5% CO_2 培养箱中生长至细胞旺盛，经 0.25% 胰酶加
0.02% EDTA 消化，制成细胞悬液，将细胞悬液均匀接种于 96
孔微量培养板中（细胞浓度为 8000/孔），每孔 190 μL。37℃、
5% CO_2 培养箱中培养 24 小时，分别加入 10 μL 不同浓度的野生
艾叶各提取物（野艾总提物、野艾正己烷提取物、野艾乙酸乙酯
提取物、野艾正丁醇提取物、野艾乙醇提取物）、蕲艾叶各提取
物（蕲艾总提物、蕲艾正己烷提取物、蕲艾乙酸乙酯提取物、
蕲艾正丁醇提取物、蕲艾乙醇提取物），对照组加入相应的溶
剂，加药后细胞培养 48 小时，然后每孔加入 10 μL 15mg/mL 的
MTT 溶液，培养 4 小时。去上清液，每孔加入 150 μL 二甲基亚
砜，轻轻振荡使完全溶解，1 小时后按 MTT 法用酶标仪在 570nm
测定吸光度。结果表明，野艾叶和蕲艾叶乙酸乙酯提取物及正丁
醇提取物有明显的细胞毒作用，在浓度 100 μg/mL 下对 SMMC -
7721、SGC - 7901、Hela 细胞抑制率均大于 50%。

　　尹美珍等对艾叶粗提物进行分离提取并通过 MTT 法测定艾叶
的抗肝癌活性，筛选艾叶抗肝癌活性组分。MTT 分析法测定为：
取对数生长期的 HepG$_2$ 细胞，以密度 1.5×10^4/mL 接种于 96 孔
板，实验设对照组和总水提物组、去多糖水提物组以及多糖提取

物组3个药物处理组，每个处理组又分为低、中和高3个浓度组。每12小时1次连续2天检测各组细胞的吸光度值，实验重复3次。结果表明，处理组细胞24小时及48小时，总水提物组和去多糖水提物组细胞 OD 值明显减小，与对照组比较有显著性差异（$P < 0.01$），多糖提取物的高浓度组细胞 OD 值明显减小，与对照组比较有差异（$P < 0.05$）；在第12~48小时，总水提物组和去多糖水提物组细胞 OD 值均递减，多糖各浓度组细胞 OD 值均递增。结果见表7-41。结果表明，艾叶总水提取物和去多糖水提取物能阻滞肝癌细胞增殖，且活细胞逐渐减少，而多糖对肝癌细胞主要起抑制作用，使细胞增殖减慢。

表7-41 艾叶提取物对 HepG$_2$ 细胞 OD 值的影响

组别	剂量/ （mg 生药/mL）	OD 值			
		12h	24h	36h	48h
对照组	0	0.5401 ± 0.040	0.5918 ± 0.038	0.7031 ± 0.049	0.8019 ± 0.056
总提物	17.5	0.2145 ± 0.023	0.2313 ± 0.022**	0.2276 ± 0.036	0.1982 ± 0.015**
	35	0.1926 ± 0.028	0.1894 ± 0.030**	0.1260 ± 0.037	0.0944 ± 0.018**
	70	0.1671 ± 0.018	0.1519 ± 0.019**	0.1049 ± 0.024	0.0531 ± 0.010**
去多糖 提取物	17.5	0.2196 ± 0.034	0.2358 ± 0.026**	0.2216 ± 0.033	0.2088 ± 0.020**
	35	0.2003 ± 0.022	0.1798 ± 0.029**	0.1450 ± 0.039	0.1185 ± 0.011**
	70	0.1772 ± 0.028	0.1545 ± 0.012**	0.1049 ± 0.020	0.0691 ± 0.017**

组别	剂量/ （mg 生药/mL）	OD 值			
		12h	24h	36h	48h
多糖 提取物	17.5	0.5168 ± 0.037	0.5356 ± 0.040	0.6991 ± 0.040	0.7009 ± 0.036
	35	0.4670 ± 0.041	0.4825 ± 0.038	0.5632 ± 0.041	0.6369 ± 0.042
	70	0.4244 ± 0.029	0.4368 ± 0.034 *	0.4947 ± 0.045	0.5327 ± 0.029 *

注：与对照组比较，$*P < 0.05$，$* * P < 0.01$，$n = 8$。

研究表明，艾叶萃取物对子宫颈癌细胞也具有一定的抑制作用。陈怡斌等研究了艾叶萃取物诱导子宫颈癌细胞（HeLa Cells）凋亡机制，艾叶萃取物浓度越高，其 HeLa Cells 的细胞数量越少。显示艾叶萃取物能够对子宫颈癌细胞的生长产生抑制作用，这种作用与艾叶萃取物的浓度呈现正相关。且不同浓度艾叶萃取物组，随着浓度的提高，Annexin V positive 的比例逐渐增加，Bcl - xl 的表达量越低。结论：艾叶萃取物能够引发子宫颈癌细胞的凋亡。

第八节　其他

一、抗肝纤维化作用

费新应等对蕲艾提取液的抗肝纤维化作用进行研究，结果发现，蕲艾提取液处理组与模型组相比，组织病理学上肝纤维化程度显著减轻；处理组动物血清透明质酸（HA）、层黏蛋白（LN）、三型胶原（PC111）和四型胶原（IV - C）水平均显著低于模型组；模型组动物血清超氧化物歧化酶（SOD）水平降低，丙二醛（MDA）的含量升高，而处理组较模型组 SOD 活性明显提高，MDA 的含量降低，差异均有统计学意义（$P < 0.05$）。说明蕲艾提取液具有明显的抗肝纤维化作用。

熊振芳等研究发现，蕲艾提取液能有效抗大鼠肝纤维化，其作用机制可能与通过抑制血清转化生长因子 – β1 表达和分泌有关，蕲艾提取液处理组大鼠与肝纤维化模型组相比，肝纤维化程度显著减轻；血清 TGF – β1 水平、肝脏组织中 TGF – β1 核糖核酸（RNA）和蛋白水平均明显降低。

熊振芳等又采用猪血清腹腔注射法构建肝纤维化大鼠模型，研究了艾叶提取液对免疫性肝纤维化大鼠 Smad3、Smad7 表达的影响。实验将 Wistar 大鼠随机分为 6 组，除正常对照组外，其余各组均给予无菌猪血清 0.3mL/100g 体重腹腔注射 10 周，2 次/周，制造模型。蕲艾提取液低、中、高剂量组给药剂量分别为 1.5mL/只、3mL/只、6mL/只灌胃；丹参对照组 3mL/只；模型组 3mL/只蒸馏水灌胃；均为 1 次/天。正常对照组膈内 0.3mL/100g 体重生理盐水腹腔注射，2 次/周，持续 10 周，并给予 3mL/只蒸馏水灌胃，1 次/天。末次注射猪血清后 48 小时，断头处死大鼠，眼球取血，离心取血清冷藏备用。采用 Real – timePCR 检测大鼠 Smad3、Smad7mRNA 表达水平，用 Western blot 检测 Smad3、Smad7 蛋白表达水平。结果各蕲艾提取液处理组与肝纤维化模型组相比，组织病理学上肝纤维化程度显著减轻；肝组织中 Smad3 mRNA 和蛋白水平均明显降低，Smad7 mRNA 和蛋白水平均明显升高，与模型组比较，差异有统计学意义（$P < 0.05$ 或 $P < 0.01$）。与阳性药物（丹参）组比较，没有显著差异（$P > 0.05$）。结果表明，蕲艾提取液是通过降低肝纤维化大鼠肝组织 Smad3 的表达，上调 Smad7 的表达，从而发挥抗肝纤维化作用的。结果见表 7 – 42，表 7 – 43。

表 7 – 42　各组大鼠肝组织中 Smad3、Smad7mRNA 表达变化比较

组别	n	Smad3	Smad4	Smad7
正常对照组	10	$1.01 \pm 0.08^{**}$	$1.00 \pm 0.04^{**}$	$1.02 \pm 0.08^{**}$
模型组	8	2.01 ± 0.04	1.55 ± 0.17	0.39 ± 0.02
蕲艾提取液低剂量组	8	1.78 ± 0.13	1.37 ± 0.05	0.44 ± 0.03
蕲艾提取物中剂量组	9	$1.63 \pm 0.12^{*\triangle}$	$1.31 \pm 0.03^{\triangle}$	$0.62 \pm 0.03^{*\triangle}$

组别	n	Smad3	Smad4	Smad7
蕲艾提取物高剂量组	10	1.51±0.10**△	1.20±0.05**△	0.84±0.04**△
丹参	10	1.52±0.12**	1.21±0.03**	0.80±0.03**

注：与模型组比较，$*P<0.05$，$**P<0.01$；△与丹参组比较，$P>0.05$。

表7-43　各组大鼠肝组织中Smad3、Smad7蛋白的表达变化比较

组别	n	Smad3	Smad4	Smad7
正常对照组	10	0.27±0.44**	0.89±0.17**	1.04±0.08**
模型组	8	0.79±0.12	1.12±0.14	0.48±0.09
蕲艾提取液低剂量组	8	0.77±0.09	0.95±0.15	0.57±0.14
蕲艾提取物中剂量组	9	0.59±0.06△	0.92±0.20*	0.88±0.09**△
蕲艾提取物高剂量组	10	0.48±0.08**△	0.84±0.20**△	0.93±0.15**△
丹参	10	0.40±0.03**	0.77±0.13**	0.81±0.17**

注：与模型组比较，$*P<0.05$，$**P<0.01$；△与丹参组比较，$P>0.05$。

二、对心血管的作用

有资料介绍，艾叶油1:50浓度1~2滴（$2×10^{-4}$mL）能抑制蟾蜍心脏的收缩力，对心率的影响不大，但可引起房室传导阻滞现象，如加大浓度，可使心搏停止。对离体兔艾叶油1:150浓度1mL可使心脏收缩力极度抑制，心率及冠脉流量也明显减小。对兔主动脉在紧张度提高的情况下呈松弛作用。还有资料介绍，艾叶油对蟾蜍、兔离体心脏均有抑制作用，且能对抗异丙肾上腺素的强心作用，对兔主动脉条无明显影响，但对组织胺或肾上腺素作用下的主动脉条则有松弛作用。亦有研究表明，艾叶挥发油能够使豚鼠冠脉血流量增加，有拟肾上腺素样作用。

三、降血糖作用

尹美珍等研究发现艾叶多糖对Ⅰ型糖尿病小鼠有降血糖作用。实验中灌胃给予糖尿病模型小鼠艾叶多糖（100、200和

$400\text{mg} \cdot \text{kg}^{-1} \cdot \text{d}^{-1}$），连续30天，观察糖尿病小鼠的血糖及糖耐量的变化，比色法和 ELISA 法分别测定肝糖原及血清胰岛素水平。结果表明，艾叶多糖能明显降低糖尿病小鼠的血糖浓度，改善糖耐量，还能显著增加肝糖原存储量（$P < 0.05$），100和200 $\text{mg} \cdot \text{kg}^{-1} \cdot \text{d}^{-1}$剂量的艾叶多糖还能提高血清胰岛素水平（$P < 0.05$，$P < 0.01$）。提示不同剂量的艾叶多糖均能增加糖尿病小鼠的肝糖原含量，中、低剂量的艾叶多糖能增加血清胰岛素含量，高剂量艾叶多糖没有增加血清胰岛素含量，但降血糖作用最强。

四、镇静作用

有资料介绍，艾叶油给家兔腹腔注入 1mL/kg，兔活动减少，当注入 2mL/kg，用药10分钟后兔由镇静转入翻正反射消失，呼吸减慢，最后动物死亡。对小白鼠的实验证明，艾叶油 0.5mL/kg 灌胃能明显延长戊巴比妥钠小鼠的睡眠时间，且能加速士的宁所致的惊厥死亡，似有一定的协同作用。

五、护肝利胆作用

艾叶有一定的护肝作用，能促进肝功能的恢复。临床上有将艾叶制成注射液治疗慢性肝炎病人的报道，有恢复肝功能、降低转氨酶的作用，并可增加患者的食欲，改善自觉症状。

艾叶亦有利胆作用。胡国胜把艾叶油胶囊（杭州第二中药厂生产）配制成2%吐温混悬液，每毫升含有艾叶油 75μL，给大鼠按每100g 体重 0.8mL 和 0.3mL 2个剂量十二指肠注射给药，结果艾叶油混悬液按每 100g 体重 0.8mL 给药能使正常大鼠胆汁流量增加91.5%，按100g 体重 0.3mL 给药能使正常大鼠胆汁流量增加89%，与给药前比较均有极显著性差异（$P < 0.001$），说明艾叶油有明显的利胆作用。研究还表明，艾叶油对四氯化碳中毒大鼠胆汁流量也能明显增加，与正常大鼠比较，利胆作用减弱，维持时间缩短。艾叶油对小鼠也有明显的利胆作用，能使小鼠胆汁流量增加26%。

六、抗氧化和清除自由基作用

日本大西基代的研究表明，艾的燃烧生成物有清除自由基作用。自由基成为老化炎症、自身免疫性疾病的病因而受重视，艾及艾的燃烧生成物对自由基和过氧化物的清除作用，为艾及艾灸治疗这些疾病提供了理论依据。

袁慧慧等研究了艾叶醇－水体系的提取工艺，采用化学发光法测定了艾叶提取液的抗氧化活性。结果表明，艾叶提取物均有较强的抗氧化性，其中提取物 2 [提取温度 50℃，提取时间 3 小时，乙醇浓度 1:25（g/mL），料液比 0.5]的抗羟基自由基能力最强（IC_{50} 为 0.417mg/mL），提取物 9 [提取温度 90℃，提取时间 4.5 小时，乙醇浓度 1:25（g/mL）、料液比 0.25]的抗超氧自由基能力较强（IC_{50} 为 0.0861mg/mL）。这可能是由于各提取组分的含量不同，并且这些不同组分间存在着协同作用。

洪宗国等通过甲醇萃取艾叶燃烧灰烬获得了 4 种不同组分，研究了它们对甲基丙烯酸甲酯自由基聚合反应中反应速率的影响，通过反应体系的黏度测定研究了其抗自由基的作用，结果表明，4 种组分均具有比较强的抗自由基能力。

胡岗等研究了艾叶多糖的体外抗氧化能力，结果表明艾叶多糖具有一定的体外抗氧化活性，可提供氢离子，清除自由基。对各种自由基均有明显的清除作用，其清除率与其质量浓度存在着一定的量效关系，对羟基自由基、超氧阴离子自由基和 DPPH 自由基的 IC_{50} 值分别为 0.32、0.625 和 54.72μg/mL。

七、抗溃疡作用

艾叶油对阴证溃疡和阳证溃疡均有良好的治疗作用，艾叶挥发油具有广谱的抗菌作用，可对抗体外细菌感染引起的疮疡，艾叶油有促进创面肉芽组织生长的作用，能减少组织细胞脱落和坏死，同时艾叶油可抑制炎症细胞主要是中性粒细胞浸润，减少中性粒细胞数量，发挥抗溃疡作用。万毅等利用豚鼠制造阴证溃疡和阳证溃疡模型，对艾叶挥发油治疗疮疡的作用进行了研究。具体方法：取豚鼠39只，分为3组，13只/组，第1组以浓度为9亿/mL的金黄色葡萄球菌0.5mL注入，制作阳证溃疡模型；第2组以3亿/mL的绿脓杆菌0.5mL注入，制作阴证溃疡模型；第3组以1亿/mL的大肠杆菌0.5mL注入，制作阴证溃疡模型。感染24小时，解除豚鼠伤口包扎。每组选取成模豚鼠9只，第1组和第2组的4块疮面分别以40μL/mL、80μL/mL、120μL/mL的艾叶油和红霉素软膏，第3组4块疮面分别以120μL/mL、250μL/mL、370μL/mL的艾叶油和红霉素软膏进行治疗，持续7天。结果表明，阳证溃疡组死亡率（无死亡，0%）明显低于阴证溃疡组（死亡3只，33.3%）；艾叶油促进创面肉芽组织生长，大剂量、中剂量组治疗阳证溃疡的效果同于红霉素，治疗阴证溃疡的效果优于红霉素；艾叶油治疗7天后，可见组织出现修复，炎性细胞浸润减少，艾叶油大、中剂量对阳证溃疡中性粒细胞的减少作用优于红霉素，小剂量效果同于红霉素，艾叶油大、中剂量对阴证溃疡中性粒细胞的减少作用优于小剂量艾叶油和红霉素。实验证明，艾叶挥发油对阴证疮疡和阳证疮疡均呈现出良好的抗溃疡作用。

八、治疗痛经作用

陈颖丽等研究发现，艾附暖宫颗粒对正常大鼠在体子宫的收缩频率、幅度及活动力有不同程度的抑制作用，在1~4mg生药/mL剂量范围内对离体子宫的收缩频率、幅度及活动力均有不同程度的抑制作用；艾附暖宫颗粒2mg生药/mL可明显对抗催产素引起的离体子宫平滑肌收缩频率和活动力的增加，且明显协同黄体酮所致离体子宫平滑肌收缩幅度和活动力的降低；艾附暖宫颗粒或丸剂均可对小鼠血清雌二醇水平有一定的提高作用，促进未成年小鼠子宫、卵巢的发育，可明显减少缩宫素所致小鼠扭体反应次数，对缩宫素引起的小鼠"痛经模型"有明显的抑制作用。

张来宾等为了探讨艾叶治疗原发性痛经的作用，观察了艾叶不同提取物（水提液、95%醇提液、先水提后95%醇提混合液）对痛经模型小鼠的影响。方法：ICR 雌性小鼠随机分为 9 组，分别是正常组、模型组、阳性药西乐葆 45.0mg/kg 组及艾叶 3 种不同提取物的高、低剂量组（1.65g/kg、0.55g/kg）。除正常组外，其余各组以 10mg/kg 的剂量给小鼠皮下注射苯甲酸雌二醇连续 7 天，第 8 天给予腹腔注射缩宫素 10mL/kg 制造原发性痛经模型。各组均在造模第 5 天起，每天灌胃给予不同药物，连续 4 天，末次给药 30 分钟后，腹腔注射缩宫素 0.01mL/g，注射缩宫素后 30 分钟内，观察艾叶不同提取物对原发性痛经模型小鼠的扭体次数以及对子宫组织匀浆中一氧化氮（NO）和钙离子（Ca^{2+}）水平的影响。结果表明，艾叶醇提物高剂量及先水提后醇提混合液的高、低剂量对原发性痛经小鼠的痛阈有极显著的提高，扭体反应抑制率分别为 36.9%、52.5%、42.2%（$P < 0.01$），且相同剂量下先水提后醇提混合液的作用优于水提液（$P < 0.05$）。此外，艾叶醇提物高剂量及先水提后醇提混合液的高、低剂量组能显著增加子宫组织内 NO 含量，降低 Ca^{2+} 含量（$P < 0.01$）。结果提示，3 种不同艾叶提取物对原发性痛经的镇痛作用不同，先水提后醇提混合液药效最强，醇提液次之，水提液最弱。

九、治疗阴道炎作用

白静等观察了艾叶水提物及其发酵物对小鼠白色念珠菌性阴道炎的治疗作用，结果表明，艾叶发酵物对白色念珠菌阴道炎小鼠具有显著治疗作用。艾叶发酵物各剂量组能显著增加白色念珠菌孢子及脱落细胞转阴率，降低 CFU 数量，减轻阴道组织损伤（$P < 0.05$，$P < 0.01$），并随着给药时间的延长和药物剂量的增加，相应作用更显著（$P < 0.01$）。

十、对环境消毒作用

有研究表明，艾叶烟熏有抑制多种致病细菌、真菌和病毒的作用，艾叶的确具有杀灭或抑制细菌、病毒的作用，用于空气消毒能够达到卫生学标准，且对人体无毒，刺激性小，经济实用。

李小敏等研究发现，采用艾条熏蒸爱婴病房，室内空气消毒合格率达到100%，艾叶对10多种常见细菌具有杀菌或抑菌作用，如葡萄球菌、白喉杆菌、绿脓杆菌、结核杆菌、大肠杆菌等；对多种皮肤真菌也有不同程度的抑菌作用，如石膏样毛癣菌、黄癣菌等。他们同时也发现，艾条熏蒸后对乙肝病毒HBsAg的抗原性有明显的破坏作用（$P < 0.05$），对HBeAg抗原性的破坏有极显著性差异（$P < 0.001$），说明艾条熏蒸对乙肝病毒有一定灭活作用，但是未能达到完全灭活乙肝病毒的目的。邹秀容等采用艾叶烟熏进行病室消毒，结果发现烟熏后细菌总数下降率为73.04%，对大肠杆菌、甲型链球菌、表皮葡萄球菌、绿脓杆菌、肺炎双球菌均有非常显著的抑制作用。

要福莲等比较研究了艾叶烟熏法、过氧乙酸煮沸熏蒸法以及紫外线消毒法的空气消毒效果，结果发现艾叶烟熏空气消毒，可达到防止细菌感染的目的。李红梅比较了艾叶复方中药提取液加热挥发和紫外线消毒在妇科病房空气消毒的差别。结果：与消毒前比较，艾叶复方中药提取液高剂量消毒后30分钟至12小时，病房空气中细菌菌落数显著性降低（$P < 0.01$ 或 0.05）；低剂量组消毒后30分钟时，病房空气中细菌菌落数显著性降低 $P < 0.05$），12小时后仍有20.9%的杀菌率；紫外线消毒后30分钟病房空气中细菌菌落数显著性降低（$P < 0.05$），但12小时后杀菌效果消失。表明艾叶复方中药提取液电加热挥发用于病房空气消毒的效果优于紫外线消毒。陈勤等对艾条熏蒸与紫外线空气消毒进行了对照观察，结果发现艾条熏蒸与紫外线照射后的平均菌落数差异无显著意义，对于有障碍物紫外线不能穿透的角落，艾条熏蒸后菌落数少于紫外线消毒后的菌落数。李训棠、吕仁仙对比研究了艾条与紫外线消毒的效果，也得到类似的结果。赵俐玲等对电子灭菌器、苍术以及苍术加艾叶3种消毒方法进行了比较，结果发现3种方法均能有效杀灭空气中的细菌，苍术加艾叶组的效果优于电子灭菌器组及苍术组。邹瑜等用紫外线、空气灭菌器、

苍术以及苍术加艾叶等4种消毒方法，比较了对组培室空气消毒效果，也得到了与赵俐玲同样的结果。

罗桂琴对母婴同室病房采用中药艾叶熏蒸法消毒进行了研究，结果显示有良好的效果，且与紫外线组比较有显著性差异。宋爱玲、姜文全及赵红梅也分别采用艾叶熏蒸对母婴同室病房进行消毒，也发现艾叶熏蒸能达到规定要求。奚延林将艾叶烟熏用于肠梗阻手术净化空气，结果手术患者不良反应明显减轻，96例手术中均未出现不良反应。

周建平等观察了苍艾合剂在手术室的空气消毒效果，结果也发现在规定的范围内没有检出致病菌，室内消毒合格。刘天乐、崔丽文等也分别采用苍艾合剂消毒医院病房，消毒后菌落数明显减少，杀菌率100%，均达到了空气卫生环境控制指标。刘兵等将艾叶、板蓝根、黄连以药用量10:5:1，制成艾板连喷雾剂，用于医院普通病室的空气消毒，结果显示艾板连喷雾剂能有效地杀灭细菌和病毒，其消毒效果与过氧乙酸、紫外线无显著差异（$P > 0.05$）。朱艳观察了医院自制艾叶、苍术喷雾剂对病房空气消毒的效果，同样显示出满意的消毒效果，符合Ⅲ类环境要求。

十一、其他作用

1. 局部作用　艾叶所含挥发油对皮肤有轻度刺激性，可引起发热、潮红等。

2. 增强消化功能　艾叶口服能刺激胃肠道消化液的分泌，促进消化，增进食欲，民间有用艾叶口服治疗消化不良者，口服干艾叶3~5g可增进食欲，但大剂量则可引起胃肠道的急性炎症，产生恶心呕吐等副作用。

3. 解热作用　艾叶有一定的解热作用，可使温刺法发热的家兔体温下降，但其作用量已接近致死量，故不能用作解热药。并认为其解热作用与其所含氯化钾及鞣酸钾有关。

4. 对子宫的作用　艾叶煎剂能兴奋家兔离体子宫，产生强直性收缩，艾叶粗制浸膏对豚鼠离体子宫亦有明显的兴奋作用。

5. 降压作用 给予家兔每千克 20mL 艾蒿水溶液，则显示呼吸和血压下降，用阿托品预处理，也不能阻滞其降压作用。

6. 补体激活作用 将艾叶的热水提取物（多糖）加到人的血清中，能使血清补体值下降，并证明这是补体激活的结果。日本人山田也发现生艾叶热水提取物具有强烈的补体活性，活性的主要成分为酸性多糖。

7. 对变应性鼻炎的作用 张枢等观察了艾叶油对变应性鼻炎（AR）的治疗作用，60 只 SD 大鼠按体重随机分为正常对照组、模型组、治疗组和阳性药对照组，每组 10 只。实验组用卵蛋白（OVA）、氢氧化铝和灭活百日咳杆菌皮下注射致敏，用 10% 的卵蛋白生理盐水溶液滴鼻激发，建立 AR 模型。于滴鼻前 1 小时给药，治疗组给予 1mL/kg 艾叶挥发油，阳性组给予氯雷他定 5mg/kg，正常对照组给予同等剂量的橄榄油，1 次/天，共 10 次。结果，与模型组比较，治疗组和阳性药组 IgE、IL-4、IL-5 含量均明显下降，有统计学意义（$P < 0.05$）。实验表明，艾叶挥发油可降低 AR 大鼠血清中 IL-4、IL-5 和 IgE 含量，减轻鼻黏膜变应性炎症。

8. 杀螨作用 赵亚娥等研究发现，艾叶粗提物有一定的杀螨作用，实验分为艾叶醇提物、水提物及对照组，采用透明胶带粘贴过夜法获取人体蠕形螨，利用 Motic 图像采集软件系统在显微镜下观察 4 小时、8 小时和 12 小时虫体死亡情况。结果表明，3 种醇提艾叶粗提物中，60% 醇提物 4 小时、8 小时和 12 小时杀螨率普遍高于 70% 及 80% 醇提物；60% 醇提物的 4 种浓度中 2mg/mL 醇提物杀螨率优于 1.0mg/mL 和 0.5mg/mL 醇提物，且杀螨率均在 72.12% 以上。比较发现，艾叶醇提物杀螨率明显高于水提物。醇提艾叶采用 60% 乙醇提取，杀螨浓度以 2mg/mL 效果最佳。后来赵亚娥等提取艾叶精油，采用同样的方法研究了不同浓度艾叶精油的杀螨作用和机制，结果表明，艾叶精油对两种人体蠕形螨均有很好的杀灭作用，虫体形态及活动度均发生了兴奋-痉挛-松弛-死亡的典型变化。浓度为 100% 的艾叶精油 1 小时可杀灭全部蠕形螨。随着药物浓度的降低，杀螨率也逐渐降低。12.5%艾叶精油是杀灭人体蠕形螨的最适有效浓度。对比观察发现，艾叶精油对皮脂蠕形螨的杀螨率明显高于毛囊蠕形螨。

此外，还有研究表明，艾叶水提液在体内能诱生干扰素。艾叶提取物还有较好的抗紫外线辐射作用。

第九节　艾叶的吸收、排泄与毒副作用

一、吸收与排泄

艾叶口服后其成分很快由小肠黏膜吸收而到达肝脏，随血循环而扩至全身，1小时内即可在尿内发现艾叶的成分，大部分储于体内，由小便逐渐排出，或被氧化、结合而被破坏。

二、副作用

艾叶的副作用主要表现在消化道反应和过敏反应两个方面。

1. 消化道反应　艾叶口服剂量过大时，有恶心、呕吐、胃部不适等胃肠道反应，原有胃肠道疾病者尤为明显，偶见头昏。出现副作用与剂量有关。成人每日服艾叶散剂 3~9g，或艾叶油 0.3mL 分 3 次服，基本无副作用，若剂量增大，出现副作用机会显著增加。口服艾叶油胶丸常用量一般无副作用，仅少数病人服药初期有咽干、嗳气、恶心等消化道反应，个别有头晕，一般不需特殊处理，并不影响继续服药，但如果剂量加大，则副反应也随之增强。

2. 过敏反应　过敏反应主要发生在艾灸过程中，哈孝贤报道，一女性患者艾灸后出现急性荨麻疹的过敏反应，主要表现为胸背、腰及四肢出现风团样丘疹，瘙痒，眼睑、口唇及面部浮肿且痒。停灸并服用中药后过敏症状消失。吕荧亦报道，药艾条熏灸引起 2 例患者出现过敏反应，其中 1 例女性患者灸后出现皮肤奇痒、潮红、水肿、水疱等过敏反应，停止灸治后，症状消失，后改用清艾条继续灸治，未见过敏反应发生，可见此例过敏反应与艾叶无关。

另有报道，用艾叶油气雾剂吸入，每日2次，连用30天，可引起兔间质性肺炎，但是否是由艾叶油引起还有待于进一步研究。

三、毒性作用

艾叶及其主要成分艾叶油按正常量使用对人体是没有毒性作用，但大剂量使用对人体也能产生毒性作用。已有1例大量服用艾叶致死的报道，故对艾叶的毒性应引起注意。

1. 艾叶毒性研究　研究表明，艾叶及艾叶油的毒性均较低，口服艾叶油0.45mL，每日2次，连续30日对家兔生长、血色素、细胞总数及分类、尿蛋白、尿镜检、肝功能（BSP）、肾功能（酚红）和心电图无明显影响。对家兔相当于成人剂量的25倍灌胃或25倍气雾剂给药，连续30天，临床及病理检查均未见异常。也有资料介绍，兔腹腔注射艾叶油2mL/kg体重，10分钟后，开始出现镇静，随后翻正反射消失，呼吸减慢，最后死亡。

艾叶及艾叶油的小白鼠半数致死量分别为：艾叶煎剂小白鼠腹腔注射给药LD_{50}为23g（生药）/kg，艾叶油小鼠灌胃LD_{50}为2.47mL/kg，艾叶油小鼠腹腔注射LD_{50}为1.12mL/kg。有资料介绍，艾叶油（实为野艾叶油）小鼠灌胃和皮下注射给药的LD_{50}分别为5.13mL/kg和2.52mL/kg。有人用寇氏法测定艾叶油及艾叶油中成分$1-\alpha-$萜品烯醇给小鼠一次灌胃的LD_{50}，结果艾叶油为1.882mL/kg，$1-\alpha-$萜品烯醇为12.08mL/kg。

有人根据徐叔云《药理实验方法学》介绍的方法对3种艾叶（湖北蕲春所产蕲艾、河北安国所产祁艾及陕西所产魁蒿）的醇提取物进行了急性毒性实验，半数致死量（LD_{50}）采用寇氏（Karber）法计算，发现3种艾叶毒性均很小，均在190g/kg体重以上。其中蕲艾LD_{50}为210.60g/kg体重，祁艾为190.82g/kg体重，魁蒿为197.00g/kg体重。从这个结果看，蕲艾的毒性是最小的。

现代有研究认为，艾叶中的主要毒性成分是所含的侧柏酮成分，目前化学成分分析研究结论是蕲艾（湖北蕲春所产）才含有侧柏酮，他处所产艾蒿及野艾不含有，而国内报道中毒者皆不是蕲艾。这就是说艾叶中除了侧柏酮外应该还有其他毒性成分。其次，大陆报道的艾叶中毒者主要表现在消化系统和神经系统两个方面，假如说神经系统的症状是侧柏酮引起的，那么消化系统症状是什么成分引起的呢？所以，艾叶的毒性成分有可能还有其他成分。当然，侧柏酮是应该引起重视的一个成分，在 16 世纪欧洲流行的苦艾酒就是因为其中含有的微量化合物侧柏酮被指有毒副作用，而到 20 世纪初在美国和欧洲大部分国家，包括法国、荷兰、比利时、瑞士和奥地利等国苦艾酒都因此被取缔。

近来有人探讨了艾叶油是否对小鼠胚胎骨骼发育有毒性作用。具体方法为：选用昆明种孕鼠 25 只，随机分为 5 组：正常对照组，灌胃给予等容积花生油；艾叶油 2mL/kg、1mL/kg 和 0.5mL/kg 组，灌胃给予艾叶油；环磷酰胺 12.5mg/kg 阳性对照组。艾叶油组和正常对照组自孕第 12 天开始灌胃给药，连续 5 天；阳性对照组只于孕第 13 天腹腔注射给予环磷酰胺。各组孕鼠均于孕第 16 天处死后取出胎鼠测量身长和尾长，将 1/2 胎鼠行阿利新蓝和茜素红骨骼双染，对前肢芽进行 Neubert 评分，观察胎鼠主要骨骼骨化点的发育。艾叶油 2mL/kg、1mL/kg 和 0.5mL/kg 组胎鼠身长和尾长与正常对照组相比无显著性差异；前肢芽 Neubert 评分与正常对照组相比无显著性差异；与正常对照组相比，艾叶油 2mL/kg、1mL/kg 和 0.5ml/kg 组主要骨骼发育骨化点出现的数量无显著性差异。表明艾叶油 2mL/kg、1mL/kg 和 0.5mL/kg 对胎鼠肢芽和骨骼发育无毒性作用。

孙蓉等进行了艾叶不同组分小鼠急性毒性实验，结果测得艾叶水提组分、挥发油半数致死量（LD_{50}）与 95% 可信限分别为 80.2g/(kg·d)［77.4～83.4g/(kg·d)］、1.67mL/(kg·d)［1.55～1.80mL/(kg·d)］。水提组分的最小致毒量（LD_5）和最大致死量（LD_{95}）分别为 65.0g/（kg·d）、99.023g/（kg·d）。挥发油的最小致毒量（LD_5）和最大致死量（LD_{95}）分别为 1.1261mL/（kg·d）、2.485mL/（kg·d）。可知艾叶挥发油的 LD_{50} 值大于水提组分。

因为艾叶挥发油组分为脂溶性成分，且挥发油类组分出油率均较低，不能单凭 LD_{50} 来判断安全性，因此，迟雪洁等又对艾叶水提物组分和挥发油组分的安全范围进行了研究，结果表明，艾叶水提组分的治疗指数及安全系数分别为 38.20 和 12.25，艾叶挥发油分别为 5.53 和 1.23，治疗指数（TI）和安全系数（SF）综合评价，提示艾叶水提组分比挥发油的安全范围宽，安全性更大，艾叶水提组分作为镇痛药也更加有效和安全。

王会等通过观察小鼠一般症状、肝/体比值、肾/体比值、血清丙氨酸氨基转移酶（ALT）、天冬氨酸氨基转移酶（AST）、尿素氮（BUN）、肌酐（Cr），考察了艾叶不同组分镇痛时伴随的毒副作用。实验设置艾叶水提组分小鼠的高、中、低剂量分别为 4.68g/kg、2.34g/kg、1.17g/kg；挥发油高、中、低剂量分别为 2.0%（生药量为 138g/kg）、1.0%（生药量为 69g/kg）、0.5%（生药量为 34.5g/kg）。在给药后 1、3、7 天观察各指标。

结果表明，艾叶水提组分和挥发油各剂量组小鼠血 ALT、AST、Cr、BUN 水平和肝体比值、肾体比值均有不同程度的升高，其升高程度呈现一定的时间和剂量依赖关系。挥发油、水提组分产生肝脏毒副作用的剂量范围分别为 34.5~138g/kg、2.34~4.68g/kg，且呈现一定的依赖剂量和时间的量毒和时毒变化；肾脏毒副作用的剂量范围分别为 69.0~138g/kg、2.34~4.68g/kg，且呈现一定的依赖剂量和时间的量毒和时毒变化。目前《中国药典》推荐人日用量 3~9g，按相当于人日用量 9g 时的动物折算剂量在给药 7 天就出现了肝脏、肾脏毒副作用，提示艾叶临床内服不要超过 7g，服用时间不可超过 1 周，并需在服药 3 天后密切监视其肝肾功能的相关指标。

刘茂生等观察了艾叶油对成年小鼠的遗传毒性，首先测定半

数致死量 LD_{50} 为 4.11mL/kg。然后进行遗传毒性实验，小鼠骨髓微核试验和胚胎肝转移微核试验具体方法为：取孕鼠 30 只，随机分成 5 组，艾叶油 2mL/kg、1mL/kg 和 0.5mL/kg 剂量组，阳性药物组腹腔注射环磷酰胺（40mg/kg），阴性对照组灌胃生理盐水（0.4mL/只）。受试药物组及阴性对照组小鼠于其孕第 12 天开始灌胃，每天 1 次，连续 5 天。阳性对照组于处死前 1 天开始腹腔注射环磷酰胺，每天 1 次，连续 2 天。各组孕鼠于孕 16 天用药 2 小时后脱颈椎处死，打开孕鼠腹腔，记录活胎、死胎与吸收胎情况。每只孕鼠取其两侧股骨骨髓和 2 只胚胎的肝脏，每只胚胎鼠肝涂片计数 500 个嗜多染红细胞，每只成年鼠骨髓涂片计数 1000 个骨髓嗜多染红细胞，微核率以含微核的嗜多染红细胞数的千分率计。小鼠精子畸形试验方法为：雄性小鼠 40 只，随机分为 5 组，各组用药剂量及方式同微核试验。受试药物组及阴性对照组小鼠灌胃，每天 1 次，阳性对照组腹腔注射环磷酰胺，每天 1 次，均连续 5 天。各组小鼠于第一次给药后 35 天，脱颈椎处死，取出其双侧附睾放入盛有生理盐水的离心管中，制片、镜检。每只小鼠观察 1000 个精子，记录畸形数目并统计畸形率。艾叶油经小鼠灌胃给药艾叶油剂量 2mL/kg 时，孕鼠和雄鼠诱发的胚胎肝微核率、骨髓微核率和精子畸形率均较对照组显著升高（$P < 0.05$）。艾叶油灌胃剂量为 1mL/kg 时，诱发的胚胎肝微核率较对照组显著升高（$P < 0.05$）。

龚彦胜等观察了艾叶不同组分对大鼠的慢性毒性损伤，方法为取 6 周龄 Wistar 大鼠 140 只，分为 7 组，即艾叶水提组分高、中、低剂量组（16.5g/kg、8.25g/kg、3.3g/kg），挥发油组分高、中、低剂量组（0.150mL/kg、0.075mL/kg、0.015mL/kg），空白对照组。连续给药 21 天，恢复期为 20 天，观察记录体征及饮食饮水量变化，每 3 天测一次。末次给药后处死，检测血常规、血生化指标，计算脏/体比值，并进行病理组织学检查。结果表明，给药 21 天后，艾叶水提组分和挥发油组分均可导致大鼠体重下降，饮食、饮水不佳，血 ALT、AST、AKP、TPC 升高，ALB 下降，肝脏重量和脏/体比值增大，病理检查可见不同程度的肝脏病理组织损伤；对血常规、肾功能影响不明显；肝毒性损伤程度与药物剂量呈一定的剂量依赖相关性。20天恢复期观察后，病变呈现不可逆损伤。

黄伟等研究了艾叶水提组分和挥发油组分对小鼠单次肝毒性"量－时－毒"的关系。小鼠单次灌服8.0g/kg的艾叶水提组分和0.34mL/kg艾叶挥发油组分后，血清ALT、AST值随时间不同造成肝损害程度不同。艾叶水提组分ALT、AST均在药后2小时达到高峰，毒性持续时间约达72小时；艾叶挥发油组分ALT在给药后4小时、AST在给药后6小时达到高峰，毒性持续时间约72小时；均可导致肝脏指数明显升高。艾叶水提组分在8.0、5.6、3.92、2.74、1.9、1.33g/kg剂量范围内，艾叶挥发油组分在0.34、0.27、0.23、0.19、0.15、0.13mL/kg剂量范围内，对肝组织产生明显损伤，且随剂量的增大，ALT、AST升高显著。该课题组同时研究了艾叶水提组分和挥发油组分对小鼠连续灌胃7天肝毒性"量－时－毒"的关系。结果ALT、AST在给药后1天即有明显升高，3天肝毒性明显，可持续到7天。与正常组比较，给药后7天之内，水提组分在（1.17~9.0）g/（kg·d）剂量范围、挥发油在（0.13~0.25）g/（kg·d）剂量范围之内，艾叶水提组分和挥发油均可造成明显的肝毒性损伤，表现ALT、AST、AKP升高，ALB降低，肝体比值增高，呈现明显的量效和时效关系；肝毒性作用程度挥发油＞水提组分。认为小鼠单次或多次灌服艾叶不同组分均可造成肝损伤，且呈现肝毒性"量－时－毒"关系。

也有不少研究发现，艾叶的毒性很小甚至是没有。如刘红杰等研究结果表明，艾叶挥发油的毒性是与提取方法有密切关系的，石油醚超声提取法和石油醚微波提取法制备艾叶挥发油是没有毒性的，超临界CO_2萃取和水蒸气蒸馏提取的挥发油对肝脏有一定毒性作用，尤以水蒸气蒸馏法制备的挥发油毒性最大。杨朝令等研究表明，艾叶多糖还有预防对乙酰氨基酚肝中毒的作用，其机理可能是艾叶多糖升高了血糖浓度，导致肝脏细胞的能量增加，提供还原性辅酶Ⅱ，增加还原性谷胱甘肽的数量，从而使肝组织细胞免受损伤。

此后，万军梅等探讨了艾叶油雾化吸入对大鼠的长期毒性。具体方法：取6周龄Wistar大鼠100只，随机分4组，25只/组，艾叶油高、中、低剂量每天按2.50mL/kg、0.50mL/kg、0.10mL/kg雾化吸入给药30分钟，对照组以等体积蒸馏水雾化吸入。给药6个月内，每天观察大鼠一般状况，每周测体重和进食量1次。给药3个月后，每组处死9只作血常规、血液生化、病理学检查。给药6个月后，每组再处死10只检查。每组剩余的6只停药后继续观察1个月处死，进行全面检查。结果：给药第1周大鼠体重有所下降，进食量减少，第2周恢复，活动正常，未见中毒或死亡。给药3个月后各剂量组白蛋白（ALB）含量明显升高（$P <$ 0.05），其他指标与对照组比较无显著性差异。给药6个月及停药1个月后，各指标与对照组比较无显著性差异。结果表明，艾叶油长期雾化吸入给药无明显毒性。

2. 艾叶中毒机理 当艾叶的用量超过常用量的若干倍时，即有可能引起中毒。艾叶大量服用后，其成分经胃肠道吸收进入肝脏，可引起肝细胞代谢障碍，而发生中毒性黄疸及肝炎，最显著的作用则在中枢神经系统，可兴奋大脑皮层及皮层下中枢（主要是运动中枢、血管收缩中枢，其次为呼吸中枢等）而引起痉挛、惊厥。由于神经反射性的变化及血管壁本身受损可引起子宫充血出血。

龚彦胜选择血和肝组织丙二醛（MDA）、一氧化氮（NO）、还原型谷胱甘肽（GSH）含量和超氧化物歧化酶（SOD）、一氧化氮合酶（NOS）、谷胱甘肽过氧化物酶（GSH－Px）活性为实验指标，对艾叶不同组分致小鼠肝毒性氧化损伤机制进行了研究。方法为：小鼠随机分为7组，按照艾叶水提组分高、中、低剂量（9.0g/kg、4.68g/kg、1.17g/kg），挥发油组分高、中、低剂量组（1.25g/kg、0.50g/kg、0.13g/kg），正常对照组（灌胃等体积蒸馏水），连续给药 7 天，检测血和肝组织内 MDA、NO、GSH、SOD、NOS、GSH - Px 的含量和活性。结果表明，艾叶水提组分和挥发油组分可致血中和肝组织内 MDA 含量增加，同时 SOD 活性下降；血和肝组织中 NO 含量增加，NOS 活性升高；血和肝组织中 GSH 含量下降，GSH - Px 活性下降。上述变化趋势随剂量增加而呈现一定的剂量依赖性，与空白对照组有明显差异，作用强度上判定挥发油 > 水提组分。表明艾叶水提组分和挥发油组分多次给药后可导致小鼠肝毒性损伤，氧化损伤机制可能是艾叶肝毒性的主要机制之一，其损伤途径与引起机体氧化应激后诱导脂质过氧化有关。

3. 艾叶中毒症状　曾有人用艾叶熏房屋以至吸入中毒。有资料报道，一位 32 岁女性患者，因医疗目的服用艾水 1 瓶（约 500mL，浓度不明），翌晨，发热，神志不甚清楚，曾在医院门诊就医，稍后家属见其呈半昏迷状态，乃送医院住院治疗。入院时体温 38.5℃，血压 110/70mmHg，不省人事，瞳孔不等大，牙关紧闭，肝大肋下二横指，白细胞 14.8 × 10^9/L，红细胞 3.85 × 10^{12}/L，按常规治疗，于一星期后因呼吸循环衰竭而死亡。

艾叶中毒有急、慢性之分。急性中毒多因短期内超量服药所致，多在服药 1～4 小时后出现症状。初见喉干口渴、恶心呕吐、头晕耳鸣，继而腹痛腹泻、四肢震颤，甚则全身痉挛、意识模糊，其痉挛先从部分肌肉开始，后延及全身，每次抽搐持续 20～30 分钟，随后肌肉弛缓，意识恢复，但常有遗忘、幻觉等后遗症；中毒延续数日未愈，可出现黄疸、肝功能异常（中毒性黄疸型肝炎）。妊娠期艾叶中毒，可因子宫出血引起流产。慢性中毒的主要症状是感觉过敏、四肢麻痹（神经炎）、共济失调、幻觉，甚至出现癫痫样痉挛症。

4. 毒性防治　首先应控制艾叶用量，《中国药典》规定其常用量为 3～9g，一般不宜过 15g。艾叶油每天用量为 0.3mL，分 3 次服用。中毒早期可催吐导泻，饮牛奶 250～500mL（或安宫牛黄丸 1 丸），开水送服或鼻饲给药；出现黄疸可用虎杖、茵陈、

升麻、黄柏、车前子等清热解毒、利胆退黄药水煎服,重症亦应
采取西药对症支持疗法。

5. 艾灸烟雾的毒性 艾灸治病有数千年历史,治疗范围广,
效果显著。但其操作过程中产生的大量烟雾含有何种成分和有无
毒性等问题,在学术界一直存在认识上的分歧。黑龙江省中医研
究院以李强研究员为首的专题组,借助气相色谱联合测定法和动
物实验等,终于初步弄清了这个问题。结论是艾灸烟雾中除含有
不定量的一氧化碳和二氧化碳外,还含有挥发性成分 20 种,如
萘 16.2%,氨水 14.6%,丁酰胺 9.5%,环己烯 6.6%,季酮酸
6.6%;急性大剂量染毒实验求得的半数致死时间为 10 分 24 秒,
主要死因是急性一氧化碳中毒;亚急性染毒实验小鼠的毒性反应
依然是以一氧化碳为主。其一般状况和各脏器病理形态学也有相
应改变,尤其是呼吸系统,但对微核率影响不明显;艾绒含有萜
烯类化合物,燃烧过程中产生具有致癌作用的多环芳烃类物质,
如萘等。所以,可以肯定地说,艾灸烟雾对人体是有害的,必须
设法消除。近年来兴起来的无烟艾灸相对安全,值得在临床上推
广使用。

参考文献

[1] 刘先华,周安,刘碧山,等. 艾叶挥发油体内外抑菌作用的实验研究
    [J]. 中国中医药信息杂志,2006,13 (8):25 - 26.

[2] 赵宁,辛毅,张翠丽. 艾叶提取物对细菌性皮肤致病菌的抑制作用
    [J]. 中药材,2008,31 (1):108 - 110.

[3] 张倩,简锐,彭玲,等. 艾叶水提物及分离组分对金黄色葡萄球菌的
    抑菌活性研究 [J]. 黄石理工学院学报,2010,26 (6):56 - 59.

[4] 李伟奇,刘湘新,李俊超,等. 10 种中药提取物对耐药金黄色葡萄球
    菌抑菌作用的研究 [J]. 动物医学进展,2010,31 (9):41 - 46.

[5] 鲁争,喻格书,吴平. 艾叶挥发油的空气清新剂对高校学生宿舍空气
    中微生物的抑制作用研究 [J]. 时珍国医国药,2011,22 (1):181.

[6] 鲁争. 艾叶挥发油空气清新剂抑菌作用的研究 [J]. 时珍国医国药,

2011，22（9）：2179.

［7］冯晓晨．艾叶提取物杀灭微生物效果研究［J］．医学动物防制，2010，26（10）：907－908.

［8］戴小军．艾叶提取物对幽门螺杆菌的抑菌实验研究［D］．扬州大学，2006.

［9］游思湘，何湘蓉，隆雪明．艾叶挥发油体外抗菌作用研究［J］．中兽医医药杂志，2011，（3）：18－19.

［10］刘丹丹，徐静，万玉华．正交设计优选10种中药对马拉色菌抑菌研究［J］．现代中药研究与实践，2012，26（4）：42－45.

［11］唐裕芳，张妙玲，叶进富．艾叶超临界 CO_2 萃取物的抑菌活性研究［J］．天然产物研究与开发，2006，18：269－272.

［12］张应烙，尹彩萍．15种中药提取物对几种植物病原菌抑菌活性的初步研究［J］．西北农林科技大学学报，2005，33（s）：175－177.

［13］吴朝霞，夏天爽，李琦．同时蒸馏法提取艾叶挥发油及其抑菌性研究［J］．食品研究与开发，2010，31（8）：19－22.

［14］刘巍，刘萍，袁铭．艾叶水提液的体外抗菌试验［J］．中国药师，2009，12（8）：1159－1160.

［15］宋建勇，林辉，刘鹏林．艾叶复方消毒剂杀菌效果的实验观察［J］．第三军医大学学报，1998，10：460－461.

［16］王金和，边传周，金登宇，等．中草药消毒剂杀菌效果的研究［J］．中国畜牧兽医，2010，37（11）：227－230.

［17］刘萍，刘巍，袁铭．艾叶与复方艾叶水提液体外抗菌作用比较［J］．医药导报，2007，26（5）：484－485.

［18］明溪，何晓山，陈柏君．苍艾香熏油体外抑菌作用研究［J］．云南中医学院学报，2011，34（1）：10－12.

［19］黄圣祥．艾叶与蚁醛溶液熏蒸对某些皮肤真菌制菌作用的初步比较研究［J］．武汉医学院学报，1959，319－323.

［20］魏孜孜，卢标清，孙一帆．三种外治方法治疗耳真菌病的临床观察［J］．中国医药导报，2010，7（2）：35－38.

［21］魏月琴，艾启俊．中草药水煎液对果蔬致病真菌抑制作用的研究［J］．保鲜研究，2008，（1）：33－35.

［22］韩轶，戴璨，汤璐瑛．艾叶挥发油抗病毒作用的初步研究［J］．氨基酸和生物资源，2005，27（2）：14－16.

[23] 何斌. 艾烟熏治疗浸渍糜烂型足癣 78 例 [J]. 中医外治杂志, 2010, 19 (5): 7-9.

[24] 洪宗国. 艾与蕲艾的生药学研究与开发 [J]. 中医药学刊, 2003, 21 (8): 1356-1357.

[25] 王树荣, 孙明江, 郑群. 铺灸疗法镇痛机理研究 [J]. 山东中医药大学学报, 1996, 20 (5): 348-349.

[26] 瞿燕, 秦旭华, 潘晓丽. 艾叶和醋艾叶炭止血、镇痛作用比较研究 [J]. 中药药理与临床, 2005, 21 (4): 46-47.

[27] 王会, 黄伟, 迟雪洁, 等. 艾叶不同组分对小鼠镇痛及伴随毒副作用研究 [J], 中国药物警戒, 2012, 9 (4): 193-197.

[28] 迟雪洁, 王会, 黄伟. 艾叶不同组分发挥镇痛作用的安全范围研究 [J]. 中国药物警戒, 2012, 9 (6): 330-332.

[29] 杨红菊, 于庆海. 艾叶挥发油对速发型 (I型) 变态反应的作用研究 [J]. 沈阳药科大学学报, 1995, (12): 124.

[30] 杨长江, 田继义, 张传平, 等. 艾叶不同炮制品对实验性炎症及出血、凝血时间的影响 [J]. 陕西中医学院学报, 2004, 27 (4): 63-64.

[31] 田丰玮, 宋军, 杨金蓉. 艾叶油乳膏剂对兔膝骨性关节炎关节冲洗液中细胞因子含量的影响 [J]. 中医正骨, 2005, 17 (12): 15-16.

[32] 谢强敏, 卞如濂, 杨秋火, 等. 艾叶油的呼吸系统药理研究I, 支气管扩张、镇咳和祛痰作用 [J]. 中国现代应用药学杂志, 1999, 16 (4): 16-19.

[33] 黄学红, 谢元德, 朱婉萍, 等. 艾叶油治疗慢性支气管炎的实验研究 [J]. 浙江中医杂志, 2006, 41 (12): 734-735.

[34] 魏国会, 杜梅素, 宋宁, 等. 艾叶油的平喘作用研究——小鼠卵蛋白复制法 [J]. 时珍国医国药, 2010, 21 (1): 86-87.

[35] 赵钦祥, 郑博秀, 杨霞. 生艾叶及其不同炮制品凝血作用研究 [J]. 时珍国药研究, 1996, 7 (4): 238-239.

[36] 曾婷, 贺卫和, 蒋孟良, 等. 不同炮制方法对艾叶止血作用的影响 [J]. 湖南中医药大学学报, 2011, 31 (5): 41-43.

[37] 张袁森, 张琳, 倪娜, 等. 艾叶的体外凝血作用实验研究 [J]. 天津中医药, 2010, 27 (2): 156-157.

[38] 黄菁, 陈友香, 侯安继, 等. 蕲艾挥发油对小鼠的免疫调节作用 [J]. 中药药理与临床, 2005, 21 (2): 21-22.

[39] 隆雪明，刘湘新，丁小波，等. 艾叶复方制剂对小鼠免疫功能的影响
[J]. 中国兽医杂志，2008，44（2）：50-51.

[40] 尹美珍，阮启刚，余桂朋，等. 艾叶多糖对体外培养巨噬细胞吞噬功
能的影响 [J]. 时珍国医国药，2012，23（1）：162-163.

[41] 余桂朋，尹美珍，黄志，等. 艾叶多糖对小鼠腹腔巨噬细胞吞噬功能及
NO 生成的影响 [J]. 湖北理工学院学报，2012，28（5）：54-57.

[42] 谢强敏，唐法娣，王砚，等. 艾叶油的呼吸系统药理研究-Ⅱ，抗过
敏作用 [J]. 中国现代应用药学杂志，1999，16（5）：3-6.

[43] 刘延庆，戴小军，高鹏，等. 艾叶提取物抗肿瘤活性的体外实验研究
[J]. 中药材，2006，29（11）：1213-1215.

[44] 尹美珍，王静晖，陈敬钦，等. 艾叶粗提物的分离提取及其抗肝癌活
性组分筛选 [J]. 黄石理工学院学报，2010，26（5）：56-58.

[45] 尹美珍，阮启刚，肖安菊，等. 艾叶水提物的分离提取及抗肝癌活性
研究 [J]. 时珍国医国药，2011，22（12）：2898-2899.

[46] 尹美珍，操凤，肖安菊. 肝癌细胞对艾叶水提物的敏感性 [J]. 时珍
国医国药，2011，22（2）：339-340.

[47] 费新应，余珊珊，韦媛，等. 蕲艾提取液抑制免疫性肝损伤大鼠肝纤
维化作用的观察 [J]. 实用肝脏病杂志，2009，12（1）：11-13.

[48] 熊振芳，费新应，张赤志，等. 蕲艾提取液对免疫性肝纤维化大鼠转
化生长因子 TGF-β1 表达的影响 [J]. 中西医结合肝病杂志，2010，
20（2）：92-96.

[49] 熊振芳，邢彩珍，胡慧，等. 蕲艾提取液对免疫性肝纤维化大鼠
Smad3、Smad7 表达的影响 [J]. 时珍国医国药，2013，24（3）：
627-628.

[50] 袁慧慧，殷日祥，陆冬英，等. 艾叶提取工艺及抗氧化活性的研究
[J]. 华东理工大学学报，2005，31（6）：768-771.

[51] 洪宗国，杨梅，农熠瑛，等. 蕲艾燃烧灰烬提取物抗自由基作用 [J].
中南民族大学学报（自然科学版），2008，27（3）：47-49.

[52] 万毅，刘碧山，沈德凯，等. 艾叶挥发油治疗疮疡的实验研究 [J].
中国中医基础医学杂志，2007，13（8）：595-597.

[53] 陈颖丽，付萍，杨铭，等. 艾附暖宫颗粒治疗痛经的药理作用研究
[J]. 中药药理与临床，2003，19（5）：6-8.

[54] 张来宾，阎玺庆，段金廒，等. 艾叶不同提取物对小鼠原发性痛经的

影响 [J]. 中药实验方剂学杂志, 2012, 18 (12): 205 - 208.

[55] 梅全喜, 徐景远. 艾烟的化学成分及药理作用研究进展 [J]. 时珍国医国药, 2003, 14 (8): 封3.

[56] 梅全喜, 高玉桥. 艾叶化学及药理研究进展 [J]. 中成药, 2006, 28 (7): 1030 - 1032.

[57] 李小敏, 赵红梅, 林金玉. 爱婴病房艾条熏蒸的消毒效果研究 [J]. 南方护理杂志, 1998, 5 (1): 2 - 3.

[58] 赵红梅, 李小敏, 关丽蝉, 等. 爱婴病房艾条熏蒸对 HBsAg 灭活效果的研究 [J]. 中华护理杂志, 2000, 35 (1): 11 - 12.

[59] 邹秀容, 周雾飞. 病室用艾叶烟熏消毒的效果观察 [J]. 护士进修杂志, 1996, 11 (7): 43.

[60] 要福莲, 高海鸥. 艾叶空气消毒试验研究 [J]. 中医药研究, 1998, 14 (2): 38 - 39.

[61] 李红梅, 宋爱芳, 沈燕, 等. 艾叶复方中药提取液加热挥发用于妇科病房空气消毒的效果 [J]. 解放军护理杂志, 2008, 25 (10A): 6 - 7.

[62] 陈勤, 吴庆凤, 辛范华, 等. 艾叶熏蒸与紫外线空气消毒的对照观察 [J]. 江苏大学学报 (医学版), 2002, 12 (5): 523 - 524.

[63] 李训棠. 艾条用于空气消毒效果观察 [J]. 江苏预防医学, 1999, 10 (3): 83 - 84.

[64] 吕仁仙. 艾条熏蒸与紫外线照射空气消毒效果比较 [J]. 浙江中西医结合杂志, 2002, 12 (10): 653.

[65] 赵俐玲, 余素飞. 3 种空气消毒法的效果比较 [J]. 现代护理, 2001, 7 (12): 5 - 6.

[66] 邹瑜, 林贵美, 韦华芳, 等. 四种方法对组培室空气消毒效果的研究 [J]. 北方园艺, 2009, (8): 117 - 119.

[67] 罗桂琴. 中药艾叶用于母婴同室空气消毒效果观察 [J]. 新生儿科杂志, 1998, 13 (1): 31 - 32.

[68] 宋爱玲, 李平, 李乃美, 等. 中药艾条烟熏应用于母婴同室的效果观察 [J]. 中医外治杂志, 1999, 8 (2): 49.

[69] 姜文全, 崔彩萍. 艾叶熏蒸用于母婴同室空气消毒 [J]. 西北药学杂志, 2002, 17 (2): 80 - 81.

[70] 赵红梅, 李小敏, 关丽蝉, 等. 爱婴病房艾条熏蒸消毒的剂量和间隔时间临床观察 [J]. 南方护理学报, 2001, 8 (3): 7 - 9.

[71] 奚延林. 艾熏法净化空气在肠梗阻手术中应用体会 [J]. 实用中西医结合杂志, 1998, 11 (11): 996.

[72] 周建平, 黄曼丽. 苍艾合剂在手术间空气消毒中的应用 [J]. 护理研究, 2004, 18 (2): 232－233.

[73] 刘天乐. 中药苍艾合剂熏蒸消毒效果的临床研究 [J]. 中国民族民间医药, 2010, (14): 138.

[74] 崔丽文, 周正莲, 陈琴, 等. 中药在医院空气消毒的临床应用 [J]. 云南中医中药杂志, 2009, 30 (10): 38.

[75] 刘兵, 吕小芳, 刘燕平, 等. 艾板连喷雾剂对有人病室空气消毒的效果研究 [J]. 护士进修杂志, 2004, 19 (7): 595－596.

[76] 朱艳. 艾叶、苍术喷雾剂对病房空气消毒的效果观察 [J]. 中医药导报, 2010, 16 (3): 75－76.

[77] 张枢, 王宇, 张宇. 艾叶挥发油治疗大鼠变应性鼻炎的实验研究 [J]. 中国免疫学杂志, 2011, (9): 787－789.

[78] 赵亚娥, 冯立平, 石娟, 等. 艾叶粗提物体外杀螨作用的实验研究 [J]. 中国媒介生物学及控制杂志, 2006, 17 (3): 209－211.

[79] 赵亚娥, 郭娜, 穆鑫, 等. 艾叶精油对离体蠕形螨的杀灭作用与机制探讨 [J]. 中国人兽共患病学报, 2007, 23 (1): 19－22.

[80] 兰美兵, 李啸红, 江惠彩, 等. 艾叶油对小鼠胚胎骨骼发育的影响 [J]. 中国药理学与毒理学杂志, 2010, 24 (6): 521－523.

[81] 孙蓉, 王会, 黄伟, 等. 艾叶不同组分对小鼠急性毒性实验比较研究 [J]. 中国药物警戒, 2010, 7 (7): 392－396.

[82] 刘茂生, 李啸红, 兰美兵, 等. 艾叶油对小鼠的遗传毒理学研究 [J]. 中药药理与临床, 2012, 28 (2): 85－86.

[83] 龚彦胜, 黄伟, 钱晓路, 等. 艾叶不同组分对正常大鼠长期毒性实验研究 [J]. 中国药物警戒, 2011, 8 (7): 401－406.

[84] 万军梅, 郭群, 付杰. 艾叶油雾化吸入对大鼠的长期毒性研究 [J]. 亚太传统医药, 2013, 9 (5): 15－18.

[85] 龚彦胜, 张亚囡, 黄伟, 等. 艾叶不同组分致小鼠肝毒性氧化损伤机制研究 [J]. 中国药物警戒, 2011, 8 (7): 407－409.

[86] 颜子博, 彭佳. 艾叶溶液/丙烯酸接枝棉纤维的抑菌研究 [J]. 广州化工, 2013, 41 (16): 122－124.

[87] 王华, 周孝琼, 钟雪香, 等. 艾叶水提液对 3 种细菌的体外抑菌试验

［J］. 黑龙江畜牧兽医，2016（10 下）：168 - 169，172.

［88］陈羽，徐威，徐世义. 艾叶提取物的杀菌效果［J］. 微生物学杂志，2014，34（6）：107 - 109.

［89］陈羽，徐威. 苯扎溴铵与艾叶水提物的协同杀菌效果［J］. 微生物学杂志，2015，35（1）：109.

［90］陈羽，马淑坤，曲寿河，等. 艾叶水提物与醋酸氯己定的协同杀菌效果［J］. 辽宁中医药大学学报，2015，17（5）：60 - 61.

［91］何钟竞，黄茜，雷喆. 新型艾叶洗手液抑菌效果研究［J］. 科技展望，2016，（17）：264 - 265.

［92］曲径，殷中琼，贾仁勇，等. 艾叶等20种中药对禽多杀性巴氏杆菌的体外抗菌活性［J］. 华中农业大学学报，2015，34（2）：91 - 94.

［93］白静，史红逸，张旺，等. 艾叶不同制备物体外抗白色念珠菌作用［J］. 生物技术世界，2015，（1）：72.

［94］赵志鸿，侯迎迎，郑立运，等. 艾叶乙酸乙酯提取物对 HBV 的抑制作用［J］. 郑州大学学报，2013，48（6）：783 - 785.

［95］赵志鸿，王丽阳，郑立运，等. 艾叶挥发油对 HBV 的抑制作用［J］. 郑州大学学报，2015，50（2）：301 - 304.

［96］侯迎迎. 艾叶乙酸乙酯部位抗乙肝病毒活性研究及成分分析［D］. 郑州大学，2013.

［97］冯诗杨. 艾叶挥发油纳米结构脂质载体的制备及其抗乙肝病毒活性的研究［D］. 郑州大学，2017.

［98］万毅，余炜. 艾叶二氧化碳超临界萃取物巴布剂对类风湿性关节炎大鼠的治疗作用［J］. 浙江中医药大学学报，2013，37（7）：839 - 844.

［99］万军梅，郭群. 艾叶油对豚鼠平喘作用的实验研究［J］. 中国民族民间医药，2014，（9）：10 - 11.

［100］陈朝阳，李娜，柳莺南，等. 艾叶与艾叶炭对小鼠虚寒性出血的影响实验研究［J］. 亚太传统医药，2016，12（15）：11 - 12.

［101］韦乃球，邓家刚，郝二伟，等. 白茅根艾叶止血与药性寒热相关性的实验研究［J］. 时珍国医国药，2015，26（3）：759 - 761.

［102］尹美珍，胡岗，苏振宏，等. 艾叶多糖对体外小鼠脾细胞的免疫增强作用［J］. 时珍国医国药，2013，24（10）：F0003 - F0004.

［103］尹美珍，胡岗，李仲娟，等. 艾叶多糖对小鼠腹腔巨噬细胞内酶活

性的影响 [J]. 时珍国医国药, 2013, 24 (9): 2118 - 2120.

[104] 尹美珍, 胡岗, 苏振宏, 等. 艾叶多糖对小鼠免疫细胞分泌细胞因子及其活性的影响 [J]. 时珍国医国药, 2013, 24 (7): 1610 - 1611.

[105] 罗旋, 胡昌猛, 沈远娟, 等. 艾叶多糖对小鼠免疫功能影响的研究 [J]. 大理大学学报, 2016, 1 (2): 15 - 18.

[106] 陆树桐, 詹世林, 陈建雄. 艾叶水提取物对肝癌细胞的抑制作用及对 Bcl - 2 和 HSP70 蛋白表达的影响 [J]. 重庆医学, 2013, 42 (33): 4062 - 4063.

[107] 喻昕, 尹美珍, 王静晖, 等. 艾叶多糖的直接及免疫协同抗肿瘤作用 [J]. 湖北理工学院学报, 2014, 30 (3): 53 - 56.

[108] 陈怡斌, 邱健泰, 李宗谚. 艾叶萃取物引发子宫颈癌细胞凋亡的机制探讨 [J]. 成都中医药大学学报, 2015, 38 (1): 17.

[109] 尹美珍, 胡岗, 苏振宏, 等. 艾叶多糖 I 型糖尿病小鼠的降血糖作用 [J]. 时珍国医国药, 2015, 26 (9): 2072 - 2074.

[110] 胡岗, 尹美珍, 喻昕, 等. 艾叶多糖体外抗氧化作用研究 [J]. 时珍国医国药, 2015, 26 (11): 2650 - 2652.

[111] 卓燊, 李大龙. 苍术艾叶香空气消毒的实验研究 [J]. 北方药学, 2014, 11 (12): 103.

[112] 白静, 胡雷, 张丽, 等. 艾叶水提物及其发酵物对小鼠白色念珠菌性阴道炎的治疗作用 [J]. 中国实验方剂学杂志, 2014, 20 (16): 131 - 134.

[113] 韩冰, 应茵, 丁晓霁, 等. 艾叶油治疗肺心病模型大鼠肺动脉高压的实验研究 [J]. 浙江中西医结合杂志, 2013, 23 (9): 700 - 702.

[114] 白静, 史红逸, 张旺, 等. 艾叶水提物及其发酵物对豚鼠离体小肠平滑肌收缩性的影响 [J]. 时珍国医国药, 2013, 24 (7): 104.

[115] 张令令, 余莹莹, 朱乃甫, 等. 艾叶燃烟自由基的细胞毒性作用研究 [J]. 中华中医药学刊, 2015, 33 (10): 2348 - 2351.

[116] 黄伟, 张亚囝, 王会, 等. 艾叶不同组分单次给药对小鼠肝毒性"量 - 时 - 毒"关系研究 [J]. 中国药物警戒, 2011, 8 (7): 392 - 396.

[117] 黄伟, 张亚囝, 王会, 等. 艾叶不同组分多次给药对小鼠肝毒性"量 - 时 - 毒"关系研究 [J]. 中国药物警戒, 2011, 8 (7):

397 – 400.

[118] 刘红杰，白杨，洪燕龙，等. 不同提取方法制备的艾叶挥发油化学成分分析与急性肝毒性比较 ［J］. 中国中药杂志，2010，35 （11）：1439 – 1446.

[119] 杨朝令，汪宏良，喻昕，等. 艾叶多糖预防对乙酰氨基酚肝中毒机理的研究 ［J］. 时珍国医国药，2012，23 （10）：2540 – 2542.

第八章 艾叶的现代应用

艾叶的现代临床应用日趋广泛，特别是通过药理研究发现其新的药理作用后，其临床应用范围已远远超出了传统的妇科疾病范围。除了应用于妇科的崩漏、痛经、宫外孕、胎动等病症外，还广泛应用于呼吸道疾病如支气管炎、肺结核、感冒、鼻炎等，消化道疾病如肝炎、痢疾、泄泻、胃痛、消化道出血等，风湿痹痛类疾病如腰痛、三叉神经痛、关节炎、肩痹等，皮外科疾病如皮炎、湿疹、皮肤溃疡、阴囊湿疹、烧烫伤、痔疮、跖疣、新生儿硬肿，以及癌症、疟疾、阴缩症等疾病，均取得了较好的疗效。

第一节 妇科疾病

艾叶为中医治疗妇科疾病之常用药物，有温经止血、安胎、止痛等作用。早在《名医别录》中就载其治"妇人漏血"。《本草汇言》云："（艾叶）温中除湿、调经脉、壮子宫，故妇人方中多加用之。"古代以艾叶为主药的著名方剂如胶艾汤、艾附暖宫丸等均为治疗妇科疾病之名方，其疗效显著。李时珍曾评价说："艾附丸……调妇人诸病，颇有深功；胶艾汤……治妊娠产后下血，尤著奇效。"可见，艾叶在古代治疗妇科疾病中占有重要地位，现代应用艾叶治疗妇科疾病多是在继承古代医药经验的基础上验证和推广应用的。

一、崩漏

崩漏为妇科常见病症，主要是指阴道流血。本节所介绍的崩漏包括漏下、血崩、胎漏、恶露不止。漏下：指阴道内持续出血，淋沥不断；血崩（又称"崩中"）：指阴道内大量出血，来势急骤；胎漏（亦称"胞漏"、"漏胎"）：指怀孕后阴道常有少量血液漏下，淋沥不断或时下时止；恶露不止：指产后二三周恶露仍淋沥不止等，多见于西医的功能性子宫出血、子宫肌瘤、宫颈癌、盆腔炎、宫外孕、先兆流产、子宫内膜增殖、子宫内膜炎、胎盘残留、计划生育手术及服避孕药等原因引起的出血。艾叶有较好的止血作用，故用艾叶或用以艾叶为主的复方制剂治疗崩漏多能取得显著疗效。

这方面的临床报道，多为艾叶复方应用，而且多是以胶艾汤为主方加减应用的。郑桂钦等介绍，崩漏是指经血非时暴下不止或淋沥不尽，多为先天肾气不足或后天失养所致冲任脉虚，阴血不能内守而溢于经外，治疗当调补冲任，固经止血。胶艾汤方中干地黄、芍药、当归、川芎养血和血，阿胶养阴止血，艾叶温经暖宫，甘草调和诸药，7 药配伍既可和血止血，亦可暖宫调经。腹不痛者去川芎；血多者当归宜减量，加贯众炭、地榆炭、棕榈炭；气虚明显者或少腹下坠者加党参、黄芪、升麻；腹痛明显者，加杜仲、续断、桑寄生等。王忠民等介绍，以艾叶、砂仁各6g，阿胶（烊冲）、白术各15g，黄芩、紫苏梗各12g，桑寄生、杜仲各24g，随症加减治疗先兆流产而致阴道出血45 例，结果显效26 例，有效16 例，无效3 例，有效率93.33%。

徐陈如等用金匮胶艾汤治疗妇女下血证，如崩漏、胎漏、产后恶露不尽、取环出血、人流后出血等病症92 例，治愈87 例，治愈率94.56%。

吴秀青等用胶艾汤加减治疗崩漏43 例，其中兼血热者3 例，肾虚者4 例，气虚者18 例，心悸多梦者2 例，血瘀者8 例。以胶艾汤（阿胶12g，川芎6g，甘草6g，艾叶炭9g，当归9g，白芍12g，干地黄18g）作为本方，肾虚者加川断、杜仲各10g；血热者加牡丹皮、地骨皮、知母各10g；血瘀者去白芍，加桃仁、红花、赤芍各9g；气虚者加黄芪、升麻各10g；气滞者加栀子、香附、枳壳各 12g；心悸多梦者加石莲肉、枣仁、茯神各 12g；血量过多者加地榆炭、小蓟炭、仙鹤草、茜草、莲房炭各 15g。每月月经前 5 天开始服用，每天 1 剂，分 3 次煎服，结果治愈 24 例，有效 17 例，无效 2 例，总有效率 95.3%。

张泓介绍其外祖父行医 60 余年，善用胶艾汤治疗妇人漏血症，注重健脾益气固本，主张疏通气血以塞流，吸取其宝贵经验应用于临床实践，收到良好效果。以艾叶、阿胶、赤芍、川芎、黄芪、党参、白术、元胡、香附各 10g，当归、生地各 15g，红花 5g，水煎服，治疗一患漏下的妇女，患者经血淋沥不断达半月之久，血色紫暗，夹有瘀块，量少，小腹胀痛拒按，面色萎黄，形体消瘦，神疲乏力，舌紫而黯，脉象沉涩，服药 3 剂血止，后以当归精养血调治而愈。又以艾叶 10g，阿胶、黄芪各 20g，当归、白芍、党参、白术、杜仲、菟丝子各 10g，熟地、枣仁各 15g，水煎服，治疗一曾自然流产 2 次的胎漏患者，服药 3 剂后血止，继服 3 个月以保其胎，后足月顺产一男婴。

王敬珍等用胶艾汤加味，治疗血分虚寒而兼气滞之崩漏一例，注重温经养血，佐以理气。处方：阿胶（烊化）15g，炒艾叶 10g，熟地黄 15g，白芍药 15g，当归 10g，川芎 5g，醋香附 10g，台乌药 10g，小茴香 10g，甘草 5g。每日 1 剂，水煎 2 次取汁 300mL，分早晚 2 次服。服药 2 剂血量减少过半。守方加入益气补肾药党参 10g，黄芪 15g，桑寄生 20g，杜仲 5g，又服 3 剂而血止，效果良好。

苑淑肖用胶艾汤加味治疗崩漏 1 例，患者经水量少，色淡质稀，淋沥不断 10 余日，伴神疲气短，面色㿠白，腰酸肢倦，纳谷不馨，舌淡胖，脉虚细。注重益气摄血，固冲止血。胶艾汤加味：阿胶、白芍、熟地各 12g，当归、杜仲、白术、黄芪各 9g，艾叶炭、甘草各 6g。3 剂后淋沥即净，但纳谷不馨，去艾叶炭、熟地，入怀山药、炒扁豆各 12g。续服 5 剂后，面色渐润，食欲转佳。随访 1 年，经讯如常。

朱步先研究了名医章次公运用艾叶治病的方法和经验，并对其以艾叶为主治疗崩漏的验案进行了分析。章次公先生用生艾叶6g，生阿胶24g（烊冲），炮附皮6g，苎麻根12g，党参9g，熟地18g，生黄芪9g，仙鹤草18g，炮姜炭3g，肉桂末1.2g，水煎服治疗一例行经大量如冲，以致发生急性脑贫血而厥的患者，效果显著。朱氏认为先生一面用参、芪、附、桂之属益气摄血，一面用艾叶、仙鹤草、阿胶等止血固冲，一澄其源，一塞其流，标本兼顾，法度井然，故能取佳效。先生于此证择用艾叶，旨在加速血液凝固也。

当代著名中医学家高辉远认为，艾叶炒炭擅入血分，止血功能尤佳，与当归、阿胶、血余炭、陈棕炭同用治妇女崩漏、月经过多，每获良效。李时珍故乡蕲春县李时珍医院已故院长陈棣生先生曾介绍其40余年的临床用艾体会，他尤其推崇被誉为蕲春道地药材的"蕲艾"，认为蕲艾"质冠诸艾"，并介绍了用蕲艾治疗崩漏的经验。曾治一张姓患者，妊娠4月，因负重而胎损，从而崩漏间作，持续8天，西医诊断为不全流产，因患者拒绝刮宫术，而放弃西医治疗，又经当地中医投金匮胶艾汤2剂，亦收效不显，就诊时见其面黄舌淡，四末欠温，食少神疲，小腹阵痛，喜温拒按，六脉涩小。陈老医师认为此系血虚气耗，瘀留不去，法当固本清源，仍采用金匮胶艾汤藉四物阿胶以补阴血，艾酒温阳益气兼以行瘀，前医未能奏效，可能系艾叶的质量太差，亲自为其采鲜艾叶9片，纳诸药同煎，温服。1剂后约半日，即从阴道中流出拇指大一块腐败组织，从此崩漏即止，继以调补气血之法，10余日完全恢复健康。此例病例取效虽非蕲艾叶一药之功，但温阳益气摄血引血归经而达到止血目的则应归功于蕲艾。

有以胶艾汤加白术、桑寄生等治疗15例先兆性流产、4例习惯性流产而见崩漏者取得较好疗效。先兆性流产主症为小腹疼痛，或阵发性小腹坠胀，腰酸，阴道出血；习惯性流产症状与先兆性流产相似，必须有流产历史。结果轻症服1~2剂，重症服3~4剂，均治愈。还有人以胶艾汤加减治疗功能性子宫出血25例，结果显效（服药4剂以内而血止，下次月经基本正常）者17

例，占 68%，进步（服 8~10 剂后血方全止，或虽服药 4 剂，而与下次月经距离不足 3 周，或下次出血仍持续较长而出血量少）者 8 例，占 32%，有效率达 100%。并认为该方对功能性子宫出血有很好的止血作用，对不规则子宫出血功效尤为显著，而对器质性病变引起的子宫出血疗效较差。

宫外孕症见下腹疼痛，阴道流血过多，漏下不畅，血色暗红（有时有小血块或肉膜样物）等。有资料总结了一些单位和个人用胶艾四物汤治疗宫外孕的疗效。林正松等用胶艾四物汤加减治疗宫外孕 55 例，除 4 例因治疗中再度出血而改用手术外，余皆获愈，治愈率 92.73%；齐齐哈尔医士学校附属医院用胶艾四物汤加减治疗宫外孕 31 例，其中非手术治疗 23 例，改为手术治疗 8 例，治愈率 74.19%；湖南桃江县人民医院用胶艾四物汤加减治疗宫外孕 18 例，也取得了较好效果。

谢震强介绍用自拟苎艾汤治疗人流、放环后阴道下血，淋沥难净之经漏症 83 例，其中属放环后经漏者 64 例，人流经漏者 19 例，年龄 24~30 岁 58 例，31~42 岁 18 例，1 年以上病程的 7 例。治疗方法是用苎麻根 150g，艾根 100g，猪肾 1 对，糯米酒 5mL，白盐少许。先将猪肾剖开，用少许水及盐搓洗，去其尿味，然后与洗净切碎之苎、艾根加水 2000mL，文火共煎，待煎至约 750mL 左右乘沸放入糯米酒及适量白盐，再煎至沸即可饮用，每天 1 剂，分 2 次喝汤吃猪肾。结果服药 2~4 剂治愈 26 例，服药 5~7 剂治愈 43 例，服药 8~11 剂治愈 12 例，无效 2 例，治愈率达 97.6%，收效最快者服药 2 剂即愈，最慢者服药 11 剂方愈。

罗月中报道，用野艾根、岗稔果"药对"治疗崩漏 100 例，并用协定止血方对照治疗 34 例，全部患者均为门诊病例，其中已婚 116 例，未婚 18 例，年龄 14~60 岁，平均 31.5 岁。将其随机分为 3 组：①野艾根、岗稔果药对汤剂组：用野艾根、岗稔果各 35g，醋、水各 130mL，煎服治疗 79 例；②野艾根、岗稔果药对合剂组：按汤剂处方配药制成 50% 水提药液，3~4 次/日，每次 50mL 温热后服，治疗 21 例；③协定止血方：采用全国功能性子宫出血研究协作组制定的止血方，每日 1 剂，对照治疗 34 例。结果药对汤剂组显效（用药 2 天内出血量减半，4 天内完全止血）50 例，有效（用药 4 天出血量减少 2/3，7 天内完全止血）21 例，无效 8 例，总有效率 90%；药对合剂组显效 12 例，有效 7 例，无效 2 例，总有效率 90.5%；协定止血方的对照组显效 15 例，有效 11 例，无效 8 例，总有效率 76.5%。经统计学处理，药对汤剂组和合剂组与协定止血方对照组有显著性差异（$P <$ 0.05），说明野艾根、岗稔果药对对崩漏的疗效是显著的。

倪政文介绍其用艾叶熏洗治愈经漏 1 例，该妇女第五胎流产后第一个月月经来潮量少，色如紫酱，胃纳如常，旁无所苦，因忙于农事，经水断续不净，曾口服及注射西药治疗，均只暂时有效，迁延 2 个多月，经人介绍用艾叶一把，放锅内煮沸半小时，乘热倒在大脚盆内，上放木板，病人裸其下体，四周围以盖布，不使热气外泄，熏洗出汗，再用干燥布擦干身，避风卧床，患者经此法熏洗 1 次后，经漏治愈，随访月经已正常。

据介绍，日本民间亦常用艾叶治疗妇科疾病，如用焦艾叶、当归各 15g，水煎服，治疗恶露淋沥不净，每日 1 剂，直至痊愈；用焦艾叶 30g，苎麻根 25g，水煎服，每日 1 剂治崩漏症（功能性子宫出血）等均有良效。中国民间亦有类似应用，如内蒙古《中草药新医疗法资料选编》介绍，用艾叶炭 30g，蒲黄、蒲公英各 15g，水煎服，每日 1 剂，治疗功能性子宫出血、产后出血等症。《湖北中草药志》亦介绍用艾叶 15g，黄精、益母草各 30g，水煎服，每日 1 剂，连服 3~5 剂，治疗功能性子宫出血等，均有较好疗效。

郑云议介绍，陈某月经 33 天未净，仍淋沥不断，时觉腰酸自汗。拟诊：崩漏，证属气不摄血，心肾阳虚。予补肾摄血，养血止血为法。方用：艾叶炭 6g，川断 20g，山茱萸 10g，仙鹤草 20g，阿胶 15g（烊化），党参炭 12g，女贞子 15g，当归身 15g，贯众炭 6g，杜仲 15g，黄芪 20g。5 剂，水煎服，一日 1 剂。服药 3 剂，阴道血止，腰酸自汗悉除。恐于病情延复，固效心切，刻就原方党参炭改为炒党参 12g，去艾叶炭，续进 3 剂，服法如前，固效善后，随访 3 个月，月经周期、经期及量均正常。

郑桂钦等介绍，高某月经周期紊乱，因月经量大行清宫术，清宫后仍淋沥出血，给予三合激素肌注 2 天血止，经净 3 天复又出血而来诊。证属气阴两亏，阴虚血热。治以凉血止血，补血调经。方药胶艾汤中艾叶炒炭，加地骨皮、炒杜仲、红藤、熟地、黑地榆、菟丝子，服药 2 剂，出血量减少，腹痛消失；又服 6 剂血止，诸症消失。

二、痛经

痛经为妇科常见病症，为月经前后或行经时出现腰酸痛和下腹坠痛，西医将其分为原发性和继发性两种。初潮后不久即出现，且无明显生殖器官疾病称为原发性痛经，由于生殖器官病变（如盆腔炎、子宫内膜异位症等）所引起者称继发性痛经。中医认为，本症与冲任两经的功能失调有关，根据其病机和病症表现不同而分为气滞型、血瘀型、寒凝型和气血两虚型。艾叶性温，有温经散寒止痛作用，故用艾叶治疗痛经多用于寒凝型，但配伍其他药亦可用于气滞血瘀和气血两虚型痛经。

近代著名的中医学家蒲辅周先生常用艾叶治疗痛经，如用当归艾叶汤（当归 30g，生艾叶 15g，红糖 60g，煎煮取汁 3 碗，分 3 次温服，每月经期服）治疗经行腹痛，下腹凉，手尖不温，属血寒者，效果较好。此方是蒲老在农村用之有效的经验方，多年之痛经、月经不调服之，经痛即消失。还用艾附丸（艾叶、四制香附等份为末，红糖熬膏为丸，每次服 10g，开水送下）治疗妇科痛经、月经不调属胞宫有寒、肝气不舒者，此方简验便廉，亦是蒲老在农村常用之效方。

沈茂庚介绍用艾叶红花饮治疗痛经效果较好，方法是用生艾叶 5g，红花 10g，放入杯内冲入开水 300mL，盖上杯盖，20～30 分钟后服下。一般在经来前一天或经期时服 2 剂，可获良效，如未奏效，下次月经来潮时续服之，直至痛除。

戴延荣介绍用艾叶生姜煮鸡蛋治疗痛经的方法，效果较好。具体方法是取鸡蛋 2 个，艾叶 20g，生姜 15g，加水煎煮至鸡蛋煮熟，去壳取蛋，放入再煮，煮好后喝汤吃蛋即可，经前 3 ~ 5 天服食，每日 1 次，连服 2 ~ 3 天。

《蕲州药志》介绍，用蕲艾 15g，鸡蛋 2 个，加水煮至蛋熟再稍煮数分钟后食蛋喝汤治疗痛经，效果亦好。曾祥裕介绍，不同类型的痛经选用不同的中药治疗，对于寒湿凝滞型选用艾叶 9g，生姜 2 片，赤砂糖适量，水煎服；对于气滞血瘀型则用艾叶、炙香附各 10g，水煎，加入红糖 1 匙，分 2 ~ 3 次服，有较好疗效。日本民间亦有用焦艾叶 30g，香附 15g，茺蔚子 12g，水煎，每日 1 剂，连服 3 剂，治疗经行腹痛，有较好效果。

李占书以艾叶生姜汤治疗寒湿凝滞型痛经 30 例，病因月经期饮用冷饮者 16 例，冷水中作业者 9 例，突然剧烈地运动及体力劳动者 5 例。均为行经时或行经 2 ~ 4 天忽然感觉腰腹疼痛，舌质淡红，舌苔薄白，脉细弱。月经周期正常，月经量少，色如黑豆汁样 14 例；月经量突然增多，有血块，色红 7 例；月经量时多时少，色暗红 9 例。用艾叶 20g，生姜 15g，红糖适量。水煎半小时，取汁当茶饮。每次月经前期或经期中服用，连续服用 3 ~ 4 个月经周期。服药后当时可缓解疼痛，下次行经无腹痛为显效；服药后当时可缓解疼痛，下次行经时仍有疼痛但能忍受为有效。全部 30 例或为显效或为有效，有效率 100%。

王海萍采用艾附暖宫丸对 45 例患有痛经和血瘀症患者进行了治疗。45 例患者表现出不同程度的经期或经前期下腹坠痛、胀痛，重者四肢冰冷，恶心，呕吐，面色苍白，经血黯而有瘀块，行经不畅，畏寒喜热，且经妇科检查未见其他异常。艾附暖宫丸包括艾叶（炭）、香附（醋制）、吴茱萸（制）、肉桂、当归、川芎、白芍（酒炒）、地黄、黄芪（蜜炙）、续断等，在经前 3 ~ 5 天开始服药，连服一周，一次 6g，一日 3 次。3 个月后治愈 31 例，显效 7 例，有效 5 例，无效 2 例，显效率为 84.4%，有效率为 95.6%。

郝小玲介绍，张某每次经前或经行时，小腹冷痛或刺痛，经量少，色黑暗，有血块或经血色淡，并伴有腰腿酸软、怕冷等症状，病属寒湿过重，气血凝滞不畅，宜驱寒去湿，理气化滞。用炒艾叶10g，胡椒30粒（捣碎），红枣30g，煎汁后加适量红糖调和，分3次服用，每日1剂。服用3剂后症状消失。

三、流产

艾叶有安胎作用。《药性论》载其能"止崩血，安胎止腹痛"。早在东晋时，葛洪就用其治疗胎动不安症。现代民间亦习用艾叶安胎，如用陈蕲艾1把，鸡蛋3个，加水煮，将鸡蛋煮熟去壳吃，每日1次，治疗习惯性滑胎；用艾叶3g，苎麻根30g，鸡蛋3个，煮熟去药渣，饮汤吃蛋以安胎。日本民间也用焦艾叶20~30g，杜仲15g，水煎服，每日1剂，治疗胎动不安等均有较好疗效。

马季卿等介绍，在B超监测下以艾叶蛋保胎，共观察54例，年龄21~35岁，孕次1~5次，产次0~1次，入院主诉均有停经史，28人主诉阴道出血、腹痛皆有。其中4人经B超检查无胚囊或孕8周以后无胚芽而行人流术。用药方法：将艾叶每6g煮鸡蛋1个，加水煮10分钟后，将鸡蛋去壳再煮5分钟，鸡蛋成褐色，将煮好之热蛋作药食用，每次2个，每日1~2次。另外50人中孕3月内38人，孕3月以上12人，经服用艾叶蛋治疗效果见表8-1。

表8-1 艾叶蛋治疗妊娠胎动50例B超监测情况

孕周	例数	1天见效		2~5天见效		5天以上见效		无效流产	
		例数	%	例数	%	例数	%	例数	%
≤12周	38	14	36.8	20	52.6	3	7.9	1	2.7
>12周	12	6	50	5	41.7	1	8.3	0	0
合计	50	20	40	25	50	4	8.0	1	2

在保胎的50人中，有自然流产史者13人，人流史者6人，

其中习惯流产 3 人，其余 31 人为无流产史者；B 超检查合并子宫肌瘤者 2 人，低置胎盘者 3 人。除 1 例用药后妊囊不随孕月长大行人流术外，其余 49 例经 B 超检查均正常，有效率达 98%。

过去多用黄体酮等药物安胎，但有副作用，且使用不方便，用艾叶蛋保胎，不仅疗效确切，而且使用方便，病人自己可在家中煮服，无任何副作用。经随访，服艾叶蛋娩出之胎儿无 1 例异常，特别适用于子宫敏感引起的宫缩和出血，如对妊娠合并有子宫肌瘤及由外力引起的习惯性流产史者，疗效更佳。

杜荣俊介绍，用陈艾叶 30g，鸡蛋 2 个，将陈艾叶水煎去渣，用药液煮荷包鸡蛋，鸡蛋煮熟后连蛋带汤 1 次服完，每月连服 7 剂，出现流产先兆前开始服，连服 2~3 个月，重者连服 3~5 个月，用此法治疗习惯性流产 31 例，取得较好疗效，无副作用。

王敬珍介绍治疗 2 例流产病例：例 1 李某，32 岁，婚后 9 年，第 3 胎妊娠 3 个月，因闪挫致腹痛，腰痛，小腹下坠，阴道出血，血量少而色黯，无块。以往每次妊娠 3 个月即流产，已流产 2 胎。检查：子宫大如鹅卵，宫口未开。西医诊断：习惯性流产，先兆流产。中医诊断：滑胎，妊娠下血。辨证为冲任脉虚，正气不固。予胶艾汤加味。处方：艾叶 10g，阿胶（烊化）10g，当归 10g，川芎 5g，白芍 10g，熟地黄 15g，甘草 5g，白术 10g，桑寄生 15g，杜仲 10g，黄芪 10g，党参 10g，升麻 5g。每日 1 剂，水煎 2 次取汁 300mL，分早晚 2 次服。服药 4 剂，阴道出血等症状消失。继用当归散加味养胎：当归、白芍、川芎、白术、黄芩、川续断、桑寄生、菟丝子各 60g，杵为散，分为 30 等份，每周服 2~3 份，至妊娠 5 个月后停药。至足月分娩，母子安全。例 2 刘某，26 岁，劳动后引起腰背酸痛，少腹痛且有下坠感，阴道流血少量。现症：脸色苍白，呈慢性病容，头晕眼花，四肢困倦，胃纳呆滞，胎动不安，少腹坠痛连及腰部，似有临盆预兆。此因劳累过度，耗伤气血，冲任虚亏所致。诊为先兆流产（胎漏下血，气虚型）。拟胶艾四物汤加味，以安胎摄血。处方：艾叶炭 3g，阿胶 10g，当归 10g，生白芍 7g，川芎 5g，生地黄 10g，党参 10g，黄芪 10g，血余炭 12g，杜仲 10g，侧柏炭 10g，独活炭 10g，桑寄生 10g。水煎服，每日 1 剂，服 3 剂。二诊：服前药，腰痛、出血停止，原方去独活炭、川芎，加菟丝子 10g，砂仁（后入）3g，又服 3 剂而愈。续用当归散加味（同例 1）养胎，至妊娠 5 个月后停药，妊娠足月后生育一健康男婴。

吴金平运用补肾固冲健脾法，以加味寿胎丸和（或）滋肾育胎丸加减治疗先兆流产 30 例，主方为加味寿胎丸：焦艾叶 6g，桑寄生 30g，川续断 20g，菟丝子 30g，阿胶 10g（烊化），党参 15g，白术 10g，炙甘草 6g。随症加减：若见畏寒肢冷、腰腹冷痛者，加巴戟 10g；小腹下坠甚者加黄芪 15g；腰痛甚者加杜仲 10g，狗脊 15g；阴道出血量多，加仙鹤草 24g，棕炭 10g；若肾阴虚者，去党参、艾叶，加女贞子 15g，旱莲草 15g；热象明显加黄芩 12g，苎麻根 10g；伴有恶阻加苏梗 10g，姜竹茹 6g。用法：每日 1 剂，每剂煎 2 次混合，早晚温服，5 天为 1 疗程。阴道流血停止，隔日 1 剂，再服半月。同时加服滋肾育胎丸（可根据病情及患者身体状况决定停药时间）。服用汤药期间，绝对卧床休息，阴道流血停止 1 周后，方可下床活动。结果：治愈 24 例（占 80%），好转 4 例（占 13.3%），未愈 2 例，总有效率为 93.3%。

李潘让治疗一患者怀孕 3 个月，突然阴道出血，色鲜红，无血块，舌质淡红，苔薄白，脉滑数。处方：焦艾叶、熟地、山药、党参、杜仲、炒白术、炒扁豆、山萸肉、枸杞子、黄芩炭。连服 2 剂，出血量减少，继服 3 剂，痊愈。

石中盛采用方药（黄芪、菟丝子各 9g，当归、白芍各 6g，枳壳、厚朴各 4g，炙甘草、艾叶、川贝、荆芥、川芎、羌活各 3g，生姜 1 片）辨证加减治疗妊娠下血（胎漏）60 例，先兆流产（胎动不安）40 例。属气血虚弱者，加人参、杜仲、白术、熟地，属肾虚不足者去生姜，加生地、黄芩、阿胶；属外伤损胎者加桑寄生、续断、阿胶；血多不止可再加旱莲草、仙鹤草。每日 1 剂，煎服 2 次，间隔 6 小时，空腹服下，停用其他药物。结果胎漏 60 例中，临床治愈 54 例，好转 4 例，未愈 2 例；胎动不安40 例中，临床治愈 19 例，好转 12 例，未愈 9 例。

马运荣介绍，用艾叶、砂仁各 6g，阿胶、白术各 15g，黄芩、苏梗各 12g，桑寄生、杜仲各 24g，随症加减，治疗先兆流产出血45 例，显效 26 例，有效 16 例，无效 3 例。又治疗习惯性流产，用陈艾叶 15g，煎汤去渣，以汤煮 2 个荷包蛋，熟后连汤服下，每月连服 7 剂，轻者服 2~3 个月，重者服 3~5 个月，取得较好效果。

王敏等介绍，采用中药胶艾合剂（艾叶炭、阿胶珠、当归身、白芍、熟地、川芎、炙甘草、菟丝子、桑寄生、川续断、黄芩）治疗先兆流产。出血期间口服胶艾合剂 30mL/次，3 次/天，血止后改为 30mL/次，2 次/天。服药 15 天后，患者病情稳定，阴道无出血，腰腹不痛，经复查继续妊娠者，改为胶艾合剂20mL/次，2 次/天，持续到妊娠第 12 周。结果，125 例先兆流产患者治疗后 118 例有效（阴道出血停止，腹痛消失），7 例无效，总有效率 94.4%，而用西药对照治疗 48 例，有效 40 例，无效 8例，总有效率 83.3%，中药的效果明显优于西药（$P < 0.05$）。

四、不孕症

艾叶用于治疗不孕症的报道较少，仅见于艾叶复方制剂的应用。陈金凤用艾附暖宫丸加减治愈原发性不孕症 33 例，年龄在22~31 岁，婚后 2~10 年不孕，按中医辨证为气血两虚、胞宫寒冷、经脉不调，均用本方加减（艾叶、香附、当归、黄芪、吴茱萸、川芎、白芍、地黄、肉桂、续断等），水煎服，每日 1 剂，服药 5~35 剂后，33 例全部妊娠，有效率达 100%。

杨茂林采用黄芥子末煎汤坐浴熏洗治疗宫寒性不孕 25 例。患者年龄：20~35 岁 20 例，36~40 岁 5 例。婚史：3~5 年 8例，6~10 年 14 例，10 年以上 3 例。生育史：从未生育 15 例，有流产史未生育的 7 例，已生育一胎后 5 年以上再未受孕的 3 例。按中医辨证分型所选病例均属肾阳不足、命门火衰、胞宫虚寒。

治疗组方：黄芥子 35g，艾叶 30g。先将黄芥子研末，加水 2000mL，先煎艾叶 15 分钟后再将黄芥子末包煎 5 分钟，去渣取汁，趁热盛于干净痰盂内熏洗 20 分钟，等凉后再加热坐浴 20 分钟，每日 1 次。于月经结束后 5 天开始，20 天为 1 个疗程。治疗结果：25 例中经治疗怀孕 19 例，有效率 76%，其中婚龄 10 年以内怀孕 17 例，10 年以上怀孕的 2 例。原发性不孕患者 11 例，继发性不孕患者 8 例。用药最少 4 个疗程，最多 6 个疗程。

有资料介绍，治疗肾阳虚不孕症，应注重温肾暖宫、佐以养血。可采用右归丸加味：艾叶、附子、熟地、菟丝子、淫羊藿、枸杞、杜仲、肉桂、当归、山茱萸、山药、阿胶、鸡血藤。

夏启芝介绍用艾附暖胞膏（艾叶 50g，香附 250g，桑寄生 250g，川贝母 200g，枸杞子 250g，女贞子 300g，熟地黄 250g，白芍 100g，川芎 100g，牛膝 150g，菊花 500g，益母草 500g，阿胶 250g，乌药 50g，炮姜 10g，紫河车 5 个）治疗 37 例不孕患者，最大年龄 32 岁，婚龄最长的 10 年，最短的 2 年。结果有 17 例怀孕，18 例月经周期正常，2 例仍无月经。

五、其他妇科疾病

有报道用艾叶 15g，煎汤去渣，鸡蛋 2 个放入汤内煮后吃蛋喝汤，连服 5 天，治疗妇女白带，效果较好。日本民间亦用焦艾叶 20g，穿心莲 30g，水煎服，每日 1 剂治疗赤白带下。

有用艾叶 15g，蛇床子、苦参、枳壳各 15g，白芷 9g，每晚煎水熏洗外阴，然后用远志栓塞入阴道后穹隆处，每次 1 枚，治疗滴虫性阴道炎 225 例，治愈 193 例，占 85.8%，无效 32 例。

用生艾叶、熟地各 30g，酒当归、炒白术各 15g，白芍、山茱萸、黑芥穗各 9g，川芎 6g，川续断 3g，水煎服，治疗子宫内膜增生症有较好疗效。

王晓伟等介绍，用苦蛇百艾汤治疗外阴瘙痒症。处方：艾叶 10～20g，苦参 30g，蛇床子 15g，百部 30g，黄柏 30g，地肤子 15g，花椒 10～20g，白鲜皮 10～20g，土茯苓 10～20g，冰片 5g

（单包），硼砂 30g（单包）。将上述药物除冰片、硼砂外加水1000mL 煎煮，水沸后加入冰片、硼砂，取其药汁洗外阴，日 3次。本组共 50 例，治愈（外阴瘙痒消失，不复发）35 例，占70%；显效（外阴瘙痒明显减轻或症状消失而近期未复发）10例，占 20%。总有效率 90%。一般连洗 3~6 天可收效。

陈荷兰等介绍，艾条绒和生姜外敷可治疗乳腺管阻塞、乳房胀肿。单侧乳房肿胀用艾条 2 条（双侧加倍）。取艾条中艾绒沿乳房肿胀部位（乳头及乳晕不敷）贴敷，再用肉厚水分多的生姜150g，切成 0.3cm 薄片数块盖于艾绒上面，然后再视患侧乳房大小选用 20cm×15cm 纱布包裹并用胶布固定。外敷时间大约 1 小时后，乳腺管通畅，乳汁自动流出，肿胀逐渐消退，硬块部位变软而撤包。结果治愈 12 例，无效 1 例。

朱超超介绍，采用艾灸治疗妊娠呕吐患者 151 例，疗效显著，并与中药水煎服组对照有显著性差异（$P < 0.0001$）。取干艾叶 50g，研为粉末状，装入双层或多层纱布袋中，袋口缝合。将锅中盛水适量，将药包放锅内隔水蒸 15 分钟左右，趁湿度适宜时热敷患者小腹部，每天 2 次。该方对妇女产后小便不畅有效。艾绒敷灸治法具有温通血脉、引导气血运行之功，可以调补脾胃，调和冲任之气，方法简单、易行。

曹忠英等介绍，将 45 例产后尿潴留患者采用常规法和常规法+艾叶水熏蒸法进行处理。常规组采用腹部按摩、外阴热水冲洗、听流水声诱导排尿。实验组在常规组基础上辅以艾叶水熏蒸擦洗，采用干艾叶 50~100g 煎水 2L，倒入高脚清洁便盆，便盆为一人一用一清洁，冷却至 45℃左右密闭坐式熏蒸 10~15 分钟，部分产妇熏蒸时就已完全排尿，未排者熏蒸后再擦洗均能继续排尿。结果实验组 24 例，完全排尿 22 例，未排尿 2 例。结论：产后尿潴留产妇给予艾叶水熏蒸的临床疗效显著。

第二节　呼吸系统疾病

　　艾叶用于治疗呼吸系统疾病在传统应用中较少见，主要是近几十年来的药理研究发现艾叶挥发油的平喘、镇咳、祛痰、抗过敏、抗菌、抗病毒作用，因而，艾叶及其有效成分艾叶挥发油被广泛应用于预防和治疗感冒、支气管炎、支气管哮喘、肺结核喘息症、过敏性鼻炎等呼吸系统疾病，并取得了显著疗效。

一、支气管炎及支气管哮喘

　　支气管炎为支气管黏膜的炎症，临床上分为急性支气管炎和慢性支气管炎，本病在中医学上根据外感咳嗽、痰饮辨证施治；支气管哮喘是以阵发性而带有哮鸣音的气喘为主要表现，常伴有咳嗽，严重者可持续发作，是由于支气管分支或其细支的平滑肌痉挛，管壁黏膜肿胀和管腔内黏稠的分泌物增多，使肺内气体不能顺利地呼出所引起，本病在中医学上称为"哮喘"。近年来的临床资料表明，应用艾叶及其挥发油制剂治疗慢性支气管炎及支气管哮喘有显著的疗效，而且临床研究愈来愈深入，现已研究到艾叶挥发油单体成分如萜品烯醇、β-石竹烯等，应用于临床亦取得较好疗效。艾叶挥发油为多成分混合物，经分离鉴定的有：萜品烯醇-4、β-石竹烯、蒿醇、桉油素、水芹烯、侧柏醇等。艾叶油具有抗过敏作用，对呼吸道过敏反应有保护作用，是其治疗支气管哮喘和慢性支气管炎作用机制之一。

　　据报道，用干艾500g或鲜艾1000g，洗净，切碎，放入4000mL水中浸泡4~6小时，煎煮过滤，得滤液约3000mL，加适量调味剂及防腐剂，日服3次，每次30~60mL，或制成注射剂，每日2次，每次肌注2~4mL，治疗慢性支气管炎154例，结果近期控制6例，显效21例，好转81例，无效46例，总有效率达70.13%。有报道用蒸馏法提取艾叶挥发油，制成胶丸或糖衣片服用，每日用量相当于艾叶油0.1~0.3mL，分3~4次服，10天为1个疗程，治疗本症138例，结果1个疗程总有效率为81.88%（113例），近期控制加显效者占46.37%（64例）。还有每日用艾叶60g（干品），红糖15g，加水煎成100mL，分3~4次服，1周为1疗程，治疗慢性支气管炎484例，有效率达76.03%。

林文龙报道，取干艾叶20~30g，用炒锅文火炒干、除燥（3~5分钟），再浇上约20g食用白酒，继续炒1~2分钟，用方帕包好（最好事先准备一个约手掌大小的布袋，将炒好的艾叶放入其中，将口封好），以不烫手背为宜，然后再将其放在患儿胃脘部，扎好，24小时后取出。次日再按上述方法重新操作，每日1次，至临床症状消失。42例患儿分为两组，常规治疗组（对照组）20例，给予抗感染、平喘止咳、抗过敏及激素应用等治疗。常规治疗加艾叶佐治组22例。临床上常规的治疗方法，效果往往不明显。对照组有1例住院14天，哮喘不缓解，转上级医院；另一例住院10天，症状无缓解，自动出院。哮喘型支气管炎在常规治疗方法的基础上，佐以艾叶外敷，价廉，无毒，无副作用，安全可靠，能明显缓解症状，缩短住院时间。

有资料介绍治疗慢性支气管炎，可用艾叶油胶丸，每次2丸，每日3次，10日为1疗程，可连服2~4个疗程，对慢性支气管炎咳嗽、气喘有很好的疗效。亦可用鲜艾叶1000g，洗净切碎，放入4000mL水中，浸泡4~6小时，然后煎煮过滤浓缩约3000mL。每次服40mL，每日3次，对慢性支气管炎咳痰、气喘、肢冷、舌淡者，能有效缓解症状。

浙江防治慢性气管炎协作组及杭州第二中药厂，以艾叶油胶丸给患者口服，10天为1疗程，连服2个疗程，治疗慢性气管炎544例，结果临床控制及显效（控显）率为41.5%~56.4%，总有效率达86.4%，延长疗程尚可进一步提高疗效。如观察连服40天的126例，控显率达61.1%，总有效率达94.4%。另用艾叶油气雾剂吸入治疗本病316例，用药20天，控显率达33.5%，总有效率达81.9%。采用动力雾化吸入法治疗40例，与喘咳宁

（拟肾上腺素药）治疗的 43 例作同步观察，各用药 10 天，控显率分别为 67.5% 和 41%，总有效率分别为为 97.5% 和 88.4%。艾叶油气雾剂的平喘作用与异丙肾上腺素对比，二者平喘起效时间、维持时间相近，但艾叶油对心率无明显影响。

防治慢性气管炎艾叶油研究协作组对艾叶油中的平喘有效成分进行了深入研究，发现艾叶油中平喘作用较强的有萜品烯醇 - 4、β-石竹烯和芳樟醇三种成分，其中平喘作用最佳的是萜品烯醇 - 4。为了进一步验证其疗效，该协作组用萜品烯醇制成胶囊和气雾剂治疗慢性喘息型气管炎，取得较好效果。按 1974 年全国防治慢性气管炎工作会议制订的诊断、分型标准，选择喘息型气管炎病人 106 例，用胶囊剂内服进行观察，其中住院 40 例，门诊 66 例，63 例合并肺气肿；另选 68 例用气雾剂给药进行观察，全部病例均为成人。口服组内服萜品烯醇胶囊剂，每粒含萜品烯醇 50mg，每日 3~4 次，每次服 2 粒，10 天为 1 疗程，连服 2 个疗程。气雾剂组吸入萜品烯醇气雾剂（上海第七制药厂协助加工），每瓶含萜品烯醇 1g，呼吸道吸入，每次喷 3 下，用作即时平喘效应观察。结果口服组 1、2 疗程的总有效率分别为 93.4% 和 95.3%，控显率分别为 20.8% 和 36.8%（表 8-2）。两个疗程比较，其控显率有显著性差异（$P < 0.01$）。结果显示增加疗程，可提高疗效。

表 8-2　内服胶囊剂 106 例 2 个疗程疗效统计表

疗程	临控	显效	好转	合计	
				控显率（%）	总有效（%）
1	4	18	77	22（20.8）	99（93.4）
2	4	35	62	39（36.8）	101（95.3）

咳、痰、喘、哮四症相比（表 8-3），以对哮的控显率为最高（$P < 0.05$），显示萜品烯醇对哮鸣音的疗效优于咳、痰，至于对喘的疗效低于哮的原因可能是部分喘息型气管炎患者合并肺气肿，服药后哮鸣音得到改善或消失，而肺气肿所致的气短尚存

在，故自觉症状改善不显。各起效时间基本相近，多在 5 天以内。

表 8 - 3　内服胶囊剂 106 例各症状的疗效统计

症状	临控	显效	好转	合计	
				控显（%）	总有效（%）
咳	7	37	38	44（41.5）	82（77.4）
痰	13	30	38	43（40.6）	81（76.4）
喘	10	32	46	42（39.6）	88（83.0）
哮	51	8	32	59（55.7）	91（85.8）

　　气雾剂组 68 例中，对哮鸣音有效者 65 例，占 95.6%，其中消失 37 例，占 54.4%。治前 + + +（哮鸣音满布）者 31 例，喷药后消失 13 例，占 41.9%，减为 +（偶闻）者 12 例，占 38.7%，减为 + +（散在）者 4 例，占 12.9%，未改变 2 例，占 6.5%；治前 + + 者 24 例，喷药后消失和减为 + 者各占半数；治前 + 者 13 例，喷药后消失 12 例，占 92.3%，未改变 1 例。起效时间自数秒钟至 11 分钟，其中 1 分钟以内者占 47.3%，2 分钟以内者占 68.4%，3 分钟以内者占 78.9%，5 分钟以内者占 92.1%。有效病例的维持时间为 1 ~ 16 小时；其中 2 小时以上者占 34.2%，3 小时以上者占 50%，4 小时以上者占 34.2%。治前呼吸、心率增快者，喷药后都有不同程度改善，未见心率反而增快者。口服给药病人除有口燥、咽干等轻度不适（均可自行消失）外，未见有其他明显副作用，住院病人治疗前后经心电图、肝功能及血、尿常规检查均无明显变化，气雾剂除有轻度苦味外，未见其他任何不良反应。结果表明，萜品烯醇确实为艾叶油中平喘的有效单体成分。

　　从艾叶油中分离出继萜品烯醇 - 4 之后又分离出一平喘有效成分 α - 萜品烯醇，该成分（天然品）在艾叶油中含量较低，仅含 2.42%，后又从松节油中得到 α - 萜品烯醇（合成品）。为了验证 α - 萜品烯醇的疗效，特以其气雾剂对喘息型慢性支气管炎与支气管哮喘进行了疗效观察，结果表明无论是天然品还是合成品对支气管炎和支气管哮喘的即时平喘作用均较好。以天然品气雾剂吸入治疗 154 例，其哮鸣音消失率为 48.70%，显效率为 22.08%，总有效率为 94.81%；合成品气雾剂治疗 400 例，哮鸣音消失率为 50.5%，显效率为 23.75%，总有效率为 98%。以异丙肾上腺素气雾剂吸入对照治疗 50 例，哮鸣音消失率 42%，显效率 24%，总有效率 92.00%。经统计学处理，合成品的有效率高于异丙肾上腺素组。以合成品治疗 400 例，治疗后肺活量（VC）、1 秒钟用力吸气量（FEV_1）与最大呼气中段流速（MMEF）均较治疗前明显增加，各项肺功能指标的改善与舒喘宁对照组比较均无明显差异。用药过程中除个别病人有恶心呕吐外，未见其他不良反应，特别是无心悸、心率加快等心脏反应为本品的特点。对异丙肾上腺素产生耐受性的病例，应用本品仍能奏效。

用艾叶油中的另一个平喘成分 β-石竹烯制成胶丸内服，每日剂量 300mg，分 3 次服，1 疗程 10 天，连用 2 个疗程，治疗慢性支气管炎 25 例，近期控制及显效 14 例，控显率 56%，全部病例均有效，总有效率 100%。尤以对喘息型气管炎疗效最佳，控显率达 66.7%。用 β-石竹烯治疗慢性气管炎起效快，无明显副作用，初步认为是一种治疗喘息型气管炎有一定疗效而又安全的药物，用萜品烯醇-4 胶丸治疗本病 35 例，用药 20 天近控及显效 15 例，控显率 42.86%，总有效 30 例，有效率 85.71%；用萜品烯醇-4 与 β-石竹烯各等份制成气雾剂治疗 15 例，喷药后 30 分钟哮喘音消失 14 例，减轻 1 例，有效率 100%。用萜品烯醇-4 气雾剂治疗 15 例，喷药后 30 分钟，哮鸣音消失、减轻各 5 例，有效率 66.67%。

孙景奎报道，根据过去经验用湿化吸入法对缓解支气管痉挛有一定效果，同时又根据中药艾叶挥发油具有缓解支气管痉挛等作用，采用艾叶挥发油加入湿化瓶内给病人吸入对于缓解哮喘有一定效果。共观察 12 例哮喘病人，均为男性，年龄 34~76 岁，有的伴有胸闷气短、呼吸困难、心悸，甚至昼夜不能平卧，口唇及四肢末梢紫绀等，方法是取市售艾叶用水蒸气蒸馏法提取挥发油，取挥发油 250～300mL，加入湿化瓶内，使用时要经常观察病人吸入量是否合适，氧气流量一般不小于 4L/min，随时根据病情调整流量，结果 12 例病人吸入后哮喘发作消失 10 例，减轻 2 例，有效率 100%，心悸、气短症状均有好转，肺部啰音消失或明显减轻，可以平卧，口唇及四肢末梢紫绀消失或减轻。

艾叶油胶囊每次内服 0.15mL，每日 3 次，治疗支气管哮喘 16 例，结果显效 7 例，有效 6 例，无效 3 例，总有效率为 81.25%。对哮喘的作用，主要表现为病人的通气功能改变，病人气喘症状的改善较为突出。症状多于短期内（1～3 天）减轻或消失。次为咳嗽和吐痰量的减少，哮鸣音消失。从而使患者精神等全身情况好转，表现在食欲、体重、睡眠和呼吸通畅的恢复方面，一般均在治疗的第 3 天起效。部分病人反映，艾叶油的凉爽润喉感使咳嗽改善。艾叶油治疗哮喘效果的另一个特点是：病人均在以往用多种药物治疗而未能根治的基础上，首次接受口服艾叶油，因而对艾叶油的作用都很灵敏。由于在治疗时大多在停用其他药物以后，其效果应考虑为本药作用。根据病员的反映，在寒冬时节还能经受低温诱发的考验，在部分病人中还应考虑本药的预防效果。但也有部分病人往往停用后症状又起而再给予第二个疗程的治疗。个别病人同时给予艾叶油气雾吸入当即见效，主要反映在呼吸的通畅，其作用机理似为直接松弛支气管平滑肌。口服治疗的机理除上述因素外，可能还具有消炎等作用，使患者咳嗽、吐痰及浓痰减少。从治疗前后血象中酸性细胞、碱性细胞的变动与疗效的关系来看，艾叶油的抗过敏作用能对抗速发型变态反应。速发型变态反应在人类主要化学介质为组织胺，由组织胺等引起的支气管痉挛、黏膜水肿及分泌液增多，是本病的特点。该药效果是否通过抗组织胺发挥作用，值得深入研究。至于对部分病人疗效不好，有可能除组织胺的释放以外尚有 5－羟色胺等一类物质未能消除。因为这类无效病例大都病情严重，也可能由于疗程及剂量不足。

每天用野艾叶 30g 煎服治疗慢性气管炎 5164 例，结果用药 10 天，近控及显效 310 例，控显率 6%，有效 3656 例，有效率 70.8%，总有效率 76.8%。用野艾叶挥发油治疗本病 138 例，用药 10 天，近控及显效 64 例，控显效 46.37%，有效 49 例，有效率 35.5%，总有效率 81.9%。用野艾挥发油治疗慢性支气管炎的效果与艾叶挥发油相近。艾叶 50g，红糖 100g，鸡蛋 2 枚，将艾叶洗净，加水 500mL 煎沸，放入鸡蛋、红糖，待蛋熟后去壳，煎至约 200mL 时去艾叶，喝汤吃蛋，每天 1 次，连用 7 天，治疗慢性支气管炎有较好疗效。

民间常用艾叶 18g，蒲公英 30g，鲜鱼腥草 30g，共炒干，研末，炼蜜为丸似梧桐子大，日服 2 次，每次 9g，治疗支气管炎。用艾叶 2 片，紫苏叶 2 片，鸡蛋 1 个，将二药切碎与鸡蛋拌匀，用棉油烤熟吃，日服 1 次，连服 3 周，治疗小儿哮喘咳嗽等均有较好疗效。

二、肺结核喘息症

喘息症的治疗，在临床上常常使用麻黄素、氨茶碱等缓解症状的药物，但其持久疗效尚需考虑，且药价昂贵，并有一定的副作用。对于肺结核所致的喘息症，除了加强原病治疗外，尚欠理想疗法。有人应用艾叶治疗结核所致的喘息症有较好疗效。

10% 艾叶水煎液每次服 30mL，每日服 3 次，食前半小时服，治疗肺结核喘息症 37 例，均同时内服异烟肼，3 例并发肺源性心脏病的患者出现心力衰竭时，加用毒毛旋花子苷治疗，一般服艾叶水煎液 1~1.5 个月，31 例经上述治疗，气短及咳嗽减轻，喘鸣音消失，痰量显著减少，肺部干、湿啰音减少或消失，其余 6 例的疗效较差或无效，有效率 83.78%。经验证明，对肺部无严重纤维增生或肺气肿存在者效果较佳，且没有发现有任何的不良反应。

三、感冒

很久以前，我国民间就有用艾叶悬挂避邪或用艾叶烟熏以避疫驱邪的习惯，现代研究证明，艾叶中的挥发油有抗菌抗病毒作用，能避疫驱"病邪"。自1961年以来，上海、河南、沈阳、湖南、浙江等地一些医疗单位进行了苍术、艾叶等药的烟对空气的消毒和预防感冒作用的研究，证明其确有一定效果。

上海第二医学院附属第三人民医院气管炎研究组等用苍术、艾叶制成蚊香，点燃在一些感冒流行的单位和5个托儿所进行成人和儿童预防感冒的观察，共观察1970人，其中成人1281名，儿童689名，取得了较好效果。其中成人分2组，点香组626例，每晚睡眠时点香，约每45m³空间用香1盘，连续20天；另观察不点香655名作对照观察。结果点香组中发病94名，占15.6%，对照组发病154名，占24.3%，两组比较有显著性差异（$P <$ 0.01）。另对7个大班的托儿所儿童336名进行观察。每班有同年龄组儿童48名左右，各班又分成甲乙两组。甲组在活动室内每日点香6~8小时，共15天；乙组未点香作对照。15天后两组交替，即乙组点香，甲组对照。最后统计点香与未点香期间感冒的发病情况：点香期间发病者43名，占12.8%，未点香期间发病者83名，占24.7%，两者相比，有显著性差异（$P < 0.01$）。经用苍术艾叶香进行现场和实验室的空气消毒观察，发现苍术艾叶香和单独的苍术、艾叶对空气中的细菌和常见的呼吸道病毒（包括流感病毒）均有一定的抑制作用，故用其预防流感有效。

张其正等亦用苍术艾叶香预防流感流行，取得了较好效果。某年7月30日某厂职工大会后流感暴发，3天内发病率达10.5%，当即将270名流感密切接触者按随机抽样原则分设为点香组（苍术艾叶香）和不点香组，观察期15天。点香组150例，发病4人，发病率2.67%，不点香组120例，发病14人，发病率11.66%，两组发病率比较有非常显著性差异（$P < 0.01$）。某年7月24日至8月15日某单位发生一次流感，亦随机将流感密

切接触人群分成苍术艾叶香组和蚊香组（上海牌），结果点苍术艾叶香组 65 例，发病 10 例，发病率 15.38%，点蚊香对照组 66 例，发病 22 人，发病率 33.33%，苍术艾叶组的发病率显著低于蚊香对照组（P＜0.01）。并通过药理试验证实，苍术艾叶烟是通过抑制流感病毒、杀灭病原体和提高人体免疫功能两个途径而起到消毒和防病作用的。

有资料介绍，艾叶泡脚对预防小儿感冒，尤其是平素体质虚弱易患感冒的小儿有着积极的促进作用。具体方法：艾叶适量，加水 1500mL 左右煎煮，水开 5 分钟后，关火，盖上锅盖，至温度适宜时（防止药物有效成分挥发而影响疗效），将药物倒入盆中，然后患儿双脚置于盆中浸泡，可边洗脚边揉搓小儿足底，每次 15～20 分钟，晚上睡前用为佳，以每周 4～5 次为宜。陈汝霜介绍，使用艾叶桂枝粉足浴治疗小儿外感发热，艾叶 30g，桂枝 60g，磨成粉，加水 400mL 煮沸 1 分钟，药液置于专用的足浴盆中，调药液温度为 35～38℃，将患儿双足浸泡药液中，以泡过足踝为度。每次足浴 20 分钟左右。结果治愈 24 例，显效 32 例，有效 25 例，无效 19 例，总有效率 81%。总有效率优于对照组（P＜0.05），表明艾叶桂枝粉足浴可显著提高小儿外感发热的临床疗效。

徐赛红等采用艾叶水擦澡加推拿与西医布洛芬混悬液口服法治疗小儿感冒高热 80 例，将患儿随机分为治疗组与对照组各 40 例，两组在性别、年龄、病情上无差异，有可比性。治疗组：将艾叶 100g 放入少量开水中泡 2 分钟后，加水 500mL 烧开后煎煮 2 分钟冷却至 38℃，加白酒（25℃左右）5mL，用 5cm×5cm 的纱布蘸着艾叶水擦澡，在前额、腋窝、肘窝、手心、腹股沟、腘窝、足心涂擦至皮肤发红，再运用中医推拿手法开天门、揉两额及太阳穴、分推坎宫、掐年寿、推天柱、直推脾肝心肺及肾各经、清天河水、推六腑、推脊柱及七节骨等各约 30 次。对照组：给予布洛芬混悬液口服，剂量以 5～10mg/kg，间隔 6～8 小时可重复 1 次，24 小时不超过 4 次。结果见表 8-4。由表 8-4 可见，两组患儿的起效时间及退热持续时间比较差异均有统计学意义（$P < 0.05$）。

表 8 - 4　两组患儿体温下降效果比较

组别	例数	开始体温（℃）	起效时间（分）	退热持续时间（小时）
治疗组	40	39.3 ± 0.73	37.7 ± 3.7	7.6 ± 1.5
对照组	40	39.4 ± 0.57	39.6 ± 4.5	6.3 ± 1.5
P 值		> 0.05	< 0.05	< 0.05

四、过敏性鼻炎

本病是一种鼻黏膜的过敏反应，病人有突然发生鼻痒、鼻塞、打喷嚏和流清水样鼻涕等症状，呈间歇性反复发作，治疗多以抗过敏药物为主。现代研究表明，艾叶具有较好的抗过敏作用，故用其治疗本病有较好疗效。

陆建华等在治疗慢性支气管炎和哮喘时发现伴有变态反应性鼻炎的症状也同时得到明显改善，便开始单独用艾叶油治疗变态反应性鼻炎，共治疗 15 例，年龄在 17 ~ 68 岁之间，均单服艾叶油胶丸，每次 2 粒，每日 3 次，服药 20 ~ 40 天后有效率达100%，其临床症状变化如表 8 - 5 所示。

表 8 - 5　艾叶油治疗过敏性鼻炎症状变化表

组别	例数	鼻塞	鼻痒	喷嚏	流涕
治前	15	8	13	15	15
治后消失	10	5	12	12	10
治后减轻	5	3	1	3	5

艾叶油治疗过敏性鼻炎的机理可能与艾叶油中含有苦艾素，能兴奋血管舒缩，对鼻黏膜血管功能障碍起调节作用有关，临床证明，艾叶油对变态性鼻炎确实有较好的疗效。

张振华介绍，用艾叶油、辛夷油各 1mL，制成乳剂，加水稀释成 100mL，滴鼻治疗各种鼻炎 113 例，结果显效 69 例，有效

44 例，总有效率达 100%。

姚海清介绍，将陈久细软之熟艾少许，装入烟筒内吸食，1 日 3~5 次，1 个月为 1 疗程，疗程之间间隔 1 周，治疗鼻窦炎 20 例，结果单纯性上颌窦炎 14 例中，5 例治愈，3 例显效，2 例有效；额窦炎伴上颌窦炎 3 例中，1 例治愈，1 例显效；筛窦炎伴上颌窦炎 3 例中，1 例显效，2 例有效。

第三节　消化系统疾病

艾叶对消化系统疾病有较好疗效，常用其治疗心腹冷痛、泄泻转筋、久痢、下血等病症。现代研究证明，艾叶有护肝作用，能促进肝功能的恢复；有健胃作用，能促进胃液分泌，增强消化功能；有止血作用，能促进血液凝固，降低毛细血管通透性。因而艾叶已被广泛应用于治疗肝炎、消化不良、泄泻、胃痛、消化道出血、痢疾等消化道疾病，并取得了较好疗效。

一、肝炎

吉林市第二人民医院内科自 1970 年 7 月起使用艾叶注射液治疗迁延性肝炎、慢性肝炎和肝硬化 123 例，取得了较好效果。123 例中资料记录较完整的 100 例，其中迁延性肝炎 39 例，慢性肝炎 46 例，肝硬化 15 例；男性 76 例，女性 24 例；年龄最大 74 岁，最小 3 岁；病期最长 12 年，最短 7 个月。用艾叶注射液（为艾叶二次蒸馏液，每毫升含生药 1g）每日肌注 1 次，每次 4mL。疗程 1~2 个月，用药期间尚给予一般护肝西药及对症治疗。结果近期治愈（自觉症状消失，阳性体征阴转，血清检查肝功能包括谷丙转氨酶、麝浊、锌浊等絮状试验和黄疸常规等恢复正常）49 例，显效（自觉症状基本消失，阳性体征阴转，肝功能基本恢复正常）28 例，好转（自觉症状基本消失，阳性体征改善，肝功能好转）15 例，无效（自觉症状、阳性体征和肝功能等治疗前后无明显改变）8 例，总有效率为 92.0%。艾叶注射液对迁延性肝炎、慢性肝炎和肝硬化的具体疗效见表 8-6。

表 8-6　艾叶注射液治疗迁延性肝炎等 100 例疗效统计表

疾病名称	治疗例数	疗效情况				有效率（%）
		近期治愈	明显好转	好转	无效	
迁延性肝炎	39	28	6	5	0	100.0
慢性肝炎	46	21	19	6	0	100.0
肝硬化	15	0	3	4	8	46.6
合计	100	49	28	15	8	92.0

有人用虎杖艾叶冲剂内服，同时服用维生素 B_1 和维生素 C 及一般护肝药治疗慢性肝炎 50 例，结果临床治愈 11 例，显效 24 例，好转 10 例，无效 5 例，总有效率达 90%。把艾叶制成肝舒注射液治疗肝炎，亦有较好疗效。

洛阳市龙门疗养院治疗 38 例肝炎患者，均有典型症状、体征，肝功能化验阳性，其中迁延性肝炎 10 例，慢性肝炎 22 例，早期肝硬变 6 例；年龄均为 25~55 岁的成年人，男 33 例，女 5 例。治疗方法：艾叶注射液每支 2mL（内含生药 50%），每日一次，每次 2 支，肌注。1~2 个月为一个疗程。治疗期间除口服少量维生素 B_1、C 及肝浸膏外，不使用其他药物。总疗效：38 例经治疗后，除 4 例无效外，其余均有一定效果，总有效率（显效加有效）为 89.4%。对迁延性肝炎效果最好，为 100%；慢性肝炎次之，为 90.9%；肝硬变较差，为 66.6%。

刘胜利等应用虎杖、艾叶冲剂治疗病毒性肝炎 50 例（慢性迁延性肝炎 35 例，慢性活动性肝炎 15 例），治愈 11 例，显效 24 例，好转 10 例，总有效率 90%。

二、痢疾

痢疾分细菌性痢疾和阿米巴痢疾两类，艾叶主要治疗细菌性痢疾，可能与艾叶挥发油的抑菌作用和艾叶鞣质的涩肠止泻作用有关。

杭州市传染病院用20%艾叶煎液（购自药店中的干艾叶加水煎煮而成），以每日4次，每次40mL内服，治疗21例细菌性痢疾，收到满意疗效。21例中年龄最小20岁，最大者42岁，除7例无发热外，其余14例中，发热在37.1~40℃者10例，其中38.1~39℃及39.1~40℃者各2例，一般均呈食欲不振和不同程度腹痛，便次在24小时内最少的为4次2例，绝大多数均为10次以上，在20次以上的有6例。全部病例中，仅3例无里急后重现象，其余均为阳性。血常规：白细胞计数10.1~15×10⁹/L的12例，15.1~20×10⁹/L的2例，20.1~25.4×10⁹/L的2例，10×10⁹/L以下的5例，平均值为12.25×10⁹/L。大便常规：全部病例镜检红细胞、白细胞和黏液均显++~+++。大便培养，仅3例阳性，余均阴性。全部病例均服20%艾叶煎液，除用维生素B、C及个别病例必要时体外输液外，未投其他药剂。结果21例全部治愈，平均住院5.5天，体温恢复正常平均为33小时，食欲好转平均为2.2天，白细胞恢复正常平均为3天，便次正常平均为2.4天，腹痛消失平均为2~3天，里急后重消失平均为2.8天，镜检大便正常平均为3.7天，大便培养转阴平均为4天，说明艾叶治疗菌痢的效果较为显著。

朱步先介绍名医章次公以艾叶为主治疗痢疾验案，认为艾叶治痢，前人经验有云能治"冷痢者"，有云能治"脓血痢"者，李时珍则认为"胶艾汤治虚痢……尤著奇效"。盖因其有温化寒湿、和营止痛之功，视症之属寒属热、属实属虚，配合或温或寒，或消或补之品，以建功尔。艾叶止痢，在其含有单宁（鞣质），不仅能收敛止泻，固摄下焦，而且有抗菌作用。

梅全喜介绍，用艾地合剂治疗细菌性痢疾取得显著疗效。用艾叶400g，地榆600g，先将艾叶水蒸气蒸馏，收集蒸馏液，再将药渣与地榆共煎2次，合并煎液，蒸馏液制成1000mL，每服20mL，每日2次，5天为1疗程，治疗期间一律不用其他药物，有严重脱水、中毒症状明显者给予适当补液，共治疗83例菌痢患者，其中男51例，女32例，年龄最小者4岁，最大者63岁，结果治愈 60 例，好转 17 例，无效 6 例，总有效率为 92.77%。后将其改剂型为艾地口服安瓿剂，临床应用 2 年多，证明疗效确切，剂型优点显著，有推广价值。

徐德忠介绍，用二白苦艾汤（艾叶 30g，白头翁、苦参各 100g，白芍 60g）制成灌肠剂治疗细菌性痢疾 150 例，其中男 85 例，女 65 例，年龄 3 个月～68 岁。结果痊愈 130 例，好转 15 例，无效 5 例；痊愈最快 1 天，最慢 6 天，其中 3 天痊愈占 91.5%，治愈平均时间 3.1 天。

三、泄泻

朱步先介绍名医章次公用艾叶治泄泻，随证制宜，如与附子、肉桂、炮姜同用，治疗脾肾阳虚之泄泻，与桂枝、苏叶、神曲等同用，治疗外受寒邪，内停食滞泄泻，效果颇佳，并指出："（泄泻）用艾叶者……当取其含有鞣质，有收敛止泻作用也。"

李珍应用温州民间秘方艾绒敷脐治疗小儿脾肾阳虚之泄泻 300 例，疗效显著。方法是取艾绒一握，夹在两手掌中间，合力旋转，用劲搓揉大约一百次，使艾绒发热，立即将艾绒紧贴在小儿脐部（神阙穴），外加二三层柔软薄纸，再用布带缚定，一般 2～3 天见效。一吴姓患儿，患泄泻 1 个月，经用鞣酸蛋白、次碳酸铋、合霉素、氯霉素以及中成药四神丸等中西药物均未获效，仍每天腹泻 10 余次，经用艾绒敷脐 1 天后大便次数即减为每日四五次，敷药 2 天后大便次数减为二三次，3 天后大便恢复正常。认为艾绒温而不燥，热而不烈，外用敷脐治疗小儿泄泻，安全方便，经济有效，无副作用，值得推广。

王绍洁等用艾叶洗足方治疗婴幼儿腹泻 300 例。艾叶、白胡椒、猪苓、透骨草各 15g，每日 1 剂，水煎 15 分钟，置温，外洗双足。操作方法：上药液备好，温度约 42℃左右，将双足浸入煎液内，以擦拭器蘸液反复擦洗膝关节以下部位，并按摩足三里、三阴交、止泻穴（外踝垂线与足跖底皮肤相交处）、涌泉穴等，每次 15～20 分钟，每日 3 次。伴脱水者同时予口服补液盐治疗，疗程为 5 天。结果 300 例中治愈 248 例，好转 40 例，无效 12 例，总有效率 96%。

胡爱平用炒盐艾糠散治疗小儿腹泻有较好疗效。方法是：用艾叶 100g，谷壳（碾碎）150g，食盐 60g，三药共炒成黄褐色，稍候冷至 40℃ 时装入双层纱布袋（5cm×6cm）敷脐部（神阙穴），每次 2~3 小时，每日 1~2 次。曾治一个 1 岁半的陈姓女孩，腹泻，蛋花样水便，每天 6~7 次，已 2 天，体温 36.8℃，腹平软，肠鸣音亢进，大便镜检白细胞 1~2，脂肪球 0~1；血检白细胞 $10.2 \times 10^9/L$，中性 78%。以此法敷脐半天，并嘱进饮糖盐开水，至晚 9 时大便转溏软，次日症状明显减轻，大便转正常。

杭中耀等以艾叶 3~5 片，用清水浸泡 3~5 分钟，煮沸 3~5 分钟，滤取药液 10~20mL，装入奶瓶中，待温，每天 2~3 次，任其吮吸。或用适量艾叶搓成粗末，入布袋包裹兜其脐腹，外加热水袋熨敷，以温度适宜为度，治疗婴幼儿单纯性泄泻，按中医辨证寒湿偏重者有较好疗效，多则 3 剂，少则 1 剂而愈，未发现有副作用。

有资料介绍治寒性泄泻：艾叶 6g，生姜 2 片，水煎去渣代茶饮，有较好疗效。

上海市纺一医院中医科经门诊试用参附乌梅汤（艾叶、党参、淡附片、乌梅、干姜、淫羊藿、煨木香、煅牡蛎、黄连、黄柏、甘草）基本方分型加减，治疗 60 例慢性泄泻患者，连续服满 3 个月后痊愈 23 例，有效 28 例，总有效率为 85.0%。

有资料介绍艾叶用于治疗急性腹痛腹泻，粪质溏薄或完谷不化，因寒或因食积所致，有较好疗效。方法：取鲜野艾（或艾叶）250~300g，洗净后切碎，加水 1500~2000mL，煎煮后过滤去渣取汁，乘热置脚盆内熏洗两足，每次以 10~15 分钟为宜。水冷可再加热重复熏洗，一般每日 3~5 次。

陈增利介绍，艾叶 5g，荜澄茄 1.5g，吴茱萸 1g，川椒、干姜、香附各 1.5g，细辛、公丁香各 10g 研细末，与少许独头蒜泥混合贴敷神阙穴治疗慢性非特异性溃疡性结肠炎 27 例，全部有效。

四、其他消化系统疾病

有人报道，把艾条点燃后放在患者床头旁，用于治疗顽固性呃逆，一般 3~5 分钟即可使呃逆停止，继续熏 10 分钟，巩固疗效，治疗数十例，均获显著疗效。有用鲜艾叶 50g，鲜牡荆嫩叶 50g，茶油 10g，盐少许，先将二药捣碎，放入锅内，加入茶油、盐，文火炒热，用大块纱布包裹，平铺于脐窝，覆以绷带固定，冷后取下再炒热，重复使用，治疗中毒性消化不良腹胀 20 例，腹腔手术后腹胀 5 例，均获满意疗效。

陈美华介绍，中毒性肠麻痹的诊断以临床上出现高热或超高热、神经中毒症状明显、腹胀以及无便或无矢气、肠鸣音消失等为指征。艾叶（新鲜 50g 或干叶 25g）去枝捣碎，滴入 75% 酒精 3~5mL，或以酒精渗透艾叶为适宜，然后用纱布包裹敷于脐部。

何文文介绍，采用艾叶联合茶油及粉团制作成团块，加温后贴于腹部促进排便，治疗效果显著，10 例患者使用，连续使用 2~3 天后开始排气，腹胀轻微缓解，患者感觉舒适，一般在第 5 天腹胀基本消退。制作方法：准备碾碎一个及适量的新鲜艾叶、茶油及菊花粉团。先取适量艾叶（占总团块的 2/3）放在碾碎中碾碎，再取适量茶油（以浸润艾叶粉为宜）及少许菊花粉团（占总团块的 1/3），与艾叶粉混合后放在手中，将之揉搓成团块后在微波炉内加热 2~3 分钟取出，放凉，以不烫皮肤为宜。使用方法：将加热后的团块用纱布（单层）包裹敷于腹部，避免直接接触皮肤，并防止因粉团过硬而使患者感到不适，每天 2 次。若粉团冷硬后，可以再次加热至低温，如此重复使用。在敷用过程中，要注意观察患者皮肤的变化，以免过热损伤皮肤。

叶严丽等介绍，艾叶联合山茶油治疗呼吸机相关性腹胀 24 例，痊愈 16 例，好转 6 例，无效 2 例，总有效率 91.7%。与对照品相比有统计学意义，说明艾叶联合山茶油治疗呼吸机相关性腹胀效果显著。

常建国介绍，艾叶浴可用于治阳虚便秘，取干艾叶 50g、生姜 25g（切片），一起放入浴缸中，先加热水浸泡 30 分钟，再加水调至适宜温度后，即可进行洗浴。药浴时，用艾叶和生姜在腹部肚脐周围进行擦拭，直至皮肤发红、发热为止，每周药浴 3 次，连续 3 周即可见效。王立凤介绍，葱头艾叶饼热敷肚脐可用于治疗便秘，葱头 5 个，艾叶 20g，上药共捣成饼状，烘热后贴脐上，胶布固定，大便可通。

此外，朱步先还介绍名医章次公用艾叶治疗胃痛、消化道出血（呕血）等消化道疾病均取得较好疗效。

第四节 皮、外科疾病

艾叶有抗菌消炎、止血、止痒、抗过敏等药理作用，故应用于治疗皮肤科及外科常见的皮炎、湿疹、瘙痒、皮肤溃疡、痔疮、烧烫伤、跖疣等病症，有较好疗效。

一、烧烫伤

南京鼓楼医院应用艾烟对小儿烧伤病房空气消毒，发现烧伤创面脓性分泌物减少，感染得到控制，臭味消除，愈合加快。其后对小儿烧伤创面加用艾烟熏治疗，取得了较好效果。具体方法是用艾烟熏消毒小儿烧伤病房空气，每日 2 次，每 25m² 房间燃一根艾条。对小儿Ⅱ～Ⅲ度烧伤创面的治疗，用自制的烟熏器在帐幕下距创面 30cm 烟熏，每日 1 次，每次 10 分钟。用艾烟熏治 51 例烧伤病人，另选用 51 例未经烟熏的烧伤病人作对照观察，两组其他治疗条件如清创、抗休克、应用抗生素和创面处理等均相同，两组平均年龄、平均烧伤面积和深度均相近，且艾烟熏组的烧伤面积及深度均大于未熏组。结果：艾烟熏组较未熏组治疗效果好（表 8－7）。

表 8-7　艾烟熏组与未熏组的临床疗效对比

		艾烟熏组	未熏组
例数		51	51
平均年龄（岁）		4.3	4.2
平均面积（%）*		23.6	18.5
不同烧伤深度 平均面积（%）	浅Ⅱ度	14.1（1～67）△	10.8（0.5～55）△
	深Ⅱ度	8.5（1～31）△	9（0.5～24）△
	Ⅲ度	22.5（4～42.5）△	9.7（2～40）△
平均住院日**		17.8	25.7
败血症例数		6	14
死亡例数		3	6

注　△指最小面积和最大面积；*指Ⅰ、Ⅱ、Ⅲ度面积的平均数；**指小儿烧伤治愈或基本治愈住院日的平均数。

深度烧伤的创面修复后，均可出现不同程度的创面奇痒、刺痛及疤痕增生等症状，给患者造成一定的痛苦。刘谋升介绍，用复方艾叶煎浸洗及丁艾油外涂对减轻疤痕增生、止痒、止痛具有较好疗效。共治疗 56 例烧伤病人 132 处创面，其中男性 34 例（87 处创面），女性 22 例（45 处创面），临床表现均以深Ⅱ度（混合Ⅲ度）创面愈合后出现水泡、奇痒、刺痛、不同程度的疤痕增生为特征，其中单纯面部者 37 处，面部合并四肢者 53 处，单纯上肢者 18 处，下肢者 9 处，前躯者 10 处，背躯者 5 处。56 例中，创面修复后即使用复方艾叶煎、丁艾油外涂预防治疗者 25 例；出院后创面已出现疤痕增生求诊者 18 例；经外院治疗后创面愈合、疤痕增生达 1 年以上者 13 例。药物组成：复方艾叶煎（艾叶 15g，老松皮 30g，威灵仙 15g，红花 10g，加水浸泡 1 小时，1 剂煎 2 次，合并 2 次煎液约 3000mL），丁艾油（艾叶 30g，丁香 50g，红花 20g，冰片 6g，先将艾叶、丁香加水 1000mL，蒸馏法提取挥发油 300mL，红花用 70% 乙醇 100mL 浸泡渗滤，在醇液中加入冰片溶化，三液按等分比例混合而成，密封备用）。浸敷创面时，若为四肢末端部位可将创面浸泡于药液中，若为腿部、躯干、面部则可用干净毛巾或纱布浸湿药液外敷，早晚各1次，每次不少于30分钟，然后抹干患处，外擦丁艾油，每日数次。结果本组56例中，临床治愈（疤痕得到控制或消炎，痒、痛消失）9例，显效（疤痕充血减退，呈糠屑样脱落，痒痛消失）25例，有效（痒痛减轻，疤痕无变化）19例，无效3例，总有效率为94.7%。

深度烧伤创面愈合后，均出现不同程度的奇痒、发疱、灼痛及疤痕增生等症状，在治疗上多采用药物透入或压力治疗，或整复治疗，一般需要较高的技术条件或器械装置，且费用昂贵。采用复方艾叶煎浸泡、丁艾油外擦，早期防治有较好效果，具有不同程度减轻疤痕增生，明显止痒、止痛效果。经使用后，病人均感创面舒适，痒痛减轻。

于锋用艾油烧伤膏治疗烧伤35例，取得了显著效果。35例中男25例，女10例，年龄10个月~80岁，12例烧伤面积<10%，18例11%~20%，5例21%~40%，19例深度为浅Ⅱ度，10例深Ⅱ度，6例深Ⅲ度，烧伤原因为烫伤32例，电灼伤2例，硫酸烧伤1例。方法是将艾叶经蒸馏法制得艾叶油，配以冰片及高级辅料制成艾油烧伤膏，先行无菌清创后立即涂敷"艾油烧伤膏"0.3~0.8mm厚，每天1~2次，用药3天，创面液化物稍多，应每天清除1次，于第3~4天创面表面或液化物深面之间可见一层乳白色脂膜形成，在清除液化物时应注意保护。结果艾油组35例均治愈，治愈率达100%，平均治愈时间为15天。经与湿润烧伤膏（美宝牌，北京中医创疡研究所出品）和常规疗法（洗必泰或新洁尔灭加入庆大霉素湿敷，深Ⅱ度或Ⅲ度创面用单层凡士林纱布覆盖）对照比较，在创面细菌培养检出率及平均治愈时间方面艾油烧伤膏均明显优于两个对照组（$P<0.05$ 和 $P<0.01$）。

二、痔疮、肛裂

樊常宝介绍，用艾蒿全株10棵左右（干品约50g），剪成数段，放入铝盆中，加水适量和海盐 25g 煮沸，裸露出患部以艾蒿的热气熏 5 分钟，待水温降至不烫皮肤为度，再洗患部 5 分钟，水温降低后坐浴 5 分钟，1 剂药可用 3 天，每晚临睡前熏洗一次，治疗痔疮效果较好，一般 10 天左右即可治愈。

张金兰采用艾冰汤熏洗治疗痔疮 20 余例，一般熏洗 1 次症状明显减轻，3 次症状基本消失，用药 3 剂后，病情可获痊愈。药物组成及用法：艾叶 50g，皂角刺 20g，天花粉 15g，冰片 10g。将药物倒入浴盆内，加温水 1500mL，用武火煎煮至沸，再小火煮 5 分钟，先趁热坐熏患处，待水温稍降后再用水洗浴患处，每次熏洗坐浴 10 分钟左右，1 剂药可用 3 ~ 4 次，早、中、晚 3 次熏洗。有一梁姓男子患痔疮，肛门灼痛，坐立不安，影响睡眠，用西药坐浴、口服四环素等治疗 1 周无效，经用艾冰汤熏洗，用药 1 次疼痛明显减轻，当夜可入睡，用药 3 剂后症状消失，外痔缩小如常。

刘瑞起用艾冰炉甘石粉治疗外痔 60 例，用法是炉甘石 30g，冰片 3g，干艾叶 30g，香油 15g，先将香油放入大瓷碗内，使其均匀地附着在碗壁内。艾叶做成艾团放在平底盘内，用 2 根比碗口直径稍长一点的铁棍，分别架在盘上，艾团点燃后，把涂有香油和炉甘石粉的碗盖在艾团盘上，待艾团烧尽，取下药碗，刮下药粉，调入冰片，研细末。使用时取药粉 2 ~ 3g，调入香油成糊状，涂擦患处，每晚 1 次。结果治愈 56 例，好转 2 例，无效 2 例，有效者用药最长 10 天，最短 3 天。

王遂生等介绍，野艾叶 40g，野菊花 40g（二药均在花期采集全草，洗净，晒干，切碎备用），用纱布包裹，加水 2500mL，煮沸后用文火再煎 5 分钟，将药液倒入盆内，趁热熏洗肛门，待药液降温后，边坐浴边用纱布轻轻按压肛门，每天 1 次，3 天为 1 疗程，治疗肛周疾病（包括炎性外痔、血栓痔、混合痔、痔核嵌顿、肛乳头炎、肛窦炎、肛周湿疹等）200 例，均获满意疗效。

韩忠勤用自拟消肿止痛汤熏洗治疗外痔发炎、肛管水肿和内痔脱出 86 例，显效 66 例，有效 17 例，无效 3 例，总有效率

96.5%。消肿止痛汤组成：艾叶、二花、蒲公英、白菊花、芒硝各30g，花椒、五倍子各20g，苍术、防风、侧柏叶各15g，葱白6根。肛门湿疹加苦参、蛇床子，血栓加红花、半夏，内痔脱出加黄芪、升麻，痛剧者花椒量加至60g，并加用川乌。上药入锅内煎煮2次弃渣，取2次煎液合用，趁热先熏后洗，每日2次，每次20分钟，6天为1疗程。

有介绍取皮硝（芒硝的粗制品）30g，艾叶30g，莲蓬壳4g，加水2000mL，煮沸后倒入洁净的搪瓷痰盂内，患者坐在痰盂上，让药液蒸气熏蒸肛门。待药液微温时即倒入小盆内，用毛巾洗肛门周围，每日2次。药液第二天再煮开后可重复使用一次，连续熏洗3～5天。此法对内痔、外痔、混合痔、脱肛、肛裂均有一定效果。

张书林等人用艾叶川椒洗剂（生艾叶30g，川椒、食盐各一撮，带须葱白5根，无花果叶15g，用净白布包好，煎煮30分钟，弃渣取汁，每次熏洗10分钟，每日1次，治疗痔疮，取得显著疗效。经一个疗程治愈者（痔核去除，症状消失）47例，2个疗程治愈者62例，3个疗程治愈者24例；好转者（痔核缩小，症状减轻）4例。

杨成米用艾叶配全蝎点燃烟熏治疗痔疮取得较好疗效。马学成应用含艾叶的复方中药煎煮后趁热熏洗肛裂100例，痊愈95例，显效3例，无效2例，总有效率为98%。李润山用含艾叶的复方中药浴裂汤熏洗坐浴患部治疗肛裂85例，治愈83例，好转2例，有效率达100%。

三、新生儿硬肿症

刘宗媛报道，用艾叶浴（或用艾叶药渣热敷）配合复温治疗新生儿硬肿症48例，取得了较好疗效。各例患儿均予复温，合理喂养，补充热量，扩充血容量，纠正酸中毒，抗感染，个别给予激素及支持疗法。治疗组用艾叶500g，加水3000mL，煎煮浓缩至1000mL，每次250mL，加热（水温至37℃～38℃）浸洗

15～20分钟，对危重病人用艾叶煎液或艾叶药渣热敷硬肿部；对照组除不用艾叶洗浴外，其余均同治疗组。结果治疗组48例，治愈40例，治愈率83.33%，死亡8例，治愈病例中体温恢复正常最快1小时，最慢20小时，平均7.5±5.1小时，硬肿症状消退最短1.5天，最长10天，平均5.78±2.36天；对照组30例，治愈18例，治愈率60%，死亡12例，治愈病例中体温恢复正常平均25.4±10.7天，硬肿消退最短3天，最长13天，平均7.8±3.25天。两组治愈率、体温恢复及硬肿消退时间均有显著性差异（$P <$ 0.05），说明艾叶洗浴对治疗新生儿硬肿有较好疗效。

夏碧清报道，用艾叶100g，加水3000mL，煎沸后再煎10分钟，装入热水瓶内备用，每天用药汤浸浴2次，用至病情好转为止，治疗新生儿硬肿症有较好疗效。一朱姓新生儿患有新生儿肺炎、硬肿症Ⅱ度，治疗肺炎用氨苄青霉素100mg加入10%葡萄糖中静滴，每天2次；硬肿症用以上方法浸浴，每天早晚各1次，1天后硬肿减轻，2天后体温逐渐恢复正常，全身情况逐渐好转，3天后硬肿完全消失。

商洛市中心医院儿科在常规治疗的基础上应用中药（艾叶、防风、透骨草、红花各20g，白矾5g）水浴复温、中药按摩硬肿部位皮肤的方法治疗新生儿硬肿症47例，显效42例，有效3例，无效2例（两例均死于肺出血），显效率89.36%，总有效率95.74%。

万维馨临床中运用民间疗法配合中药辨证治疗新生儿硬肿症10余例，均获痊愈。方法是用艾叶1把（新鲜的100～200g，陈艾50～100g），红花10g，丹参10g，肉桂末8～15g，用水300～500mL煎汤，趁热用毛巾浸透热敷硬肿处，不断更换毛巾，热敷20～30分钟，直至肌肤红润，表皮松软（注意不要烫伤皮肤），然后用消毒药棉擦干，再用碘酒作皮肤消毒，用酒精脱碘，取2号缝衣针（酒精消毒）1枚，轻轻向已热敷的硬肿部位直刺，手法要均匀，只限刺入表皮，不能过深，只要见到表皮有血迹为宜，针刺部位再用酒精棉球拭干，立即保温，不要受凉。重症每日1次，轻症隔日1次。

四、皮炎、湿疹

皮炎患者，四肢伸侧面皮肤先潮红，继则出现细小成片丘疹，瘙痒剧烈，抓之无水流出，可形成血痂，本病系暑热脾湿蕴蒸肌肤所致。涂荣华介绍，应用四叶汤外洗治疗夏季皮炎，疗效较好。处方：陈艾叶、苏叶、冬桑叶、薄荷叶各50g，明矾20g，煎水温洗，日3次，5~7剂为1疗程。有报道内服艾叶油胶囊，每次0.15mL，每日3次，治疗过敏性皮炎11例，显效3例，有效4例，无效4例，总有效率为63.3%。孟庆源用鲜艾叶治疗（干艾叶效果不如鲜艾叶）神经性皮炎，将艾叶用开水冲泡，再用纱布将艾叶包好，每天用艾叶水洗患处，将包好的艾叶抹擦患处，每天5~6次，如将患处擦破效果更快更好。在使用此方法治疗前，先用梅花针针刺患处，见血后用上述办法治疗效果更优。此方法使用方便，安全可靠，药材易采集，而且收效快。一般经10~15天即可收到明显效果，而且不易复发。

中药（艾叶、苦参各15g，地肤子、蛇床子各30g，花椒10g，明矾5g）洗剂治疗皮肤病，有糜烂的湿疹皮炎、手足癣加生地榆30g，黄柏15g，水煎外用，每剂可洗2天，每次洗30分钟。依据发病部位，可分别采取点洗、浸泡或坐浴，糜烂者可用冷湿敷或浸泡法，皮肤肥厚者，以热汤烫洗为宜。凡皮肤瘙痒无度，或见丘疹、结节、糜烂，或皮肤增厚、粗糙、发硬、色素沉着的疾病，如顽痼（神经性皮炎、慢性湿疹）、鹅掌风（手癣、手部湿疹）、足癣、湿疹、干疥、马疥（结节性痒疹）、女阴瘙痒（滴虫性、霉菌性）、肛门作痒（肛周阴痒、肛门瘙痒）等均可选用。本组80例，治愈54例，好转19例，无效7例，有效率91%。有过敏性皮炎的人手脚等处出现丘疹、疱疹，搔破发炎会红肿流水，可用基本药方（艾叶、马鞭草各120g，鲜马齿苋30g，鲜蒲公英、犁头草、杠板归各15g），艾叶、马鞭草煎水外洗，再将其他草药一起捣碎，在患部外敷，每日一次。有一陈姓女士二日来，脚背发痒，出现丘疹，很快变为红肿痒痛，烦躁不安。用上法治疗，每日一次，2次即愈。

张祖风等对艾叶水煎液治疗尿毒症患者透析性皮肤瘙痒的疗效进行了观察，96例尿毒症皮肤瘙痒患者随机分成3组，每组32例。A组（血液透析组）：在常规血液透析的基础上加1次（即每周3次透析），每次4小时；B组（血液透析＋血液灌流）：每周血液透析2次＋每2周1次血液灌流；C组（艾叶煎水擦洗组）：每周2次血液透析＋艾叶煎水擦洗。3组均连续治疗4周，观察治疗后皮肤瘙痒缓解情况。结果3组患者皮肤瘙痒缓解的效果为C组≥B组＞A组。结果表明，中药艾叶煎水擦洗对缓解尿毒症维持性血液透析患者皮肤瘙痒有明显的治疗效果。

夏前琪介绍，用大黄、黄芩、黄柏、银花、连翘各10g，苦参、艾叶、蛇床子各15g，马齿苋20g，水煎待温后外洗患处，每日洗2次，每天1剂。治疗150例脓疱疮患者，痊愈133例，好转17例。疗程最长7天，最短2天，多数3～4天。李惠等治疗新生儿痱子、脓疱疮，用艾叶50g，加水1000mL，煮沸10分钟，待温度适宜后清洗患儿皮肤，每日1剂。用药外洗最少2剂，最多5剂，一般用药3天后临床症状消失。治疗97例均痊愈，总有效率100%。

王永泉等人用烟熏灸法治疗外科感染病和皮肤病，收到较好的效果。其中包括荨麻疹、湿疹、脓疱疮、皮炎和瘢痕增生等，共125例，总有效率为92.0%。将优质艾绒搓成长10cm、直径1.5cm的艾条，点燃后直接用艾烟熏灸病变部位，以局部有温热感和能耐受为度，持续15～20分钟，每天1次，痊愈为止。

湿疹是常见的一种皮肤病，尤以2～5岁儿童最易罹患，夏秋季节尤为多见，常见瘙痒难忍，反复发作。梁开发介绍，用陈艾叶、桃叶等药煎汤熏洗浸泡治疗小儿湿疹，疗效颇佳。方药：陈艾叶80～150g，桃叶50～100g，柳枝80～150g，桉树叶（大叶桉）50～100g。加水煎煮，去渣，药液盛盆中，待温度适当时，患部浸泡其中，浸洗数分钟，一般3～5日即愈，再发再用。

李爱梅等介绍，用苍艾洗剂治疗顽固性外阴湿疹62例，痊愈51例，好转11例，总有效率为100%。具体用法是：艾叶20g，苍术、白花蛇、土茯苓各30g，加水1500mL。浸泡10～15分钟，武火煎沸后文火煎煮20分钟，滤取煎液坐浴熏洗外阴10～15分钟，每晚1次，15天为1疗程。

治疗湿疹可用花椒、艾叶各2份，食盐1份，白矾4份，大葱8份，煎汁洗患部，每天2～3次，有较好疗效。

据王汉昌介绍，将艾叶一味洗净，晒干或烤干（以色变黄焦存性为准），碾末，装入瓶内备用，用时将伤口清洗后，将艾叶粉薄薄一层撒在疮口上；也可用生茶油调粉外涂，并用纱块遮盖好固定，每天1次。治疗湿疹效果显著。王晓雯等介绍，采用艾条熏灸加艾灰外敷的方法治疗湿疹，使患者反复难愈的创面如期愈合，提高了护理质量及病愈率。

妊娠期湿疹常表现为皮损与周围皮肤的界限清楚，表面呈粗糙样或苔藓样改变，颜色为褐红色或褐色，可伴有丘疱疹、结痂及抓痕，并遗有暂时性色素沉着。妊娠期湿疹有不同程度的瘙痒，且具有白天轻夜间加重的特点，因为孕妇为特殊群体，不能随意用药，因此要对孕妇做好健康教育工作，告之避免用手抓，如瘙痒难忍，取成熟晒干艾叶30～50g，在澡盆中用沸水冲泡5～10分钟，取出艾叶加水调至适宜水温即可洗浴。艾叶对湿疹有一定的疗效，并且对腹中胎儿无不良影响，可以起到祛湿、止痒、安眠、温经的作用。如在夜间可在床头放置一小碗艾叶水，瘙痒难耐时可用纱布在患处反复涂抹。坚持艾叶浴治疗3～14天可以减轻或痊愈，但可能会留有短暂性的色素沉积。

李爱梅等人采用清热解毒、除风止痒的苍艾洗剂治疗顽性外阴湿疹。取苍术、白花蛇舌草、土茯苓各30g，艾叶20g（后下）。加水约15000mL，浸泡10～15分钟后文火煎煮20分钟，滤其煎液待适温坐浴熏洗外阴约10～15分钟，如法每晚1次，15次为1疗程。结果治疗62例，痊愈51例，好转11例，痊愈率为82.2%，总有效率为100%。

　　黄明等人介绍，用黄柏 30g，藁本 30g，食盐 40g，病程较久者，加艾叶 10g，加水 3000mL，煎至 2000mL，过滤取汁，以不烫手为度，将患处浸洗及湿敷 20~30 分钟，第二次浸洗时可加温再用，2 日 1 剂，每天 2 次，治疗真菌性皮肤病（鹅掌风、脚气病等）、湿疹、阴痒、黄水疮等 100 例，取得良好疗效。

　　中药止痒洗剂［艾叶、百部、蛇床子、地肤子、板蓝根、大青叶、蒲公英、苍耳子、白矾（枯矾）、菊花、马齿苋各 30g，川椒 15~30g，细辛 4~10g，川槿皮、苦参各 20~30g，射干、黄柏、连翘、五倍子、苍术、白鲜皮各 15g，金银花 50g，儿茶、白及各 12g，白芷 10g，海藻、大黄各 20g，石菖蒲 9g，蚤休 15~20g］治疗瘙痒性皮肤病 100 例，其中湿疹 23 例，皮肤瘙痒症 26 例，阴部瘙痒 19 例，痒疹 14 例，脓癣 7 例，白色念珠菌病 7 例，手足癣合并感染 4 例。用法：取上药加水 1000mL，头煎 45 分钟，同法再煎两次，三次药液混合备用。使用时加温，以不烫手为宜。渗出液结痂者湿敷之，皮损者轻擦洗，会阴部熏蒸后坐浴。结果：近愈（自觉症状、皮损消失）58 例，基本痊愈（90% 以上皮损消失，自觉症消失）25 例，有效（40%~60% 以上皮损消失，自觉症消失或减轻）14 例，无效（用药 6 剂以上皮损无明显变化或继续进展）3 例。

　　党继红介绍雄黄酒外用治湿疹疗效显著。取雄黄、白矾各等份，白酒适量调成稀糊状，鲜艾叶（干的亦可）浸泡于内，密闭备用。患处用温开水洗净，然后用艾叶浸药液直接涂于患处，每天擦 3 次，效果显著。

　　陈威用艾叶、白菊花、薄荷、防风、桑叶、荷叶、藿香、苦丁茶、甘松、蔓荆子、荆芥各 10g，皂荚 50g，加水 2500mL，煎取 1500mL 药液，洗头，在头皮上揉搓 10 分钟，然后清水冲洗，无需使用其他洗涤剂或药物。3 日 1 次，连用 4 周治疗各种皮肤病。结果银屑病 12 例，显效 3 例，有效 5 例；脂溢性皮炎 49 例，治愈 13 例，显效 26 例，有效 6 例；头皮糠疹 26 例，治愈 13 例，显效 11 例，有效 2 例；接触性皮炎 58 例，治愈 29 例，显效 24

例，有效5例；湿疹9例，治愈5例，有效4例。闵仲生等介绍，用中药（艾叶10g，侧柏叶10g，野菊花10g，莪术10g，蒲公英30g，蛇床子30g，苦参10g）汽疗（熏蒸）治疗寻常型银屑病有效率为56.34%。

朱丽平等介绍艾叶去屑方去头屑，艾叶去屑方中的四味中药蛇床子、北艾叶、侧柏叶、人参按药材质量比4:2:2:1，采用75%乙醇提取，提取后浓缩成生药，提取液浓度为1:1，制备成含5%艾叶去屑方的香波和护发素。先用香波洗头，冲洗后涂抹护发素按摩头皮3分钟。每2天洗头1次，持续4周，于使用前、使用后2周和4周评价其临床疗效。结果显示，与使用前相比，使用含5%艾叶去屑方的香波和护发素后，头屑平均分值、平均油脂量、平均马拉色菌菌落数均有不同程度下降，使用4周比2周下降更明显，具有显著的统计学意义，且受试者自我评估改善明显。

孙燕介绍，艾叶煎液浸泡治疗手足口病皮疹，164例手足口病随机分为两组，均予常规处理。治疗组82例采用艾叶、食盐煎水浸泡皮疹；对照组82例，用热水清洗。结果治疗组总有效率98.78%，高于对照组的84.15%。

张世云等介绍用艾叶治脚癣，艾叶30g，放入水中煮沸5分钟左右，待稍冷后，将脚浸泡在水中，每晚临睡前泡脚1次，连续浸泡3~4天。

五、阴囊瘙痒

阴囊瘙痒症，亦称肾囊风、绣球风。主要表现为阴囊部位瘙痒难忍，多因皮炎、湿疹、霉菌感染等原因引起。余土根用艾叶千里光煎剂浸洗外治法治疗20例，其中皮炎2例，湿疹10例，神经性皮炎6例，浅表霉菌感染2例，病程分别为3个月~32年，均经多法治疗乏效，经用本法治疗1~2疗程后，除2例无效外，其余病例皮损、瘙痒均消除或减轻，效果令人满意。

有人介绍，用艾灸治疗阴囊皮炎。将艾叶充分干燥，于石白中捣碎筛去其粗杂，取其艾绒，用纸卷好如纸烟状备用。患者先将患部用温水洗净，用消毒纱布拭干，令患者坐在床沿或在凳子上，将艾卷点燃灸会阴前部，每次 10～15 分钟（睡前灸最好），灸后即不痒。

采用三叶煎剂局部蘸洗治疗 54 例阴囊湿疹患者，收到较为满意的效果。取桉树叶 100g，麻柳叶 80g，艾叶 60g，用水冲洗干净后，放入砂锅内加水 500～600mL，煎煮 20 分钟后，用洁净纱布滤去残渣，滤液备用（每剂药可煎用三次）。以干净纱布蘸药液洗患区，每日早晚一次，一般 2～3 天后见效，最多 7 天，直至痊愈。无任何副作用。

患有阴囊湿疹的患者自感阴囊潮湿不适，或湿冷或潮热而黏，瘙痒或有渗出。在临床实践中，发现中药外治较口服煎剂效好价廉。方法为：艾叶 30g，吴茱萸 30g，苦参 30g，蛇床子 30g，花椒 15g，芒硝 15g，水煎 20～30 分钟，量约半脸盆，先熏后洗，再以毛巾湿敷之，每日 1～2 次，一般 5 天左右即有明显的效果，再坚持治疗一段时期，即可痊愈。自 2000～2006 年以来，笔者共治疗 30 余例，全部有效，时间一般为 5～7 天。

六、阴茎肿大

艾叶 10g，洗净，加水约 200mL，煮沸后再煎 1～2 分钟，去渣取汁，置于广口瓶中加盖，待其自然冷却。用其浸洗阴茎，每次 10～15 分钟，间隔 20～30 分钟再浸洗 1 次，治疗小儿阴茎肿大多例，屡显奇效，一般 1 剂即愈，未出现不良反应。一刘姓 3 岁患儿，阴茎肿大，包皮水肿，局部无充血，无热感，无破损，无伤痕，其他部位皮肤亦无丘疹，小便困难，体温正常，用此法浸洗，1 剂即痊愈。

吴晓波介绍用艾叶治疗小儿急性包皮水肿 25 例。艾叶 50g 洗净，加水约 500mL，煎煮 20 分钟，去渣取汁，倒入小盆内，待凉后将阴茎放入其内浸洗 15 分钟，每天 3 次。25 例全部治愈（自觉痒痛感消失，水肿消退，未留色素沉着），经艾叶浸洗 1 天治愈 7 例（28%），2 天治愈 10 例（40%），3 天治愈 6 例（24%），4 天治愈 2 例（8%），平均治愈时间为 2.5 天。

郭龙恩介绍用艾叶、黄柏各 10g，甘草 6g，黑羊粪 14 粒，水煎去渣，温洗阴茎患处，每天 2～3 次，1 剂药用 2 天，用后痊愈。共治 20 例，均 1 剂获效。

七、跖疣

跖疣系病毒引起，一般认为外伤和摩擦为跖疣发生的诱因。杜连生应用白矾艾叶煎剂治疗跖疣 102 例，全部治愈。方法是：取白矾 100g，艾叶 200g，加水 3000mL，煎煮至 2000mL，待药液温度至 40℃时将患足放入浸泡 30 分钟，每天 2 次。再次浸泡时，可将原药液加热。每剂药液可应用 3 天，连续用药共 14 天。一般患者浸泡 1 次后，即可见足部汗液明显减少，继而见疣体变小、萎缩和脱落。

李明石介绍，用新鲜艾叶揉至出汁，在疣表面摩擦至皮肤微热或微红（但不要擦破皮肤），每日 2 次，治疗寻常疣、扁平疣 11 例，均获痊愈。寻常疣一般连用 1 周左右即可逐渐脱落而愈，扁平疣一般连用 3～5 天即可消失，治愈后不留痕迹，1 年后随访未见复发。

八、皮肤溃疡

赵秉志用三叶汤外洗治疗放射性皮肤溃疡 12 例，取得全部治愈的好效果。药物组成及用法是：艾叶、茶叶、女贞叶及皂角各 15g，加水 250mL，煎至 100～150mL，过滤后局部外洗或湿敷，每日 3 次。有介绍用艾叶治疗臁疮（皮肤溃疡），方法是将艾叶洗净，晒干或烘干，研粉，疮口洗净后，将艾叶粉撒在疮口上，也可用生茶油调粉外搽，并用纱布遮盖好固定，每日 1 次。

黄海平用艾叶、榉木叶、女贞叶治疗外伤感染引起的皮肤溃疡及外伤出血 12 例。上药各等份，洗净，晒干，研磨成细粉，装瓶备用。用时先将创面用消毒酒精清洗干净，再取艾榉女粉适量撒在创面上，不宜过厚，然后用干净的纱布包好，每天换药1次。一般7~15天可愈。有一周姓女士，左下肢被感染，外敷艾楸女粉治疗，8天以后，创面愈合，未再复发。

何亚平采用艾叶煎洗液防治会阴部伤口感染，取艾叶100g，加水300mL煎沸5分钟。于产妇会阴切开缝合术2小时并下床排空膀胱后，用艾叶煎洗液熏洗会阴伤口部1次，次日再熏洗2次。低危产妇组经上法熏洗后，不必使用抗生素，即可允许产妇出院，出院后仍需艾叶水煎熏洗，2~3次/天。高危产妇组在使用艾叶煎洗治疗的同时，加用抗生素治疗，并留院观察3天后，方可出院。2745例均为甲级愈合，未出现伤口感染现象。

脓性指头炎是一种常见的手部急性化脓性感染。轻者经治疗数日即愈，重者则可伤筋骨。曹松云采用辣椒指套配合艾熏治疗早期脓性指头炎78例。取干艾数棵捆扎成束，或艾卷1个，干红辣椒1个（内径稍大于患指）剪成指套状。嘱患者洗净患指，戴上辣椒指套。点燃艾棵熄去火焰，用无焰之燃烟熏患指，热度以患者自感温热为宜。患指宜转动，使患指各面都被均匀熏热。待辣椒熏成黑紫色，时间约30分钟，熄灭燃艾，去除辣椒指套，嘱患者轻咬患指数次。每日治疗2~3次。78例中，治愈（治疗1~2天，肿消痛止，临床症状消失）62例，有效（治疗1~2天，肿痛明显减轻，有消散希望，继续治疗而愈）14例。

九、麻风病反应

麻风病反应是麻风病慢性过程中突然出现的一个急性证候群，如神经炎皮疹、皮肤结节性红斑、关节炎等，其机理目前尚无定论。有人用艾叶油口服治疗本症取得较好疗效。15例病人均住院观察，用艾叶油胶丸内服，每次0.15mL，每日3次。结果瘤型7例，服药后显效1例，有效5例，无变化1例；结核样型5例，服药后显效1例，有效3例，无变化1例；界线类型3例，服药后有效2例，无变化1例。15例中显效2例，占13.3%，有效10例，占66.7%，无变化3例，占20.0%，总有效率80%。

绝大多数有效病例血中酸性细胞治疗后均见不同程度减少，最多1 例由 900/mm³ 下降到 600/mm³。有 1 人血沉在治疗前为 66mm/h，治疗后降至 28mm/h，有明显下降。上述症状均在服药后 4 天左右起效，有些病人反映该药的效果好，要求继续服用。使用艾叶油治疗本症与以往用抗过敏药（苯海拉明、硫代硫酸钠等）比较，艾叶油具有起效时间快等优点，而作用强度尚须更多的比较才能分析。艾叶油治疗麻风病未见有明显副作用，个别人在服药第一天有肠胃道反应，表现出恶心、呕吐、头晕等症状，次日反应消失，但不影响疗效。

十、髋关节粘连

顾蘅等介绍，临床上医师用艾叶治疗髋关节粘连，髋关节粘连是关节周围的皮肤、肌肉、肌腱、血管神经等发生变化而引起的运动障碍。用中药熏洗配合锻炼治疗效果明显。方用：炒艾叶、五加皮各 10g，伸筋草、海桐皮、透骨草、威灵仙、急性子各 30g，木瓜、乌梅、桃仁、红花各 20g，防风、细辛各 5g，将药加入 3000mL 的水中煎开，以热气熏蒸患部，至患部熏出汗后，将药液滤入盆内，用毛巾蘸取药液趁热敷患部，每天 4 次，每次30 分钟，3 周为一个疗程。结果：临床治疗 68 例，59 例痊愈，5例显效，2 例好转，2 例无效，总有效率为 97.1%。

第五节　其他疾病

临床应用表明，艾叶或以艾叶为主的复方药物对痹痛、癌症、疟疾、小儿阴缩症、病毒性心肌炎等多种疾病均有疗效，现介绍如下。

一、痹证

痹症是因感受风寒湿之邪引起的以肢体关节疼痛、酸楚、麻木、重着以及活动障碍为主要症状的病症。《素问·痹论》指出：

"风寒湿三气杂至，合而为痹，其风气胜者为行痹，寒气胜者为痛痹，湿气胜者为着痹也。"艾叶有理气血、逐寒湿、除痹止痛作用，故用于治疗痹痛诸症有较好疗效。

有资料介绍，用艾叶注射液作穴位注射，有胀或传导感时即可推药，补法每个穴位注射 0.5~1mL，快推，泻法每个穴位注射 1~4mL，慢推。治疗痹证，有较好疗效。

晁尚勇等用艾叶热敷治疗肩痹 58 例，取得较好疗效。治疗方法是：生艾叶 300g，陈米醋 150g。将艾叶切细用米醋拌匀，装入 20cm×20cm 纱布包裹，趁热敷于患处，每日 2 次，每次 15~30 分钟，7 天为 1 疗程。治疗期间嘱患者做上举、外旋、后伸等动作，以增强疗效。结果治愈 49 例，显效 6 例，无效 3 例，总有效率为 94.8%。

时广敬等用洗剂 I 号（由艾叶、红花、赤芍、桑枝、木瓜、防风、五加皮各 10g，鸡血藤、川牛膝各 15g，透骨草 30g 组成）、洗剂 II 号（由艾叶 30g，防风、威灵仙、桂枝、红花、小茴香各 10g，川牛膝、秦艽、羌活、独活各 15g，细辛 3g 组成），每剂加水 3kg，煎后热浴敷，每次 30 分钟，每日 2~3 次，第二次使用时加热至 60~70℃即可，部分病例配合针灸、理疗、推拿、拍打疗法及封闭等治疗冻结肩 2320 例，共 2333 只肩，结果痊愈 1610 肩，显效 706 肩，有效 2 肩，无效 15 肩，治愈及显效率达 99.27%。

林茂清介绍，用艾叶外敷治疗顽固性三叉神经痛，疗效满意。方法是：生艾叶 150g，生鸡蛋清 1 枚，银屑适量，将艾叶捣绒后加少许水入瓷碗内煨沸，纳入鸡蛋清拌匀后，再加银屑（或小银器代替）搅匀，趁热用纱布裹烫患处，每次半小时，1 日 2 次，连续使用至疼痛消失。治疗期间忌烟酒，避风寒。一黄姓男子，年 55 岁，15 年前患"三叉神经痛"，时好时发，此次发作先施以针刺数日，后又以 654-2 及东莨菪碱作穴位注射，效果不佳，改用艾叶敷患处治疗，2 日后疼痛即减，阵痛次数减少。5 日后疼痛消失，迄今年余未发。

孙淑贤应用羌艾合剂外敷治疗风湿性关节炎、类风湿性关节炎、急性软组织损伤等引起的疼痛 100 例，取得了较好疗效。100
例中男性 54 例，女性 46 例，风湿性关节炎 20 例，类风湿性关节
炎 10 例，急慢性腰扭伤 54 例，其他 16 例。用羌艾合剂（由艾
叶、羌活、独活、丁香、细辛、透骨草、寻骨风、花椒等组成）
1 剂加盐 500g 入铁锅内翻炒，热后放入缝合好的布袋内扎紧袋
口，将袋子置疼痛部位，每日 2 次，每次 20～30 分钟，或用羌艾
合剂加水煎汤温热后熏洗患部。结果痊愈 42 例，好转 58 例，总
有效率为 100%。于海霞用醋炒艾叶治疗风湿性关节炎，取干净
艾叶 50g 放入容器内，加入 5～10g 醋稍焖后，放入锅内翻炒至微
焦，取出稍晾凉，用干净纱布包好热敷于关节疼痛处，热敷温度
适宜，切勿烫伤皮肤，每天 1 次，连用 7 天，效果颇佳。

梅全喜等介绍，以艾叶为主，配以散寒、祛风、除湿、补
肾、活血、止痛等多种中草药研制的李时珍中药保健腰带（已获
国家专利，专利号90208392.9）治疗腰痛 200 例，结果显效（使
用 1 周内疼痛症状减轻，2 周内症状全部消失，无压痛感，腰部
功能活动恢复正常，随访 6～12 个月未复发）113 例，有效（症
状 2 周减轻，3 周基本消失，1 月内全部消失，无明显压痛感，
腰部功能活动基本恢复正常，随访 6～12 个月基本未复发或复发
次数明显减少）74 例，无效 13 例，总有效率为 93.5%，与对照
组比较，二组疗效有显著差异（$P < 0.01$），说明以艾叶为主的保
健腰带治疗腰痛有显著疗效，该产品已批量生产，并深受欢迎。

陈军介绍，用艾菊护膝治疗膝关节炎 40 例，其中男 32 例，
女 8 例，年龄 17～52 岁，病程 2 天～3 年，其中 34 例感受风寒
湿邪，6 例为外伤所致。方法是：陈艾叶 50～150g，野菊花 50g，
制乳没各 20g，川牛膝 15g，风寒者加藁本、紫苏，跌扑扭伤者加
土鳖虫、苏木。先将上药研碎，加麝香风湿油 10mL，搅拌捶饼，
盛入预先做好的布袋内（15.24cm×10.16cm），缠扎在患者膝关
节处，7 天为 1 疗程，如未见明显效果者停用 3 天后换药再继续
缠扎 1 周。结果痊愈 38 例，好转 2 例，有效率达 100%。

取新鲜艾叶 30～50g，在澡盆中用沸水冲泡 5～10 分钟，取

出艾叶加水调至适宜水温即可沐浴。用艾叶水沐浴对风湿性关节炎带来的疼痛有很好的缓解作用。

隋晓辉等对 46 例踝关节骨性关节炎门诊患者使用艾叶散（艾叶、黄连、木香各 50g，当归 20g，干姜 10g，龙骨 20g，羌活、威灵仙各 60g，狗脊、续断、透骨草、草乌、乳香各 30g）治疗，每次 75g，每次 30 分钟，每天 2 次，患处熏洗。连续治疗 3 个月，优 33 例，良 8 例，差 5 例，优良率 89.10%。

二、肿瘤

用野艾注射液，每支 2mL（相当于艾叶生药 2g），肌内注射，每次 4mL，每日 1~2 次；野艾片，每片 0.5g（相当于艾叶生药 5g）口服，每次 2~3 片，每日 3 次治疗消化道肿瘤及乳腺癌等有一定疗效。上海市 20 多个医疗单位近两年来试用于胃癌、乳腺癌等，均有较好疗效，有缓解与改善症状，控制病情恶化的作用，总有效率为 58%，对抗癌化疗所引起的血尿和尿路病症，能在短期内治愈，若与化疗药物同时并用，可防止化疗副反应的发生。此外，对乳腺小叶增生可使肿块缩小或消失。

邱洁芬等介绍治疗肺癌 60 例。生艾叶 20g，大蒜 20 瓣，百部、木瓜各 12g，陈皮、山豆根、蜂房、全蝎、生姜各 10g，瓦楞子 39g，生甘草 3g。并以平消胶囊配合服用。结果肺癌后期 31 例，显效 5 例，有效 18 例，总有效率 74.2%；肺癌 I 期 29 例，显效 3 例，有效 16 例，总有效率 65.5%。

治疗胰腺癌 249 例，用艾叶、川椒、干姜、白术、茯苓、猪苓、藿香、佩兰各 10g，党参、白芍各 15g，百合 30g，配合耳针及外治方（艾叶 30g，生草乌 25g）布包蒸热背部外敷，7 剂后疼痛消失。连续服药 2 周，病情稳定。加用白花蛇舌草、六味口服液继续治疗。

三、疟疾

有资料介绍，艾叶 625g 加水煎煮 3 次，合并滤液浓缩至

1000mL,每次25mL,每日2次或疟发前3小时服用,连服3~6天,治疗疟疾,效果满意。1971年试治3例均有效,至今未复发。1977年在病房观察治疗14例间日疟患者,服此药2~3天,均能制止疟疾发作,再续服2次,不发作出院,出院后让其继服2~3天,以巩固疗效。山东菏泽专区卫生防疫站介绍,每次用艾叶15~30g,煎服,于发作前2小时顿服,连服2天,治疗间日疟53例,控制症状有效率在89%左右,血检疟原虫阴转率为56.2%。

四、小儿阴缩症

阴缩症临床较少见,小儿发病较成人多,小儿属稚阳之体,易受外邪侵袭,肝经循少腹,络阴器而主筋。寒邪直中足厥阴,经脉拘急则成本症。治当以温热以缓拘急。艾叶性温,味苦,功能理气血、散寒湿、调经脉,故用其治疗小儿阴缩症有效。李永进用艾叶酒炒热敷治本症25例(其中男23例,女2例,以1.5~3岁居多,共18例)。用法是:艾叶100g,放锅内炒热,再用白酒、水各25g拌炒至艾叶湿润,不灼手为度即敷,男敷会阴与阴囊及少腹近阴茎上缘(耻骨),女敷会阴与耻骨。疼痛和拘急剧烈者,加针刺三阴交(强刺不留针),阴缩可在15~30分钟复常。同时需针对病因辨治。用此法治疗25例均一次取效。一杨姓男孩,14个月,患风寒外感10余天,突然阴茎内缩如豌豆大,睾丸缩入腹内摸不到,啼哭躁扰不休,出冷汗,四肢冰凉而颤抖,发热38℃,咳嗽,喉轻微痰鸣,流清涕,神萎,指纹黯淡,浅现命关,舌淡苔白腻,大便软,尿清长。速用上药外敷,针刺三阴交(强刺激1分钟),10分钟后啼哭、冷汗、颤抖均止,阴茎伸长,睾丸下降,恢复正常,服外感药3天而愈,随访1月未复发。

五、病毒性心肌炎

用艾叶注射液每次2~4mL,每日1~2次肌注,连用1~3个月,治疗病毒性心肌炎取得了一定效果。症状一般均改善,心电图改善率达84%。

六、盗汗

杨宏丽介绍，用艾叶 9g，茯神 12g，乌梅 3 个，治疗盗汗患者 1 例。李某，女，每次晨起时即可发现头发浸湿，枕头及衣被上亦有汗迹，头目昏沉疲乏，上述药物水煎服，每日 1 剂，临卧温服。先予 3 剂服用。患者服后自觉较前舒适，仍汗出，稍减。继服 3 剂同前，无不适，晨起头脑清醒许多，仍汗出。继服 5 剂，开始自觉汗出逐渐减少，后续服至出院。共服 30 余剂，已无汗出，精神较入院前明显好转。出院后随访偶有因劳累后少量汗出，自服 10 余剂即可痊愈。

七、盆腔瘀血综合征

盆腔瘀血综合征是指盆腔静脉或静脉丛曲张、瘀血，盆腔血液动力学发生改变所引起的下腹部疼痛、性交后疼痛、低位腰痛等证候群。多发生于已生育过的育龄妇女，是输卵管结扎术后较常见的并发症之一。扁鹊仙艾汤（独味艾叶，新鲜嫩叶 9g，陈旧干叶 3g）用水 250mL，水煎 5~6 分钟，温服，每日 3 次。20 天为 1 疗程，疗程间间隔 3 天，连用 3 个疗程后进行疗效统计。治疗该病 35 例，痊愈（临床症状消失）19 例，占 54.28%；有效（平时无症状，月经期仍有腰骶部酸痛、少腹坠痛）16 例，占 45.72%。总有效率为 100%。

八、前列腺疼痛

温泉盛介绍用导赤散加艾叶治疗 30 例前列腺疼痛患者。生地、甘草梢、木通等量为末，每用取 9g，再加艾叶 5g，竹叶 15g，入水 5000mL，煎取 2500mL，分 3 次于饭后半小时温服。经治 5 天至 1 个月，全部病例疼痛均消除。

九、小儿夜啼

刘军玲介绍用艾叶蝉蜕汤治小儿夜啼证，疗效显著。艾叶

10g，蝉蜕 10 只，加水 200mL，煎 10 分钟滤汁，待凉至温度适宜时，给小儿灌服 20mL，每日早晚各 1 次。

参考文献

［1］郑桂钦，杨利敏，梁玉兰. 芎归胶艾汤加减治疗崩漏三则［J］. 中国民间疗法，2002，10（7）：50.

［2］吴秀青. 胶艾汤治疗崩漏的临床体会［J］. 临床合理用药杂志，2011，4（11）：81.

［3］王敬珍，李密清，曾素文. 胶艾汤治验 3 则［J］. 河北中医，2007，29（3）：234.

［4］苑淑肖. 胶艾汤妇科应用验案举隅［J］. 浙江中医杂志，2010，45（8）：615.

［5］郑云议. 自拟康崩饮加减辨治崩漏 56 例［J］. 光明中医，2006，21（11）：89.

［6］李占书. 验方艾叶、生姜治疗寒湿凝滞型痛经 30 例［J］. 安徽中医临床杂志，2002，14（6）：448.

［7］王海萍. 艾附暖宫丸治疗女性痛经和血瘀症的疗效观察［J］. 中国医药指南，2013，11（1）：608-610.

［8］郝小玲. 艾叶医用浅析［J］. 河南中医，2008，28（6）：28.

［9］吴金平. 补肾固冲健脾法治疗先兆流产 30 例［J］. 内蒙古中医药，2009，28（16）：12.

［10］李潘让. 安奠二天汤治疗先兆流产 20 例［J］. 医药导报，2001，20（7）：422.

［11］杨茂林. 黄芥籽末坐浴熏洗治疗宫寒性不孕 25 例［J］. 中国民间疗法，2009，（3）：13.

［12］石中盛，石凯. 加味保产无忧散治疗胎漏、胎动不安 100 例［J］. 安徽中医临床杂志，2002，14（1）：51.

［13］马运荣. 艾叶安胎须辨证慎用［J］. 浙江中医杂志，2002，37（8）：352.

［14］王敏，高巍，程群. 胶艾合剂治疗先兆流产临床疗效观察［J］. 时珍国医国药，2000，11（5）：452.

［15］崔世明．浅淡不孕症中医证治十法［J］．陕西中医，2001，20（11）：701.

［16］夏启芝．艾附暖胞膏治疗幼芽子宫37例［J］．光明中医，2012，27（4）：797.

［17］王晓伟，王淑华．苦蛇百艾汤治疗外阴瘙痒症［J］．山东中医杂志，1999，18（4）：183.

［18］林文龙．艾叶佐治哮喘型支气管炎22例疗效观察［J］．安徽医学，2003，24（6）：55－56.

［19］林饶．艾叶治病验方［J］．农村百事通，2011，（6）：72.

［20］李慧．艾叶的药理研究进展及开发应用［J］．基层中药杂志，2002，16（3）：51－53.

［21］徐赛红，陈美玉．中医艾叶水擦澡加推拿与西医布洛芬混悬液口服在小儿感冒高热中的应用体会［J］．中国现代药物应用，2011，5（19）：61－62.

［22］林中．艾叶药用功效多［J］．中华养生保健，2007，5（2）：7.

［23］张芳文，苏萍，陈亚莉．中药水浴治疗及护理新生儿硬肿症47例［J］．陕西中医，2007，28（7）：785－786.

［24］王晓雯，肖燕．艾灰应用于Ⅱ期褥疮的疗效观察［J］．实用护理杂志，2002，18（10）：53.

［25］刘婷婷．艾叶浴治疗妊娠期湿疹的护理［J］．山西医药杂志（下半月刊），2012，41（12）：1336－1337.

［26］陈威，成左．中药海艾汤加味治疗鳞屑性头皮疾病164例观察［J］．中国麻风皮肤病杂志，2002，18（3）：276.

［27］吴晓波．艾叶治疗小儿急性包皮水肿25例［J］．中国皮肤性病学杂志，2000，14（1）：63.

［28］何亚萍．艾叶煎洗液防治会阴部伤口感染［J］．湖北中医杂志，2002，24（3）：43.

［29］曹松云，朱会友，蒋芹．辣椒指套配合艾熏治疗早期脓性指头炎78例［J］．中国民族民间医药杂志，2000，9（5）：280.

［30］邱洁芬，胡遵荣．试述艾叶的药理作用及临床应用［J］．实用中医药杂志，2003，19（8）：446－447.

［31］杨宏丽．艾叶应用举隅［J］．辽宁中医杂志，2004，31（6）：509.

［32］桑秀丽，张世红，贾玉瑞．扁鹊仙艾汤治疗盆腔瘀血综合征35例

[J]. 四川中医, 2001, 19 (10): 52.

[33] 温泉盛. 导赤散加艾叶治疗前列腺疼痛 [J]. 浙江中医杂志, 2000, 39 (2): 48.

[34] 王立凤. 葱头艾叶饼热敷肚脐治疗便秘 [J]. 中国民间疗法, 2017, 25 (01): 72.

[35] 顾蘅, 余晓玲, 张毅. 艾叶的现代研究及临床新用 [J]. 中医临床研究, 2016, 8 (22): 59.

[36] 于海霞. 醋炒艾叶治疗风湿性关节炎 [J]. 中国民间疗法, 2016, 24 (03): 78.

[37] 朱超超. 艾叶的临床应用 [J]. 中国中医药现代教育, 2013, 11 (6): 94.

[38] 曹忠英, 杨四莲. 艾叶水熏蒸对产后尿潴留的效果观察 [J]. 中国医药指南, 2012, 10 (30): 263 - 264.

[39] 陈汝霜. 艾叶桂枝粉足浴治疗小儿外感发热的疗效观察 [J]. 内蒙古中医药, 2015, 34 (01): 78 - 79.

[40] 何文文. 艾叶联合茶油及粉团在腹胀患者中的应用 [J]. 西南国防医药, 2013, 23 (12): 1361.

[41] 叶严丽, 陈小文, 张霜. 艾叶联合山茶油治疗呼吸机相关性腹胀的效果观察及护理 [J]. 当代护士 (下旬刊), 2015, (03): 117 - 118.

[42] 常建国. 艾叶浴治便秘 [J]. 农家之友, 2012, (08): 39.

[43] 张祖凤, 游美珍, 鄢华珍, 等. 艾叶水煎液治疗尿毒症患者透析性皮肤瘙痒的疗效观察 [J]. 中成药, 2013, 35 (09): 2063 - 2065.

[44] 朱丽平, 孙常磊, 李成亮, 等. 艾叶去屑方去头屑临床功效评价 [J]. 中国美容医学, 2014, 23 (06): 472 - 474.

[45] 孙燕. 艾叶煎液浸泡治疗手足口病皮疹临床观察 [J]. 中国中医急症, 2013, 22 (12): 2119.

[46] 张世云, 蔡秀红. 艾叶治脚癣 [J]. 中国民间疗法, 2013, 21 (12): 45.

[47] 隋晓辉, 金成辉, 张丽. 艾叶散熏洗治疗踝关节骨性关节炎 46 例临床观察 [J]. 实用中医内科杂志, 2014, 28 (01): 25 - 26.

第九章 艾灸的作用机理及临床应用

灸法是利用陈艾叶捣搓成细绒（艾绒）后做成的艾绒炷或艾条，在选定穴位的皮肤表面上点燃或熏灸，借艾火的热力和药力透入肌肤，以起温经散寒、疏通经络、调和气血的作用，从而达到治病和保健目的的一种疗法。艾灸所用的艾条和艾炷均为艾叶加工制成，是艾叶应用的一大方面，现将艾灸的作用机理与临床应用介绍如下。

第一节 艾灸的作用机理

灸法的应用历史颇久，现代研究已证实其对机体免疫、血液循环及神经、内分泌、呼吸、消化等系统都有一定的促进和调整作用，如可以增强免疫、抗肿瘤、抗休克、治疗心血管疾病，以及在肝癌、糖尿病、皮肤病的治疗和解热镇痛等方面均有显著作用。中医学认为，艾灸是通过温热刺激产生温通经脉、散寒止痛、补正回阳、救逆固脱作用而发挥对疾病的治疗作用。现代对艾灸的作用机理进行了大量的研究工作，试图从物理性能、化学性质及药效、经穴感传、免疫调节等角度，阐释其治病强身的作用机理。

一、艾灸的物理作用

此处物理效应主要指温热效应及光辐射效应。艾灸是以燃烧艾绒而治病，燃烧时的温热效应是产生治疗效果的重要因素。《素问·异法方宜论》云："北方者，天地所闭藏之域也，其地高陵居，风寒冰冽，其民乐野处而乳食，脏寒生满病，其治宜灸焫。故灸焫者，亦从北方来。"说明灸法燃烧艾绒产生的温热作用可治疗因为寒冷引起的疾病。

艾灸疗法长于散寒，陈改平等探讨艾灸足部穴位促进妇科全麻患者术后寒战和足背皮肤温度恢复的效果。具体方法为将 86 例妇科全麻术后低体温和足部皮肤低温的患者，随机分为对照组与观察组。对照组采用常规保暖，观察组在常规保暖的基础上，给予艾灸。观察记录足温及寒战变化情况。研究证明艾灸足部穴位能有效地促进妇科全麻患者术后足温恢复及寒战缓解。

王莉莉等观察了艾灸足三里对婴儿痉挛症患者头面部红外热像的影响。方法：纳入婴儿痉挛症患者 15 例，以 10 例健康儿童作为正常儿童组对照，观察婴儿痉挛症患者的面部红外热像表现。再行婴儿痉挛症患者自身前后对照研究，以安静状态下 15 分钟前后的红外热像图表现作为空白组，艾灸治疗 15 分钟前后的红外热像图作为治疗组，采用 ATIR - M301 医用远红外热像仪采集头面部远红外热像图，观察空白组和治疗组面部各区域的温度变化，并进行统计学分析。结果正常组的头面部热像图表现为双侧温度分布均衡，对称性良好；痉挛组患者的热像图表现为双侧温度对称性差，右侧温度低于左侧。其中前额和内眦有统计学差异（$P < 0.05$）。空白组 15 分钟前后面部热像的温差变化无显著差异（$P > 0.05$）；治疗组艾灸 15 分钟前后面部热像趋于平衡，有显著差异（$P < 0.05$）。结果表明艾灸足三里能改善婴儿痉挛症患者头面部的血液循环，面部热像趋于平衡。

吴璐等分析了不同因素对艾灸温度变化影响的特点和规律，指出：不同施灸方法、不同灸量对不同层次的皮肤组织温度均有不同影响，不同施灸方法的刺激形式差别较大；艾灸温度与疗效相关，但并非艾灸温度越高，产生的灸疗效应越显著。

王应越等探讨艾灸不同温度热刺激对小鼠神阙穴施灸局部效应的影响。方法为观察艾灸不同温度（38℃、46℃）热刺激对小鼠神阙穴施灸局部皮肤形态结构的改变及肥大细胞的变化。结果不同的温热刺激可以不同程度地影响神阙穴局部的结构和细胞。

艾灸的热刺激对 C57BL/6J 野生型小鼠与 TRPVl -／-/b 鼠皮肤组织形态结构的影响存在差异。辣椒碱化学刺激对小鼠皮肤组织形态结构的影响不明显。不同温度的艾灸热刺激对小鼠神阙穴施灸局部肥大细胞的影响存在差异。46℃的热刺激能够明显地使野生型小鼠局部皮肤肥大细胞数目增多，使肥大细胞脱颗粒。结论：艾灸不同的温热刺激可以不同程度地影响神阙穴施灸局部组织的结构和细胞，艾灸的热刺激所致的皮肤神经源性炎症可能与激活TRPV1 相关。

马惠敏等通过联合使用红外热像和激光多普勒血流成像技术，对电针和艾灸引起的小腿穴区皮肤温度和微循环灌注变化进行观察，了解针灸对下肢局部温度与血流灌注的效应。方法是分别对 10 例健康人电针和艾灸足三里穴，应用红外热像、激光多普勒血流成像技术，观察丰隆穴、下巨虚穴和皮肤高温区的温度，以及皮肤微循环灌注的改变，并进行温度和血流值的定量化分析。证明了电针和艾灸对下肢穴区血流灌注作用十分显著，并且艾灸提高组织温度的作用比电针更强；改善组织血液循环和代谢活动是针灸主要作用机理之一。

陈柳等观察并比较了不同参数电针和不同温度艾灸对内脏高敏感模型大鼠穴区肥大细胞（mast cells，MC）活化的影响。方法：将 50 只内脏高敏感模型大鼠随机分组后分别给予 1mA、3mA电针和 43℃、46℃艾灸刺激天枢穴，并与模型组和正常大鼠进行对照，采用甲苯胺蓝染色法观察各组大鼠天枢穴区肥大细胞数量、脱颗粒数、脱颗粒率情况，同时采用腹部撤回反射（abdominal withdrawl reflex，AWR）评分评价各组大鼠的内脏高敏感反应。结果：与正常组和模型组比较，艾灸 43℃组、艾灸 46℃组、电针 1mA 组及电针 3mA 组大鼠穴区组织 MC 个数有显著性增加（$P<0.05$，$P<0.01$，$P<0.01$，$P<0.01$），大鼠穴区组织 MC 脱颗粒数和脱颗粒率均有显著性增加（$P<0.01$，$P<0.01$，$P<0.05$，$P<0.01$）。与模型组相比，在 20mmHg、40mmHg、40mmHg、80mmHg 结直肠扩张（colorectal distension，CRD）刺

激下，艾灸43℃组、艾灸46℃组、电针1mA组和电针3mA组的AWR评分均显著降低（20mmHg刺激下电针1mA和电针3mA组，$P<0.05$，其余均$P<0.01$）；艾灸46℃组、艾灸43℃组大鼠在CRD刺激强度为20mmHg、40mmHg、60mmHg、80mmHg时与正常组的AWR评分均无统计学差异（均$P>0.05$）；电针1mA组在60mmHg和80mmHg时AWR评分均显著高于正常组（均$P<0.01$）；电针3mA组在60mmHg时AWR评分显著高于正常组（$P<0.01$），在20mmHg和80mmHg时亦高于正常组（均$P<0.05$）；在40mmHg和80mmHg时，电针1mA组AWR评分高于艾灸46℃组（均$P<0.05$）；电针3mA组在40mmHg时AWR评分高于艾灸46℃组（$P<0.05$）。表明不同参数电针和不同温度艾灸刺激对内脏高敏感模型大鼠穴区肥大细胞活化的影响及改善其内脏高敏感反应存在差异，其中以46℃的艾灸效应最显著。

顾一煌等观察不同的艾灸量对疲劳训练小鼠运动能力的影响。方法：将会游泳的小鼠分组，在间隔时间、皮肤温度、持续时间上按照三因素、三水平对训练达到疲劳程度的小鼠进行艾灸，经过5周后，检测小鼠的力竭运动时间。结果显示在艾灸的三因素中，艾灸时皮肤温度是主要影响因素。

在对艾灸的局部温度变化特点的研究中发现，透热灸的温度曲线呈急剧的尖峰波形，在燃烧时温度虽高，但透入皮下的温度却比较低，其温度到达皮下的深度差别各异；而温灸则呈缓慢的渐增渐减波形，透入皮下的温度较高，具有较好的刺激作用；隔物灸的温度曲线较直接灸温度曲线上升得慢，但在温度下降时更慢，呈缓升缓降型，隔盐灸、隔附子饼灸、隔姜灸具有较类似的温度曲线变化。同体积的隔物灸中，以食盐透热最快，峰值温度高，附子饼灸次之，隔姜灸透热最慢，温度最低。由此认为，一般透热快的隔物灸，其温度恢复也快，透热慢的隔物灸，其温度恢复也慢，这与所隔之物的导热性能有关。

随着研究的深入，学者们发现艾灸引起机体的生化变化及功能调节不是一般的温热刺激所能做到的。例如，发现辐射能谱与艾灸相似的仿灸仪疗效优于其他器械灸，从而将艾灸的光辐射效应纳入艾灸作用机制研究的切入点之一。

艾灸不仅能散寒，典籍及临床实践都能见到其泄热的功效。王波等初步探讨了艾灸泻法"疾吹其火"的光辐射生物效应，指出艾灸具有"引热外行"、治疗急性炎症的作用，与现代物理治疗中红外线疗法将急性炎症列为禁忌证似乎相矛盾。其解释是特殊的操作方法最有可能是艾灸治疗急性炎症的实质，通过"疾吹其火"的操作方法使艾灸辐射波峰向红光、近红外部分移动，并减弱红外热效应的影响，产生清热解毒、消炎镇痛的生物效应。

杨华元等的研究认为，艾燃烧时的辐射光谱在 $0.8 \sim 5.6\mu m$ 之间，峰值在 $1.5\mu m$ 附近，属于近红外波段。洪文学等发现艾条含有少量的可见光光谱，峰值出现在大约 $3.5\mu m$ 的远红外波段，由此认为艾灸的光谱靠近近红外，以远红外为主。艾条灸与隔物灸（隔姜灸、隔蒜灸、隔附片灸）的近红外光谱辐射特性的研究中发现，艾条灸及隔物灸的光谱几乎集中在 $1.0 \sim 1.5\mu m$ 之间，艾条灸的光谱较为离散，出现数个波峰；隔物灸各自形成一个特定的波峰且较为稳定。将中医灸与人体穴位红外辐射光谱进行归化处理后，发现隔物灸与人体自发辐射的光谱有高度的一致性，辐射峰均在 $7.5\mu m$ 附近，而艾条灸的光谱却相差甚远。

艾燃烧所产生的光辐射有着不同的生物效应。远红外照射能引起分子和分子中的原子旋转或震动加强，并能引起分子动能的改变，从而产生热。近红外辐射能促使人体产生大量 ATP，既可为机体细胞的代谢活动、免疫功能提供必需的能量，也可为能量缺乏的病态细胞提供活化能；还可以促使穴位处的生物大分子氢键偶极子在近红外光量子脉冲作用下产生受激相干谐振吸收效应，通过神经 - 体液系统传递人体细胞所需的能量。

二、艾灸的化学（药效）作用

临床实践中不断发明各种电热温灸仪和红外辐射热灸仪等，以纯物理特性模仿艾灸，又或者发现其他可用于施灸的材料，如桑枝、桃枝、药捻、灯心草等，效果均不及艾灸，不能完全取代艾的功效。之所以如此，与艾叶及艾燃烧生成物的化学特性（药效成分）有密切关系。

艾灸燃烧是个复杂的过程，除了温度的变化外，还存在着艾叶的药物作用。艾叶的化学成分是其发挥生物学效应的基础之一。因品种、产地、采摘时间、提取方法等的不同，艾叶成分的含量略有差异，然其主要有效成分为挥发油，此外还含有鞣质类、黄酮类、甾醇类、多糖类及微量元素等。吴怀恩等分析了广西产五月艾、细叶艾挥发油的主要化学成分，并与艾叶挥发油成分进行对比研究。方法：采用水蒸气蒸馏法分别提取艾叶和五月艾、细叶艾中的挥发油，并通过 GC - MS 技术对艾叶和五月艾、细叶艾的挥发油成分进行分析。结果显示广西产五月艾与细叶艾挥发油的得率分别为 0.32%、0.29%；五月艾、细叶艾和艾叶挥发油中均含有桉油精、樟脑、龙脑、松油醇、草澄茄油烯、石竹烯及其氧化物、大根香叶烯 D 等药效成分，但各成分在不同药材中的含量存在一定差别；此外，细叶艾挥发油中含量较高的长叶马鞭烯酮在五月艾和艾叶挥发油中均未检出。艾燃烧生成物主要包括艾燃烧过程中产生的焦油样物质和烟雾（即艾烟）。日本学者对艾燃烧生成物中焦油物质的研究报道较早。大西基代将艾和艾的燃烧生成物分别用甲醇提取，发现提取物有清除自由基和过氧化脂质作用，作用以后者为强。西谷郁子将艾燃烧生成物的甲醇提取物——焦油 M 用硅酸柱色谱法分带，看到Ⅳ带有抗氧化作用，进一步用薄层色谱法分带，发现 RF0.14 带的抗氧化作用优于人工合成的抗氧化剂 2,6 - 二叔丁基对甲酚（BHT）。

梅全喜等对艾烟的化学成分进行了测定分析。结果显示艾烟中除了含有一氧化碳和二氧化碳外，还含有 20 种挥发性成分，如乙醇、乙二醇、醋酸、季酮酸、丁酰胺、环己烯、萘和氨水等。周次利等从尿液代谢组学角度观察不同浓度艾灸生成物对大鼠的影响。方法：40 只 SD 大鼠随机等分为正常对照组，低、中、高剂量艾灸生成物组，高剂量艾灸生成物恢复组，低、中、高剂量艾灸生成物组和高剂量艾灸生成物恢复组大鼠在艾灸生成物与纯净气的浓度比分别为 0.4:2.0、0.8:2.0、1.6:2.0、1.6:2.0 中暴露 4h/d，每周 5 天，持续 60 天；高剂量艾灸生成物恢复组经 60 天高剂量艾灸生成物刺激后，在空气中自然暴露 21 天作为恢复期；正常对照组大鼠常规饲养 60 天。结果与结论：气相色谱－飞行时间质谱联用仪分析各组大鼠尿液，共鉴定出 108 个代谢物，标准品库核实 64 个。各组大鼠尿液典型代谢物的变化与艾灸生成物浓度呈现一定的正相关关系，其中高剂量艾灸生成物组和正常对照组大鼠尿液代谢物差异最明显，葡萄糖醛酸、维生素 C 等 22 个差异代谢物主要参与维生素 C 代谢等 15 条糖、氨基酸相关代谢途径，提示艾灸生成物干预大鼠机体能量代谢增加，机体解毒、抗氧化作用增强。

黄畅等观察艾灸及艾烟对载脂蛋白 E 基因敲除小鼠氧化应激相关指标的影响。方法：38 只 8 周龄载脂蛋白 E 基因敲除小鼠随机分为 5 组：模型组（$n=6$）、假艾灸组（$n=6$）、香烟组（$n=8$）、艾烟组（$n=9$）、艾灸组（$n=9$），13 只同龄 C57BL/6 小鼠作为正常对照，正常组与模型组小鼠暴露于玻璃缸中，艾灸与假艾灸组均对小鼠关元穴进行艾灸，假艾灸组艾条不点燃，艾烟组小鼠暴露于 $10 \sim 15mg/m^3$ 的艾烟环境，香烟组小鼠暴露于 $10 \sim 15mg/m^3$ 的香烟环境，各组小鼠每天干预 20 分钟，连续干预 12 周，每周干预 6 天，于 12 周末检测小鼠血清氧化应激指标丙二醛、超氧化物歧化酶的表达水平。结果：艾灸组及艾烟组血清丙二醛含量较模型组显著降低（$P<0.05$），且艾灸组显著低于假艾灸组（$P<0.05$），艾烟组显著低于香烟组（$P<0.05$）；艾灸组及艾烟组血清超氧化物歧化酶含量较模型组显著升高（$P<0.05$），艾灸组显著高于假艾灸组（$P<0.05$），艾烟组显著高于香烟组（$P<0.05$）。结论：艾灸和艾烟是通过调节机体丙二醛、超氧化物歧化酶水平发挥抗氧化作用，保护血管内皮，改善动脉粥样硬化。

崔莹雪等也进行了类似的实验。观察艾灸及艾烟干预对动脉粥样硬化模型血脂、肝脏病理改变和肝细胞内胆固醇代谢相关分子的影响，分析艾灸和艾烟对胆固醇代谢的调节作用，探讨艾灸及艾烟的作用机制。方法：将51只8周龄 APoE$^{-/-}$ 小鼠随机分为模型组、艾烟组、艾灸组，每组17只，20只 C57BL/6 小鼠作为空白对照。正常组、模型组小鼠常规抓取和固定；艾烟组小鼠暴露于 10～15mg/m³ 艾烟环境；艾灸组小鼠艾灸关元穴。所有干预每日20分钟，每周6次，连续干预12周。全自动生化分析仪检测总胆固醇（TC）、甘油三酯（TG）和高密度脂蛋白胆固醇（HDL－C）、低密度脂蛋白胆固醇（LDL－C）；HE 染色观察肝脏病理形态；免疫组化法检测肝脏 CD36、ABCA1 的表达。结果：模型组小鼠血清 TG、LDL－C 含量显著高于正常组（$P = 0.003$，$P = 0.001$），HDL－C 含量显著低于正常组（$P = 0.007$），TC 含量与正常组相比无显著差异（$P > 0.05$）；艾灸组小鼠血清 TG、LDL－C 含量显著低于模型组（$P = 0.03$，$P = 0.001$），HDL－C、TC 含量与模型组相比无显著差异（$P = 0.11$，$P = 0.11$）；艾烟组小鼠血清 TG、LDL－C 含量显著低于模型组（$P = 0.01$，$P = 0.008$），HDL－C 含量与模型组相比无显著差异（$P > 0.05$）；艾灸组与艾烟组各项血脂指标均无显著性差异（$P > 0.05$）。模型组小鼠肝细胞索、肝窦排列紊乱，肝细胞肿胀变性明显。艾烟组、艾灸组小鼠肝细胞肿胀程度明显减轻，炎细胞浸润程度较模型组减轻。模型组 CD36 表达显著高于正常组（$P = 0.004$），ABCA1 表达显著低于正常组（$P < 0.001$）；艾灸组 CD36 表达与模型组无显著性差异（$P = 0.09$），ABCA1 表达显著高于模型组（$P = 0.03$）；艾烟组 CD36 表达显著低于模型组（$P = 0.02$），ABCA1 表达显著高于模型组（$P = 0.002$）；艾灸组与艾烟组 CD36、AB-CA1 表达均无显著差异（$P > 0.05$）。结论：早期艾灸关元穴可以一定程度调整动脉粥样硬化模型 APoE$^{-/-}$ 小鼠血脂代谢紊乱的状态，减缓肝脏病变发生，减少肝脏内胆固醇的蓄积，这可能是艾灸疗法预防动脉粥样硬化的作用机制之一。并认为艾烟作为艾灸生成物，是艾灸发挥治疗作用的有效因素。

　　刘耀萌等观察艾灸、艾烟、无烟灸干预对 APP/PS1 小鼠大脑皮质 PI3K/AKT 通路相关指标和 β 淀粉样蛋白沉淀的影响，从能量代谢的角度探索艾灸不同作用因素在防治阿尔茨海默病中的机制。方法：将 32 只 5 个月龄雄性 APP/PS1 阿尔茨海默病模型小鼠随机分为模型组、艾灸组、艾烟组、无烟灸组，每组各 8 只，并将 8 只同月龄雄性 C57BL/6 小鼠作为空白对照组。空白组、模型组小鼠每日常规抓取、固定于正常环境；艾灸组与无烟灸组小鼠每日抓取、固定后取关元穴灸治；艾烟组小鼠每日抓取、固定后暴露于 $10\sim15mg/m^3$ 艾烟环境。所有干预每天 20 分钟，每周 6 天，共 8 周。于第 10 周取材。ELISA 法检测各组小鼠大脑皮质中 IRS – 1、PI3K、AKT、GSK – 3α、IDE 的含量，刚果红染色检测大脑皮质区 B 淀粉样蛋白沉淀情况。结果：皮质中 IRS – 1 含量比较显示，模型组低于空白组（$P<0.01$），艾灸组、艾烟组高于模型组（$P<0.01$，$P<0.05$）；脑中 PI3K 含量比较显示，模型组低于空白组（$P<0.01$），艾灸组、艾烟组高于模型组（$P<0.05$）；脑中 AKT 含量比较显示，模型组低于空白组（$P<0.05$），艾灸组、艾烟组、无烟灸组高于模型组（$P<0.05$），艾灸组高于无烟灸组（$P<0.05$）；脑中 GSK – 3α 含量比较显示，模型组高于空白组（$P<0.01$），艾灸组、艾烟组、无烟灸组低于模型组（$P<0.01$，$P<0.05$，$P<0.05$）。模型组小鼠在皮质内可观察到明显的橘红色 AB 沉积，空白对照组明显少于模型组（$P<0.01$）。艾灸组、艾烟组、无烟灸组在相同皮质区域中，淀粉样蛋白沉淀均有不同程度的减少。结论：艾灸与艾烟可以调整 APP/PS1 阿尔茨海默病小鼠的脑部能量代谢，此外艾烟还可以增加对 β 淀粉蛋白的清除，减缓小鼠皮质内 β 淀粉蛋白沉淀的产生速度，以延缓阿尔茨海默病的病理进程。

　　艾烟作用显著，但大量的烟雾和灰尘污染治疗环境，并存在安全隐患的危害却是共识的。为了达到"洁净"的灸疗，王频等进行了微烟艾灸燃烧试验与应用技术研究。探索压缩艾饼预炭化加热燃烧过程中的微烟温度区间，研究该区间内不同温度下艾饼挥发物渗透差别，选择临床应用最佳温度参数。方法：艾绒制作成中度压缩艾饼，远红外辐射器预炭化加热实验，观察艾绒燃烧前预炭化阶段的温度、性状和烟气的关系；预炭化区间内 4 个温度点加热，观察艾饼挥发物渗透量与加热温度的关系。结果：艾饼随着加热温度的升高，其性状改变和气相物的产生不断发生，150℃以下为无烟温度区间，艾饼性状无明显变化；165～180℃时艾饼上表面开始变为微焦黄，产生轻微灰白色烟气；200～265℃区间，艾饼表面逐渐变焦黄、焦黑，烟气由灰白色变青、蓝色；265℃左右以后，烟气突然增大，为艾饼由微烟到浓烟的转折点。挥发性物的渗透量随着温度的升高而变化，180℃时渗透较差，240℃时渗透量最大，有明显差别。结论：既满足临床微烟应用要求，又保证适量的挥发物渗透前提下，选择加热温度在 220℃较为合适。

　　正如上面研究，既要环保，又要达到治疗效果，微烟艾灸或是将来艾灸的趋势。周次利等探讨艾灸治疗腹泻型肠易激综合征（IBS－D）的作用机制及起效因素。方法：40 只 SD 大鼠随机分为正常组、模型组、温和灸组、无烟温和灸组、艾烟组，直结肠球囊刺激制备 IBS－D 模型，观察大鼠一般状况，腹部撤回反射（AWR）评分评估内脏痛，免疫组化检测结肠 Claudin－1、AQP3、AQP8、Na^+/K^+－ATPase 蛋白表达。结果：与正常组比较，IBS－D 模型大鼠 AWR 评分和结肠 Claudin－1、AQP3、AQP8、Na^+/K^+－ATPase 蛋白表达显著降低（$P < 0.01$），粪便稀软，部分肛门周围鼠毛沾染稀便。综合疗效：温和灸、无烟温和灸、艾烟干预后，IBS－D 模型大鼠粪便性状等大体情况改善，AWR 评分不同程度降低（$P < 0.05$ 或 $P < 0.01$），除 Na^+/K^+－ATPase 外，结肠 Claudin－1、AQP3、AQP8 表达不同程度升高（$P < 0.05$ 或 $P < 0.01$），综合为：温和灸 ＞ 无烟温和灸 ＞ 艾烟。结论：温热刺激、光辐射、艾烟 3 者相结合对 IBS－D 模型大鼠内脏痛和结肠水液代谢的改善效应最好，认为其中温热刺激、光辐射可能发挥了更为主要的作用。

三、艾灸的经穴感传作用

艾灸是我国传统医学重要的治疗方法，以经络腧穴理论为根基。经络是运行全身气血，联络脏腑形体官窍，沟通上下内外，感应传导信息的通路系统；腧穴是脏腑经络气血输注于躯体外部的特殊部位。艾灸选穴既是艾灸取得临床疗效的关键环节，也是艾灸作用的始动环节。从腧穴循经感传去探寻艾灸的作用机理，可能是一个重要突破口。针灸疗法讲究气至而有效，即激发感传，气至病所。

有研究比较了不同艾灸方法或不同刺激方法之间感传现象的差异。如陈克勤等观察不同灸法引起的循经感传现象，表明艾炷灸感传长度及感传率均大于艾条灸。朱崇斌等将艾灸与其他刺激方法比较，观察对循经感传速度及激发时间的影响，表明各种刺激方法影响的只是感传的激发时间，对感传速度无明显影响。有研究表明，在穴位流注时辰灸之，经气易于激发，感传出现率可以提高。

陈日新所提倡的热敏灸是目前此领域研究的热点。他对540例患者（周围性面瘫组43例、三叉神经痛组38例、颈椎病组40例、腰椎间盘突出症组44例、骨性膝关节炎组38例、肌筋膜疼痛综合征组46例、支气管哮喘组40例、慢性支气管炎组39例、非溃疡性消化不良组31例、功能性便秘组38例、肠易激综合征组26例、排卵障碍性不孕组42例、痛经组43例、勃起功能障碍组32例）艾灸热敏化腧穴激发灸性感传进行了观察，结果表明，艾灸热敏化腧穴极易发动经脉感传，出现率达95%，而艾灸非热敏化腧穴的经脉感传出现率仅20%左右。因此，认为热敏化腧穴是提高灸性经脉感传出现率的最佳选穴，灸之要点仍然是遵循"气至而有效"的针刺疗法古训。他在临床中发现灸某个部位时可出现某些特殊现象，如透热、扩热、传热、局部不热远部热、表面不热深部热及产生其他非热感觉，此为腧穴热敏化现象，呈现特异性的"小刺激大反应"。

有研究发现艾灸穴位可激发感传循经线温度的变化，施灸手阳明大肠经商阳穴，其同经的合谷、曲池、臂臑各穴温度均较灸前升高。说明艾灸引起循经穴温变化，为经络及其循经感传现象的研究提供了客观指标。日本学者研究发现单壮艾灸小鼠腹部，施灸点皮肤外温度上升高达130℃，皮肤内温度在56℃，说明艾灸不仅刺激浅层，也可渗透至深层。

艾灸激发经络腧穴的生物物理学特性有两个特点。一是物理学能量循经传导的普遍性及腧穴定位的特异性。不同的物理能量在经络循行线上基本都能呈现优势传导，而在腧穴所在的位置则表现出不同于周围组织的特异性。二是经络及腧穴的生物物理学特性与人体状态的相关性。

余曙光等重点从穴位局部温度、血流、分子事件、免疫、瞬时感受器电位通道、嘌呤信号等环节，初步诠释艾灸穴位局部感受的生物学基础。其初步研究发现，艾灸"足三里"对完全弗氏佐剂（CFA）造模诱导的小鼠炎症疼痛，具有显著的镇痛效应；同时，CFA诱导的疼痛模型小鼠接受艾灸刺激后，"足三里"穴位局部ATP含量升高；在"足三里"给予ATP促分解剂后，镇痛效应降低；但给予ATP分解抑制剂后，艾灸镇痛效应增强。初步显示穴位局部ATP与艾灸镇痛效应相关，这和针刺后"足三里"穴位局部腺苷含量升高截然不同，有待深入研究。

李兆宝等探讨心前区皮温与冠心病的发病关系，以及艾灸内关穴对冠心病患者心前区皮温的影响。具体方法是对30例健康志愿者（对照组）和30例冠心病患者（治疗组）进行常规胸部A区（心前区）和B区红外线热成像检查，检查后所有受试者给予艾灸内关穴，再对艾灸前后热像图的温度进行对比分析。结论：胸部A区（心前区）皮温在一定程度上反映了冠脉供血状态，艾灸内关穴可以改变胸部A区（心前区）的皮温，具有改善心肌供血的作用。

张伟等观察寒凝证类痛经大鼠左右穴区及经穴连线艾灸前后红外温度，比较灸三阴交与关元效应差异。方法：阴道涂片法筛选动情间期大鼠 48 只，随机分为正常组、模型组、三阴交组和关元组，每组 12 只。全身冷冻结合苯甲酸雌二醇注射法造模，治疗组分别灸双侧三阴交和关元，3 壮/穴。红外热成像仪动态监测相关穴区及经络连线左右艾灸前后红外温度。结论提示艾灸可显著减小经络连线左右温差，缓解失衡状态，且灸三阴交恢复失衡作用早于灸关元。

于利明等观察采用宣肺通窍法联合艾灸治疗过敏性鼻炎的临床疗效，并探讨其机理。方法：选取甘肃中医药大学附属医院 2012 年 1 月~2015 年 1 月门诊治疗的过敏性鼻炎患者 100 例，按照就诊顺序随机分为治疗组和对照组各 50 例。治疗组采用中药内服联合艾灸治疗，其中艾灸的穴位选择以手太阴肺经和手阳明大肠经为主，以迎香、合谷、印堂、列缺、曲池等为主穴，每次选择 2~3 个主穴进行温和灸，每日 1 次，每次灸 15~25 分钟，平均 20 分钟。而对照组采用常规抗过敏和对症治疗，随访时间为 3 个月。对两组患者的临床疗效和复发情况进行评估。结果：治疗组的总有效率为 84.0%，对照组的总有效率为 66.0%，两组比较治疗组的疗效优于对照组（$P < 0.05$）；治疗组的复发率为 28.0%，对照组的复发率为 56.0%，两组比较治疗组的复发率低于对照组（$P < 0.05$）。结论：采用宣肺通窍的方法联合艾灸治疗过敏性鼻炎具有较好的临床疗效，论证了中医学"肺主皮毛"的理论，也即验证了艾灸是通过感传而气至病所，达到治病目的。

四、艾灸的免疫调节作用

现代研究发现，艾灸治病某些机制是通过调节机体的免疫功能实现的。其调节作用是多方面的综合效应，能调节免疫细胞如 T 细胞亚群、吞噬细胞、自然杀伤细胞及 T、B 淋巴细胞、红细胞等，亦能调节免疫分子如免疫球蛋白、细胞因子等，还能对免疫器官如脾脏、胸腺等进行调节。同时，艾灸对机体的免疫调节作用是双向的，既能使紊乱的免疫功能向正常状态调整，也能使正常机体的抗病能力增强。

容贤冰等探讨艾灸足三里穴、关元穴对训练小鼠免疫功能的影响。方法：将 30 只雄性小鼠分为安静对照组（$n = 10$）、运动训练组（$n = 10$）、运动 + 艾灸组（$n = 10$），后两组小鼠进行 6 周递增负荷训练，运动 + 艾灸组小鼠在每次训练后 1 小时艾灸足三里、关元两个穴位，末次训练为负重 8% 的力竭游泳训练。测定各组小鼠血 T 淋巴细胞亚群、自然杀伤细胞（NK）、自然杀伤 T（NKT）细胞及脾脏、胸腺抗氧化酶的活性变化情况。结果：运动训练组与安静对照组相比，CD3$^+$、CD4$^+$/CD8$^+$、NK、NKT、脾脏指数（SI）、胸腺指数（TI）降低（$P < 0.05$），脾脏、胸腺组织中谷胱甘肽过氧化物酶（GSH – PX）、超氧化物歧化酶（SOD）、过氧化氢酶（CAT）降低（$P < 0.05$），丙二醛（MDA）升高（$P < 0.05$）；运动 + 艾灸组与安静对照组相比，CD3$^+$、CD4$^+$/CD8$^+$、NK、NKT 降低（$P < 0.05$），脾脏组织中 MDA 升高（$P < 0.05$），胸腺组织中 SOD 升高（$P < 0.05$），CAT 降低（$P < 0.05$）；运动 + 艾灸组与运动训练组相比，CD3$^+$、CD4$^+$/CD8$^+$、NK、NKT、SI、TI 升高（$P < 0.05$），脾脏、胸腺组织 MDA 降低（$P < 0.05$），GSH – PX、SOD、CAT 升高（$P < 0.05$）。结论：艾灸足三里穴、关元穴可提高训练小鼠外周血 CD3$^+$、NK、NKT 细胞数量，预防 CD4$^+$/CD8$^+$ 比值失调；同时抑制由于训练造成的 TI、SI 的变化趋势，增强胸腺、脾脏组织抗氧化酶的活性。提示艾灸足三里穴、关元穴可改善训练引起的免疫功能下降，提高机体免疫功能。

唐照亮等发现灸治能减轻关节的肿胀和多发性关节炎，减少血清中肿瘤坏死因子（TNF）、白细胞介素 1（IL – 1）的含量，提高 IL – 2 和胸腺指数。艾灸能诱导类风湿性关节炎大鼠关节滑膜细胞的凋亡，提高凋亡指数，减轻炎症反应。灸治能减轻关节滑膜的充血水肿、炎细胞浸润、滑膜细胞增生、组织增厚等渗出性变。证实了艾灸治疗类风湿性关节炎（RA）的抗炎免疫作用。

李红等观察艾灸肾俞、关元穴对运动员红细胞免疫功能及 T

细胞亚群的影响。方法：在训 24 名乒乓球队队员按配对设计分为试验组和对照组各 12 例，两组队员训练内容相同，试验组于训练后 3 小时接受艾灸肾俞、关元穴治疗 15 分钟，每日 1 次，连续 5 周；对照组不做艾灸处理。于试验前后分别采用功率自行车在 20 分钟内完成定量负荷运动，运动后抽取静脉血测定红细胞 C3b 受体花环率（RBC - C3bRR）、红细胞免疫复合物花环率（RBC - ICR）和 T 细胞亚群 CD3、CD4、CD8 及 CD4/CD8。最后论证了大负荷训练使运动员红细胞免疫和 T 细胞亚群功能低下，免疫力下降；艾灸肾俞、关元穴治疗可改善运动员红细胞免疫功能和 T 细胞亚群功能异常，提高免疫力。

杨杰张等在观察神阙、关元穴温和灸防治脑瘫儿反复呼吸道感染的临床疗效中，将 64 例患儿随机平均分为温和灸组和对照组，在感染急性期均给予常规对症治疗，温和灸组采用温和灸神阙、关元穴，对照组静脉滴注西药丙种球蛋白，疗程 3 个月。经过治疗后 2 组血清 IgG、IgA、IgM 值均升高，且温和灸组长期效果好。

唐照亮等用 6 - OHDA 化学切除外周交神经轴突纤维，观察艾灸对正常和 CY（环磷酰胺）免疫抑制小鼠免疫功能的影响。结果：应用 6 - OHDA 及 CY 后，小鼠胸、脾指数及 IL - 1、IL - 2 含量均低于正常组水平；艾灸治疗能提高小鼠免疫功能，改善其免疫抑制，上述指标均高于各自对照组，但仍低于交感神经完整的艾灸组。结果表明，6 - OHDA 损毁外周交感神经未梢后，艾灸增强与调节免疫的作用被削弱或部分阻断，提示交感神经参与艾灸对免疫的调节。

裴建等观察了艾灸"大椎"治疗后荷瘤小鼠脑皮质 IL - 1β、IL - 2、IL - 6 mRNA 及蛋白表达的变化，探讨艾灸调节肿瘤免疫抑制状态的机理。具体方法：将 H_{22} 荷瘤小鼠随机分为艾灸治疗组、非经穴治疗组、荷瘤对照组及正常对照组。采用艾灸"大椎"治疗，原位杂交法检测脑皮质 IL - 1β、IL - 2、IL - 6 mRNA 表达，免疫组化法检测脑皮质 IL - 1β、IL - 2、IL - 6 表达。结果：与正常组比较，荷瘤组小鼠脑皮质中 IL-1β、IL-2 的 mR-NA 和蛋白表达均显著下降，IL-6mRNA 和蛋白质表达显著上升；与荷瘤组比较，艾灸治疗组小鼠脑皮质中 IL-1β、IL-2mRNA 和蛋白表达显著上升，IL-6 mRNA 和蛋白则显著下降。结论：艾灸治疗能上调荷瘤小鼠脑皮质 IL-1β、IL-2 的 mRNA 和蛋白表达，下调 IL-6 mRNA 和蛋白表达；艾灸调节荷瘤小鼠机体免疫抑制状态可能与调节脑皮质 IL-1β、IL-2、IL-6 mRNA 及蛋白表达有关。

　　林亚平等通过观察艾灸对 Hp 胃黏膜炎性损伤大鼠胃黏膜损伤指数和胃组织匀浆液中炎性细胞因子 TNF-α、IL-1β、IL-10、IL-12 含量的影响，初步揭示艾灸干预 Hp 胃黏膜炎性损伤、保护胃黏膜损伤的机制。方法：50 只健康 SD 大鼠随机分为 5 组，即空白组（A 组）、Hp 胃炎模型组（B 组）、模型+艾灸穴位组（C 组）、模型+艾灸非穴点组（D 组）和模型+电针穴位组（E 组）。采用 Hp 灌胃造模，取大鼠足三里、中脘、关元、脾俞和胃俞穴进行艾灸。参照 GUTH 法计算胃黏膜损伤指数（UI），采用酶联免疫法检测大鼠胃组织匀浆液中 TNF-α、IL-1β、IL-12、IL-10 的含量。结果：艾灸可降低 Hp 胃黏膜炎性损伤大鼠胃黏膜损伤指数（$P<0.01$），可降低胃组织匀浆液 TNF-α、IL-1β、IL-12 的含量（$P<0.05$ 或 $P<0.01$），增高 IL-10 的含量（$P<0.01$），与模型组、艾灸对照组和电针组比较有显著性差异。结论：通过抑制胃黏膜局部组织 TNF-α、IL-1β、IL-12 的释放，促进 IL-10 释放，从而减轻胃黏膜炎症反应，可能是艾灸降低 Hp 胃炎大鼠胃黏膜炎性损伤的机制之一。

五、艾灸的其他作用机理

　　艾灸的作用机理复杂，现代学者们利用不同学科的技术和手段试图进一步揭示艾灸的奥妙。研究主要围绕艾灸如何通过局部穴位影响全身，艾灸远取诸穴如何能沟通内外、平衡脏腑阴阳。艾灸除了物理、化学、感传及免疫作用机理外，其对神经内分泌轴、蛋白表达、新陈代谢的影响亦是其重要机制。

宋云娥等采用静息态功能磁共振成像（rsFMRI）技术采集原发性痛经患者脑血氧水平依赖（BOLD）信号，并采用低频振幅（ALFF）数据分析方法研究原发性痛经患者艾灸关元穴前后的脑功能活动，从脑代谢活动强度的角度探讨艾灸关元穴可以有效治疗原发性痛经的中枢镇痛机制。方法：20 例原发性痛经患者分别在艾灸关元穴前及艾灸关元穴 5 分钟后进行 rsFMRI 扫描，采用 ALFF 算法进行数据处理，进行艾灸前后配对 t 检验，比较艾灸前后 ALFF 值改变情况。结果：关元穴艾灸后 ALFF 信号显著活跃的脑区为：右侧扣带回、左侧岛叶、左侧楔前叶、右侧中央后回、左侧钩回、左侧颞上回、颞中回、左侧中央前回、左侧额中回、右侧额下回（P <0.05，校正后）；显著抑制的脑区为：左侧枕叶、右侧额上回、左侧额内侧回、左侧额中回、右侧小脑后叶山坡、右侧颞上回（P <0.05，校正后）。结论：运用 rsFMRI - ALFF 算法可以对艾灸关元穴引起的脑活动改变情况进行研究。艾灸关元穴能引起多个与疼痛相关脑区的功能变化，为临床上艾灸关元穴可以有效治疗原发性痛经的中枢镇痛机制提供了影像学证据。

张会芳等观察不同灸温对原发性高脂血症患者血脂组分及血清 OX - LDL、ET - 1、NO、ET - 1/NO 的影响，探讨灸法以"温"促"通"效应机制。方法：将 42 例原发性高脂血症患者随机分为 45℃和 38℃组，各 21 例。两组通过调节艾火和穴位皮肤的距离及弹灰的频率控制温度，并用测温仪精确监测皮肤温度。每次每穴治疗 10 分钟，隔日 1 次，6 周为 1 个疗程，连续治疗 2 个疗程（12 周）后，肘静脉采血 10mL，检测患者血脂 7 项及血清 OX - LDL、ET - 1、NO 等指标。结果：45℃组调脂效应明显，降低 TC、TG 的作用优于 38℃组（P<0.05），45℃组艾灸后高脂血症患者血清 OX - LDL、ET - 1、ET - 1/NO 均明显降低（P<0.001），45℃艾灸对 OX - LDL、NO、ET - 1/NO 的调节作用，明显优于 38℃。结论：45℃艾灸刺激调脂通脉的作用优于 38℃，温度影响艾灸疗效，适宜的温度刺激是艾灸取效的关键因素；TR-

PV1 可能介导艾灸以"温"促"通"效应机制，灼与痛之间的灸感是取效最佳灸感。

钟欢等基于核磁共振氢谱代谢组学技术（^{1}H－NMR）探讨艾灸与针刺对健康青年志愿者血清代谢物调节作用的差异性，从代谢物层面揭示两者的作用特点及差异。方法：将 60 例健康青年男性志愿者随机分为艾灸组与针刺组，每组各 30 例，艾灸组采用温和灸作用于右侧足三里穴，每天 1 次，每次 15 分钟，连续干预 10 天；针刺组采用不锈钢针针刺右侧足三里穴，每天 1 次，每次 15 分钟，连续干预 10 天。两组在干预 0、5、10 天清晨采集受试者血清，利用 ^{1}H－NMR 技术对血清代谢物进行检测。结果：干预 0、5 天时艾灸组与针刺组的代谢模式无显著性差异；干预 10 天时艾灸组与针刺组的代谢模式可显著区分。艾灸与针刺干预 5 天后血清中表现出差异的代谢物有 Creatine 和 Glycine（$P < 0.05$，$P < 0.01$）；干预 10 天后血清中表现出差异的代谢物有 LDL/VLDL、Valine、Isoleucine、Leucine、Lactate、Glutamine、Creatine、Glueose（$P < 0.01$）和 Glycine（$P < 0.05$）。随着干预时间的变化，艾灸与针刺对血清代谢物的调节作用有差异。结论：艾灸与针刺右侧足三里穴对血清代谢物有明显的调节作用，随着干预时间的变化，两者的调节作用发生变化。

罗明鸿等通过研究报道电针针刺与艾灸内关穴预处理均能降低家兔缺血再灌注损伤心肌组织中细胞凋亡因子 Fas 蛋白的表达，以抑制心肌细胞的凋亡。肖爱娇等通过荧光免疫组织化学技术检测大脑皮质 Caspase－3 蛋白表达发现，艾灸预处理能降低脑缺血再灌注损伤模型大鼠大脑皮质 Caspase－3 蛋白的表达，以达到减轻脑缺血再灌注损伤的目的。肖爱娇等通过艾灸脑缺血再灌注损伤模型大鼠，发现艾灸能使大脑皮质 NF－kBp65 蛋白表达降低。针刺与艾灸预刺激可通过抑制 NF－kB 表达、增加 Bcl－2 表达，保护神经细胞，维持正常学习记忆能力，延缓阿尔兹海默病的进程。

张育瑛，崔云华等用 D－半乳糖溶液法制备亚急性衰老大鼠模型，经过艾灸肾俞穴治疗后发现，艾灸组亚急性衰老模型大鼠肝脏细胞蛋白激酶（PKC）、蛋白磷酸酶2A（PP2A）阳性表达面积和阳性表达光密度均明显降低，且艾灸组 G0/G1 期细胞比例较模型组有所下降，增殖指数（PI）有所升高。这一现象与临床研究相同，即艾灸可以降低老年人外周血单细胞 G0/G1 期细胞比例，升高 PI 指数。有研究也显示艾灸可以抑制细胞凋亡，延缓神经元的老化从而起到抗衰老作用。杜艳军等通过测定老年大鼠海马线粒体膜电位、神经元凋亡的数量发现，艾灸可以抑制线粒体膜电位的改变，减少神经元凋亡。赵果毅等通过艾灸对衰老模型大鼠海马区神经中 Bcl-2 与 Bax 的表达研究发现，艾灸能有效改善衰老可能是通过促进衰老大鼠海马神经元 Bcl-2 的表达，降低 Bax 的表达，进而抑制细胞的凋亡，减少神经元的丢失。有学者利用现代生物学技术，研究肾俞穴温和灸对亚急性衰老大鼠肝脏组织羰基毒化及 P19ARF/P53/P21CiPl 细胞衰老信号转导途径的影响，结果艾灸能够降低亚急性衰老大鼠肝脏蛋白质羰基化含量，下调肝脏 P19ARF、P53 mRNA 表达，从而达到延缓衰老的目的。有学者采用高通量基因芯片技术从微观整体上研究艾灸命门穴后自然衰老大鼠全基因表达谱的变化，发现老年组与年轻组中 Sodd2 等涉及氧和活性氧中间产物参与新陈代谢过程的 9 个基因下调，经过艾灸干预后，Txnip 等 8 个基因在灸疗组与年轻组中正常表达。

综上所述，艾灸疗法作用机理复杂，众多学者从不同角度进行过研究，目前仍然对其本质无法完全解释清楚。今后需要多学科展开联合攻关，推进艾灸疗法的现代化研究，进行更深入的揭示。

第二节　艾灸的临床应用

艾灸是我国传统的治疗方法之一，因其应用广泛，疗效显著，且方法简单较易掌握，而深受历代医家的重视。在我国古代，灸法颇为盛行，曾有"凡药之不及，针之不到，必须灸之"（《医学入门》）和"灸治百病"（《千金要方》）之说。数千年来，灸法研究日渐深入，其临床应用范围亦在不断拓宽，现将艾灸的临床应用概述如下。

一、典籍中艾灸应用的记载

1. 先秦时期　灸法的发端应在文字记载之前，现存记载灸法最早的文献是1973年马王堆汉墓出土的《足臂十一脉灸经》《阴阳十一脉灸经》。其中论述了人体十一脉的循行分布、病候表现和灸法治疗等，并提到各种经脉病证及心痛、癃、癫狂、咯血、耳聋、产马（马刀，即瘰疬）、噎等急难病证均可采取灸其所属经脉。同属马王堆出土的《五十二病方》及《脉法》则记载了施灸部位，如"久（灸）左肋""久（灸）足中指"，由此可知灸法在先秦时期已有应用，但现存文献少且记载零散。

2. 秦汉时期　此时期出现了对中医学影响极为深远的两部经典著作——《黄帝内经》及《伤寒杂病论》。这两部经典虽无专门章节讨论艾灸，然在诸多条文涉及艾灸，为后世医家临床使用艾灸提供了重要指导。

（1）《黄帝内经》为后世应用艾灸奠定理论基础　《黄帝内经》提出了灸法的适应证和禁忌证。记载了共有十四种病证可灸，四种不可灸。可灸病证包括：满病、痹不仁肿痛病、癥病、脉病、经络虚病、疟病、大风汗出、折、癫疾、脉癫疾、疵痈、寒热病、犬伤病和伤食等。不可灸病证包括：厥逆、息积、阴阳俱溢、阴阳俱不足者。

《黄帝内经》有施灸原则的叙述。在《灵枢·经脉》里提出："盛则泻之，虚则补之，热则疾之，寒则留之，陷下则灸之，不盛不虚，以经取之。"意即阳气内衰而脉虚下陷不起的病证要用灸法治疗。《灵枢·禁服》中更明确地说："盛则泻之，虚则补之，紧痛则取之分肉，代则取血络且饮药，陷下则灸之，不盛不虚，以经取之，名曰经刺。""盛则泻之，虚则补之，紧则先刺而

后灸之，代则取血络而后调之，陷下则徒灸之，陷下者，脉血结
于中，中有著血，血寒，故宜灸之，不盛不虚，以经取之。""盛
则徒泻之，虚则徒补之，紧则灸刺且饮药，陷下则徒灸之，不盛
不虚，以经取之。"此三段经文都有"陷下则灸之"。文中还有灸
刺结合和灸、针、药三者结合协同治病。由此可见《黄帝内经》
已为后世创立辨脉施灸及灸针药结合的先例。

《黄帝内经》甚至叙述了较为具体的施灸部位、灸量、补泻
方法。施灸部位如"缺盆骨上之坚痛如筋者""掌束骨下""膺
中陷骨间""毛际动脉"等，此时穴位名称尚未统一。确定灸量
的方法最重要的是根据患者的具体情况来定，如年龄大小、人的
高矮或胖瘦。"其少长、大小、肥瘦，以心撩之，命曰法天之常，
灸之亦然。灸而过此者，得恶火则骨枯脉涩，刺而过此者，则脱
气。"强调不可过量。另有"以年为壮数"及具体的"灸之三壮，
即以犬伤病法灸之"的叙述。关于灸法补泻方法，《灵枢·背腧》
云："灸之则可，刺之则不可。气盛则泻之，虚则补之。以火补
者，毋吹其火，须自灭也。以火泻之，疾吹其火，传拊其艾，须
其火灭也。"意即补法是艾火燃着后，不要吹，要令慢慢燃烧以
待自灭；泻法是艾火燃着后，迅速吹旺，使之急燃而迅速熄灭。
此补泻法至今临床仍在使用。

另外，《黄帝内经》没有专门论述施灸材料，但从条文中可
知艾叶已成为当时施灸的主要材料。因为书中有不少地方用艾来
指代灸。

（2）《伤寒杂病论》辨证施灸和慎灸　《伤寒杂病论》以方
药为主，记载了大量复方，有关艾灸疗法的记载较少。其强调施
灸如用药，必须辨病脉证，在《辨少阴病脉证并治》中有："少
阴病，吐利，手足不逆冷，反发热者，不死。脉不至者，灸少阴
七壮。""少阴病，下利，脉微涩，呕而汗出，必数更衣，反少
者，当温其上，灸之。"此处指用灸来治少阴病，且有脉不至、
脉微涩等脉象的表现。又如《辨厥阴病脉证并治》中"伤寒脉
促，手足厥逆，可灸之"。《伤寒杂病论》中艾灸主要用于脉陷下

的少阴病和厥阴病，且有单独施灸或者灸药并用等应用方式。

《伤寒杂病论》指出太阳病应慎灸。《辨太阳病脉证并治》云："脉浮热甚，而反灸之，此为实。实以虚治，因火而动，必咽燥吐血。"说明了脉浮和热甚的病证不可用灸，此时施灸则会导致咽燥吐血的变证。"微数之脉，慎不可灸，因火为邪，则为烦逆，追虚逐实，血散脉中，火气虽微，内攻有力，焦骨伤筋，血难复也。脉浮，宜以汗解，用火灸之，邪无从出，因火而盛，病从腰以下，必重而痹，名火逆也。欲自解者，必当先烦，烦乃有汗而解。何以知之？脉浮，故知汗出解。"微数之脉指脉数而无力，多主阴虚火旺，"慎不可灸"。若误用艾灸，则阴血愈虚，导致心胸烦闷气逆。盖以阴本虚，反用灸法则更伤其阴；热本实，反用灸法则助阳增热，使血液散乱于脉中，而受到严重损害。可见灸火虽微，内攻却有力，它导致阴血难复，肌肤筋骨失却濡养，形成焦骨伤筋等严重后果。张仲景慎灸的思想，被后来者认为是热证忌灸的理论来源。

3. 魏晋时期　此时期出现了艾灸疗法的专著。现存的第一部针灸学专著是晋·皇甫谧所著《针灸甲乙经》，东晋·葛洪所著《肘后备急方》也收录了大量灸方。

（1）《针灸甲乙经》以穴论灸　《针灸甲乙经》没有专门的篇章论述灸法，但在"腧穴篇"及"针灸禁忌篇"中详述了施灸的灸量和禁灸慎灸的穴位，以及这些穴位灸之后的不良后果。其中灸量一般为 3 ~ 5 壮，具体部位中灸量会有所不同：头、面、颈、肩、背等处多为灸 3 壮，脑、腋、腹部多为灸 5 壮，最小的为井穴，只灸 1 壮，最多的穴位如环跳穴等灸 50 壮。"针灸禁忌篇"中告诫："头维禁不可灸，承光禁不可灸，脑户禁不可灸，风府禁不可灸，喑门禁不可灸，灸之令人喑。下关，耳中有干擿抵，禁不可灸。耳门，耳中有脓，禁不可灸。人迎禁不可灸，丝竹空禁不可灸，灸之令人目小或昏。承泣禁不可灸，脊中禁不可灸，灸之使人偻。白环俞禁不可灸，乳中禁不可灸，石门女子禁不可灸，气街禁不可灸，灸之不幸不得息。渊腋禁不可灸，灸之不幸生肿蚀。经渠禁不可灸，伤人神。鸠尾禁不可灸，阴市禁不可灸，阳关禁不可灸，天府禁不可灸，使人逆息。伏兔禁不可灸，地五会禁不可灸，使人瘦，瘛脉禁不可灸。上禁灸。"另有石门"女子禁不可灸"等其他情况。

《针灸甲乙经》从腧穴的角度规范了灸量并详述了禁灸和慎灸穴，对艾灸临床应用起到了促进和规范的作用。

（2）《肘后备急方》普及灸法 《肘后备急方》中灸方所治的病证十分广泛，且多为急症。其用灸方治疗的病种十分广泛，包括卒死、卒心腹痛、伤寒、霍乱、中风、发黄、痈疽、狂犬咬伤等20多种，涉及内、外、妇、五官科及传染疾病；以急症居多，且多置灸方于首位，如"治卒中五尸方"一节中，就将"灸乳后三寸，十四壮""灸心下三寸，六十壮"和"以四指尖其痛处，灸指下际数壮"列在其他方之前，因灸法易施、灸效易显符合葛洪选方要求。

《肘后备急方》对艾灸选穴叙述简单实用。"灸但言分寸，不名孔穴，凡人览之，可了其所用"，为的是即使不懂医术的人也能找到施灸部位，如"灸两足大指下横文中，随年壮"；"葛氏，治卒腰痛诸方，不得俯仰方，正立倚小竹，度其人足下至脐，断竹，及以度后，当脊中，灸竹上头处，随年壮，毕，藏竹，勿令人得之矣"。

《肘后备急方》还首次记载了隔物灸，为隔物灸的使用开启了先河。书中记述了隔蒜灸、隔盐灸等隔物灸法。其中隔蒜灸运用最多，如："灸肿令消法：取独颗蒜横截厚一分，安肿头上，炷如梧桐子大，灸蒜上百壮，不觉消，数数灸，唯多为善，勿令大热，但觉痛即擎起蒜，蒜焦更换用新者，不用灸损皮肉，如有体干，不须灸。"

4. 隋唐宋时期 隋唐宋时期灸法最为盛行，出现了不少灸法专著，当时在不少综合性医籍中也有大量灸法内容，如孙思邈的《千金要方》和《千金翼方》，王焘的《外台秘要》。灸法在此时期得到了实践和理论的提升。

（1）孙思邈对艾灸继承总结，并用艾灸防病　孙思邈所著《备急千金要方》及《千金翼方》对后世影响深远，其用艾灸治疗各科病证，尤其用于热证。如用于内科，"不能食，胸中满，膈上逆气，闷热，灸心俞，二七壮，小儿减之"；用于外科有"附骨疽，灸间使后一寸，随年壮，立瘥"；妇科疾病如"治月经不断方：灸内踝下白肉际青脉上，随年壮"；儿科疾病如"小儿囟陷，灸脐上下各半寸，及鸠尾骨端，又足太阴各一壮"；五官科疾病如"眼急痛不可远视，灸当瞳子上入发际一寸，随年壮，穴名当阳"等。孙思邈将灸法用于治疗痈肿、黄疸、淋证、消渴、失精失血等诸种热证，如"消渴咽喉干，灸胃管下俞三穴各百壮，穴在背第八椎下，横三间寸，灸之""久冷五痔便血，灸脊中百壮"。

孙思邈将艾灸用于防病。他记载的第一个用灸法预防传染病的方法："凡入吴蜀游官，体上常须三两处灸之，勿令疮暂瘥，则瘴疠、温疟、毒气不能着人也"。后世"若要安，三里常不干"的脍炙人口的保健灸法，就是在这个基础上发展起来的。

（2）《针灸资生经》集宋以前灸法之大成　《针灸资生经》由宋代针灸学家王执中据《铜人腧穴针灸图经》《太平圣惠方》《备急千金要方》等书的相关内容，以及王氏本人对针灸学的见解和临床经验类编而成。

《针灸资生经》将灸疗应用于临床各科。全书共记载 193 种病证，对这些疾病治疗几乎全部使用灸法。如虚损类疾病有劳瘵、肾虚，生殖系统疾病有阴挺、梦遗失精；妇科病证有妇人无子、妇人血气痛、血块、血崩、产后余疾、难产、月事、赤白带等。有人统计，全书共有灸法处方 6001 个。

该书收集的著名灸疗方法也十分丰富，有以治疗专病命名的的灸法，如灸劳法、灸痔法、灸发背法、小儿雀目灸法、灸瘰疬法等；有以灸具体腧穴命名的灸法，如灸膏肓俞法、四花穴法等；有以具体灸法命名的，如痈疽隔蒜灸等。另有扁鹊灸法、曹氏灸法、孙真人脚气八穴灸法、黄帝灸神邪鬼魅法、秦承祖灸孤魅神邪法、《良方》咳逆灸等。可谓集宋以前灸法之大成。

5. 金元时期 这段时期可能由于针法研究的崛起及其应用的推广，灸法的发展受到一定程度的影响。此间的灸法专著有《痈疽神妙灸经》、胡元庆的《痈疽神秘灸经》等。灸法治疗的内容也散见于各医家的著作中，如朱丹溪的《丹溪心法》、罗天益的《卫生宝鉴》、危亦林的《世医得效方》等。这段时期以金元四大家为主，对灸法的发展仍做出不小的贡献。刘完素总结了灸法引邪热外出治疗疮疡的理论。罗天益在其《卫生宝鉴》中主张用灸法温补中焦，取气海、中脘、足三里穴作为灸补脾胃之主方，并成为后世治疗消化系统疾病的有效灸方。朱丹溪在《丹溪心法》中指出：“灸法有补泻火：若补火，艾炳至肉；若泻火，不要至肉，便扫除之。”对内经的灸法补泻进一步发挥，也是灸法可治热证的理论根据。

此时期虽然灸法的发展受到针法发展的影响，然其应用的病证进一步扩大。《卫生宝鉴》以《内经》及东垣学说为指导，继承和发展了金元四大家的针灸学术思想。《卫生宝鉴》将灸法用于临床各科。艾灸治疗内科病尤其是脾胃病是此书的一大特色。罗天益发展了李东垣的重脾胃思想，特别重视补养脾胃，处方以灸中脘、气海、足三里为主。罗天益还特别重视灸法在儿科疾病的使用，将灸法用于治疗小儿的十余种疾病，如急慢惊风、脐风撮口、胁下满、腹痛、吐泻、脱肛等。

6. 明清时期 明清时期是我国针灸医学从完备走向成熟而又逐步走向衰落的时期。虽然这一时期偏重针法的研究，并且1822年清朝统治者曾下令在太医院永远废止针灸科，灸法仍然有一定的发展。此时期的灸法专著有《采艾编》、《太乙神针心法》、《采艾编翼》、《太乙神针附方》、《太乙离火感应神针》、《灸法纂要》、《太乙神针》、《仙传神针》、《神灸经纶》、《太乙神针集解》、《传悟灵济录》、《卷怀灸镜》、《太乙神针》（松亭居士撰）、《灸法秘传》、《灸法心传》、《太乙神针十六部》、《灸法集验》、《太乙神针》（作者不详，叶圭序跋）、《经验灸法独本》等。此时期记述灸法的医籍有杨继洲的《针灸大成》、高武的《针灸聚英》、张介宾的《类经图翼》、汪机的《针灸问对》等。明代著名医家张景岳，在其所著《类经图翼》卷十一中专门辑录明以前几百个灸疗验方，涉及内、外、妇、儿各科几十种病证，另在《景岳全书》所论述各科 70 余类病证中，有 20 类提到针灸疗法，其中涉及灸法的有 15 类，并详细论述了灸法的作用。总体来讲，此时期应用灸法的病证越来越多，灸法的种类越来越丰富，出现了艾条灸、雷火神针、太乙神针等灸法。艾灸更加规范，并且也逐渐重视灸后的调摄。

二、艾灸临床应用的近况

艾灸曾有着很广的适应证。近现代对于艾灸的临床应用与研究也是越来越多，特别是改革开放之后的这些年，艾灸应用与研究更是突飞猛进，报道的文献不断增多。有人利用中国知网等数据库搜索并分析 1981 年到 2010 年相关灸法的文献，得出结论每 10 年的文献数量几乎呈倍数上升，艾灸疗法治疗的病种大幅度增加。有对照组的文献篇数之和占相应文献总篇数的比例大幅度上升，使用随机方法的文献篇数之和占相应文献总篇数的比例也呈大幅度上升。说明艾灸疗法的文献临床研究质量在不断提高。

近年来，国家不断推进中医药发展，2008 年科技部立项了新中国成立后首个灸法的国家重点基础研究发展计划，依托此项目，建立了"中国针灸信息库 - 灸法数据库"，搭建了灸法信息共享平台，为进行艾灸疾病谱研究、灸法的优势病证和有效病证研究等提供了技术支撑。运用该数据库，对灸法疾病谱进行研究，初步结果显示：灸法疾病谱有 364 种。适应证为胎位不正、腹泻、结肠炎；常用适应证为尿失禁、痛经；次常用适应证为膝骨性关节炎、尿潴留、带状疱疹。现对这些病证的灸疗应用情况介绍如下。

1. 胎位不正　艾灸治疗胎位不正选穴很规律，几乎所有文献均为灸至阴穴。至阴穴主滞产、胞衣不下，为膀胱经之井穴，是膀胱经与肾经经气交接之处。膀胱与肾相表里，胞脉系于肾，因此灸至阴可调冲任，振奋肾阳，促气化，顺胎气。

近年来，在开展灸法治疗胎位不正临床研究时，有人探讨单纯灸法如艾条灸、隔物灸、温针灸等，还有人研究综合治疗方法如灸法配合针法、耳穴、药物和其他物理方法等。如陈英等观察了纯艾条温和灸治疗胎位不正的临床疗效，方法：将200例胎位不正患者随机分为治疗组和对照组各100例，治疗组采用纯艾条温和灸至阴穴，对照组采用胸膝卧位治疗。结果为治疗组治愈91例，未愈9例，总有效率91%；对照组治愈72例，未愈28例，总有效率72%。两组治疗效果有显著性差异，且在同样治愈的病例中，治疗组施治天数明显少于对照组。故得出结论纯艾灸温和灸至阴穴治疗胎位不正有较好疗效。王丽平等观察艾灸至阴穴配合十三太保方内服纠正胎位不正的临床疗效。方法：艾灸双侧至阴穴，同时服用十三太保方。结果：成功纠正92例，有效率92%。结论：艾灸至阴穴配合十三太保方内服纠正胎位不正效果较好。康小琴等评价了艾灸结合体位引导治疗胎位不正的治疗效果。具体方法是将240例胎位不正患者随机分为治疗组和对照组各120例，治疗组采用艾灸结合体位引导治疗胎位不正，对照组采用胸膝卧位治疗。结果治疗组治愈110例，未愈10例，总有效率为91.7%；对照组治愈83例，未愈37例，总有效率为69.2%。治疗效果有统计学差异。在所有治愈病例中，治疗组所需时间明显少于对照组。结论：艾灸结合体位引导治疗胎位不正有较好疗效。具体灸量一般以施灸部位局部潮红有温热感又不产生灼痛为度。如姚炜等艾灸至阴穴矫正胎位不正52例，灸量控制的方法是点燃艾条两支，分别在两侧至阴穴上同时施温和灸20分钟，艾火距穴位3cm左右，以施灸部位局部潮红又不产生灼痛为度。又如王丽平在艾灸配合中药纠正胎位不正100例中控制灸量的方法：持点燃的清艾条如执笔写字状对准孕妇足小趾外侧趾甲角旁约0.1寸处施温和灸（以觉足小趾外侧温热但不灼痛为度），同时灸两侧至阴穴15~20分钟，使孕妇感觉有温热感从足小趾沿足外侧向外踝方向传导，胎儿在腹内活动频繁加剧。

总之，利用艾灸矫治胎位不正具有操作简便、疗程短、见效快、成功率高、无痛苦、无毒副作用等特点，在临床上应用较普遍，选穴及灸量较规范。

2. 腹泻　艾灸治疗腹泻主要应用于慢性腹泻、小儿腹泻、克罗恩病、肠易激综合征及艾滋病相关性腹泻等。张玲璐观察艾灸脾俞穴治疗小儿慢性腹泻的临床疗效，选取 87 例慢性腹泻患者，随机分为治疗组和对照组，对照组予以常规治疗，治疗组在对照组基础上予以艾灸脾俞穴治疗，对比两组患者治疗前后血清免疫球蛋白（IgA、IgM、IgG）及肠道分泌型免疫球蛋白（sIgA）和临床疗效。结果：两组患者治疗后 IgA、IgM、IgG、sIgA 与治疗前比较，差异均有统计学意义（$P < 0.05$）；治疗组愈显率为58.1%，对照组愈显率为34.1%，治疗组愈显率高于对照组，差异具有统计学意义（$P < 0.05$）；治疗组总有效率为100.0%，对照组总有效率为88.6%，治疗组总有效率高于对照组，差异具有统计学意义（$P < 0.05$）。结论：艾灸脾俞穴治疗小儿慢性腹泻，可调整脾胃功能，提高机体抗病能力，达到较好的临床疗效。杨小平总结中医治疗艾滋病相关性腹泻研究进展时报道：艾灸主要选穴神阙、关元、天枢（双）、足三里（双），有效率为86% ~ 92%。谢文堂等探讨参苓白术散与艾灸对腹泻型肠易激综合征（D - IBS）患者血清脑肠肽的影响。方法：将 60 例 D - IBS 患者随机分为治疗组和对照组各 30 例，治疗组予参苓白术散和艾灸治疗，对照组予口服盐酸洛哌丁胺胶囊治疗，连续治疗 4 周。观察 2 组治疗前后临床症状积分及血清脑肠肽、5 - 羟色胺（5 - HT）、血管活性肠肽（VIP）、P 物质（SP）水平变化，评价临床疗效。结果：治疗组愈显率为 66.7%（20/30），对照组为33.3%（10/30），治疗组优于对照组（$P < 0.05$）。治疗后治疗组各项临床症状积分显著下降（$P < 0.01$），对照组仅腹泻、腹痛 2 项症状有改善（$P < 0.01$），组间比较差异有统计学意义（$P < 0.01$）。治疗后治疗组血清 5 - HT、VIP 和 SP 水平显著下降（$P <$

0.01），对照组上述指标改变不明显（$P > 0.05$），组间比较差异有统计学意义（$P < 0.01$）。结论：参苓白术散与艾灸治疗 D - IBS 的临床疗效优于盐酸洛哌丁胺胶囊，能明显改善患者的临床症状，调节血清脑肠肽水平。

临床应用艾灸治疗各种类型的腹泻，尤其辨证为脾虚型者效果较好。常采用艾条灸及艾炷灸，主要选取腧穴为神阙、天枢、足三里，以任脉及足阳明经穴为主。灸量控制以温热不痛为宜，以激发患者感受到透热、扩热或传热等感传现象为佳。

3. 结肠炎 相关文献显示，艾灸治疗溃疡性结肠炎较其他类型结肠炎多。王德华等探讨了艾灸在治疗溃疡性结肠炎方面的作用。方法：通过计算机检索 Medline、EMBASE、中国生物医学文献数据库、中文科技期刊全文数据库等，检索公开发表的关于艾灸治疗溃疡性结肠炎方面的临床对照研究，应用统计软件 Rev-Man5.0 进行数据分析，计算其合并相对危险度（RR）和 95% 置信区间（CI）。结果：最终纳入分析的文章有 7 篇，共 1007 例患者，其中艾灸组 567 例，对照组 440 例。结论：艾灸治疗溃疡性结肠炎安全有效。宋宸宇等研究艾灸治疗脾肾阳虚型溃疡性结肠炎的临床效果。方法：将 60 例脾肾阳虚型溃疡性结肠炎患者随机分为治疗组和对照组各 30 例，治疗组患者采用艾灸治疗，对照组口服柳氮磺胺吡啶肠溶片治疗，比较两组患者的治疗效果。结果：治疗组患者总有效率为 93.3%；对照组患者总有效率为 50.0%，组间临床疗效比较差异具有统计学意义（$P < O.05$）。结论：艾灸治疗脾肾阳虚型溃疡性结肠炎，临床疗效显著，可有效缓解腹痛、腹泻症状，操作简单，值得临床推广应用。相类似的临床观察也得出同样的结论。肖再军探讨了穴位艾灸对于脾肾阳虚型溃疡性结肠炎的治疗效果。方法：选取 2010 年 8 月 ~2013 年 8 月接诊的 102 例脾肾阳虚型溃疡性结肠炎患者，运用中医穴位艾灸进行治疗、观察。结果：基本治愈 32 例，占 31.4%；显效 38 例，占 37.3%；有效 18 例，占 17.6%；无效 14 例，占 13.7%；总有效率为 86.3%。另外，慈洪飞等探讨艾盒灸治疗非

特异性溃疡性结肠炎的疗效。方法：将 97 例门诊患者随机分为治疗组及对照组，治疗组 52 例采用艾盒灸的治疗方法；对照组 45 例采用针刺治疗。以上治疗均 12 次为 1 个疗程，3 个疗程后结束治疗，随访 6 个月后进行疗效统计。结果：在临床疗效方面经统计学处理，治疗组明显优于对照组（$P < 0.05$）。结论：艾盒灸可以有效地治疗非特异性溃疡性结肠炎，且安全无任何痛苦。

由上可知，艾灸治疗溃疡性结肠炎是安全有效的。灸法可采用艾炷灸、艾条灸、铺灸和温灸器灸，以艾炷灸为主流灸法，且有学者研究灸量以 3 壮为优。足三里、中脘、天枢、大肠俞、气海、神阙是最常用治本病的穴位。

4. 尿失禁　临床将针刺与艾灸结合治疗尿失禁的报道较多，由于尿失禁患者大部分伴有气虚表现，故予以艾灸温阳补气。百晓杰等运用艾灸结合针刺治疗中风后尿失禁 36 例，总有效率达 91.67%；李晓静运用艾灸，并结合常规针刺共计治疗尿失禁 60 例，痊愈 93.3%。老年性尿失禁主要是因为随着年龄的增大，肾气不足，下元不固。李玲报道了针刺加艾灸治疗老年性尿失禁 25 例。方法：取穴分两组，气海、关元、足三里、太溪；肾俞、膀胱俞、次髎，以上两组穴位交替针刺和灸，针用补法。针刺得气后用灸箱置于气海、关元或肾俞、膀胱俞、次髎穴上，用 10cm 长的两条艾条点燃置于箱内，每次治疗约 40 分钟，灸至腰骶部灼热或灼热消失为度。每日治疗 1 次，10 次为 1 个疗程。结果：25 例患者经治疗 2 个疗程后，症状消失者 16 例；明显改善者 8 例；症状无明显改善者 1 例。梁鸿观察艾灸配合盆底肌训练治疗女性压力性尿失禁的效果。方法：将 100 例压力性尿失禁患者随机分为治疗组与对照组各 50 例，两组均使用盆底功能障碍治疗仪治疗，治疗组加用穴位艾灸治疗，用艾条灸关元、中极、肾俞、膀胱俞，约 0.5 小时每次，连灸 4 周。结果：治疗 35 天后，两组患者盆底肌肉收缩力均较治疗前明显提升，且治疗组评分明显高于对照组。结论：艾灸配合盆底康复治疗女性压力性尿失禁安全、简便、无创、有效，其疗效明显优于单纯性训练治疗。黄嘉等探讨艾灸气海、关元穴治疗帕金森病排尿障碍的疗效。方法：将 61 例帕金森病排尿障碍患者按入院顺序随机分为 2 组。对照组 30 例使用常规药物治疗，治疗组 31 例在对照组的基础上，取气海、关元穴艾灸。每日治疗 1 次，连续治疗 2 周观察疗效。结果：治疗组在改善患者日排尿次数、夜尿次数、尿失禁次数、每次排尿量，以及提高尿失禁等级等方面均优于对照组，相关指标差异有统计学意义（$P < 0.05$）。结论：艾灸气海、关元穴治疗帕金森病排尿障碍有效、安全、简便，适于临床推广。

艾灸治疗尿失禁的有效率较高。优选艾炷灸，其中又分隔姜灸、隔盐灸和隔药饼灸。取穴以任脉、足太阴脾经、足太阳膀胱经为主，如关元、气海、中极、三阴交等。灸量控制以有温热感而无灼痛为宜。

5. 痛经 中医治疗痛经的方法很多，其中艾灸治疗痛经疗效显著且易于被患者接受。

金焱观察了传统方配合艾灸治疗原发性痛经的效果。方法：采用附子理中汤（红人参、炒白术、干姜、炮附子、炙甘草）配合艾灸（关元、中脘、天枢、三阴交）治疗本病 65 例。结果：总有效率 98.46%。董娟等观察神阙贴联合艾灸治疗寒凝血瘀型痛经的疗效。方法：对 50 例辨证属寒凝血瘀型原发性痛经患者分别采用神阙贴联合艾灸、单纯口服丹桂祛症合剂进行治疗，连用 3 个月经周期后观察疗效。结果：神阙贴联合艾灸治疗寒凝血瘀型原发性痛经的有效率与单纯口服丹桂祛症合剂无明显差异。结论：神阙贴联合艾灸的外治法疗效显著，可单独应用。胡燕燕等针对艾灸同中药封包联合治疗复发性痛经的效果进行观察和分析。方法：随机选取于 2013 年 1 月至 2016 年 1 月期间就诊的复发性痛经患者 84 例，将其按照随机的方式分成 A、B、C、D 四组（每组 21 例）。A 组行药物口服，B 组行单一中药封包治疗，C 组行单一艾灸治疗，D 组行中药封包同艾灸联合治疗，观察四组患者的最终治疗效果。结果：D 组的整体治疗有效率明显高于其他三组（$P < 0.05$），但 A 组、B 组及 C 组之间的治疗有效率没有明显差异（$P > 0.05$）；在不良反应的发生概率上，仅 A 组中有 1 例患者发生了恶心呕吐等不良反应，其他三组均无不良反应发生。结论：对复发性痛经患者行艾灸同中药封包联合治疗，效果理想，操作方式简单，复发率低，值得推广和应用。有人对灸具做了改进，如王伟等研究自制艾灸床熏灸治疗原发性痛经的临床疗效。方法：将 40 例原发性痛经患者随机分为治疗组 20 例，对照组 20 例，分别对河车路阙极段进行艾灸治疗，治疗组运用艾灸床将 8 段直径 18mm、长 50mm 艾炷放于艾灸托盘上进行熏灸治疗，对照组运用 4 支直径 18mm、长 200mm 艾条捆绑成一炷进行传统悬灸治疗，3 个疗程后观察两组的临床疗效。结果：治疗组总有效率为 70%，对照组总有效率为 55%，两组间比较无统计学差异（$P > 0.05$）。结论：自制艾灸床熏灸治疗可替代传统悬灸治疗原发性痛经，前者艾烟少，灸感传导快，患者舒适易于接受，操作简单方便，不需手持，而且具有药力峻、火力猛、渗透力强、灸疗面广等特点，有推广普及价值。

故艾灸能调理冲任、濡养胞宫、化瘀止痛，为中医治疗痛经的常用外治法。灸法有艾炷灸、艾条灸和温灸器灸，而其中艾炷灸法又有隔姜灸、隔药灸等，艾条灸法有热敏灸、温和灸等，以艾炷灸更常用。灸量以皮肤红晕，感觉有热流透入体内为宜。取穴以任脉上的关元、神阙、三阴交为主。

6. 膝骨性关节炎　近年来许多学者开展了灸法治疗膝骨性关节炎的临床研究，取得了较好的疗效。

周艳丽等观察了艾灸治疗膝骨关节炎的临床疗效。方法：将 105 例患者随机分为艾灸组 39 例、电针组 44 例和西乐葆组 22 例，连续治疗 4 周。观察患者的膝关节疼痛 VAS 评分及膝关节功能积分。结果：治疗后 7 天、14 天、28 天，3 组患者的膝关节疼痛 VAS 评分及膝关节功能评定总分较治疗前均显著降低（$P < 0.001$），且治疗后 7 天、28 天，艾灸组和电针组患者膝关节功能评定总分较西乐葆组亦显著升高（$P < 0.05$）。结论：艾灸能有效

减轻膝关节疼痛及改善膝关节功能，与电针组、西乐葆组疗效相似，且艾灸组对膝关节功能改善优于西乐葆组。说明单纯艾灸治疗本病效果理想。曹烈虎等研究应用 WHOQOL‑BREF 评价艾灸治疗膝骨性关节炎的临床疗效，为艾灸治疗膝骨性关节炎提供临床依据。通过研究得出结论：应用艾灸治疗膝骨性关节炎，简单又无创，经济实用，对轻、中度关节病变，既可防止痛变进一步发展，又可改善关节功能，提高生存质量。有学者观察不同时间温和灸治疗膝骨关节炎的临床康复疗效。具体方法：将 148 例膝骨性关节炎患者随机分为灸Ⅰ组（艾灸 10 分钟）、灸Ⅱ组（艾灸 15 分钟）、灸Ⅲ组（艾灸 20 分钟）、灸Ⅳ组（艾灸 25 分钟），每组 37 例，均取穴足三里、曲泉、内膝眼、外膝眼。1 个月为 1 个疗程，治疗 2 个疗程后，以膝骨性关节炎治疗效果判定标准量表（JOA）和 AIMS2‑SF 关节炎生活质量量表为观察指标，比较各组的康复疗效。结果：在 JOA 评分和 AIMS2‑SF 评分方面，4 组干预前后比较，差异有统计学意义（$P < 0.05$）；干预后，灸Ⅱ组、灸Ⅲ组、灸Ⅳ组均高于灸Ⅰ组（$P < 0.05$）；灸Ⅲ组、灸Ⅳ组均高于灸Ⅱ组（$P < 0.05$），灸Ⅲ组与灸Ⅳ组比较，差异无统计学意义（$P > 0.05$）。结论：艾条温和灸能够提高膝骨性关节炎疗效和患者生活质量，以艾灸 20 分钟为理想时间。杨筱秋等探讨不同温灸法对阳虚寒凝型膝骨性关节炎的镇痛效果。方法：将本院 90 例阳虚寒凝型 KOA 患者纳入研究，并根据治疗方法分为单纯针刺组（32 例）、温针灸组（30 例）及悬灸组（28 例），比较 3 组治疗前、治疗后 7 天及 1 个月简易 MCGill 疼痛评分、Oswestry 功能障碍指数等。结果：2 种艾灸方法对 KOA 均有理想疗效，其中温针灸综合疗效更为明显。

治疗本病的灸法有艾炷灸、艾条灸、温针灸和铺灸等，以温针灸为优选。灸量：温针灸中强刺激具有良好的镇痛效果，可较好地改善患者症状。犊鼻、阳陵泉、足三里、阴陵泉及阿是穴是治疗本病的常用穴。

7. 尿潴留　尿潴留是指尿液充满膀胱而不能排出的病证。在中枢神经损伤患者或某些手术后常可出现，应用艾灸治疗有较好疗效。

　　黄双英探讨了骨科术后尿潴留患者应用艾灸盒温灸中极、关元、石门、气海穴的效果。方法：将骨科术后尿潴留的 120 例患者随机分为观察组和对照组各 60 例。对照组应用常规尿潴留处理方式诱导排尿术，无效患者进行留置导尿；观察组采用艾灸盒温灸中极、关元、石门、气海四穴干预，无效患者给予留置导尿。比较两组疗效。结果：两组尿潴留患者疗效比较，差异有统计学意义（$P < 0.01$）。结论：艾灸盒温灸中极、关元、石门、气海四穴治疗骨科术后尿潴留的效果显著。魏娜观察了痔疮术后尿潴留的临床治疗中，艾灸联合穴位按摩的应用效果。方法：对照组患者采用常规的对症缓解性治疗，观察组患者则应用艾灸联合穴位按摩进行治疗，对比两组患者的临床治疗效果及相关指标情况。结果：观察组患者治疗后其自行排尿率 91.7%，明显高于对照组 68.7%；观察组患者治疗后导尿术使用率 83%，明显低于对照组 31.3%，差异显著符合统计学评估标准（$P < 0.05$）。结论：在痔疮术后尿潴留的临床治疗中，应用艾灸联合穴位按摩能够显著改善患者的自行排尿功能，降低导尿术使用率，值得在临床治疗中推广应用。孔娟等探讨艾灸气海、关元穴治疗脊髓损伤患者尿潴留的疗效。方法：采用随机数字法将 52 例患者随机分为治疗组和对照组各 26 例，对照组采用常规西医疗法，脊髓休克期采用持续留置尿管间歇开放法，脊髓恢复期采用饮水计划及间歇导尿；治疗组在对照组的基础上，取气海、关元穴艾灸。入院后第 2 天及治疗 2 周后评价膀胱功能积分，治疗 2 周后评价疗效。结果：治疗 2 周后两组膀胱功能积分比较，差异有统计学意义（$P < 0.05$），治疗组膀胱功能恢复情况优于对照组；治疗 2 周后两组患者疗效比较，差异有统计学意义（$P < 0.05$），治疗组疗效优于对照组。结论：在西医常规治疗的基础上，艾灸气海、关元穴治疗脊髓损伤性尿潴留，疗效显著。

　　就艾灸方法来讲，艾炷灸是治疗尿潴留优选的灸法。常取任脉上的穴位，如神阙、关元、中极、气海等。灸量控制在艾至局部皮肤红晕为宜。

8. 带状疱疹 带状疱疹是由水痘－带状疱疹病毒引起的一种以簇集状丘疱疹、局部刺痛为特征的急性疱疹性皮肤病。中医学称"缠腰火丹""蛇串疮"。艾灸治疗带状疱疹方法简便，直达病所，可使病愈。

李瑾对艾灸治疗带状疱疹的疗效进行了观察，他对 24 例带状疱疹患者采用艾条回旋灸治疗。结果：24 例患者经艾灸治疗 1~2 个疗程后，治愈 12 例，显效 8 例，好转 4 例，无效 0 例，治愈好转率为 100%。结论：艾灸对治疗带状疱疹有较好的疗效。姜雪原等也观察了灸法治疗带状疱疹的疗效。方法：将符合诊断标准的 98 例带状疱疹门诊患者随机分为治疗组 50 例和对照组 48 例，治疗组采用艾灸疗法，对照组口服阿昔洛韦加甲钴安、皮疹外涂阿昔洛韦软膏。结果：治疗组总有效率 100%，治愈率 84.0%；对照组总有效率 87.5%，治愈率 52.1%；两组比较有显著性差异（P < 0.05）。结论：灸法治疗疱疹有提高机体免疫力、抑致病菌的功效。梅雪峰等寻找提高医治带状疱疹的有效方法。方法：将 60 例带状疱疹患者随机分为治疗组（30 例）和对照组（30 例）。对照组以抗病毒、营养神经为主；治疗组在此基础上加用灸法，治疗 2 个疗程后统计疗效。结果：两组均收到明显疗效，但治疗组疗效优于对照组（P < 0.05）。结论：治疗带状疱疹，在抗病毒、营养神经基础上加用灸法能明显提高脱痂止痛疗效。

艾条灸是治疗带状疱疹优选的灸法。患处是治疗带状疱疹的优选穴位或部位，以局部近治作用为主。灸量以患者感觉灼烫但能耐受为度，灸治时间据皮损面积大小酌情掌握，一般约 30 分钟。每天 1 次，7 次为 1 疗程。

综上所述，艾灸疗法效果神奇、适应证广、费用低廉，能为人们的健康做出很大贡献。艾灸从业人员应在整理挖掘文献的同时不断提升应用水平，并且使行业规范化、标准化及现代化。相信随着国家不断发展中医药，艾灸也将迎来新的发展高峰！

参考文献

［1］陈改平，杨郁文，汪永坚，等．足部穴位艾灸对妇科全麻患者术后寒战和足温恢复的影响［J］．浙江中医药大学学报，2014，38（10）：1236．

［2］王莉莉，关玲．艾灸足三里对婴儿痉挛症患者头面部红外热像的影响［J］．上海针灸杂志 2015，34（2）：145．

［3］吴璐一，杨玲，周次利，等．艾灸温度影响因素及与疗效关系研究进展［J］．环球中医药 2013，6（4）：309．

［4］王应越，王耀帅，李梅．艾灸不同温度热刺激对小鼠神阙穴局部形态及肥大细胞的影响［J］．中国老年医学杂志 2016，36（5）：2345．

［5］马惠敏，白晓东，王淑友，等．电针和艾灸对局部组织温度及血流影响的联合观察［J］．北京中医药大学学报 2013，36（8）：558．

［6］Chen L, Zhao JM, Li YW, et al. Comparative study of electroacupuncture and moxibustion in influencing Tianshu (ST 25) regions mast cells in visceral hyperalgesia rats［J］. J Acupunct Tuina Sci, 2016, 14（4）：242 – 249.

［7］顾一煌，任建宁，金宏柱，等．不同的艾灸量对疲劳训练小鼠运动能力的影响［J］．陕西中医 2008，29（12）：1686．

［8］杨华元，胡追成．艾灸的生物物理特性［J］．中国针灸 2009，29（11）：897 – 899..

［9］王波，杨华元，刘希茹，等．艾灸泻法"疾吹其火"的光辐射生物效应初探［J］．江苏中医药 2015，47（7）：65 – 66．

［10］杨华元，刘堂义，等．艾灸疗法的生物物理机制初探［J］．中国针灸 1996，16（10）：17 – 19．

［11］洪文学，蔡建红，景军．艾灸的热辐射光谱特性研究［J］．应用光学 2004，25（4）：1 – 3．

［12］杨华元，肖元春，刘堂义，等．隔物灸的近红外光谱辐射特性测定［J］．上海针灸杂志 2003，22（9）：15 – 17．

［13］丁光宏，沈雪勇，褚君浩，等．中医灸与人体穴位红外辐射光谱特性研究［J］．北京中医药大学学报 2002，21（4）：356 – 360．

［14］吴怀恩，李耀华，韦志英，等．广西五月艾、细叶艾与艾叶挥发油的比较研究［J］．药物研究 2008，5（35）：23.

［15］大西基代．艾燃烧生成物的自由基清除作用［J］．国外医学 1992，14（3）：60.

［16］西谷郁子．关于艾的燃烧生成物中含有抗氧化作用物质［J］．国外医学 1989，11（5）：47 - 48.

［17］梅全喜，徐景远．艾烟的化学成分及药理作用研究进展［J］．时针国医国药 2003，14（8）：30 - 32.

［18］周次利，陆嫄，吴璐一，等．艾灸生成物干预大鼠尿液代谢组学研究［J］．中国组织工程研究 2015，19（15）：2387.

［19］黄畅，崔莹雪，刘钧天，等．艾灸及艾烟对载脂蛋白 E 基因敲除小鼠血清 MDA、SOD 水平的影响［J］．世界中医药，2016，11（8）：1407.

［20］崔莹雪，赵百孝，刘钧天，等．艾灸及艾烟对 ApoE$^{-/-}$ 小鼠血脂、肝脏病理形态及肝脏 CD36、ABCA1 表达的影响［J］．上海针灸杂志，2016，35（8）：1008 - 1012.

［21］刘耀萌，刘钧天，黄畅，等．不同艾灸因素对阿尔茨海默小鼠 PI3K/AKT 通路与皮质 β 淀粉样蛋白沉淀的影响［J］．世界中医药，2016，11（8）：1395 - 1399.

［22］王频，杨骏，扬帆，等．微烟艾灸燃烧试验与应用技术研究［J］．中国中医药科技，2010，17（1）：8.

［23］周次利，吴璐一，吴蓓玲，等．艾灸及其生成物对腹泻型肠易激综合征模型大鼠内脏痛和结肠水液代谢的影响［J］．世界科学技术 - 中医药现代化，2014，16（6）：1261.

［24］许艳琴．艾灸激发感传循经线体表温度及血流影响的初步研究［J］．上海针灸杂志，2016，35（6）：761 - 763.

［25］陈日新．以腧穴热敏化为入门向导开创艾灸调控人体机能新天地［J］．江西中医学院学报，2007，19（1）：57 - 60.

［26］魏育林，屠亦文．经络及腧穴的生物物理学特性的研究进展［J］．中国针灸，2005，25（11）：817 - 819.

［27］余曙光，唐勇，尹海燕，等．艾灸刺激穴位局部感受的生物学基础［J］．世界中医药，2013，8（8）：867.

［28］李兆宝，吴艳艳，范久运，等．艾灸内关穴对冠心病患者心前区皮温

的影响［J］. 上海针灸杂志, 2015, 34 (7): 695.

［29］张伟, 杨佳敏, 张梅, 等. 寒凝证类痛经大鼠经穴左右红外温度及艾灸作用的研究［J］. 中国中医药信息杂志, 2016, 23 (4): 68 - 71.

［30］于利明, 何健翾, 赵学权. 基于"肺主皮毛"理论采用宣肺通窍法联合艾灸治疗过敏性鼻炎的临床疗效观察［J］. 实用中西医结合临床, 2016, 16 (9): 65.

［31］马本绪. 艾灸对机体免疫调节作用概述［J］. 江苏中医药, 2008, 40 (1): 86 - 87.

［32］容贤冰, 邓武装, 蒋晓明, 等. 艾灸足三里穴与关元穴对训练小鼠免疫功能的影响［J］. 重庆医学, 2014, 43 (17): 2161.

［33］张青元, 胡淑萍. 艾灸机理研究现状与探析［J］. 上海针灸杂志, 2008, 27 (5): 47 - 49.

［34］李红, 章晓霜. 艾灸对运动员红细胞免疫功能与 T 细胞亚群的影响［J］. 中国针灸, 2013, 33 (5): 415.

［35］杨杰, 闫晓, 张玲莉, 等. 艾灸对机体免疫调节的研究进展［J］. 中国中医基础医学杂志, 2013, 19 (19): 1111 - 1115.

［36］唐照亮, 余新欣, 陈全珠, 等. 6 - 羟多巴胺化学损毁小鼠外周交感神经对艾灸免疫调节作用的影响［J］. 针刺研究, 2001, 26 (4): 299.

［37］裴建, 魏海, 刘志丹, 等. 艾灸大椎对荷瘤小鼠脑皮质 IL - 1β、IL - 2、IL - 6mRNA 及蛋白表达的影响［C］. 中国针灸学会经络分会第十届学术会议论文集, 2009, 136 - 141.

［38］林亚平, 封迎帅, 史冬梅, 等. 艾灸对 Hp 胃炎大鼠胃组织炎性细胞因子表达的影响［J］. 中国免疫学杂志, 2013, 29 (9): 900.

［39］宋云娥, 徐放明, 唐成林, 等. 原发性痛经患者关元穴艾灸前后的静息态功能磁共振研究［J］. 重庆医科大学学报, 2012, 37 (9): 753 - 759.

［40］张会芳, 王玲玲, 张建斌, 等. 艾灸温通调脂临床研究［J］. 世界中医药, 2013, 8 (8): 871 - 879.

［41］钟欢, 余畅, 呙安林, 等. 基于 ^{1}H - NMR 技术探讨艾灸与针刺对血清代谢物的调节作用［J］. 世界科学技术 - 中医药现代化, 2016, 18 (3): 402 - 407.

［42］向丽婷, 李飞, 刘芳, 等. 从迷走神经通路研究艾灸对胃黏膜损伤修复机制的研究进展［J］. 针灸临床杂志, 2016, 32 (7): 84 - 87.

［43］罗明鸿．艾灸关于神经及非神经作用机理的对比研究［J］．今日健康，2016，15（6）：309－310.

［44］张育瑛，宁友，董竞成，等．艾灸抗衰老的研究现状和思路［J］．老年医学与保健，2013，19（6）：409－411.

［45］康小琴，万德馨，张鲜芳，等．艾灸结合体位引导治疗胎位不正120例［J］．陕西中医，2014，35（7）：796.

［46］李秀敏，郑冬梅，吕燕．艾灸配合膝胸卧位纠正胎位不正［J］．实用中西医结合临床，2010，10（5）：65.

［47］姚炜，李春香．艾灸至阴穴矫正胎位不正52例［J］．浙江中医杂志，2013，48（11）：828－831.

［48］张耀秀．艾灸至阴穴纠正63例胎位不正的效果分析［J］．青海医药杂志，2015，45（12）：53.

［49］陈英，杨卫杰，曹晶晶，等．纯艾条温和灸治疗胎位不正100例［J］．光明中医，2010，25（5）：816.

［50］张玲璐．艾灸脾俞穴治疗小儿慢性腹泻疗效观察［J］．上海针灸杂志，2016，35（6）：697－699.

［51］杨小平，牛清涛．中医治疗艾滋病相关性腹泻研究进展［J］．浙江中医药大学学报，2012，27（12）：1542.

［52］谢文堂，李茂清，周三林，等．参苓白术散与艾灸对肠易激综合征患者血清脑肠肽的影响［J］．中国中医药信息杂志，2015，22（3）：36－38.

［53］王德华，罗永岚，李畅．艾灸治疗溃疡性结肠炎疗效的Meta分析［J］．辽宁中医杂志，2011，38（11）：2247－2251.

［54］宋宸宇，刘丽爽．艾灸治疗脾肾阳虚型溃疡性结肠炎30例临床体会［J］．亚太传统医药，2015，11（18）：98.

［55］肖再军．穴位艾灸治疗脾肾阳虚型溃疡性结肠炎102例临床观察［J］．北方药学，2014，11（3）：98－102.

［56］慈洪飞，吕宁．艾盒灸神阙穴治疗非特异性溃疡性结肠炎疗效观察［J］．现代医药卫生，2010，26（8）：1205－1208.

［57］李浩，熊嘉玮．近5年来针灸治疗中风后尿失禁临床研究概况［J］．中国中医急症，2016，25（3）：464－468.

［58］李玲．针刺加艾灸治疗老年性尿失禁25例［J］．上海针灸杂志，2011，30（2）：92.

［59］梁鸿. 艾灸配合盆底康复治疗女性压力性尿失禁的疗效观察［J］. 广西中医药大学学报，2016，19（2）：39－42.

［60］黄嘉，张庆霞，梁文蔚. 艾灸治疗帕金森病排尿障碍3例［J］. 中国中医药，2012，10（7）：46－49.

［61］金焱. 附子理中汤配合艾灸治疗原发性痛经65例［J］. 陕西中医，2010，31（3）：280.

［62］董娟，郝霞，李蔚. 神阙贴联合艾灸治疗痛经的临床观察［J］. 中医临床研究，2016，8（20）：45.

［63］胡燕燕，旷红艺. 中药封包配合艾灸治疗痛经复发的疗效观察［J］. 光明中医，2017，32（3）：406.

［64］陈改平，杨郁文，汪永坚，等. 足部穴位艾灸对妇科全麻患者术后寒战和足温恢复的影响［J］. 浙江中医药大学学报，2014，38（10）：1236.

［65］王伟，董晓斌. 自制艾灸床薰灸治疗原发性痛经的临床研究［J］. 针灸临床杂志，2012，28（4）：30－33.

［66］周艳丽，李璟，侯文光，等. 艾灸治疗膝骨关节炎临床观察［J］. 上海针灸杂志，2014，33（12）：1086.

［67］曹烈虎，王思成，张前进，等. WHOQOL－BREF量表评价艾灸治疗膝骨关节炎的临床疗效研究［J］. 中国骨伤，2009，22（11）：813.

［68］李民，梅阳阳，付长龙，等. 不同时间温和灸治疗膝骨关节炎的康复疗效研究［J］. 风湿病与关节炎，2016，5（12）：15－19.

［69］杨筱秋，邓建敏，曹正和，等. 不同温灸法对阳虚寒凝型膝骨关节炎的镇痛效果比较及其部分机制研究［J］. 世界中医药，2015，10（9）：1403.

［70］黄双英. 艾灸盒温灸中极关元石门气海穴治疗骨科术后尿潴留的效果观察［J］. 护理学报，2012，19（8B）：67－69.

［71］魏娜. 艾灸联合穴位按摩应用于痔疮术后尿潴留［J］. 大家健康，2016，10（26）：42.

［72］孔娟，朱乐英，彭银英，等. 艾灸气海穴关元穴治疗脊髓损伤患者尿潴留的疗效观察［J］. 护理学报，2009，16（4A）：66－67.

［73］李瑾. 艾灸治疗带状疱疹24例［J］. 长春中医药大学学报，2011，27（3）：465.

[74] 姜雪原，胡永红．艾灸治疗带状疱疹 50 例［J］．陕西中医，2010，31（8）：1050.

[75] 梅雪峰，罗昭兰．艾灸治疗带状疱疹疗效观察［J］．中医临床研究，2016，8（6）：105 - 106.

第十章　艾叶漫话

艾叶，在我国不仅是一种常用中药，也是一种民俗用品，远古时艾叶被用于祭祀，到后来艾叶逐渐应用于"避邪"，这是与其应用于古代的取火及保留火种有关，慢慢发展到最后艾叶成为端午节的一个民俗用品，艾叶辟邪的应用也从早期的悬挂艾叶，发展到后来的熏艾烟、洗艾澡、饮艾酒、食艾糕等应用形式，并逐步广泛应用于养生保健方面。现代的研究已从多方面证实了古代艾叶"避邪"的认识是有科学道理的。艾叶确实能抑制或杀灭导致瘟疫流行的"邪气"（细菌和病毒），肆虐欧洲导致千万人死亡的流感大流行为什么在中国没有如此猖獗呢？笔者觉得这与中国民间的悬艾叶、熏艾烟、洗艾澡、饮艾酒、食艾糕等风俗与卫生习惯有关，这些习俗对于防止流感等瘟疫的大流行确实起到了有效的作用。所以，我认为几千年来艾叶为保护我国人民的繁衍与生存作出了重要贡献，艾叶不仅是一味重要的中药，也是一个"伟大"的药物。

第一节　艾叶辟邪的传说、真实起源及科学道理

"艾叶能辟邪"这是我国古代劳动人民的认识。今天，许多人都知道，端午节悬挂艾叶就是为了避邪，有关艾叶辟邪在民间有多种传说，但很少有人知道古代关于艾叶辟邪的认识是怎样形成的。

一、艾叶辟邪的民间传说

有关艾叶辟邪的传说有多种，但流行最广泛、也是最有代表性的是《中国民间传说故事》所载的"五月五挂艾蒿"的传说。

很久很久以前的一年，一位神仙来到了人间体察民情，他把自己扮成一个过路的人，来到河边一个小村中一对富裕的年轻夫妇家里。神仙向那个女主人讨要一点食物充饥，女主人不仅不给食物，还讥讽他，甚至放出恶狗咬他。神仙气坏了，心想：这真是一个既吝啬又狠毒的女人，我非给她点颜色看看不可！于是，神仙用手轻轻朝那条恶狗一点，那条刚要扑来的恶狗便被定在那里一动也不动了。然后，神仙又指了一下左边墙壁训斥那个女人："你这个不懂情理的女人，你看那边的墙壁上！"那女人看见墙壁上显出四行白字来：五月初五，天火呼呼，大火过后，此村焦土。那女人吓得吐出了舌头，她心中暗想：他是个什么人呢？墙上的字是什么意思呢？她想回身去问一问，只见屋内空空，那个人早就不见了。很快，这件事情在村里传开了，大家一听这事，都埋怨那个女人太不懂事，但大家都想不出办法，全村人只好收拾好东西准备逃命。

五月初五那天一大早，神仙怀里揣着水、火和电三个神瓶，又装扮成一个行路人来到此村，他正要把瓶子里的神火倒出来将这个村子烧掉时，看到一个老太太背着大孩子领着小孩子正在非常艰难地过河。她为什么背着大的而领着小的呢？神仙心中十分纳闷，便迎着老太太喊道："身背大孩领小孩，若想快些过河去，几时才能到对岸，应背小孩领大孩。"老太太没有回答，只顾艰难地趟着水往前走，来到对岸，她才把大孩子放在地上，叹了一口气说到："一人不善众遭难，孩子离娘多凄苦，天火今日烧俺庄，不能让他遭祸殃。带着孩子来逃命，亲生儿子不当紧，巧遇大孩失爹娘，领着过河理应当。"神仙看着善良的老太太和两个孩子，再摸摸自己怀里的火瓶，便有些为难了：怎么能烧她家的房子呢？神仙想来想去，踌躇再三，最后对老太太说："带着孩子快回庄，红绸绑艾拴门上，艾蒿一束绸一方，你家可以免灾殃。"不待老太太细想，突然刮起一阵风，把老太太和两个孩子送回了村里。她知道是遇见了神仙。一回村，就去割艾蒿，找红绸，老太太想的不仅是自己的家，而是整个村庄，她把家家户户的门前都用艾蒿和红绸做了标记，连村头那个很坏的女人家也给挂上了。午时三刻到了，老远就能看见一团火球飞到了村子上空，向村子里落下来，可是村子里家家户户门前都挂着艾蒿和红绸，天火不灵了，只见那火球在村子里转了几圈后又向天上飞去。村子里的房子一幢也没烧掉，人们都非常感激那位好心肠的老太太，那个得罪了神仙的女人也学好了，这个村从此太平了。

从那时起，民间就流传了五月五挂艾蒿的习俗。

二、艾叶辟邪的真实起源

古代对艾叶辟邪的认识是经历了漫长的社会实践而积累的，远古时代到奴隶制社会，火是人类生活中的一个重要的东西，人类究竟何时开始懂得用火，至今众说纷纭。考古表明，人类约在6000年前就懂得用火，火的力量给人类留下极为深刻的印象，而火的利用给人类的生活带来很大的变化，例如火能用来照明，烤熟食物，烤暖身体，驱走猛兽等等。最早使用的是天然火。如火山爆发、雷电轰击、陨石落地、长期干旱、煤和树木的自燃等等，都可以形成天然火。这种过程反复多次，使人们看到了火的威力和作用，逐步学会了用火，把火种引到洞内经常放入木柴，形成不易熄灭的火堆供人们使用。同时也逐渐掌握了用冰取火、钻木取火及用火石、火镰取火的技术。用冰取火是古代劳动人民聪明才智的体现。在冬天里，把结成的大冰块磨成椭圆形的冰块（类似凸透镜），对着太阳进行聚光，并用艾绒作为取火物取火，所以艾在古代还有一个别名"冰台"（《尔雅》）。西晋张华编撰的《博物志》中就有记载："削冰令圆，举以向日，以艾承其影，则得火。"故艾又名"冰台"。

古代人们发现艾绒是一种很好的易燃物，因而用其做取火材料，无论是冰块取火，还是钻木取火，或用火石、火镰取火，都有可能是用艾绒做取火材料。后来还发现艾绒也可以很好地保存火种，因而，古代人们不仅在取火过程中应用艾绒，而且在保管火种以及在火种迁徙过程中也大量地采用了艾绒。进入到氏族社会，开始有了分工。作为保管火种这么重要的事情就必须固定到一个认真负责的人来承担，这个长期保管火种的人就慢慢地被人们称之为"火神官"或"祝融"。有关祝融，还有这样一个传说。黄帝时候有个火神官名叫祝融，他小时候的名字叫作黎，是一个氏族首领的儿子，生得一副红脸膛，长得威武魁伟，聪明伶俐，不过生性火爆，遇到不顺心的事就会火冒三丈。那时候燧人发明钻木取火，还不大会保存火和利用火。但黎特别喜欢跟火亲近，所以十几岁就成了管火的能手，火到了他的手里，就能长期保存下来。黎会用火烧菜、煮饭，还会用火取暖、照明、驱逐野兽、赶跑蚊虫，这些本领，在那个时候是了不得的事。所以大家都很敬重他，黄帝就赐他名为"祝融"。到后来，各个部落、各个村庄都有专门保管火种的专职人员，人们习惯称其为"祝融"。可以看出，祝融所司的是有利于原始初民生产活动的火。据说那时保管火种或传递火种用的就是艾叶，所以，保管火种的人还要经常上山采集艾叶晾晒干制成燃火材料艾绒，用来取火或保存延续火种，这就有了《诗经》中"彼采艾兮，一日不见，如三岁兮"的记载。

其后，人类不断受到疾病和瘟疫的攻击，当一种烈性传染病发生时，往往整个村子或整个部落的人大部分都死亡了，人们无法理解这是瘟疫流行造成的，以为是妖魔鬼怪邪气来侵。但人们发现，在每次灾祸发生时也总有一些人却能安然无恙。历经无数次的反复观察，终于发现负责掌管火种的这家人，甚至在这家人附近住的人都可以没事，他们仔细寻找这家人与其他人家的不同之处，发现这家人土屋的墙上挂满了艾叶，这家保管火种的人在每年的春夏之交（端午节前后）、艾叶生长最茂盛时上山采摘大量艾叶，挂到自家墙壁上晾干，以备取火及保存火种之用。难道是这些妖魔鬼怪邪气怕艾叶吗？他们又经过多次反复的实践，终于确认了悬挂艾叶是可以免受妖魔鬼怪邪气侵害的，慢慢就有了"艾叶辟邪"的认识。各地的人们也有了在春夏之交时节采摘艾叶悬挂于自家房屋墙上或门窗之上的做法，到后来也就逐渐形成了端午节悬挂艾叶的习俗，再发展到后来，甚至有了在端午节"悬艾叶、带艾虎、食艾糕、饮艾酒、熏艾烟、洗艾澡"的多种用艾习俗了。

三、艾叶辟邪的科学道理

"艾叶辟邪"在"文革"时期曾被视作迷信，在今天看来是很有科学道理的。在古代，当一种瘟疫（烈性传染病）大流行时，往往整个村子的人都会染病死亡，而造成这些瘟疫传播的根源就是病毒和细菌，但古人无法认识到这些，只认为是妖魔鬼怪邪气侵害造成的。用现代医学理论来解释，这种妖魔鬼怪邪气就是病毒和细菌。而现代医学研究已表明：艾叶中的挥发油（香味成分）对多种致病细菌及病毒均有抑制或杀灭作用。据《艾叶》专著记载：上海等地对用艾叶为主制成的消毒香，进行抑菌、抗病毒试验，结果发现艾香（主要为挥发性成分）对乙型溶血性链球菌、肺炎球菌、流感杆菌、金黄色葡萄球菌、绿脓杆菌有杀灭作用，对枯草杆菌、变形杆菌、白喉杆菌、伤寒及副伤寒杆菌、结核杆菌及多种皮肤致病真菌等也有抑制作用，对流感病毒、腺病毒、鼻病毒、腮腺炎病毒及疱疹病毒均有抑制作用，用其对空气消毒，可明显降低流行性感冒的发生率。同时对化脓性炎症、外伤及烧烫伤感染、皮肤化脓性感染、皮癣、带状疱疹、上呼吸道感染等多种疾病有促进愈合及痊愈的作用，表明艾叶确有预防疾病及保健康复作用。有研究表明，艾叶的香味成分（挥发油）挥发出来后，不仅能抑制或杀灭房屋周围环境中的细菌和病毒，还可分布于人的口鼻呼吸道中，能杀灭进入人口鼻呼吸道中的细菌、病毒，还可在口鼻中形成一道微膜屏障阻止细菌、病毒的侵害。若通过燃烧艾叶烟熏或煎煮艾叶洗浴，则由于高温的作用其香味成分挥发更彻底，效果会更好。同时，研究表明，艾叶还有一定的免疫增强作用。艾灸能增强小白鼠单核巨噬细胞的吞噬功能，提高机体免疫力，此点已被众多的药理实验所证实。以艾叶为主制成的消毒香，能显著提高健康人鼻分泌液中特异性免疫球蛋白 A 的含量，长期应用艾叶洗浴也能增强人体的免疫机能，增强抗病能力，可明显减少流感的发生率，说明艾叶浴也有一定提高免疫力的作用。

由此可见，古代民间认为艾叶有防病、避邪（瘟疫）的作用是有科学根据的，在传染性非典型肺炎和禽流感流行之际就有医药学专家提出运用艾叶（包括艾叶烟熏和艾叶洗浴）进行消毒预防。

艾叶能杀菌消毒、洁净空气，对预防疾病的传播起到了很好的作用。在欧洲导致千万人死亡的流感大流行，为什么在中国没有出现过呢？这里面的因素很多，但可以肯定，我国民间广泛流行的端午节挂艾叶、熏艾烟、洗艾澡的习俗是发挥了重要作用的！由此可见，我国古代认为艾叶能辟邪是有一定科学道理的。今天我们不仅要保持和发扬端午节挂艾叶、熏艾烟、洗艾澡的优良习俗，而且更应该深入研究艾叶抗菌、抗病毒的机理，研究艾叶在防治 SARS（传染性非典型肺炎）、禽流感及小儿手足口病等当代重大传染性疾病上的作用和效果，并能在此基础上研制开发出使用方便、高效、无毒的防治重大传染性疾病的艾叶药物制剂，为保障人民身体健康发挥更积极更重要的作用。

第二节 艾叶烟熏或熏蒸预防流感、禽流感

艾是我国劳动人民认识和使用较早的植物，收载我国西周初年至春秋中叶（前 11 世纪~前 6 世纪）诗歌的《诗经》中就载有："彼采艾兮，一日不见，如三岁兮。"其后的屈原（约前 340 年~前 278 年）撰写的长诗《离骚》中也提到艾，云："户服艾以盈要兮，谓幽兰其不可佩。"从这两部公元前的著名诗集中均

载有"艾"的情况看，艾叶在当时的知名度已是很高的了，说明艾在公元前就已普遍应用了，这种应用当然是以医药用途为主的。这一点可从与《离骚》同时期的儒家经典著作《孟子》中的记载得到证实，《孟子》载："犹七年之病，求三年之艾也。"《庄子》中也有"越人熏之以艾"的记载。此外，《春秋外传》有"国君好艾，大夫知艾的记载"，孔璠之《艾赋》亦有"奇艾急病，麾身挺烟"的记载。而成书不晚于战国时期的《五十二病方》就明确记载了两个用艾治病的方法：艾灸法和艾熏法。可见艾在当时已成为重要而常用的治病药物，而且应用了艾烟熏的治疗方法。

艾较早地用于治病与艾极早地应用于巫术、祭祀、占卜等方面有关。《山海经》中有扎草人而疗人疾病的巫术记载，此中的"草"极有可能就是"艾"草，艾在古代亦称医草、黄草。我国古代民间习惯在端午节采艾扎成人形悬挂在门窗上以祛邪驱鬼，即是受古代巫术的影响。正如《荆楚岁时记》所载："五月五日，采艾以为人，悬门户上，以禳毒气。"这种习俗流传至今，在民间仍有在端午节悬艾或熏艾的习俗，而且十分普及。

为什么古代人民对艾叶能避邪是那样深信不疑呢？这是因为经过千百年的实践证实，艾叶的确有"避邪驱鬼"、"禳毒气"的作用。在古代，当瘟疫肆虐时，一个村庄里往往有很多人因感染瘟疫而死亡，这些被瘟疫感染的人则被村民认为是"中邪"、"撞鬼"或"中毒气"。而那些在家里悬挂艾叶或熏艾的村民都没有被瘟疫感染，因而他们坚信艾叶有避邪作用。艾叶这种民曰"避邪"，实是发挥空气消毒达到预防瘟疫传染的作用。东晋著名的医药学家葛洪在他的《肘后备急方》中就介绍了用艾叶烟熏消毒预防瘟疫传染的方法：在瘟疫流行时"以艾灸病人床四角，各一壮，令不相染"，而且认为用这种方法预防疫病传染，效果"极佳"（《肘后备急方·治瘴气疫疠温毒诸方第十五》）。不但如此，还可以内服艾草来治疗或预防，尤其是热性传染病"五六日以上不解，热在胸中，口禁不能言，唯欲饮水者"，以干艾水煮后服用，效果更佳（《肘后备急方·治伤寒时气温病方第十三》）。

现代研究结果表明，艾叶燃烧的烟对引起不同的传染性、流行性疾病的多种致病细菌、真菌和病毒都有明显的抑制作用。艾叶烟熏或熏蒸时，可以在室内形成空气药分子膜层，而悬挂的艾叶其挥发性物质的挥发，在人体周围空气中也能形成天然消毒气幕，经呼吸系统侵犯人体的细菌、病毒最易蓄积于鼻窦腔与咽喉，艾草中天然杀菌、抗病毒成分可于鼻窦腔、喉头与气管中形成"药膜"，大量积聚抗体，达到灭菌、杀毒、防止染病的效果，故悬挂艾叶及燃烧艾叶的确有预防瘟疫流行的作用。我国古代劳动人民应用悬艾或熏艾来"避邪"、医药学家葛洪早在两千多年前就用其预防疾病传染都是有科学道理的。今天艾叶烟熏防疫法依然是广大农村预防传染病，甚至是预防非典型肺炎的有效方法。陕西中医药研究院副院长刘华教授曾在作客陕西电视台时就明确提出：艾叶烟熏法就是一种防止"非典"流行简便易行的防疫方法。

自20世纪60年代开始，上海、河南、沈阳、湖南、浙江等地的一些医疗单位进行了用苍术、艾叶烟熏预防流行性感冒的实验，结果表明确有一定的效果。上海第二医学院附属第三人民医院用苍术、艾叶制成蚊香，点燃在一些感冒流行的单位和5个托儿所进行成人和儿童预防感冒的观察，其中成人1281名，分成两组，一组在每晚睡眠时点香一盘，另一组不点香，连续观察20天，结果点香组感冒发病率为15.6%，不点香组发病率为24.3%，两组比较有显著性差异（$P<0.01$）。另对托儿所大班的336名儿童分甲乙二组进行观察，甲组活动室每日点香6~8小时，乙组活动室不点香作对照，观察15天，结果点香组感冒发生率为12.8%，未点香组发病率为24.7%，两者比较有显著性差异（$P<0.01$）。还有人在一次流感流行时，把流感密切接触者随机分成点苍术艾叶香组和点普通蚊香组进行观察，结果点苍术艾叶香组的发病率为15.38%，而点普通蚊香组发病率为33.33%，明显高于苍术艾叶香组，说明艾叶烟熏确有预防流感的作用。为

了进一步证明其预防流感的作用，有人研究了苍术艾叶烟的抗病毒作用，结果表明其对腺病毒、鼻病毒、副流感病毒和流感病毒（A型或甲型）都有抑制作用，特别是对流感病毒具有高效和速效的抗病毒作用。单独用艾叶烟熏观察其抗病毒作用，结果也表明，单用艾叶烟熏对流感病毒等四种病毒也有明显的抗病毒作用。并研究了苍术、艾叶单独提取液的抗流感病毒作用，结果表明，二者的提取液均有抑制A型（甲型）流感病毒的作用，且以艾叶提取液的效果最好。

从上可以看出：①几千年的民间应用表明，艾叶确有"避邪"（防止流感等瘟疫感染）的作用；②现代的临床观察表明，艾叶可明显降低流感流行期的发病率；③现代的药理研究表明，艾叶燃烧产生的烟和艾叶的提取液均有明显的抑制A型（甲型）流感病毒的作用。因此，可以肯定地说，艾叶对于预防流行性感冒的流行有明显作用。

禽流感是禽流行性感冒的简称，它是由甲型流感病毒的一种亚型（也称禽流感病毒）引起的传染性疾病，高致病性禽流感最为严重，发病率和死亡率均高，人感染高致病性禽流感死亡率约是60%，家禽感染的死亡率几乎是100%。1918～1920年的欧洲流感大流行是一次可怕的瘟疫，此次流行首发于1918年1月美国东部，1918年4月在法国军队中流行，以后迅速蔓延，波及全球。此次大流行被称为人类历史上最大的瘟疫，造成的死亡总数估计约2000万人。关于这次大流行的病原，据血清学溯源，认为是由H1N1流感病毒引起。前几年在我国内地及香港、台湾流行的人禽流感是由H5N1型禽流感病毒感染所引起的，2013年发生的禽流感则是由H7N9型禽流感病毒感染所引起的。它与过去在人身上发现的H1、H2、H3型流感病毒同属于甲型流感病毒，艾叶无论是烟熏或是提取液对于甲型流感病毒都是有抑制作用的。肆虐欧洲导致数千万人死亡的流感大流行为什么在中国没有如此猖獗呢？笔者觉得这与中国民间的风俗与卫生习惯有关，风行于广大中国乡村的悬挂艾叶、菖蒲，熏艾叶、熏苍术、熏雄黄，饮屠苏酒、艾叶酒等习俗，对于防止流感等瘟疫的大流行确实起到了有效的作用，而这些习俗中应用最多的还是艾叶。

在还没有找到预防和治疗人禽流感的特效药物之前，对于人禽流感的预防只能参照流行性感冒来进行预防，卫生部公布的《人禽流感诊疗方案》中的防治措施就是按照流行性感冒来制定的，而艾叶预防流行性感冒是既简便而又行之有效的方法，因此我们认为艾叶对于预防人禽流感也是有一定作用的。在目前状况下，艾叶烟熏和熏蒸法不失为广大农村可取的一种防止人禽流感流行简便易行的防疫方法。具体的用法是在人禽流感流行的疫区用艾叶烟熏人们工作和休息的地方，每天熏30分钟，熏后开窗通风；或用艾叶煮水熏蒸全身30分钟，每天1次。用目前市面上销售的艾叶空气消毒剂喷洒也有一定效果。

第三节 艾叶的养生保健作用

艾叶是中医临床常用药之一，有散寒止痛、温经止血作用。艾叶作为药物，其主要功能及主治病症在历代本草医籍中均有记载，但对其养生保健作用则较少提及。现就我国古今关于艾叶养生保健的作用及应用作一总结，以供参考。

一、艾叶在古代的养生保健作用

艾叶在古代的应用历史较为悠久，不仅用于治疗，也有不少用法是属于养生保健应用。如古代民间有挂戴艾叶、食用艾叶及熏艾烟以"避邪""禳毒气"的习俗，实际上是用艾叶来预防各种传染病及保健的方法。

古代的一些经史书籍有端午节"悬艾人、戴艾虎、饮艾酒、食艾糕、熏艾烟"民间习俗的记载。艾人即以艾草扎成人形，悬挂在门窗上以禳毒气，南朝梁宗懔《荆楚岁时记》载："五月五日，四民并踏百草……采艾以为人，悬门户上，以禳毒气。"艾虎，即用艾作虎，戴以辟邪。宋代周紫芝《竹坡词·永遇乐·五日》云："艾虎钗头，菖蒲酒裹，旧约浑无据。"艾酒，即浸艾的酒。元代陈元靓《岁时广记》二一艾叶酒云："金门岁节，洛阳人家端午作术羹艾酒。"艾糕，即加艾制成的糕饼。《辽史·礼志》六嘉仪下云："五月重五日，午时，采艾叶和绵着衣……君臣宴乐，渤海膳夫进艾糕。"艾烟，即燃烧艾叶放出的烟，如春秋时期的《庄子》中就有"越人熏之以艾"的记载，孔璠之《艾赋》中也有"奇艾急病，糜身挺烟"的记载。可见在当时民间已有用艾叶、艾叶制品及艾叶烟熏治疗和预防疾病的习惯。

这些都是我国古代劳动人民长期应用艾叶"避邪"（预防疾病）方法的总结，可见艾叶作为养生保健用药，在古代就已得到了广泛应用。

二、艾叶在民间的养生保健应用

今天，艾叶作为预防养生保健的应用在民间已是十分普遍，在我国大部分地区还流传着这样一句谚语："家有三年艾，郎中不用来。"由此可见，民间对艾叶预防保健作用的肯定。

如艾叶减肥法在民间应用广泛，该法是用晒干艾叶，捣成绒，制成艾卷，点燃以熨灸人体穴位，进而起到减肥作用的方法。其操作方法是：取关元、丰隆穴，将艾卷的一端点燃，先靠近以上穴位，以后慢慢提高，直到病人感觉舒快时就固定在这一部位（一般在距穴位 0.5~1 寸处），连续熏 10 分钟左右，至局部发红为止。每日 1 次，10 次为一疗程。一般 3~5 个疗程即可见效。

洗艾叶浴也是民间常用的养生保健方法，取新鲜艾叶 30~50g，在澡盆中用适量沸水浸泡 5~10 分钟，取出艾叶调至适温即可沐浴。艾叶浴不仅可以预防感冒、妇女产后感染，对毛囊炎、湿疹也有一定疗效，另外还可消除疲劳。

民间用艾叶鸡蛋汤保胎也有很好疗效。艾叶 50g，鸡蛋 2 枚，白糖适量。将艾叶加水适量煮汤，打入鸡蛋煮熟，放白糖溶化即成。每晚睡前服。有温肾安胎作用，适用于习惯性流产。

成年人一旦感受风寒咳嗽，用艾一把煎汤洗脚，同时用艾叶七至九片，葱三至五根，煎汤温服取汗，即可告愈。某些局部发生漫肿无头，皮色不变而疼痛的阴疽，及时用干艾一把、干大蒜梗一把，置炭火上烧烟熏患处，每日一次，多在三五次即能消散。用艾叶二斤烘干制绒与棉花混合制成药枕防治妊娠及产后外感风寒头痛和偏头痛。老人丹田气弱、脐腹畏冷，儿童受寒而致腹痛泄泻，妇女痛经、经行不畅、少腹坠痛或崩漏带下等经寒证及妇女产后虚寒性腹痛等用熟艾制成围兜，兜其脐腹，效果显著。这些用艾保健及治疗方法在全国很多地方都习惯采用。

三、现代对艾叶养生保健作用的研究

现代对艾叶的研究表明，艾叶有较好的预防疾病及康复保健作用。艾叶中的挥发油有抗菌、抗病毒作用，能避疫驱"病邪"。上海等地对用艾叶为主制成的消毒香，进行抑菌抗病毒试验，结果发现艾香对乙型溶血性链球菌、肺炎球菌、流感杆菌、金黄色葡萄球菌、绿脓杆菌有杀灭作用，对枯草杆菌、变形杆菌、白喉杆菌、伤寒及副伤寒杆菌、结核杆菌及多种皮肤致病真菌等也有抑制作用，对流感病毒、腺病毒、鼻病毒、腮腺炎病毒及疱疹病毒均有抑制作用，用其对空气消毒，可明显降低流行性感冒发生率。同时对化脓性炎症、外伤及烧烫伤感染、皮肤化脓性感染、皮癣、带状疱疹、上呼吸道感染等多种疾病有促进愈合及痊愈的作用，表明艾叶确有预防疾病及养生保健作用。可见，古代民间认为艾叶及其燃烧产生的烟有防病、避邪（瘟疫）的作用是有科学根据的，今天，在流感流行之际有医学专家提出运用艾条燃烧的烟进行空气消毒预防，也有一定科学道理。

艾叶养生保健作用的另一个表现是艾叶还有一定的免疫增强作用。艾灸能增强小白鼠单核巨噬细胞的吞噬功能，提高机体免疫力，此点已被众多的药理实验所证实。以艾叶为主制成的消毒香，能显著提高健康人鼻分泌液中特异性免疫球蛋白A的含量，说明艾叶有一定提高免疫力的作用。

此外，现代研究表明，艾叶还有平喘、镇咳、祛痰、止血、抗凝、抗过敏、镇静、护肝利胆、降压、解热、助消化及补体激活作用。所有这些研究都证明，艾叶不仅有显著防治疾病的作用，而且有较好的养生保健作用。

四、艾叶养生保健用品的开发

在保健品开发方面，笔者曾做过一些工作。如在李时珍治疗脐腹冷痛"以熟艾入布袋兜其脐腹"经验启示下，根据"衣冠疗法"的理论，参考《本草纲目》中治疗腰痛病的宝贵经验，研制出了"李时珍中药保健腰带"。该产品配方即是以蕲艾为主，辅以散寒、祛风、祛湿、补肾、活血、止痛药物，经湖南中医学院附属第二医院、蕲春县人民医院、蕲春县李时珍医院等医疗单位临床应用，治疗腰痛病人 800 余例，总有效率达 95% 以上，于1990 年 10 月经湖北省卫生厅组织科学鉴定，认为达国内先进水平。获国家专利局"实用新型专利"。该产品防治腰痛，不仅疗效确切，而且生产工艺简单、使用方便、价格便宜、药源丰富、无副作用，是值得提倡推广的一种防治腰痛及保健的新制剂。

近年来，在日本出现了"艾蒿药枕"热，即将艾叶带茎粉碎，再用大型干燥器干燥 30 分钟，使其含水量降至 10% ~15%，并在 80℃温度下进行热处理，最后装入枕套，制成枕头。由于该枕头具有避蚊、除虫、除臭等功能，对治疗头痛、消除疲劳亦有好处，因而已成为颇受日本消费者欢迎的保健药枕。国内已有单位根据艾叶的消炎止血作用研制出艾叶牙膏，对牙周炎、牙龈出血、牙龈肿痛及口臭等口腔疾病有较好的疗效，值得推广应用。

中药浴剂是一种深受广大群众欢迎，颇具发展前途的新剂型。在我国民间从南到北都有用艾叶煎水洗浴治疗和预防多种疾病的习惯，上海家化联合股份有限公司以艾叶为主药配以柔和性的洁体润肤的基质制成六神艾叶系列沐浴露和六神艾叶香皂，作为防病健身的养生保健品，受到社会各界的广泛欢迎，具有较高的推广应用价值。

　　此外，在湖北省蕲春县还有以蕲艾为主药，配以其他驱蚊药制成的蚊香（蕲艾蚊香），用于驱蚊及空气消毒，防治传染病流行具有很好的效果，颇受欢迎。

　　还有以优质艾叶为主制成的艾叶香烟（香烟替代品），是一种不含尼古丁的保健型绿色特殊吸食品。是利用艾叶发出的烟气控制多种细菌、病毒在空气中的传播。利用艾叶具有抑制细菌生长、杀菌和抗病毒的功能，起到避免细菌、病毒入侵呼吸道，预防流行性感冒，清洁口腔，清新空气的作用。经部分人员试用结果表明，本品不仅能预防流行性感冒，而且对慢性支气管炎的患者还能起到化痰止咳作用。

　　在保健食品开发方面，古代就已做了大量工作，如用艾叶制酒（艾酒），用艾叶制糕饼，在端午节食用，既是节日的美味食品和饮料，又可防病避邪、保健强身。现在已开发出艾酒、艾糕、艾饼之类保健食品，受到广大群众的普遍欢迎。

第四节　食用艾叶正当时

　　艾叶又名香艾、蕲艾、艾蒿，性温味苦、辛，入脾、肝、肾经。能散寒除湿，温经止血。适用于虚寒性出血及腹痛，对于妇女虚寒月经不调、腹痛、崩漏有明显疗效，是一种常用的妇科良药。现代研究表明，艾叶中含有软性树脂、挥发性精油、葡萄糖、鞣酸、氯化钾和 B 族维生素、维生素 C 及钙、磷、铁、锌等多种矿物质元素等成分。其所含的苦艾叶素能刺激血管收缩，增强人体网状内皮细胞的吞噬作用，提高人体免疫功能，对伤寒杆菌、结核杆菌、福氏痢疾杆菌、金黄色葡萄球菌、溶液血性链球菌、白喉杆菌和某些引起皮肤疾患的真菌，以及腺病毒、流感病毒具有杀灭和抑制作用。它能降血压、降血脂、缓解心血管疾病，是一种典型的保健蔬菜。

　　艾叶的营养价值也不容小觑。每 100g 野艾嫩茎叶含胡萝卜素 5.28mg、B 族维生素 0.33mg、维生素 C 11mg。艾叶风干后含蛋白质25.85%，脂肪2.59%，矿物质10.13%。民间也利用艾制造出不少食疗食补之品：艾草可做艾糕点心，加工成各种菜和药膳。从养生的角度来说，鲜嫩的艾叶具有开胃健脾、增进食欲的功效。

艾叶食用在我国古代是比较常见的，一些经史书籍载有端午节"饮艾酒、食艾糕"的民俗，近现代艾叶的食谱在各地都有应用，在广东、福建等岭南地区民间作艾饼、艾粑食用，现在在广东省中山市的早茶店里仍然有艾叶食品供顾客选用。近年来，随着人们保健意识的增强，一股食用艾叶之风正从乡村刮到城市，偏僻山区的艾糍粑、艾叶煎蛋、艾叶肉丸子等相继进入了一些酒家，深受食客欢迎。注意适时饮食、食疗养生的"煮妇"们也不甘落后，有意识地买来艾叶，烹制一些食疗养生菜给家人吃，以达到养胃、祛湿、杀菌等目的。

安徽郎溪有一个叫郎溪上野忠食品加工有限公司，专门生产艾叶食品（艾糍粑、艾水饺、艾青团、艾香串、艾汤圆、艾酥饼、艾铜锣烧、艾香粥等），并主要是出口日本，深受欢迎。下面介绍一些艾叶的食用方法。

母鸡艾叶汤

做法：老母鸡1只，艾叶15g。将老母鸡洗净，切块，同艾叶一起煮汤，分2~3次食用。月经期连服2~3剂。

功效：补气摄血，健脾宁心。适用于体虚不能摄血而致月经过多，心悸怔忡，失眠多梦，少腹冷痛等。

艾叶煎鸡蛋

做法：鲜艾叶洗净后切碎（也可以先用开水烫一下以去除部分苦味），加入鸡蛋搅匀，加入盐、胡椒粉等调料。待锅热后加入适量油，煎熟即可。

功效：开胃消食，主治胃寒冷痛。

艾叶红糖荷包蛋

做法：艾叶10~15g放入冷水中，大火烧开后小火再煮15~20分钟，然后沥出艾叶，打入1~2个鸡蛋，蛋熟后放入红糖，吃蛋喝汤。

功效：艾叶有暖宫止血安胎的作用，本品用于治疗宫寒不调或宫冷不孕症。

川芎艾叶蛋

做法：川芎6g，艾叶9g，生姜9g，鸡蛋2个，红糖适量。将上述诸药同鸡蛋放入砂锅内，加水共煮，鸡蛋熟后去壳再煮10分钟，去药渣加红糖调味，吃蛋喝汤，每日一次，连服7日。

功效：理气活血，暖宫调经。用于气滞血瘀之闭经。

姜艾鸡蛋

做法：生姜15g，艾叶10g，鸡蛋2个，加水适量煮熟后，蛋去壳放入再煮，饮汁吃蛋。

功效：补血活血，扶正祛邪。用于月经过多。它来源于古代名方中的艾姜汤，其中艾叶能暖气血而温经脉，专治女性气血寒滞、腹中冷痛；干姜能去脏腑之沉寒，最擅治下焦虚寒、胃部冷痛；而在艾姜汤中加入鸡蛋和红糖，则能补血活血、扶正祛邪。

艾叶鸡蛋汤

做法：先将嫩艾叶（约30g）洗净，用开水烫一下以去除部分苦味。将两只鸡蛋打匀，加适量水于锅中煮开，加入少量熟油，再将烫好的艾叶放入锅中，水再次开时就可加入打好的鸡蛋，适度搅拌，加调味料（盐、鸡精等）即可出锅食用。

功效：艾叶有温胃止痛的功效，适用于胃寒冷痛。对于寒性便秘也有较好的作用。现代研究发现艾叶有抗菌、保护胃黏膜、利胆以及缓解平滑肌痉挛的作用。这可能是该方有效的根本原因。

艾叶蒜汤

做法：大蒜50g，生荷叶20g，生艾叶20g，生侧柏叶20g，鲜生地20g，将各种材料混合一起捣成泥，以水煎服，

功效：温经、止血。适用于感冒，妇女虚寒痛经、崩漏。

艾叶生姜水

做法：取艾叶5g左右，用清水洗净，加入生姜3片，放入容

器中，加水，先用武火煎开，再用文火慢慢熬 15 分钟左右，一日服3~4次。

主治：驱寒止咳。治小儿咳嗽，尤适合于风寒咳嗽。

艾叶甜汤

做法：艾叶 15g，白糖 20g，共煮汤饮用。

功效：清热利湿，活血化瘀。适用于经来烦躁，尿赤灼痛，口干口苦，喜冷水，便秘难下，舌红苔黄，脉数无力。

艾叶红糖水

做法：生姜 5 片，大枣 5 枚，艾叶 15g，红糖适量，水煎服。

主治：温经止痛。适用于痛经。

艾附茶

做法：干艾叶 9g，香附 10g，打成粗末，以纱布包好，置保温瓶中，加大枣 5 枚，以沸水适量冲泡，盖焖 15 分钟后分次饮用，1 日内饮完。

功效：温胃散寒，行气止痛。治疗受寒饮冷致脘腹疼痛，喜温恶寒，呕吐清水，大便稀烂等。

艾叶茶

做法：取干艾叶 3g，冲沸水代茶饮，如怕苦可适当放点糖，每日 3~4 次。

主治：胃寒疼痛。亦可用于治疗便秘、排便不畅。

艾叶粥

做法：干艾叶 15g，粳米 50g，红糖适量。将艾叶加水煎浓汁，去渣后加水、米、红糖，煮粥食用。

主治：可用于妇女虚寒痛经、月经不调、脘腹冷痛的辅助治疗（阴虚血热者不宜食用）。

艾叶薏仁粥

做法：艾叶 6g，鸡蛋 1 个，薏仁 50g，花椒、盐适量。将薏仁加水煮粥，备用。将艾叶与鸡蛋同煮至鸡蛋熟，取汤放入薏仁粥内；鸡蛋去壳，蘸花椒、细盐，与粥同食，每日 2 次。

功效：温中散寒、补益气血。治胃寒疼痛、气血虚弱。

艾叶阿胶粥

做法：阿胶 20g，干艾叶 10g，红糖 1 大匙。干艾叶先以 3 碗清水煎煮 20 分钟，倒出药汁。将阿胶捣碎，加入药汁中煮至完全溶解（边煮边搅），加红糖拌匀。每日服用 2 次。

功效：艾叶温经止血，散寒止痛，适用于痛经、小腹冷痛的调理。汉方把艾叶当作止血剂，其能缩短出血、凝血的时间，喝艾叶汁可改善月经量过多或经期过长。阿胶所含的胶蛋白，能帮助血液凝固，故有止血作用；同时又可以加速细胞和血红蛋白的增长，也有养血的功效。阿胶滋阴补虚、益肺，常用于功能失调型的子宫出血、血虚等症状。适用于血虚体质者。注意，吃太多有的人会腹泻、胀气。

艾酒

做法：将干艾蒿叶 200g 装入布袋，浸入 35 度白酒约 1.8L中，加入砂糖 200g，30 天后过滤饮用。

主治：可用于治疗腹痛、咳嗽痰多。

艾叶肉丸

做法：把肉和艾叶分别剁碎后加入适量盐、姜、味精、花生油、生粉、鸡蛋拌匀，然后用常法加工成肉丸或肉饼。或煮或煎或蒸均可。

功效：开胃暖胃，适用于胃寒腹痛。

艾叶水糕

做法：取干艾叶、糯米、砂糖各适量。干艾叶与糯米一起浸泡 2 小时，用打浆机磨成米浆；砂糖煮溶与米浆煮成糊状，入铜盆蒸 60 分钟，冷却后切块食用。

功效：开胃暖胃，适用于胃寒、腹泻。

面粉蒸艾叶

做法：将新鲜艾叶去掉硬梗、枯叶，用清水将泥沙淘净，然后按 1000g 艾叶拌 250g 面粉的比例，掺匀拌散，使艾叶全部沾有面粉。然后铺入笼屉蒸约 30 ~ 40 分钟后出锅。蒸熟的艾叶呈灰白色，无浓烈的芳香药味。再盛在碗里，调入香油、辣椒粉、葱、蒜泥等调料即可食用。

功效：开胃暖胃，适用于胃寒腹泻。

艾叶饺子

做法：艾叶300g，切碎；葱、豆芽、豆腐适量切碎。将以上材料拌匀，用盐、味精调味成馅。用面皮包馅成饺子形状，入锅中蒸熟或水煮均可。

功效：帮助消化，增进食欲。

艾叶菜团

做法：将艾叶切碎，放适量面粉，加水、盐揉成面团，做成大小适中的艾叶菜团，入锅中蒸熟即可。

功效：通气血，逐寒湿，止血，安胎。尤其是端午节前后的艾叶，清嫩味鲜，可开胃健脾、增进食欲。

艾叶青团（艾叶糍粑）

做法：糯米粉180g，黏米粉120g，艾叶粉15g，芝麻、花生、猪油、白糖、黄片糖适量，柚子树叶或者芭蕉叶若干。

把花生和芝麻洗净后，分别入锅里炒香，然后放入搅拌机搅碎备用。黄片糖切碎加入花生芝麻馅里，再加入适当的猪油和白糖，搅拌均匀后，制成艾糍粑的馅备用。将适量的黄片糖放入锅中煮成水状，然后把糯米粉、黏米粉、艾叶粉置入大盆，加入黄糖水，一起搓揉，搅拌均匀，抓一团面，揉圆后，在中间挖开个洞，装入芝麻花生馅，然后轻轻包好，再揉搓一下成圆球状，蒸笼里垫上柚子叶，把做好的艾糍粑外表抹上一层花生油，然后轻轻置于柚子叶上，置炉上旺火蒸20分钟即可。

功效：有美容功能，是客家妇女坐月子必吃的点心，还可治感冒。

艾叶月饼

做法：新鲜艾叶清洗后用开水烫过，沥干，捣成艾叶糊，再与砂糖、月饼专用油、低筋面粉、玉米淀粉和成品白莲蓉混合炒煮成馅料，用和好的面包好，用月饼模具压成月饼烤熟即可。

功效：开胃消食，有较好的食疗效果。风味独特且整体松软，口感好。

艾叶粽子

做法：糯米 200g，艾叶 50g，椰丝 1g，黑芝麻 1.5g，白糖 0.5g，杏仁 0.6g，枣泥 2.5g，粽叶适量。新鲜艾叶经清洗，用开水烫过后沥干，捣成艾叶糊，与黑芝麻、椰丝、杏仁、枣泥等混均，包于糯米之中，外包粽叶，蒸熟即可。

功效：开胃消食、温胃暖经，用于胃寒、胃痛、妇女虚寒痛经。

艾叶绿豆饼

做法：艾叶 100g，绿豆粉 500g，食用碱 5g，植物油 100g，酥油 4g，糖 80g。新鲜艾叶经清洗，用开水烫过后沥干，捣成艾叶糊，与绿豆粉、植物油、糖等揉和混均，用饼模压制成型，蒸熟即可。

功效：开胃消食、温胃暖经，用于胃寒、胃痛、妇女虚寒痛经。

艾叶饼

做法：将艾叶打成浆，加入糯米粉搓揉成软材，做成一个个艾叶饼，烤熟即可食用。本品口感上有很香浓的艾叶香，并有少许的艾叶苦味，吃后齿颊留香。

功效：有美容养颜的功能，是妇女坐月子的理想点心，并对感冒有一定的治疗作用。

制作艾叶食品时选用新鲜嫩叶最好，没有新鲜嫩叶时也可选用干艾叶，用前用冷水浸软，除掉坚硬的叶柄、叶脉，开水焯过之后即可用于制作艾叶食品。

艾叶食品的食用一般来说是安全的，但中医传统就认为，是药三分毒。这是指除了少数真正的毒性药物外，无毒的中药本身都有一些寒热温凉的偏性（少数平性中药例外），这些偏性药物长期或过量服用自然会对人体产生一些毒副作用，艾叶在《中国药典》中记载是有小毒的，现代研究表明其毒性成分主要是所含的樟脑、芳樟醇、侧柏酮等成分，这些成分有挥发性，在艾叶的加工、煎煮过程中都会挥发掉，如郎溪上野忠食品加工有限公司对艾叶的前处理方法是：艾叶用清水洗净后，入大锅里煮开，其间加一点点苏打粉一起同煮，煮好艾草好，捞出再用清水洗净，然后挤干水分备用。这样的前处理方法基本上可以把艾叶中的微毒性成分或刺激性物质完全除去。民间制作艾叶食品也都会将艾叶放到滚开的水中煮一二翻，说是除味，实际上是除去艾叶中的微毒性成分或刺激性物质，这样制作的艾叶食品可以放心食用。所以，艾叶食品只要按正常剂量食用是安全的。特别提醒大家，在制作艾叶食品时应该注意两点：一是制作艾叶食品时一定要把艾叶放入滚开的水中焯一下以除味，二是应该对证食用，食用时应适可而止，不可以超量食用。

第五节　话端午艾浴

端午时节天气逐渐炎热，蚊虫苍蝇滋生，细菌病毒繁殖，百毒齐出，所以古人称五月为"恶月"或"百毒月"。艾叶是一种可以治百病的药草，插在门上，或用其烟熏，或用其煎水洗浴用来祛除各种毒害，可以使人身体健康。从端午节的许多传说中可以看出人们都是拿艾叶来防病、治病、保健康的。故端午节被视为卫生节，自古就有在端午节采艾应用于防病驱邪了。

古代的一些经史书籍有端午节"洗艾浴"等民间习俗的记载。根据古代医药书籍，艾叶属相当常用的草药。历代中医药文献记载艾的用法主要有四：一是作汤剂或药丸内服；二是广泛用于艾灸，艾灸与针灸、石砭并列，为中医重要外科治疗方法之一；三是烧艾烟熏毒虫和驱除瘟邪之气；四是用于煎汤洗浴，驱寒祛毒。加之艾草气味芳香，形色可宜，成为端午节物品是再自然不过的事情，而洗艾水澡也成为古代端午节的一个重要活动。史载，每逢瘟疫之年，都是艾叶丰产之季，这是大自然赐予人类抵御病邪的武器，可谓天赐良药。中医传统强调"治未病"，熏洗艾叶便是其中一种有效方法。我国自古民间就有五月初五，挂艾叶、悬菖蒲、洒雄黄、洗艾浴的习俗，特别是在许多地区，新生儿及产妇也要用艾叶水洗澡，这些习俗一直流传至近代。艾叶能杀菌消毒、洁净空气，对预防疾病的传播起到了很好的作用。

据考证，艾叶用于防病治病已有 3000 多年的历史。我国现存的第一部方书、战国时期的《五十二病方》中就记载有艾叶的疗效与用法，其后在历代本草中均有记载。艾叶最早的用途是灸，并与"针"齐名，而且有"医家用灸百病"之说。作为内服药，艾叶具有理气血、逐寒湿、温经、止血、安胎之功用。艾叶在古代的应用不仅仅是通过口服和针灸来治疗疾病，也有不少文献记载应用艾叶烟熏和艾叶煎水洗浴来治疗和预防疾病的。如春秋战国时期的《五十二病方》、东晋时期葛洪的《肘后备急方》等早期的医药著作中就有艾叶烟熏治病的记载。南北朝时期陶弘景编撰的《本草经集注》在艾叶项下记载有："苦酒（醋）煎叶，治癣甚良"。唐代《药性论》亦有艾叶"醋煎作煎治癣"的记载，这种方法就是用加少量醋的水煎煮艾叶，洗浴患处治疗皮肤癣疾。说明汉唐时期就已普遍采用艾叶洗浴疗法治病。宋代的《陆氏积德堂方》载有用艾叶熏洗治疗鹅掌风，明清时期用艾叶浴治病的记载就更多了，民间用艾洗浴防治疾病的应用则更为广泛。近现代的《中华人民共和国药典》《全国中草药汇编》等重要药物学专著都有用艾叶外用（洗浴）治疗皮肤瘙痒、湿疹的记载；《熏洗疗法》介绍用艾叶洗浴治疗慢性溃疡、象皮腿；《蕲州药志》介绍用艾叶煎水先熏蒸后泡洗治疗多年筋骨疼痛、腰腿痛等有显著疗效。可见我国自古已有用艾叶煎水洗浴来治疗和预防疾病的习惯，这种用艾叶洗浴治病的习惯实是古代端午节洗艾澡的延续，并在洗艾澡的基础上发扬光大而来的，而且这种习惯一直延续至今。但遗憾的是，到了现代端午节的习俗仅划龙舟和吃粽子在某些地方尚有保留，洗艾澡这一传统习俗已经越来越少见了。

洗艾澡实际上是药浴疗法的一种。药浴疗法的应用最早可追溯至 3000 多年前的殷商时期，那时在宫廷中已出现了药浴。战国时期，士大夫们已盛行用兰草、艾叶等香料香药煎煮沐浴，以达到芳香爽身保健作用。其后，艾叶也已广泛地用于药浴疗法中，艾叶是这种疗法中最为常用的药材原料。洗艾叶浴特别在以下几个方面有其独到之处。

1. 艾叶浴特别适合于妇女：艾叶的渗透性和滋润性极好，具有神奇的滋养、修复效果，能快速促进血液循环，激活表皮细胞再生，可促进衰老细胞代谢，是敏感性及受损肌肤的修护极品。女性的肌体随着年龄的变化和防御功能的改变需要不断地保养和持久地呵护。艾叶的调经、暖宫、安神等功效不仅能够缓解种种不适，还对妇女内环境有着很好的调节作用，并能形成持久天然的保护屏障。对于寒气重、月经过多、脘腹冷痛、宫冷的人，洗艾叶浴尤其有效。艾叶的精油自然杀菌，浴后令皮肤光滑柔顺并散发出绿色蒿草的淡雅清香。此外，艾叶还有安胎作用，所以孕产妇艾叶浴不仅可以预防妊娠期感染，还可起到安胎作用。

2. 艾叶浴特别适合于儿童：医学研究证实，初生婴儿皮肤缺乏天然保护功能，呼吸道也很容易受环境污染及病菌侵害，天然艾草植物精华，具有抑菌成分，能深层清洁肌肤污垢，杀灭细菌。同时沐浴中，艾叶的精油成分随水蒸气挥发出来，分布于儿童口鼻呼吸道中，既能杀灭其中的细菌、病毒，又可形成一道微膜屏障阻止细菌病毒的侵害。艾草精油成分还蕴含大量儿童肌肤所需要素，沐浴后在皮肤上也能形成天然保护膜，有效呵护肌肤。独特的天然清香可消去体味，使浴后儿童领略全新沐浴感受，祛痱爽肤，蚊虫不易亲近，更觉神清气爽。

3. 艾叶浴特别适合于脚部：艾叶泡脚不仅可以防治感冒、失眠、消除疲劳，还可消除脚底真菌，去除脚臭、脚气、令脚部皮肤细腻光滑。经常用艾叶泡脚可以有效缓解不适，还可以调节内分泌，安神益气，增强免疫力，美颜健体。对于很多女性朋友的寒气过重、宫冷、月经过多、月经不调、脘腹冷痛用艾叶煎水泡脚都有很好的缓解作用。

在伟大的医药学家李时珍的故乡湖北蕲春县即有很多用艾叶

浴的习惯，如在婴儿出生后第三天要洗一次艾水澡，并将艾绒少许敷囟门和肚脐上，用来预防感冒鼻塞或感染其他疾病。产妇在产后三天和满月，都要进行一次艾汤沐浴，用以消毒辟秽，温运气血，可以预防产后体弱发病。成年人一旦感受风寒，用艾一把煎汤洗脚，同时用艾叶七至九片，葱三至五根，煎汤温服取汗，即可告愈。皮肤瘙痒、湿疹、疥癣之类皮肤病，用干艾叶煎水洗患处，每天早晚各洗一次，洗后用艾叶药渣敷于患处 20～30 分钟，效果很好。

随着时代的进步，对艾叶的研究和应用更加全面和深入。今天在艾叶的品种、成分、药理、制剂、艾灸机理，以及艾叶产品研发、综合利用等方面，都取得了许多新的进步和成果。特别是化学成分研究方面，发现艾叶除了挥发油以外，还含有鞣质、黄酮、微量元素及其他有机成分，现代对艾叶的研究表明，艾叶有较好的预防疾病及康复保健作用，艾叶中的挥发油有抗菌、抗病毒作用，能避疫驱"病邪"。此外，以艾叶为主制成的消毒香或多次以艾叶熏蒸洗浴，能显著提高健康人鼻分泌液中特异性免疫球蛋白 A 的含量，因此，长期应用艾叶洗浴也能增强人体的免疫机能，增强抗病能力，可明显减少感冒的发生率。这些研究结果充分说明，艾叶浴有一定提高免疫力、预防瘟疫传染的作用。可见，古代民间认为艾叶洗浴有防病、避邪（瘟疫）的作用是有科学根据的，在流感流行之际医药学专家提出运用艾叶（包括艾叶烟熏和艾叶洗浴）进行消毒预防，也是有一定科学道理的。

可惜的是到了今天，无论是在民间还是在都市，已很少见到端午节洗艾澡的习俗了，究其原因，主要是现代人多生活在都市，无法采摘到艾叶；就是采到或购买到艾叶也无法像古代那样煎煮艾水用木桶或木盆来洗浴；艾叶水煎液颜色很黑，药渣难除，似乎也很不干净；最关键的就是现代人们对洗艾澡的重要性认识不足。因此，有必要加强对洗艾澡作用的宣传，使大家真正认识到，几千年来，就是端午节这个洗艾澡的良好习俗在预防疾病、祛除病邪、保健强身方面发挥了重要作用，使千百万老百姓免受瘟疫流行的威胁，为中华民族的生存繁衍发挥了积极作用。在当今疾病谱不断变化，新的、严重的传染性疾病（如 SARS 和禽流感等）不断出现的状况下，继续保持和发扬在端午节这个卫生节里洗艾澡的习俗是非常有必要的!

中药浴剂是一种深受广大群众欢迎，颇具发展前途的剂型。在我国古代民间，从南到北都有用艾叶煎水洗浴治疗和预防多种疾病的习惯，因此以艾叶为主药配以柔和性的洁体润肤的基质制成浴剂，不仅可作为一种医治疾病的药品，还可作为一种防病健身的保健品，具有较高的开发价值。上海一厂家以艾叶为主要原料，运用高科技手段和现代工艺研制而成的六神艾叶系列洗浴产品，包括艾叶沐浴露和除菌香皂，是六神品牌通过对艾叶进行现代化工艺的升华，以提取出的艾叶精油作为沐浴露、香皂核心成分，既能清洁保护肌肤，又能起到一定的预防保健作用，从而将中国古代端午节"洗艾澡"这一传统文化得到现代演绎，使洗艾澡变得更容易、更方便，更适合现代人的生活习惯和节奏，使都市人洗艾澡得以轻松实现。是艾叶这一传统中药"古为今用"的典范。艾叶浴剂的问世将会为推动都市恢复传统的端午节洗艾澡习俗发挥积极作用，她的推广应用将会为人类的健康做出应有的贡献。

第六节　我的艾叶情怀

我这一生可以说是与艾叶结下了不解之缘，出生不久就与艾叶有了接触，能记起最早的事是搓艾叶、泡艾脚。大学毕业后最早进行研究和开发的也是艾叶，出版的第一本单味药专著是《艾叶》，在艾叶研究过程中也结识了许多的"艾"朋友。所以在这本《艾叶的研究与应用》出版之际，我不得不费点笔墨介绍一下我的艾叶情怀。

一、出生医家好拼搏

我是 1962 年 5 月 6 日出生在我国明代伟大的医药学家李时珍的故乡——湖北省蕲春县桐梓乡大屋村，能和李时珍同乡是我一直感到庆幸和骄傲的事情。祖父梅友三，自学中医外科，但因家境富裕，未曾行医，只是偶尔帮助乡里患病的人治疗一下。父亲梅锡圭（1914—1991），自幼喜学医术，20 多岁便开始行医，在李时珍故乡行医 50 多年，活人无数，其医术为当地百姓所称颂，为蕲春县名老中医，晚年被推举为县人大代表。可以说我是出生在一个典型的世医家庭里。

1965 年初，母亲患病去世时，不满 3 岁的我便开始了跟随父亲的行医经历。在桐梓乡卫生院里，父亲一边行医，一边照顾年幼的我。在五六岁时，父亲出诊看病就带着我，无论是白天还是黑夜，无论是翻山还是越岭，都跟随父亲身边。父亲给我讲药物故事，讲行医经历，讲李时珍的传说，讲华佗的刮骨疗毒和开颅的高超技术。我被这些故事深深地吸引住了，在幼小的心灵里种下了热爱医药的种子，我的童年和少年就是这样在医院里度过的。受家庭及周围环境的影响，我自幼就立志学医。但当时的社会环境并不好，加之出身问题，父亲经常受到批斗，自幼受到歧视，感到前途很渺茫，从医的可能性很小。但我没有放弃自己的理想和愿望，从小学三年级到高中，学习成绩一直都是非常优秀，每次考试成绩在班上都是名列前茅。到 1977 年恢复高考时，已接近高中毕业的我抓住机遇，奋力拼搏，终于在 1978 年应届高中毕业高考时取得桐梓中学总分第一名（高出第二名 60 多分）和全区（三个乡镇）总分第二名的好成绩，并成为桐梓中学历史上第一个应届毕业生考上大学的人，也是当年该校唯一一个考取大学的人。这件事当年在桐梓乡曾轰动一时。

填报高考志愿时，我毫不犹豫地把湖北中医学院中医专业作为第一志愿填上，但学校在录取时却考虑到我的化学成绩特别突出而将我调到中药系学习中药专业。1978 年 9 月，带着对祖国医药学的憧憬，满怀期望地来到了向往已久的中医药高等学府——湖北中医学院，开始了为期四年的艰苦学习历程。在校学习期间，凭着对中医药学的热爱，认真学习，刻苦钻研，各门功课都取得了较好的成绩，多次受到老师和同学们的表扬和称赞。我的老师、湖北中医学院原中药系主任詹亚华教授在为我的《艾叶》专著（第一版）撰写的《序言》中对我在校的情况作了如下描述："学人梅全喜是我的爱徒……在就读期间，一直品学兼优，表现出过人勤奋与聪慧。"我的同学则在我的毕业纪念册上写道"李时珍第二"，这道出了同学们对我在校期间学习成绩的肯定和对我未来工作的期望，其实也说出了我自己的愿望、理想和目标。回顾我走过的 30 多年的专业道路，我一直是沿着这个目标在努力！虽然我知道这个目标很难实现，但我想只要付出了努力，结果如何是没关系的！人生一定要有一个目标！

二、与艾情深结硕果

对于艾叶我有一种说不出的感情，听父亲讲：在我出生 3 天时就洗过艾水澡，我想艾叶应该是我最早接触的中药，艾叶也是我认识最早的中药，因为在我的家乡有"户户种植，家家收藏"艾叶的习惯。在我家的菜地里一直有一小块地种艾叶，每年端午节收割回来扎成一把一把，悬挂在门窗和墙壁上，经过十天半月晾干后再收藏到家里的阁楼上，以备急用之需。所以，在我的家乡还有"家有三年艾，郎中不用来"的谚语，在我的记忆中我们村上基本是每家每户都有种植、收藏艾叶的习惯。但令我记忆最深的有二件事：一是我 6 岁时，一位表嫂生小孩，我被叫过去帮忙搓艾叶，将艾叶抽去筋（叶脉），搓成团（只有家族中健康小男孩才准许做此事），再用此艾叶团冲开水待温后为新出生的小孩洗浴，说是可以防病驱邪保平安；再就是小时候每遇风寒感冒时，父亲便用艾叶煮水泡脚治疗，效果颇佳，从不用吃药打针。而我小时候最怕的就是吃药打针，这使得我对艾叶特别有感情，这也是后来我选中艾叶作为长期研究目标的缘故。

1982年8月，我从湖北中医学院中药专业毕业，获得学士学位，分配到湖北蕲春李时珍医院从事中药制剂工作，我还清楚地记得到李时珍医院报到的第一天就专程到李时珍陵园拜谒李时珍。站在李时珍墓前，我默默许下心愿：作为李时珍的同乡，又是同行，一定要以李时珍为榜样，在祖国医药学事业上做出一点成绩，不辜负父亲、老师和同学们的期望。

大学毕业后即着手开展对艾叶的研究工作，但只能利用业余时间，边收集资料，边进行考证和实验研究。先后发表了《蕲春道地药材——蕲艾及临床应用》《不同产地艾叶的挥发油及微量元素含量的比较研究》《不同采集期艾叶（蕲艾）挥发油含量的比较》等论文，为开发蕲艾系列产品提供了科学依据。

我利用在制剂室工作的条件积极开展艾叶产品研发工作，最早开发的产品是蕲艾油和艾地合剂，蕲艾油主要是从当地产的蕲艾中提取挥发油，配以消炎止痒的药物制成蕲艾油搽剂，主要用于蚊虫叮咬及皮肤过敏引起的瘙痒。艾地合剂由蕲艾叶和地榆二味中药制成，先将艾叶水蒸气蒸馏，收集挥发油，再把艾叶药渣和地榆合并煎煮，将煎液浓缩后与挥发油合并制成合剂治疗细菌性痢疾，观察83例，有效率达92.77%，后改剂型为口服液在临床推广使用，效果显著。

1987年10月，我调到蕲春县药品检验所工作，随后任副所长并负责筹建李时珍中医药研究所，这期间我一直在考虑李时珍中药保健腰带的研制事宜。1990年1月李时珍中医药研究所正式成立，由我任所长，我便把保健腰带的研制工作作为研究所成立后的首要工作任务。首先设计了药物处方，以蕲艾叶为主药，配以独活、白芷、细辛、川草乌、杜仲、续断、淫羊藿、补骨脂、肉桂、丁香、花椒、八角茴香、当归、川芎、薄荷脑等药物。接着设计出腰带部分，腰带内放置有中药袋，其特征在于药袋放置在腰带内，腰带为两层，内层为通透性好的细棉布，外层为无通透性纤维布，药袋也为两层，内层为通透性较好的细棉布，外层由两层构成，为无通透性纤维布，药袋内装有经粉碎混匀的处方药物。其特征是在腰带内放置有一中药袋，中药袋内放置有以蕲春特产蕲艾叶为主，辅以多种散寒、祛风、除湿、补肾、活血、止痛等中药材，另外还有起透皮吸收促进作用的中药材。系上本腰带，将药袋对准腰痛部位或肾腧穴，中药的有效成分在体温作用下缓缓释放出来，直接作用于人体疼痛部位皮肤及神经或经络腧穴而起治疗作用。本产品经蕲春县人民医院、湖南中医学院第二附属医院等单位的临床疗效观察表明，对各种腰痛均有效果，治愈率在94％以上。这是我开发的以艾叶为主、上市公开销售的第一个产品。

该产品通过湖北省卫生厅组织的成果鉴定，认为达国内先进水平，鉴定会后委托湖北省专利事务所朱盛华代理申报实用新型专利，申请号CN90208392.9，国家专利局1990年6月6日受理申请，1991年1月30日公告授权。获得专利权后，我的第一想法是转让给县李时珍制药厂生产，但当时的厂长认为这个产品属于医疗器械类，而李时珍制药厂主要是生产药品，所以洽谈几次，并未成功转让。我们在继续寻找转让的同时又经蕲春县卫生局批准在蕲州李时珍医院专门成立了蕲春县李时珍保健品厂以生产推广应用这个专利产品，随后，经蕲春县卫生局批准该厂归属到李时珍中医药研究所领导并搬迁到县城建厂投产。投产当年实现产值13万元，利税4万元，1992年实现产值35万元，利税15万元。1991年初，李时珍中药保健腰带转让给钟祥县保健品厂生产，协议规定该专利在湖北省境内独家转让，专利转让费是先付1.5万元，生产销售后按销售额的2%提成作为专利转让费。该厂投产当年销售额达50多万元，第二年即超过200万元。该项目还获得1992年度蕲春县科技进步一等奖。并经县科委和团县委的推荐，我还获得省科委和共青团省委联合授予的"湖北省青年科技精英"称号。当时，县里正在进行第二批享受国务院政府特殊津贴专家推荐，经过科委、人事局的考察推荐，县里将我作为候选人进行了推荐申报。申报材料的重点也是这个以艾叶为主研发的"李时珍中药保健腰带"，1993年底获得国务院批准，正式获得享受国务院政府特殊津贴专家称号。可以说，当时我的这个荣誉称号的获得是与我的艾叶研究取得的成果密切相关的。

1992年下半年，蕲春县医药总公司成立李时珍健身品厂，并把李时珍中医药研究所下属的李时珍保健品厂生产技术负责人调来生产李时珍健身保健腰带，投产当年产值超过100万元，该产品无论是药物处方组成，还是产品结构都是仿制我们的专利产品李时珍中药保健腰带。其实我本来是不想起诉他们的，但钟祥保健品厂要求我们必须起诉，否则不仅不给专利转让费，还要起诉我们。在这种无奈的境况下不得已我们向湖北省专利局起诉县医药总公司下属的健身品厂侵犯我们的中药保健腰带专利权，经调查取证，省专利局做出蕲春县李时珍健身品厂侵权，李时珍中医药研究所胜诉的判决，但蕲春县李时珍健身品厂不服，上诉到武汉市中级人民法院知识产权庭，结果维持原判。虽然打赢了官司，却把李时珍中药保健腰带这个有着很好前景的产品给打垮了。1993年打官司的当年该产品在各厂的总产值已超过500万元，官司之后县医药总公司下属的李时珍健身品厂停止了生产，但各种各样的仿制保健腰带都出来了，没有品牌、没有生产厂家，在蕲春市场上保健腰带产品十分混乱，致使中药保健腰带的质量和信誉度严重下降，其产值也逐年下降。我也因这场官司而得罪了当时的县领导，感觉到在蕲春有诸多不便，于是决定南下广东。1993年9月我接受邀请担任广东省博罗先锋药业集团有限公司药物研究所所长，10月20日公司派车到蕲春接我们全家南下，来到罗浮山下安家落户，从事新药的研究与申报工作。

我离开后李时珍中医药研究所的日子不好过，经济困难，接任的所长决定把研究所下属的保健品厂和中药保健腰带专利一起以30万元卖给一个香港商人，这个以艾叶为主的中药保健腰带产品从此就再也没有辉煌过了。

人虽然离开湖北了，但并未放弃艾叶的研究工作，我把研究的资料进行整理，撰写出论文先后在《中药材》《时珍国药研究》等杂志上发表。并整理编撰出《艾叶》书稿，交给中国中医药出版社李占永主任审核出版。1997 年 4 月我调入广东省中山市中医院工作，1999 年 9 月《艾叶》一书正式出版。随后，我把艾叶的研究成果整理申报了中山市科技进步奖，获得中山市科技进步二等奖。

三、以艾会友获进步

我研究艾叶最大的收获是通过艾叶研究认识了很多的"艾"朋友，与很多著名的中医药专家以"艾"会友，如中科院华南植物所林有润教授、中国中医研究院（现中国中医科学院）中药研究所原副所长胡世林教授、中国中医研究院中药研究所谢宗万教授、中国中医研究院广安门医院谢海洲教授、香港浸会大学中医药学院副院长赵中振教授、日本富山医科药科大学难波恒雄教授等都是通过艾叶研究结识和交往的。如难波教授 1987 年 11 月第一次到湖北蕲春访问，当时我作为专业人员参与接待，我向他介绍蕲艾，他很感兴趣，问了很多关于蕲艾的问题，临走时我送了一些蕲春特产给他，他说最想要的是一份蕲艾标本，我们不仅送了标本还送他一些蕲艾的药材给他，他很高兴！后来我们一直保持联系和交往，我写《艾叶》一书时邀请他为我题字，他欣然应允，用中文题写："蕲州艾叶，蓬之精英，生寒熟热，阴中之阳，生于田野，端午节临，仅采悬户，辟疫而已。"胡世林教授在他担任中国中医研究院中药研究所副所长时主编《中国道地药材》，曾致信我帮忙采集蕲艾标本，我按他的要求采集制作好标本和药材样品邮寄给他，后来在他主编的《中国道地药材论丛》中提到这个标本：湖北（Hubei）：蕲春（Qichun），cult in field，June 4，1990，Mei Quanxi，900612（CMMI）。此后，我在艾叶研究上得到他诸多的指导和帮助，我在做艾叶不同产地品种质量研究时胡老师免费给我提供产于四川的艾叶样品，我写《艾叶》专著时他为我写序，他在序中写道："早在 16 世纪，李时珍之父李言闻就专门为艾叶立传（《蕲艾传》）……五百多年之后，曾在李氏父子故乡工作过多年的梅全喜先生，执着于蕲艾的研究与开发，广收博采，考古论今，著成 20 余万字的《艾叶》一书，可谓艾之新传。艾为北半球一广布野草，古今学者两次以其为题著述，实属罕见。"

赵中振教授在中国中医研究院中药研究所工作时我们就认识，但他很快就赴日本留学，一直较少联系，直到他应聘来到香港浸会大学中医药学院工作时我们才又有了密切的联系，这种联系与艾叶有密切关系。他刚到浸会大学时我就把我的《艾叶》送给他指正，他在大公报上撰文介绍艾叶，文章初稿先发给我看，让我提意见。赵教授在香港成立"《本草纲目》读书会"，我在中山积极响应，2011 年 6 月 17 日我在中山中医院承办了第六次《本草纲目》读书会，主题就是"艾叶与《本草纲目》"，由我做主题演讲。近来赵教授协助香港健康卫视拍摄 50 集纪录片"《本草纲目》药物故事"，他确定拍摄的第一集就是艾叶——《从艾出发》，在赵教授的邀请下我也积极参与纪录片文字稿的审定修改工作，在拍摄阶段还作为艾叶专家专门接受香港健康卫视的采访。当香港健康卫视记者王晓玲采访结束时给我提出最后一个要求：请您用一个形容词或短句来形容艾。我不假思索地答道：艾为保护中华民族的生存与繁衍发挥了重要作用，她不仅是一味重要的药物，也是一个"伟大"的药物。我在这里用"伟大"两个字来形容艾叶不知是否妥当？但我个人坚持认为，在欧洲导致超过数千万人死亡的流感大流行，为什么在中国没有出现过呢？这里面的因素很多，但我国民间广泛流行的端午节挂艾叶、熏艾烟、洗艾澡的"避邪"习俗应该说发挥了重要作用。

我在进行艾叶的品种、道地产地考证时就多次请教谢宗万教授并引用了谢老的"中药品种理论"，书稿完成时他为《艾叶》题字"研究道地药材在继承的基础上创新开发意义深远"。中国中医研究院广安门医院谢海洲教授对我编写《艾叶》一书也给予了支持和鼓励，他告诉我清代宫廷里对艾叶的应用十分重视，在清宫医案里有很多艾叶应用的记载。他为《艾叶》题字："犹七年之病，求三年之艾。"并以"七年之病，求三年之艾——向读者推荐一部《艾叶》专著"为题，在《健康报》1999 年 10 月 29 日总 294 期第 2 版上撰文介绍《艾叶》。

林有润教授是我国蒿属植物分类的专家，我经常请教他艾叶的分类及品种问题，《艾叶》一书第二章中"艾叶的品种基原与植物形态"部分是由他帮我仔细审阅把关的，给我提出了许多的有益建议和意见，为确保本书的质量发挥了重要作用。到后来我们还合作在中山还举办了一次"国际菊科艾蒿类植物研究与应用学术研讨会"，林教授作为大会学术委员会主席，我作为大会学术委员会第一副主席一起筹办会议，我在大会上做了"艾叶的研究新进展"学术报告，有 10 多个国家和地区的 100 多位专家参加会议，取得圆满成功。

也有不少的学生是通过艾叶研究与我交往的，如大连医科大学基础医学院的赵宁硕士，她是在研究"艾叶提取物对细菌性皮肤致病菌的抑制作用"时致信向我请教问题，我给她提供了一些技术指导，她研究的结果表明，艾叶浸提物对金黄色葡萄球菌、大肠杆菌、枯草杆菌、芽孢杆菌均有明显的抑制作用，尤其对金黄色葡萄球菌的抑菌效果最好。研究结果发表在《中药材》2008 年第 1 期上。还有扬州大学医学院戴小军硕士在开展他的硕士论文课题"艾叶提取物体外抗肿瘤作用的实验研究及机理探讨"研究时致电我请教问题，我认真和他探讨有关艾叶问题，并把我的《艾叶》一书快递给他参考。他的实验选择在临床上应用最广泛的蕲艾叶及野艾叶，应用系统溶剂分离法，获得蕲艾叶和野艾叶正己烷提取物、乙酸乙酯提取物、正丁醇提取物、乙醇提取物。采用常用的体外抗肿瘤药物筛选方法——MTT 法，观察蕲艾叶及野艾叶各种提取物体外抗肿瘤作用。结果表明，蕲艾叶及野艾叶的乙酸乙酯提取物和正丁醇提取物在 $100\mu g/mL$ 剂量下，对人肝癌细胞株 SMMC-7721、人胃癌细胞株 SGC-7901、人宫颈癌细胞株 Hela 细胞的抑制率均 >50%，其 $IC_{50}<100\mu g/mL$。分离培养 I 类致癌因子——幽门螺杆菌，并用幽门螺杆菌作为筛选工具

进一步寻找确证抗肿瘤活性的药效物质基础，采用琼脂稀释法测定艾叶各种提取物的最小抑菌浓度。结果表明，蕲艾叶及野艾叶的乙酸乙酯提取物具有较强的抑制幽门螺杆菌生长的作用，两种艾叶乙酸乙酯提取物最低抑菌浓度（MIC）均为 2.56mg/mL。

艾叶是一种广谱抗菌、抗病毒的药物，它对多种细菌和病毒都有抑制和杀伤作用，但艾叶抑制 HP 活性、抗肿瘤活性及相关实验研究报道处于空白。戴小军的实验观察了蕲艾叶、野艾叶提取物对 HP 的体外抑制作用和对人癌细胞株的细胞毒作用，确定了蕲艾叶、野艾叶体外抗 HP 的活性部位和体外抗肿瘤的活性部位，他的研究为艾叶抗 HP 及抗肿瘤的进一步研究奠定了基础。

还有中山市出入境检验检疫局刘志红、姜克明二位工程师对艾叶研究也颇有兴趣，他们邀请我担任顾问申报了"艾叶纤维的特性与应用研究"科研课题，并获得中山市科技局立项资助，他们在研究中发现艾叶具有较好的抗紫外线辐射功能，这一新的发现为开发艾叶纤维防紫外线织物和艾叶护肤防晒化妆品提供了基础依据。

《艾叶》一书出版后，受到不少专家的肯定，他们撰写书评，积极推荐。除了谢海洲教授在《健康报》（总 294 期）上撰文介绍《艾叶》之外，《中国医药报》主任记者黄每裕先生也在《中国医药报》（1999 年 11 月 27 日第 4 版）上发表"梅全喜出版药学专著《艾叶》"一文进行推介。从此，我和黄主任相交密切，我后来主编的《中成药临床新用》和《中药熏蒸疗法》等专著出版时他都有为我撰写介绍性文章或书评发表在《中国医药报》上。2004 年初，他专程到中山对我进行了细致的采访，写成"梅花香自苦寒来——记青年中医药学专家梅全喜"（载于《中国卫生人才》2004 年第 5 期 54～57 页）、"但愿无愧李时珍"（载于《健康报》，2004 年 6 月 10 日第 6 版）、"此生传承李时珍——记青年中医药学专家梅全喜"（载于《中国药业》2004 年第 9 期 17 页）等通讯文章推介我，需要说明的是他的采访以及后来多篇文章的刊登全部都是免费的。

湖北省浠水县历史上应属于蕲州管辖，浠水县药检所所长毕焕新主任中药师是我亦师亦友的前辈，他在学术上求精，在生活上朴素，一直是我学习的榜样。我在故乡蕲春主编《蕲州药志》时就邀请他参加，他承担并按时高质量地完成了"果实种子类药"的编写任务。《艾叶》出版后我最早就寄送一本请他批评指正，他很快就写成一篇"评《艾叶》"的文章发给我，并告知也同时投稿到《中药材》杂志上，不久该文在《中药材》2000 年 7 期 433～434 页刊出，文中提出了几处问题的确是在出版时没有注意到的。

另一个为《艾叶》写书评的江苏启东吕四镇的名老中医孙启明老师。我在读大学时就从杂志上看到过孙老师写的关于中药配伍煎煮对有效成分溶出影响以及药学史方面的文章，但真正认识是 1983 年在蕲春县濒湖宾馆召开的"全国首届药学史学术会议"上，此后一直和孙老师保持联系，其实《艾叶》一书在编写中也得到他的指导。当他收到我的《艾叶》后 3 天时间就写好了书评文章"喜读梅全喜新著《艾叶》"，并发表在《时珍国医国药》2000 年 4 期 384 页上，他在书评中首次提到了"艾叶文化"，他说"梅全喜多年来从事临床药学的研究，他已成长为一位临床学家，一片艾叶，搜罗百家，竟成大器，真是奇绩。现代社会奉扬'文化'，凡事都称'文化'，而梅全喜的《艾叶》一书倒是名符其实的'艾叶文化'。李言闻《蕲艾传》失传 400 余年，如今由梅全喜重塑辉煌，实在是'艾叶文化'的一段佳话。"

为《艾叶》写书评的人中也有我完全不认识的，刊登在《羊城晚报》2003 年 2 月 19 日 B7 版的"道地《艾叶》"一文的作者古清生先生，到今天我仍然是不认识。我是在写这篇文章时才从百度上搜索到"古清生"的一些情况：客家人，祖籍江西，出生在湖北，曾从事地质勘探、宣传和专业写作等公职，1994 年辞职到北京从事职业写作，自由撰稿人，著名畅销书作家，现主要做产业研究、地域文化考察、独立评论和美食美文写作，已出版长篇小说、散文集和报告文学集二十余部。从他的一篇游记中知道他到过蕲州李时珍故居及陵园、纪念馆参观，他的《艾叶》一书是从书店购买或是从李时珍纪念馆中买到的不得而知，但他在文章中对《艾叶》的评价却是令我记忆犹新："公元16世纪，著名医药学家李时珍的父亲李闻言著有《蕲艾传》，为艾叶立传云：产于山阳，采以端午。治病灸疾，功非小补。500年以后，李时珍的同乡梅全喜再著《艾叶》（中国中医药出版社），记录其用现代技术炮制艾叶，萃取、提炼和分析艾叶的物理与化学药性，广收博论，考古论今，蕲人对医药执著。一般蕲人社交，相识便要告诉蕲春有四宝：蕲龟、蕲蛇、蕲竹、蕲艾。又说，过去都是贡品。确实有趣，以笔者亲口品尝过的蕲芹论，其芬芳程度强于所能品尝到的芹菜。而从道地的观念来看，《蕲艾传》和《艾叶》可称道地药书。"

四、推动艾叶研发多

通过艾叶研究还结交了很多企业界的朋友。《艾叶》专著出版后，最早与我联系的是河南南阳汉医艾绒有限责任公司的柏华卿总经理，他们公司专门生产销售艾条、艾粒、艾绒等艾灸类产品，其主营产品有艾灸条系列、艾灸粒系列、无烟艾灸条系列、自贴艾粒系列、自贴艾灸管系列、艾叶精油系列、疼痛油系列，近年来还开发生产灸疗器械（具）类：单孔实木灸盒、多孔实木灸盒、面部经络温灸棒、身体经络温灸棒、五眼灸器、香熏灸炉等，是国内规模最大的专门生产销售艾灸类产品厂家之一。他曾多次来到中山拜访我，告诉我《艾叶》一书对于公司艾灸类产品的研发具有重要的参考价值，也多次邀请我到他的公司参观指导。我随中山市中医药学会组织的中医药文化考察团赴河南南阳和安徽亳州等地进行考察时于2010年3月24日到达南阳，在参观完医圣祠、张仲景墓等名胜后，柏总接我到他的公司参观了产品展示及生产车间，看到展示厅内琳琅满目的艾灸类产品，心里真的有点感动，柏总他们为我国艾灸类产品的研发和推广应用的确是做了大量的工作。晚上柏总设宴招待我，除了他的家人参加外，还邀请了南阳仲景国医院针灸科潘华主任作陪，席间自然谈到艾叶产品的开发问题，我给他的建议是除了艾灸产品之外，还可以开发艾叶的其他类型的应用产品。

谈到艾叶产品开发不能不提到南阳国草科技开发有限公司（以下简称为南阳国草）的徐景远总经理，他从2002年开始就选用艾叶为主研制出了国草艾叶香烟（香烟替代品），不含有任何烟草成分（包括尼古丁），艾叶香烟通过吸食的方式，对口腔、鼻腔和支气管等呼吸系统进行间接艾灸，给吸食者的呼吸器官带来有益作用，同时还能有效预防口腔、鼻腔和支气管的各种炎症，艾草散发出的烟雾还可有效预防流行性疾病，抑制空气中传播的各种细菌、病毒，并可达到清洁口腔、清新空气的作用，同时用它替代香烟还可起到戒烟作用。产品研制出来后，他专程到中山来送给我品鉴，并要我为他的产品提供科学的理论依据。我很赞赏他的创意，接受他的委托，查阅了所有关于艾烟的研究文章，写成"艾烟的化学成分及药理作用研究进展"一文，并推荐到《时珍国医国药》杂志（2003年8月第8期）刊登。

2003年6月3日南阳国草在北京民族饭店举行的"端午话艾草"座谈会，邀请中国中医研究院教授傅世垣、翁维健、谢海洲，广东中山市中医院主任中药师梅全喜、中国吸烟与健康协会副会长张义芳、常务副秘书长沈尔礼等出席，中央电视台、《健康报》《中国中医药报》《经济日报》等记者参加，我在会上做了"端午话艾叶"的发言，并介绍了艾叶烟熏的药理作用。会议之后，徐总提出要聘请我担任南阳国草的技术顾问，主要是负责为他们的产品研发及推广应用提供技术支援，我几经考虑之后同意担任，徐总专门赶到中山与我签订顾问协议。此后的两年多时间里我为产品的研发及推广作了一些工作，包括协助他们改进口味、设计新的药物组方、到深圳等地出席推广会议，在会议上围绕艾叶及艾叶烟作学术讲座。由于该产品受到国内管理体制的限制，国家食品药品监督管理局认为这个产品是香烟，应属烟草局管理审批，而国家烟草局则认为这个产品没有任何烟草成分，不属于烟草管理范围，致使无法申请到正式生产的批文号，使这个产品这几年的生产销售主要是满足外销和国内老客户的试用需求，无法大批量在国内上市销售，实在遗憾。

湖南三片叶植物开发有限公司喻晓彬董事长也是一个热衷于艾叶产品开发的有心人，早在 2005 年我在中山举办"国际菊科艾蒿类植物研究与应用学术研讨会"时他由曹晖教授介绍前来参会，带来了他们的主打产品"艾香抗菌条"，我在大会学术报告时作了介绍，还向他赠送了我的《艾叶》著作，我们因此而认识，他也多次邀请我到公司考察指导。他们公司是主要生产销售以"艾香抗菌条"、"精制温灸艾条"为代表的产品，特别是自行研发的"艾香抗菌条"，通过卫生部门权威检验合格，用于空气灭菌、消毒，抑制流行性感冒病毒及其他细菌、病毒在空气中传播的熏香产品，非常适合家庭及其他室内场所，深受广大消费者的欢迎。

2010 年 3 月 18～21 日我和太太随我院药学部组织的员工湖南湖北体验高铁观赏樱花游，19 日到长沙，喻晓彬总经理得知后想请我到公司考察，但时间太紧未能成行，晚上他在火宫殿请我们吃长沙小吃，席间详细地向我介绍了这几年公司的飞速发展状况，特别是艾香抗菌条 2008、2009 年在长沙地区销售量不断提高，这个产品基本上得到长沙地区人民的接受和喜爱。我则对他们的发展表示了祝贺，并表示愿意为他们的产品研发提供力所能及的支持。最近几年他们公司发展更是进入快车道，2009 年在湖南宁乡县投资新建 6000 多平米的生产厂房，一次性通过国家 GMP 认证，2011 年又在宁乡建立了 1000 亩的中药材种植基地。目前除了生产销售艾叶为主的产品外还生产销售各种中药饮片。

山西向阳生物科技有限公司（山西香树林生物科技有限公司）总经理武成维也是一个艾叶产品开发的热心人，公司本是国家发改委、农业部定点生产农药杀虫剂和日化产品的企业，但他在生产销售定点产品的同时积极开发艾叶产品，先后多次来到中山请教艾叶产品研究开发问题，并邀请我到公司所在地山西交城实地考察山西艾叶品种及质量情况，指导艾叶产品研发。根据我的建议他还亲自到李时珍故乡蕲春购买蕲艾种苗回山西种植，用以弥补山西地产艾叶质量的不足，他们积极开展艾叶产品的研究工作，完成的"艾叶茵陈精油电蚊香滴液"研究，经科技主管部门组织的专家鉴定达国内领先水平；完成的"艾叶苍术熏蒸液的研制"获吕梁市科技进步二等奖。先后开发出纯天然艾叶蚊香、艾油电热蚊香、艾叶抑菌香皂、艾叶抑菌沐浴露、洗发露、艾叶保健枕等产品，在当地市场颇受消费者的欢迎。

具有110多年历史的上海家化联合股份有限公司（简称为上海家化）是国内化妆品行业首家上市企业，也是最早通过国际质量认证ISO9000：1994的化妆品企业，更是中国化妆品行业诸多国家标准的参与制定者之一。2009年介入艾叶产品研发，推出艾叶除菌系列产品，倡导中医防疫理念，主要有艾叶健肤沐浴露（分清凉型、滋润型、止痒型、祛味型四种）、艾叶除菌香皂（分清凉型、滋润型、止痒型、祛味型四种）、艾叶健肤花露水和艾叶抑菌洗手液等，受到市场的热烈欢迎。2011年端午节前夕，上海家化通过中华中医药学会推广中心的郭宇博主任与我联系，向我推荐艾叶除菌系列产品，试用后感觉很好！说实话，研制开发艾叶洗浴保健用品是我在湖北蕲春工作期间的梦想，为此曾到蕲州化工厂找过技术人员商议研制开发工作，后因经费不足，我又离开蕲春南下，致使这个梦想无法实现。今天上海家化帮我实现了这个梦想，从心里感到高兴，我特地撰写了一篇"端午话艾浴"科普文章，发给《中国中医药报》的海霞老师，端午节前夕报纸刊出了这篇文章。

端午节前夕我还应上海家化公关部马杰婧经理邀请到广州珠江新城接受南方卫视罗杰夫记者关于端午节民俗的电视采访，介绍端午节洗艾澡的习俗及医疗保健价值，并现场示范煮制艾叶汤。该节目于2011年6月6日端午节晚上七点在南方卫视都市频

道（TVS－2）"城事特搜"栏目播出，受到南方地区观众的
好评。

上海家化的艾叶系列洗浴产品自2011年全面上市，迅速成
长为六神品牌的重点产品线，2012年该系列产品创收近亿。他们
公司在艾叶产品上市后消费者使用反馈的调查报告中，对消费者
购买六神艾叶系列的动机作了如下分析："艾叶"是消费者选择
六神"艾叶"系列最主要的动因：中草药成分及广泛认可的杀
菌、止痒、驱蚊的功效；多品类使用者：对于"艾叶"的偏好和
信赖，往往有一些肌肤小问题，因此更看重"艾叶"除菌、止痒
功效而选择这类产品。事实上，含艾叶洗浴用品对于一些轻微的
皮肤疾病如瘙痒、湿疹、皮炎及痱子等的确有很好疗效。

在艾叶洗浴用品开发方面做了大量工作的还有湖北蕲春李时
珍医药集团有限公司，该公司是1998年由台商独立投资5000万
美元，并购李时珍制药厂等企业组建而成的，总部设在李时珍故
里湖北蕲春县的本草纲目科技园内，集团在林朝晖总经理的带领
下，以"传时珍医药伟业，谱本草科学新篇"作为公司的文化理
念，继承李时珍及《本草纲目》中的宝贵医药经验，积极研究开
发新产品。他们根据《本草纲目》中关于蕲艾的记载及我国很多
地方自古就有用艾对全身各部位洗浴的习惯，如婴儿出生后用艾
煎水洗澡，妇女产后用艾煎水沐浴，成人用艾煎水洗脚等，选用
蕲春道地药材蕲艾为主药研制开发出了艾婴康婴儿型蕲艾沐浴膏
和艾阴洁皮肤黏膜抗菌洗剂，投放市场后深受消费者的欢迎。前
者适用于婴幼儿及成人，在沐浴时，用于清洁和滋润皮肤，包括
头发止痒、祛痱；后者适用于成年人外阴和女性阴道的清洗抗
菌。抗菌实验研究表明，其对金黄色葡萄球菌（ATCC6538）、铜
绿假单孢菌（ATCC15442）、大肠杆菌（8099）、白色念珠菌
（ATCC10231）的杀灭率≥90%（杀灭对数值≥1.0），确有较好
的抗菌作用。

我和林总认识较早，对李时珍医药集团也比较熟悉，每次回
家乡蕲春参加李时珍学术会都会到集团参观，每次都想提出和他

们合作开展蕲艾的研究开发工作，但每次都因事务繁忙而未能落实。直到2012年10月我以中国药学会药学史专业委员会副主任委员的身份陪同中国药学会副秘书长陈兵，中国中医科学院中药研究所研究员、中国药学会药学史专业委员会主任委员郝近大一行到蕲春及黄冈市拜会地方领导，考察会议地点，以落实2013年10月中国药学会在湖北蕲春召开"第十七届全国药学史本草学术研讨会"暨"纪念李时珍逝世420周年和中国药学会药学史专业委员会成立30周年的庆祝活动"。此次访问及考察活动全程由林总接待并陪同，先后拜会了蕲春县委书记徐和木、县长赵少莲、黄冈市长刘雪荣。当我再次参观李时珍集团时和林总提出了关于合作研究开发蕲艾的设想，林总当即表态支持，并交代夏恒建副总具体负责，2013年6月10日收到李时珍医药集团聘书，正式聘请我担任公司蕲艾开发研究项目技术顾问。

像林朝晖先生这样来自外地却扎根在蕲春从事艾叶研究开发的人还大有人在，蕲春药圣草本科技有限公司总经理游本盛就是其中一位，游本盛本系福建人氏，喜茶道及养生之道。对于艾灸，素有耳闻，若自有不适，艾灸之后则感觉遍体通泰。由于自身对于艾灸的亲身尝试，感受艾灸文化的博大精深，故对蕲艾之名倾慕久矣。2007年，他二次踏上蕲州古城考察之旅，经过认真考察和深思，于2008年2月收购了一个即将倒闭企业的全部生产性资产，包括占地面积为200多亩的各类厂房建筑物17000m²，成立了"蕲春药圣草本科技有限公司"，公司主营蕲艾系列产品。目前已开发研究出六大系列蕲艾产品，包括艾灸用品系列、蕲艾沐浴沐足系列、蕲艾中药热敷眼罩、蕲艾保健酒等，他自己还亲自设计研制了一种高效灸疗床，获得国家实用新型专利。近年来，公司研发的产品投放市场后，在广东、河北、山东、北京、天津等地很受欢迎，已具备较高的市场知名度。在网络销售上，也有一定的前瞻性和影响力。游本盛先生多次来到中山向我请教蕲艾研究及产品开发事宜，我也不遗余力地为他提供帮助和技术指导。

在湖北蕲春从事蕲艾研究开发的企业不计其数，像李时珍现代生物医药集团有限公司主要以生产销售李时珍家酒为主，也开发了不少的蕲艾产品，如蕲艾通片、蕲艾泡足片、蕲艾精油皂、蕲艾条、蕲艾烟、蕲艾牙膏等，为了试制蕲艾牙膏，公司陈明权先生三次到中山，通过我与中山小榄多美化工厂联系，请他们帮忙协助研发蕲艾牙膏。还有蕲春赤方蕲艾制品有限公司的江满春医师也曾致电我索要我的《艾叶》专著，在收到我赠送的《艾叶》专著后，她还回赠我她公司生产的艾条、艾制品及艾叶药材，质量都很不错。总之，上述艾叶产品自研发上市以来，大多数都深受消费者的欢迎，也取得了显著的社会效益和经济效益。

对于家乡的蕲艾事业，我是无条件地给予支持，多年来不断有家乡的人或家乡的企业来信、来电，甚至亲自上门索要我的《艾叶》专著，咨询艾叶相关问题，我都是尽量满足他们的要求。但政府层面的则与我联系极少，我知道在我国所有的基层领导最关心的只是招商引资，但这丝毫不影响我对蕲春发展蕲艾产业的关注和支持。2008年蕲春县李时珍医药工作办公室起草蕲春县地方标准"蕲艾叶"（DB421126/014 - 2008），并由蕲春县质量技术监督局发来请我评审，我认为制订这个标准很有价值，很有必要，也很及时。在评审表中签下了我的意见："该标准完善、规范，具有较高的技术水平。对于指导蕲艾叶的采收、加工、运输、储存及使用均具有重要的意义，对保护蕲艾资源、发展蕲艾种植生产也有重要的促进作用。建议增加蕲艾挥发油含量指标。"

近年来，从媒体上得知，为了维护蕲艾质量，反不正当竞争，打击假冒伪劣，保护蕲艾独特品质，打造知名品牌，推动蕲艾产业发展，2010年4月8日，蕲春县政府向国家质检总局提出了申报蕲艾地理标志产品保护的申请。随后，蕲艾被正式批准为地理标志保护产品，湖北省更是加大了对蕲艾的宣传和保护力度，并将蕲春作为省里重点扶持的3个医药产业开发区之一，给予全方位支持，蕲艾产业因此得到了跨越式发展。据介绍，在已经建成的李时珍医药经济工业园，已有李时珍医药集团有限公司、湖北李时珍生物科技有限公司、湖北大明医圣药业有限公司、李时珍健康产业开发有限公司、蕲春县李时珍现代生物医药有限公司等9家企业落户，这些企业中都有以蕲艾为主的产品在研发、生产和销售。2010年7月蕲春县人民政府还成立了以常务副县长为组长的蕲艾种植标准化示范区工作领导小组，积极推广蕲艾的标准化种植，"蕲艾"种植亩产已由200公斤提高到300公斤，全县由药农自发成立的中药材种植专业合作社达到23家，种药大户达到2000多户，全县年总产量达到2.4万吨。我为蕲春县政府的这些发展蕲艾产业举措叫好，15年前我在编写出版《艾叶》专著时曾对蕲春作为艾叶的道地产地表示过忧虑，10多年来我也考察过很多不同地产的艾叶及产地情况，到今天我可以肯定地说：蕲艾的质量无论是外观还是内在的质量到目前为止仍是艾叶中最好的，蕲春作为艾叶的道地产地的地位暂时还没有任何地方可以取代。这也是我作为一个蕲春人、一个艾叶研究专家感到最欣慰的事情！

五、从艾出发更努力

2013年10月25日，由中国药学会主办、中国药学会药学史分会和蕲春县人民政府联合承办的"纪念李时珍逝世420周年及中国药学会药学史分会成立30周年暨第十七届全国药史本草学术研讨会"在湖北蕲春会展中心隆重举行。开幕式由我（中国药学会药学史专业委员会副主任委员）主持，中国药学会药学史专业委员会主任委员郝近大致开幕词，蕲春县人民政府县长赵少莲和中国药学会副秘书长陈兵讲话，蕲春县人大副主任王剑宣读李时珍逝世420周年纪念文。开幕式上还放映了由健康卫视摄制的《本草纲目》大型文献纪录片——《从艾出发》，并举行了由我主编、中国中医药出版社出版的《艾叶的研究与应用》（第二版）新书首发式暨赠书仪式，向蕲春县李时珍中医药图书馆、蕲春县李时珍纪念馆及参会代表赠送新书。

《艾叶的研究与应用》（第二版）是我组织自己的几个研究生

在我编著的《艾叶》一书基础上把近年来有关艾叶研究的新内容、新成果增补进来而成书的，该书全面挖掘和整理了古代医药学家和本草医籍在艾叶研究和应用上所取得的宝贵经验，回顾和总结了现代医药工作者对艾叶进行研究和应用所取得的成果，也融入自己对艾叶研究的体会、情怀和取得的成果，可以说是迄今为止对艾叶研究最为全面的一本专著。中华中医药学会顾问温长路教授、河北中医药研究院副院长曹东义教授、贵州省中药研究所原所长冉懋雄教授和中国中医科学院中药研究所张瑞贤研究员等分别为该书撰写了书评以向广大读者推荐和介绍。该书出版之际正是湖北蕲春大力推动发展艾产业之时，所以该书对艾叶的研究、应用与开发起到了重要的推动作用。该书出版后受到艾叶种植、研究、生产、销售人员及艾灸爱好者的热烈欢迎，很快销售一空，出版三年多时间已连续加印4次。

由赵中振教授和我担任顾问的《从艾出发》是一部近年来拍摄质量比较好的介绍艾叶的专题片，我在片中多次出镜介绍艾叶（蕲艾），该片在蕲春播放之后影响较大，以至于后来蕲春把这个片名作为蕲春发展的主题词"养生蕲春，从艾出发"。2013年10月，我回蕲春参加李时珍会议时接受了蕲春电视台原台长童鸣老师的采访，县委宣传部和县电视台拟拍一个《故乡是蕲春》的系列节目，专门介绍从蕲春走出去的名人。2014年1月初，童台长一行4人又来到中山为这个节目补采镜头，由于内容较多，最后分《医圣传人——梅全喜》（上）和《梅全喜与蕲艾》（下）两集播出。除此之外，我还接受了蕲春县和中央电视台的多次邀请，参加关于蕲艾和艾叶电视专题片的拍摄工作。2014年5月14日，应县里邀请回蕲春参加中央电视台《每日农经》栏目组拍摄《神秘的蕲艾》，在节目里作为专家介绍蕲艾的药理、临床应用及蕲艾的特点和优势等。2014年10月26日，专程到中央电视台《记录东方》栏目参加《灵地名医出蕲艾》的拍摄。2015年8月23日，回蕲春在蕲艾种植基地参加中央电视台《科技苑》栏目拍摄《找回传说中的九尖艾草》。2016年5月14日，应县里邀请回蕲春参加中央电视台《中华医药》栏目拍摄《端午寻艾》节目等，为宣传艾叶不辞劳苦。

作为纪录片《从艾出发》拍摄的发起人、顾问和撰稿人的赵中振教授对李时珍、蕲春和艾叶有着深厚的感情！2011年2月16日他在香港发起成立了"《本草纲目》读书会"，其目的就是为了更好地筹办8年之后的纪念李时珍诞辰500周年活动，我除了积极参加外，还于2011年6月17日在中山承办了第六次会议，主题就是"艾叶与《本草纲目》"。2014年4月26日，赵教授在香港浸会大学中医药学院举办了"本草纲目文化工程启动仪式暨两岸四地中医药论坛"，邀请到十一届全国政协常委张文康教授、国家中医药管理局副局长王志勇先生、香港特区政府食物及卫生局局长高永文医生、香港特区政府卫生署署长陈汉仪医生、香港医院管理局主席梁智仁教授、台湾中医药研究所所长黄怡超教授、澳门大学校董会主席谢志伟博士等嘉宾参加，会上播放了《本草纲目》系列记录片第一集《从艾出发》样片，并举行了两岸四地中医药论坛，我也应邀与两岸四地郑金生、张永贤、王一涛、黄怡超等4位资深专家学者一起做学术报告，参会人员近500人，我主讲的内容为"艾叶的药用历史与现代应用"。其后，2016年8月10日，赵教授在香港举办了"《本草纲目》与中药创新药物研发高峰论坛暨本草读书会第十四次会议"，我应邀参加，并和邹家林、王平、真柳诚、郑金生、张志斌、王德群、张永贤、邓家刚和王家葵等专家一起分别做学术报告，我的报告题目是"《本草纲目》对中药安全合理应用的贡献"并向读书会赠送了一套三本《艾叶实用百科系列丛书》。2017年2月18日，赵教授联合广西药用植物园在广西南宁举办"首届本草文化论坛暨广西药用植物园创建国家AAAAA级旅游景区启动活动以及第十五次本草读书会活动暨纪念李时珍诞辰500周年学术活动倒计时500天"启动仪式，国内外46位著名的专家逐一发言，就本草文化与李时珍纪念活动提出了许多建设性的意见和建议；我做了"打造'立体的本草文化园'的想法和建议"的发言，建议制作一个多媒体版的"《本草纲目》世界园",让现代青年人通过手机、电脑进入这个园内,学习和了解中医药知识和中国的传统文化。此次会议上我还提出建议,由香港本草读书会、世中联李时珍医药研究与应用分会、中华中医药学会李时珍研究分会、中国药学会药学史分会和湖北中医药学会李时珍分会联合举办2018"纪念李时珍诞辰500周年国际学术会议",并与各个学会的主委都进行了沟通,大家均同意合作来举办这个重要会议。但后来虽经多次联系,仍未能最终达成一致意见,我的由这5个学会联合举办的想法只好放弃。直至2017年7月19日,蕲春县委书记赵少莲、蕲春县卫计局局长陈菊珍和蕲春蕲艾协会会长田群在深圳香格里拉酒店约请香港赵中振教授和我一起洽谈筹办2018年纪念李时珍诞辰500周年学术会议事宜时,我和赵教授商议,不管怎样先以香港本草读书会的名义启动学术会议筹办工作,国外学者由赵教授先行邀请,国内征文准备尽快启动,这才又开始筹办2018年会议之事。

近几年来,我的专业方向一直是地产药材研究和医院中药临床药学两个方面,在中药临床药学方面我牵头出版了我国第一本《中药临床药学》专著,也发起成立了"全国高等学校中药临床药学创新教材建设指导委员会"并担任主任委员,启动一套16本系列教材的编写工作并主编了本套教材的第一本《中药临床药学导论》,还应邀到全国各地三甲医院、药学会做有关中药临床药学及中药安全合理应用方面的学术报告100多场,虽然这方面的工作很忙,但我一刻也没有放弃艾叶的研究及宣传推广工作。我已连续担任两届中华中医药学会李时珍研究分会副主委,每年一次的学术会议都邀请我做大会报告,每场报告我都是讲与李时珍《本草纲目》及艾叶的研究进展等相关的内容,也积极参加各个学会、企业举办的学术会、培训班并做艾叶知识讲座。如2014年1月3日下午,应邀到火炬职业技术学院为生物医药系的学生做"艾叶的药用历史及其在健康产业上的开发应用"讲座;5月29日,中山市健康养生学会成立大会召开,我被当选为第一届理事会理事长，选举结束后我做了"艾叶的伟大及其养生保健作用"的报告；9月16日应邀去北京参加第二届国际灸法大会，并为大会做"艾及灸的历史与艾烟的药理作用"学术报告。2015年7月20日应上海东方博艾公司陈一玮董事长的邀请到上海参观体验东方博艾的灸疗，并为公司全体员工做"认识艾叶——艾叶的应用历史、现代研究及在健康、食疗上的应用"的讲座；10月20日应苏州扶阳门掌门人范长伟老师的邀请到苏州同里参加2015年扶阳门同学会，并为学员们做"认识艾叶"的讲座和交流；11月28日应深圳好好艾公司李春木总经理的邀请为其公司业务员做"认识艾叶"的讲座（此后一年多时间里为他们公司培训做了5次艾叶知识讲座）。2016年5月18日下午在医院规培中心组织的中医经典讲座上做"本草与艾叶"的介绍，医院规培生、研究生、年轻的医师及药师等200余人参加；6月5日在湖北蕲春会展中心5号会议室的"互联网＋蕲艾论坛"上应邀做"艾叶的药用历史与现代研究"学术讲座；6月10日应北京艾得火公司刘全军的邀请，到河南济源市参加中国民族医药学会艾灸分会主办的"第二届国际艾灸文化高峰论坛"活动，并做了"艾叶的药用历史及研究进展"的学术报告；6月28日下午于广州东山宾馆参加省执业药师协会主办的"执业药师高级研修班"，并做"认识艾叶"的讲座，讲座之后播放香港健康卫视拍摄的《从艾出发》纪录片（此后连续4次在各地执业药师继续教育学习班上做"认识艾叶"的讲座）；7月24日在深圳松岗万华国际大酒店4楼参加深圳艾族生物科技有限公司举办的"2016深圳松岗健康与财富互联网＋峰会"，做了"艾叶的药用历史、现代研究与灸疗应用"讲座；9月5日上午到广州琶洲展馆参加美博会，参观了蕲春蕲艾集团的艾产品展览，并在三楼会议室参加蕲艾集团的新品发布会，为他们做了"艾叶——伟大的药物"的讲座。2017年1月15日，应邀到合肥齐云山庄参加李时珍蕲艾（香港）有限公司的年终表彰大会，并为他们做"蕲艾对人类健康的贡献"讲座；3月17日应邀到蕲春党校参加李时珍蕲艾（香港）国际集团举办的"2017 新春启动及药圣祭祀活动"并为他们做"认识艾叶"的讲座。

为了宣传艾叶，我和《大众医学》杂志编辑部合作，从 2014 年 6 月（端午时节）开始连续举办了三期艾文化节活动，每年一期，每期以发表我的一篇主题文章开始，发动读者参与一些有关艾灸、艾蒿食疗和艾叶应用的经验介绍，并对参与者的作品进行评定，优胜者给予奖励，奖品即是由我亲笔签名的我主编的《艾叶的研究与应用》或《艾叶百科系列丛书》，这些奖品深受读者欢迎。首次艾文化节以艾灸为主题，杂志发表了我的《千锤百炼艾成绒，一闻二搓三看识'上品'》，介绍艾绒的制作和质量判断，许多读者发来自己艾灸的经验和体会稿件。第二届（2015 年端午节）的主题是"艾健康、艾美食"，发表我的主题文章《从乡村走进都市的艾美食》；为了配合第二届艾文化节的宣传活动，应编辑部的邀请和安排，2015 年 6 月 16 日下午，为全国各地的艾美食爱好者微友们讲了"艾叶制作药膳食品中注意的问题"的微课，编辑部发起"艾健康"微信群，邀请到 80 多位微友，由我在微信群里讲课，讲完课后还回答了微友提问，这是我第一次参加并担任主讲老师的微信课；之后各地读者向编辑部提交自己制作的艾美食 20 多种，我们精选了部分收载到我的《艾叶系列百科丛书》中。第三届艾文化节（2016 年端午节）主题是"艾应用"，发表了我的主题文章《百毒月，艾招百福》，之后收到部分读者发来的文章。这些活动对于推动艾叶文化宣传及艾叶知识普及都发挥了积极作用。

这几年我在艾叶研发上也积极开展工作，为了进一步对全国各地艾叶质量进行比较研究，2014 年端午节之际，我的课题组在全国各地采集了 70 多个有代表性的艾叶样品，做了两个实验研究：一是比较全国几个产量大的产区艾叶的化学成分（挥发油和黄酮）含量；二是做一个艾叶正品及代用品、混伪品的 DNA 分子鉴定研究。首先选取了 12 个不同产地艾叶采用水蒸气蒸馏法提取艾叶的挥发油，并运用 GC－MS 对其化学成分进行定性、定量分析，结果12个不同产地艾叶挥发油含量以湖北蕲春艾叶和山西交城移栽的蕲春蕲艾品种最高，均超过1%，其次是产自河北安国、湖南宁乡及安徽合肥的艾叶样品，挥发油含量均达0.8%以上，含量偏低的是产自广东南雄及甘肃兰州的艾叶样品；从这12个产地艾叶品种的外观看，采自湖北蕲春和河北安国、蕲艾山西移栽品种最佳，总体呈现叶片宽大肥厚，颜色均匀一致，翠绿偏深，被灰白色密绒毛，香气浓郁，而其他地产艾叶品相一般，叶片偏小干皱，颜色均为深绿偏灰，有香气。另选取16个产地艾叶品种进行了总黄酮的含量测定，结果表明，各地所产的艾叶总黄酮含量有较大差异，其中以湖北蕲春所产艾叶总黄酮含量相对较高，最高可达14.67%，山西交城从湖北蕲春移栽蕲艾根茎种植品种，为移栽后的第二年采样，其黄酮含量仍然较高（11.39%），此外浙江杭州及宁波、河南驻马店、湖北丹江口及甘肃兰州的艾叶黄酮含量均高达11%，其他地方的含量则较低。所以无论是从挥发油还是黄酮类成分来看，蕲艾甚至是蕲艾移栽外地的品种质量都是很好的，这两项研究结果分别发表在国内中文核心期刊《中药材》（2015年第12期）和《时珍国医国药》（2016年第1期）上。同时在中国中医科学院中药所陈士林所长的指导下，我们通过实地采集、药材市场购买等方式收集艾叶及其混伪品共16个物种146份样本（其中艾叶56份基原样本），基于ITS2序列及 psbA – trnH 序列从分子水平对其进行DNA鉴定分析，结果表明ITS2序列可用于鉴定艾叶及其近缘种、混伪品，是基于分子条形码技术鉴定的理想序列。这一研究结果为艾叶品种的准确、快速鉴定提供了重要的帮助，研究结果论文 DNA Barcode for Identifying Folium Artemisiae Argyi from Counterfeits 发表在国外英文SCI杂志 *Biological and Pharmaceutical Bulletin*（2016年第9期）上。

在产品开发上，2014年5月接受时珍本草科技公司（蕲艾堂）田群总经理委托合作开发蕲艾卫生巾，并接受公司邀请担任公司蕲艾"艾护士"卫生巾研发总顾问，该公司重视科技研发，以科技为先导，开发出八大系列蕲艾健康养生产品，获得国家专利 58 项，成立几年来已成为蕲春蕲艾产业的核心企业。2015 年 7 月，我应邀担任上海东方博艾产品研发顾问，积极为其产品研发、推广应用出谋划策。这几年我先后担任李时珍蕲艾集团、李时珍蕲艾产业园、一世缘蕲艾制品有限公司、惠春蕲艾有限公司、蕲春时珍博艾公司的科技顾问，在产品研发、推广应用及技术培训等方面尽力给予他们支持。这些公司在艾叶研发、生产和推广应用上都做出了突出的成绩，为蕲春艾叶产业的发展都做出了积极贡献。正是这些公司的积极努力，使蕲春艾产业的发展在近几年来取得了突飞猛进的提高，艾叶总产值从 20 世纪初的零元发展到今天已接近 20 亿元的产值。

2014 年端午节与《大众医学》编辑部许蕾主任共同策划艾文化节时，她就给我提出建议：现在艾叶文化普及度较高，艾灸爱好者也很多，编撰几本艾叶的科普书籍是非常有必要的。随后我便有了编撰《艾叶百科系列丛书》的想法，当我把这个想法告诉人民卫生出版社药学中心的曹锦花主任后，她也表态积极支持。于是我在 2014 年底正式启动了这套丛书的编写工作，经过与我的研究团队中骨干成员反复磋商，最后确定这套丛书的三本书名和内容，分别为《艾叶实用百方》（介绍艾叶的药性理论、配伍应用、中医临床应用艾叶治疗各科疾病的概括和古今常用的 100 多个简便实用的用艾方剂的组成、制备、应用方法及治疗疾病）、《艾蒿食疗百味》（系统介绍艾蒿食疗的医药学基础、食疗的安全性、中医食疗的起源与历史、基本理论、食材的选择和制作、不同人群不同体质的食疗要求、食疗注意事项及 100 多种艾蒿食疗品种的制作与食用方法、食疗效果等）和《蕲艾灸治百病》（全面介绍蕲艾的基本情况、艾灸的起源与历史、种类、作用与机制、选穴方法、操作及注意事项，以及 100 多种常见病的灸疗方法）。为了推动丛书的编写进度，使丛书的内容更具实用性及促进艾叶科普工作的开展，我们同时分别邀请了国内艾产业界知名度比较高的三家艾企业团队参与到编委会中与我们一起联合编写，并邀请三家公司的老总湖北蕲春东方博艾健康管理有限公司陈一玮总经理、湖北蕲春李时珍蕲艾产业园有限公司张迎峰总经理和湖北蕲春李时珍地道中药材公司肖本大总经理和我共同担任三本书的主编。这套丛书于 2016 年 6 月正式出版，并于 2016 年 6 月 5 日在第二届李时珍蕲艾健康文化节上举行了首发式。这套丛书出版后，深受广大读者欢迎，最近得到通知，人民卫生出版社计划出版这套丛书的英文版。

六、助力艾乡再推波

2015 年端午节前后收到南京灸疗专家孟献威医师和湖北蕲春著名的女灸疗师江满春医师邀请，为她们的灸疗专著写序，二位都是我的好朋友，他们作为成功的灸疗师都很重视灸材艾绒的质量，都先后来中山拜访过我，对于他们的邀请我是义不容辞，在端午节期间一气呵成地完成了这两本书的序言，对这两本灸疗著作进行推介。孟献威医师的《艾灸止痛祛寒湿》对于艾灸疗法祛寒湿止痛的作用和临床应用做了全面系统的介绍，其中很多是孟医师自己多年来灸疗的临床经验总结，书中不仅介绍了 40 多种常见疾病的具体灸法、如何选艾绒、灸疗注意事项等，还介绍艾叶药膳、药浴和艾叶衣冠及艾香茶、艾食品等，图文并茂，通俗易懂。江满春医师的《灸魅》不仅介绍蕲艾的民俗文化，还专门论述了赤方蕲艾养生灸功能、穴位组成、经络图解、穴位的属性和疗效、灸法的临床应用及 100 多种常见病的赤方蕲艾灸疗方法，内容丰富多彩，简便实用，语言平淡朴实，通俗易懂。这两本书的出版都受到艾灸爱好者的欢迎，据说是一再重印，都不能满足读者的需求，它们的出版对于艾灸疗法的普及与提高、艾叶的综合利用及艾文化的宣传推广都起到了积极的推动作用。

近几年也多次应邀回家乡参加蕲艾节、药交会等活动，2015 年 6 月 18 日应蕲艾产业协会邀请，回故乡湖北蕲春参加首届李时珍蕲艾健康文化节活动。在会展中心参加蕲艾节开幕式后我参加了"互联网＋蕲艾"的活动，并作为嘉宾应邀上台和其他七位互联网的嘉宾、政府副县长等一道就有关蕲艾的主题进行发言和讨论。我谈了三点：一要做品牌，建议县里重点扶持 2～3 家蕲艾产业，做成品牌；二要加强产品的基础和临床研究工作，为网上销售提供科学依据和技术支撑；三要开发有创新的产品，提高产品技术附加值。会后接受了湖北电视台、黄冈电视台和蕲春电视台的现场采访，同样也表达我的观点。同年 10 月 25 日又回蕲春参加"第 25 届李时珍医药节药交会暨国家中药产业技术创新战略联盟艾产业化联盟成立大会"并应邀担任联盟副理事长。2016年 5 月 26 日"中国艾都"评审工作会在湖北蕲春召开，我被邀请作为评审专家参加，已订好来回机票，但因 25 日妻子病重而放弃了评审工作。2016 年 6 月 4 日应邀回家乡蕲春参加"第二届李时珍蕲艾健康文化节"和"世界中医药联合会艾产业联盟成立预备会议"，我在"互联网＋蕲艾论坛"做"艾叶的药用历史与现代研究"的学术讲座。县里为《艾叶百科系列丛书》举行了隆重的首发式，在首发式上同时发行了中国汽车之旅杂志为蕲春第二届蕲艾文化节出版的专集，在该期专集上介绍了当代蕲春四位最有影响的人物：黄侃、胡风、汪潮涌和我本人，据说这是经过县里认真讨论才确定的，把我这样一个普通的中医药工作者与三位大家排在一起，真的是不敢当。而早在一年前的首届蕲艾文化节期间，县里还在蕲春官方网站"蕲春网"蕲人其事栏目里连续4 期发表连载文章《除了李时珍他爸，世间就这人对艾叶最有研究了》，介绍我在艾叶研究上所做的工作、体会、感想及取得的成绩。这些都让我感到了压力，我知道这是家乡父老乡亲对我的鞭策，也让我暗下决心，一定为推动家乡艾叶产业的发展再尽全力，推波助澜！

其实我一直在想着为家乡做点事，早些年就想过把我历年来获得的科技奖励、论文奖励、专著稿酬及讲课费等捐给家乡建立一个基金来资助报考中医药大学的贫困学子，我妻子及儿子都十分支持我的这个想法，当我把这个想法向县里提出后，得到了县领导的大力支持！2017 年 4 月 5 日在蕲春医药港李时珍健康产业发展委员会办公室召开了"蕲春县李时珍中医药教育基金会筹备座谈会和基金会章程讨论及理事会选举会议",会议由蕲春县李时珍健康产业发展委员会办公室主任乐有才主持,县人大常务副主任江勇、人大副主任张飘、县公共资源局局长梅仕明、《亚太传统医药》杂志执行主编王尚勇、李时珍医药集团总经理陈普生、湖北欧立制药有限公司董事长梅杰、蕲春蕲艾协会会长田群、蕲春县蕲艾产业园董事长张迎峰及企业家吴赤球、谭战、龚谨、李晓初、宋勇等30余人参加了会议。我以基金会发起人的身份介绍成立基金会的缘起、情况等,随后参会者自由发言,大家充分肯定这个基金成立的重要性和意义,最后由县领导江勇主任讲话,江主任从5个方面分析了成立基金会的意义和价值,并对基金会成立提出了几点具体要求。随后进行了认捐并根据认捐情况进行选举,我本人捐款100万元任理事长;陈普生捐款30万元,梅杰、张迎峰及蕲艾协会(田群会长代表)各捐款20万元任副理事长;谭战、韩永靓、龚谨、李晓初、陈中文、宋勇等捐款10万元担任理事,共计认捐256万元。2017年4月19日应蕲春县李时珍健康产业发展委员会办公室邀请到北京国家会议中心参加由世中联、蕲春县政府及大医堂联合举办的"世界首届艾叶产业大会暨第三届蕲艾文化节新闻发布会",会上由我宣布"蕲春县李时珍中医药教育基金会"正式成立。

　　2017年5月26日,我再次应邀回家乡参加首届世界艾产业大会暨第三届蕲艾文化节开幕式,开幕式由詹才红县长主持,我和李振吉、刘保延、赵少莲、吴焕淦等专家领导一起作为嘉宾站在主席台上,在开幕式上宣布李时珍中医药教育基金会"艾基金"正式成立,并由中药协会秘书长颁发李时珍中医药基金会牌照,我代表基金会接受牌照。下午2:30在会展中心参加世界艾产业发展高峰论坛,论坛开幕式上由我和纪凯会长为艾基金理事会成员颁发理事、副理事长证书。4:30在李时珍医药集团公司二楼会议室参加艾基金会举办的"艾企业邀请梅全喜教授担任技术顾问签约仪式",为了感谢为基金会捐款的企业,我同意免费担任这些企业的技术顾问两年。仪式由乐有才局长主持，县人大副主任张飖讲话，我和企业代表陈普生总经理发表了讲话。由各企业负责人和我签订协议，分别有：李时珍蕲艾集团、李时珍蕲艾产业园、一世缘蕲艾制品有限公司、惠春蕲艾有限公司、蕲春时珍博艾公司、中山五桂坊健康管理公司等单位，希望通过为这些企业提供免费的产品研发、推广应用及技术培训等服务来回报他们对艾基金的支持。

2017年6月21日在湖北中医药大学药学院就李时珍中医药教育基金会（艾基金）奖励优秀研究生事宜签订了协议并为首次获奖的6名优秀研究生颁奖，这是"艾基金"的首次颁奖。计划在2017年10月再为蕲春籍报考中医药大学的贫困学子颁发助学金，这样"艾基金"的资助奖励计划就正式实施了。虽然目前我们的艾基金规模不大，但希望未来有更多的艾企业参与到"艾基金"中来，资助更多的贫困学子选择中医药作为未来发展的方向，奖励更多的优秀研究生在中医药行业取得更大成绩。相信"艾基金"一定会在推动李时珍故乡人民热爱中医药、崇尚中医药、投身中医药和推动中医药优秀学子在中医药行业积极拼搏、努力进取、取得突出成绩及促进中医药教育事业的发展等方面发挥积极的作用。

近几年来蕲春的艾叶产业发展取得了令人瞩目的成绩，这得益于蕲春县委县政府的高度重视和全力支持，特别是以黄冈市委常委、蕲春县委书记赵少莲为首的蕲春县领导班子把推动艾叶产业的发展当作县里的头等大事来抓。2014年县委县政府提出"养生蕲春，从艾出发"的发展思路，确立了以蕲艾为突破口，把蕲艾产业作为全县产业转型、升级、增效的支点，明确提出了打造百亿产业目标，制定了一系列产业发展扶持政策，不仅在政策、人力、财力和物力上给予大力扶持，还专门成立了李时珍健康产业发展委员会，由县委书记赵少莲任第一主任，县委副书记、县长詹才红任主任，县人大常委会党组书记、常务副主任江勇任常务副主任，负责研究制定李时珍健康产业发展规划和政策措施，协调解决推进李时珍健康产业发展的具体问题，督办考核各地、各部门工作任务落实情况。而在此之前，在县里的支持下成立了蕲春首家蕲艾产业协会，由蕲艾制品生产企业、全县蕲艾种植大户、蕲艾种植专业合作社、蕲艾养生保健行业、蕲艾产品经销商及电商大户、科研机构等组成，目前已发展会员单位123家。这两个机构一个是官方一个是民间，他们的成立对于推动蕲春艾叶产业发展发挥了无可替代的重要作用，促进了艾产业实现由小到大、由无序到有序、由单产品开发到全产业链发展的飞跃，艾产业已成为全县新兴支柱产业。

截至目前，全县蕲艾种植面积达到10万亩，工商注册涉艾企业963家，2016年实现产值20亿元。蕲艾加工产品已形成艾灸养生、洗浴保健、熏蒸消毒、清洁喷雾、外敷保健、日用保健品、中间体提取、艾疗器械、保健食品及饲料添加剂等18个系列500多个规格，其中专利产品69个，批准字号15个，商标370多个。全县已发展艾灸培训机构12家，全国连锁艾灸养生馆（堂）所150多家；电商3421家，天猫网店15家，经销商、代理商达5000多家，蕲艾销售网络不断拓宽，已形成线上线下相结合的互通销售网。蕲艾全产业链用工人数30000余人，市场正在不断扩大。继2010年成功申报国家地理标志产品保护之后，于2016年又成功申报成为"中国艾都"。2016年蕲艾品牌价值再创新高，"蕲艾"以品牌强度830、品牌价值43.84亿元再次入选为我国中药材类地理标志产品品牌价值第三位。这的确令我这个从事艾叶研究的湖北蕲春人感到由衷的高兴和欣慰！

但是，艾产业的发展也不是一帆风顺和十全十美的。蕲艾产业发展中也存在不少问题，我曾在不同场所对蕲春发展蕲艾产业提出过一些建议：

我认为蕲春要做好蕲艾文章，首先必须要做好蕲艾发展战略的顶层设计，这种设计不是由领导拍脑袋决定的，而是要邀请规划设计专家、艾叶种植及研发专家、中医药专家等各个方面、各个层次专家对蕲春现有的产业发展状况进行全面了解的基础上提出蕲艾战略发展的顶层计划，要充分利用蕲春现有的资源优势、地域优势、人文优势，全面规划蕲艾产业发展的未来计划。

其次是要培育龙头企业和品牌产品。龙头企业是产业发展的火车头，目前蕲艾产业缺乏这样的龙头企业和品牌产品。建议选择几家产品开发能力强、管理规范、产品有一定竞争优势的企业重点扶持，在政策、资金、土地等方面给予倾斜，面向全国、全世界招商，引进先进技术，引进战略合作者，在更大范围优化资源配置，使企业具有一定核心竞争力，带动艾制品企业向产业链的高端迈进，形成知名品牌。这是蕲艾产业做强做大的一个重要举措。

再就是要重视科技创新。目前的蕲艾产品虽然有一定市场，但产品同质化现象十分明显，缺乏科技创新，缺乏技术含量，这样的产品价值不高，生命力不强。因此，企业自己要重视科技创新工作，积极投入蕲艾科技产品的研发中，提高企业创新能力，不断开发技术含量高的新产品，研发新工艺，使蕲艾产品既具有科学性、先进性、实用性、独特性和有效性，也能更好地体现绿色、有机、自然、低碳等特点。

还需要重视的是加强管理。从目前的蕲春现状看，蕲艾加工生产企业较多，有关部门的监管尚不到位。一些加工企业都是自定或沿用其他企业标准，依据不一，参差不齐，甚至有少数企业产品无标准，生产经营中存在着不规范的情况。久而久之，势必会出现质量低下、掺杂使假、假冒伪劣、违规获利，甚至有欺诈嫌疑。这些问题虽然发生在少数企业，但会损害了蕲春整个蕲艾产业的整体形象，也使规范生产的企业受到不应有的伤害。因此，应加强对这方面的管理，防微杜渐，避免这些有损蕲春形象的事情发生。

最后强调的是要重视艾叶文化的宣传。艾叶既是一味中医药临床的常用中药，也是一种民间常用的民俗用品，应用历史悠久，具有丰富的文化内涵，所以发展艾叶产业一定不能缺少文化这一部分。我们不是在做艾叶产品，而是在做艾叶文化，做艾叶产业首先就要宣传艾叶文化，让全世界的人都来了解艾叶文化，接受艾叶文化，到最后都喜欢艾叶文化。若真的能达到这样的效果，我们的艾叶产业就会自然而然地强大起来了。

这些建议曾被《湖北日报》（2015 - 11 - 22 - 6 版）以"艾叶养生，灸治百病"为题做了报道，现在这里再次提出来，希望能引起蕲春艾产业界的重视，克服问题，健康发展。

健康事业，从艾出发。艾叶在古代为中华民族的生存与繁衍发挥了重要作用，今天仍在为中国人民的防病治病、养生保健发挥着积极作用。让我们共同努力，为推动艾叶在健康事业上发挥更重要的作用而积极奋斗。

参考文献

[1] 梅全喜. 端午话艾 [N]. 中药事业报，1987 - 5 - 30（7）.

[2] 梅全喜. 家有三年艾，郎中不用来 [J]. 家庭中医药，2003，(9)：54.

[3] 梅全喜. 预防禽流感可用艾叶烟熏法 [N]. 中国中医药报，2005 - 12 - 23（7）.

[4] 梅全喜. 艾叶防治流感、人禽流感 [J]. 家庭中医药，2006，(3)：64.

[5] 梅全喜. 端午话艾浴 [N]. 中国中医药报，2011 - 6 - 2（8）.

[6] 梅全喜. 艾叶辟邪的传说、真实起源及科学道理 [J]. 中华养生保健，2011，(11)：40 - 41.

[7] 梅全喜. 端午：艾香氤氲驱病邪 [J]. 大众医学，2012，(6)：62.

[8] 梅全喜. 端午前后再话艾 [J]. 本草，2012，(7)：85 - 93.

[9] 梅全喜. 艾地合剂治疗细菌性痢疾 [J]. 时珍国药研究，1996，(5)：267.

[10] 梅全喜. 艾叶的保健康复作用 [J]. 中华医药与健康，2003，(5)：88 - 89.

附 录

附录一：艾叶（《中华人民共和国药典》2015 年版）

Aiye
ARTEMISIAE ARGYI FOLIUM

本品为菊科植物艾 *Artemisia argyi* Levl. et Vant. 的干燥叶。夏季花未开时采摘，除去杂质，晒干。

【性状】本品多皱缩、破碎，有短柄。完整叶片展平后呈卵状椭圆形，羽状深裂，裂片椭圆状披针形，边缘有不规则的粗锯齿；上表面灰绿色或深黄绿色，有稀疏的柔毛和腺点；下表面密生灰白色绒毛。质柔软。气清香，味苦。

【鉴别】

（1）本品粉末绿褐色。非腺毛有两种：一种为 T 形毛，顶端细胞长而弯曲，两臂不等长，柄 2~4 细胞；另一种为单列性非腺毛，3~5 细胞，顶端细胞特长而扭曲，常断落。腺毛表面观鞋底形，由 4、6 细胞相对叠合而成，无柄。草酸钙簇晶，直径 3~7μm，存在于叶肉细胞中。

（2）取本品粉末 2g，加石油醚（60~90℃）25mL，置水浴上加热回流 30 分钟，滤过，滤液挥干，残渣加正己烷 1mL 使溶解，作为供试品溶液。另取艾叶对照药材 1g，同法制成对照药材溶液。照薄层色谱法（通则 0502）试验，吸取上述两种溶液各 2~5μL，分别点于同一硅胶 G 薄层板上，以石油醚（60~90℃）–甲苯–丙酮（10：8：0.5）为展开剂，展开，取出，晾干，喷以 1% 香草醛硫酸溶液，在 105℃加热至斑点显色清晰。供试品色谱中，在与对照药材色谱相应的位置上，显相同颜色的主斑点。

【检查】水分 不得过 15.0%（通则 0832 第四法）。

总灰分 不得过 12.0%（通则 2302）。

酸不溶性灰分 不得过 3.0%（通则 2302）。

【含量测定】照气相色谱法（通则 0521）测定。

色谱条件与系统适用性试验 以甲基硅橡胶（SE-30）为固定相，涂布浓度为 10%；柱温为 110℃。理论板数按桉油精峰计算应不低于 1000。

对照品溶液的制备 取桉油精对照品适量，精密称定，加正己烷制成每 1mL 含 0.15mg 的溶液，即得。

供试品溶液的制备 取本品粉末（过三号筛）约 2.5g，精密称定，置具塞锥形瓶中，精密加入正己烷 25mL，称定重量，加热回流 1 小时，放冷，再称定重量，用正己烷补足减失的重量，摇匀，滤过，取续滤液，即得。

测定法 分别精密吸取对照品溶液与供试品溶液各 2μL，注入气相色谱仪，测定，即得。

本品按干燥品计算，含桉油精（$C_{10}H_8O$）不得少于 0.050%。

饮片

【炮制】

艾叶 除去杂质及梗，筛去灰屑。【性状】、【鉴别】、【检查】、【含量测定】同药材。

醋艾炭 取净艾叶，照炒炭法（通则 0213）炒至表面焦黑色，喷醋，炒干。每 100kg 艾叶，用醋 15kg。

本品呈不规则的碎片，表面黑褐色，有细条状叶柄。具醋香气。

【鉴别】 同药材（除显微粉末外）。

【性味与归经】辛、苦，温；有小毒。归肝、脾、肾经。

【功能与主治】温经止血，散寒止痛；外用祛湿止痒。用于吐血，衄血，崩漏，月经过多，胎漏下血，少腹冷痛，经寒不调，宫冷不孕；外治皮肤瘙痒。醋艾炭温经止血，用于虚寒性出血。

【用法与用量】3~9g。外用适量，供灸治或熏洗用。

【贮藏】置阴凉干燥处。

附录二：蕲艾叶（《DB421126 蕲春县地方标准》）

DB421126

蕲 春 县 地 方 标 准

DB421126/014-2008

蕲艾叶

2008-11-15 发布　　　　　　　　2008-11-30 实施

蕲 春 县 质 量 技 术 监 督 局　　　发布

DB421126/014－2008

前　言

本标准依据蕲春地方实际制定的，它适用于在蕲春生长的菊科蒿属植物蕲艾的干燥叶。

本标准编写规则、内容符合 GB/T1.1、GB/T1.2 的规定要求。

本标准于 2008 年 11 月 15 日发布，自 2008 年 11 月 30 日起实施。

本标准由蕲春县李时珍医药工作办公室提出。

本标准起草单位：蕲春县李时珍医药工作办公室。

本标准主要起草人：梅建国、郭双喜、易叔勤。

DB421126/014 – 2008

蕲艾叶

1 范围

本标准规定了蕲艾的定义、性状、鉴别、采收技术规范、技术要求、试验方法、检验规则、包装、贮存和用法与用量的要求。

本标准适用于在蕲春生长的菊科蒿属植物蕲艾的干燥叶。

2 引用标准

下列文件中的条款通过本标准的引用而成为本标准的条款。凡是注日期的引用文件，其随后所有的修改版（不包括勘误的内容）或修订版均不适用于本标准，然而，鼓励根据本标准达成协议的各方研究是否可使用这些标准的最新版本。凡是不注日期的引用文件，其最新版本适用于本标准

GB/T5009.11　食品中总砷及无机砷的测定

GB/T5009.12　食品中铅的测定

GB/T5009.13　食品中铜的测定

GB/T5009.15　食品中镉的测定

GB/T5009.17　食品中总汞及有机汞的测定

GB/T5009.19　食品中六六六、滴滴涕残留量的测定

《中华人民共和国药典》（2005 年版）一部

3 定义

本标准采用下列定义

3.1 蕲艾

又名艾、艾蒿等，多年生草本植物，本标准规定的蕲艾是以

在蕲春境内特殊气候、土壤条件和规范化种植要求下生长的菊科蒿属植物艾蒿。

3.2　蕲艾叶 (*Artemisia argyi* Levl. et Vant. cv 'qiai')

经干燥后的蕲艾的叶片。

4　性状

4.1　蕲艾

蕲艾成熟期高 1.8~2.5m，茎具明显棱条，上部分枝，被白色短绒毛，单叶互生，卵状三角形或椭圆形，有柄，羽状深裂，两侧 2 对裂片，椭圆形至椭圆状披针形，中裂片常 3 裂，裂片边缘均具锯齿，上面暗绿色，密布小腺点，稀被白色柔毛，下面灰绿色，密被白色绒毛，茎顶部叶全缘或 3 裂。头状花序排列成复总状，总苞卵形，总苞片 4~5 层，密被灰白色丝状茸毛，筒状小花带红色，外层雌性花，长约 1mm，内层两性花，长约 2mm，瘦果长圆形，无冠毛，花期 7~10 月，果熟期 11~12 月。具主根，须根侧生，深 20~30cm。

4.2　蕲艾叶

4.2.1　新鲜蕲艾叶多皱缩、破碎，有短柄。完整叶片展平后呈卵状椭圆形。羽状深裂，裂片椭圆状披针形，边缘有不规则状的粗锯齿；上表面灰绿色或深黄绿色，有稀疏的柔毛及腺点；下表面密生灰白色绒毛，质柔软，气清香，味苦。

4.2.2　成品以色青、背面灰白色、绒毛多、叶厚、质柔软而韧、香气浓郁者为佳。

5　鉴别

5.1　蕲艾叶叶片表面

蕲艾上表皮少见"T"字形腺毛，两腺毛明显较艾叶多。

非腺毛柄细胞 1~5，直径 10~12~17μm，顶细胞有两种形态，一种较小，壁薄，中部直径 8~12~15μm；另一种较粗大，壁厚，中部可见细胞腔，直径 17~21~27μm，长度无明显差异，长 471~757~981μm 或更长。上下表皮均被可见腺毛，腺毛直径

20 ~ 24 ~ 32μm，长 40 ~ 49 ~ 50μm。表皮细胞长方形或多角形，垂周壁有较深波状弯曲。上表皮细胞长径 42 ~ 64 ~ 97μm，下表皮细胞长径 34 ~ 48 ~ 76μm。栅表比 5.5。气孔近圆形或长圆形，密度 179 ~ 223 ~ 282 个/mm²。气孔直径 20 ~ 27 ~ 32μm，长 24 ~ 24 ~ 43μm。

5.2 蕲艾叶横切面

叶片上表皮非腺毛极少或无，草酸钙簇晶少，直径 11 ~ 17μm，棱晶 8 ~ 10μm，叶柄、主脉、侧脉均较艾叶粗大。表皮下厚角细胞 3 ~ 4 层，维管束 5 ~ 9，束外纤维群较厚，纤维多至 9 层，壁厚。

6 采收技术规范

6.1 蕲艾采收

夏季采收在端午节前后一周，晴天中午 12 ~ 14 时，选艾叶生长旺盛，茎杆直立未萌发侧枝，未开花的蕲艾整株割取采收。

6.2 蕲艾叶采收

在脱取艾叶前，人工清除附着在植株上的藤蔓及其他植物落叶等杂质，自然失水干枯的艾叶同时去除，然后集中用流水冲洗附着在茎杆枝叶上的泥沙，洗净后在晾架上摊开晾至水干，再脱取艾叶。

6.3 蕲艾叶干燥

蕲艾叶应置于室内干燥处摊晾。摊晾叶片时 1 ~ 2 天要翻动一次，以免沤黄，先期勤翻，待晾至七成干时可 3 天翻一次，九成干时可一周翻动一次。待叶片含水量小于 14% 时，即为全干。

7 技术要求

7.1 感官要求

感官要求应符合表 1 规定。

表1

项目	指标
形态	叶片完整、洁净、无艾梗、少碎末
色泽	淡青色或灰白色，且色泽一致
气味	具有艾草特有的浓郁香气，无异味
杂质	不得含有非艾类夹杂物

7.2 理化指标

理化指标应符合表2规定。

表2

项目	指标
水分,%	≤14.0
灰分,%	≤15.0
挥发油,%	≥0.8

7.3 卫生指标

卫生指标应符合表3规定。

表3

项目	指标
铅（以 Pb 计），mg/kg	≤5
镉（以 Cd 计），mg/kg	≤0.3
汞（以 Hg 计），mg/kg	≤0.2
砷（以 As 计），mg/kg	≤2
铜（以 Cu 计），mg/kg	≤20
六六六（BHC），mg/kg	≤0.001
滴滴滴（DDT），mg/kg	≤0.005

8 试验方法

8.1 外观

取定量蕲艾叶置于白色瓷盘中，观其形态、色泽，嗅其气味，看有无杂质。

8.2 水分的测定

8.2.1 参照《中华人民共和国药典》（2005 年版）一部附录 TX H 水分测定。

8.2.2 试验仪器：坩埚、分析天平。

8.2.3 方法：取供试品 2~5g，平铺于干燥至恒重的扁形称量瓶中，厚度不超过 5mm，疏松供试品不超过 10mm，精密称定，打开瓶盖在 100℃~105℃干燥 5 小时，将瓶盖盖好，称置干燥器中，冷却 30 分钟，精密称定，再在上述温度干燥 1 小时，冷却，称重，至连续两次称重的差异不超过 5mg 为止。根据减失的重量，计算供试品中含水量（%）。

8.3 灰分

8.3.1 参照《中华人民共和国药典》（2005 年版）一部附录Ⅸ K 测定。

8.3.2 方法：取供试品 3~5g，置坩埚中炽灼至恒重，称重量（准确至 0.001g）。缓缓炽热，注意避免燃烧，至完全灰化时逐渐升高温度至 550℃，待完全灰化并至恒重。根据残渣重量，计算供试品总灰分的含量。

8.4 挥发油

参照《中华人民共和国药典》（2005 年版）一部附录Ⅹ D 挥发油测定法甲法测定。

8.5 铅的测定

按 GB/T5009.12 规定的方法执行。

8.6 镉的测定

按 GB/T5009.15 规定的方法执行。

8.7 汞的测定

按 GB/T5009.17 规定的方法执行。

8.8 砷的测定

按 GB/T5009.11 规定的方法执行。

8.9 铜的测定

按 GB/T5009.13 规定的方法执行。

8.10　六六六、滴滴涕残留量的测定

按 GB/T5009.19 规定的方法执行。

9　检验规则

9.1　取样

9.1.1　取样件样

1~10 件，取样 1 件；

11~50 件，取样 2 件；

50 件以上，每增加 50 件（不足 50 件按 50 件计）增取一件。

9.1.2　取样方法

9.1.2.1　包装前取样

包装前取样，即在蕲艾叶包装过程中取样。按照 9.1.1 的规定，每装若干件后，取出样品 250g。把取的原始样品经充分混匀后，用四分法逐步缩分至 250~500g，作为平均样品密封，供检验用。

9.1.2.2　包装后取样

从包装蕲艾叶的不同堆放位置，随机抽取 9.1.1 规定的件数，现场拆封，倒出蕲艾叶混匀。用四分法将样品逐步缩分至 250~500g，作为平均样品密封，供检验用。

9.2　检验项目

包括：标准规定的所有项目。

9.3　判定规则

9.3.1　检验项目全部符合标准，判为合格品。

9.3.2　检验项目如有一项（卫生项目除外）不符合标准，可加倍抽样复检，复检后如仍不符合标准，判为不合格品。

9.3.3　卫生指标有一项不符合标准，判为不合格品，不应复检。

10　包装和贮存

10.1　包装

10.1.1　蕲艾叶的包装材料必须干燥、洁净。

10.1.2　蕲艾叶用竹片或麻袋打机包。

10.2　贮存

10.2.1　产品须存放在通风干燥场所，防雨淋。

10.2.2　堆垛时垫木板或油毡，堆垛高度以低于五层为宜。

10.2.3　储藏按一个月、三个月、半年、一年的间隔期进行抽样测试含水量，发现含水量超标，要及时翻垛、拆包重新晾干，做到勤养护。

11　用法与用量

3~9g，外用或内服。

附录三:《蕲州药志》收载的"艾叶"及"蕲艾"

艾叶（叶类药材）

【别名】蕲艾、家艾、灸草、艾蒿。

【来源】为菊科植物艾 *Artemisia argyi* Levl. et Vant. 的叶。

【历史】始载于《名医别录》。明《本草品汇精要》载:"生田野,今处处有之……道地,蕲州、明州。"《本草蒙筌》载:"端午节临,仅采悬户,辟疫而已,其治病症,遍求蕲州所产独茎、圆叶、背白有芒者,称为艾之精英。倘有收藏,不吝价买,彼处仕宦,亦每采此,两京送人,重纸包封,以示珍贵,名益传远,四方尽闻。"书中附有"蕲州艾叶"图。《本草纲目》载:"自成化以来,则以蕲州者为胜,用充方物,天下重之,谓之蕲艾。相传他处艾灸酒坛不能透,蕲艾一灸则直透彻,为异也。"

【形态】多年生草本,高 180～250cm。茎具明显棱条,被白色短绵毛。单叶互生,羽状深裂,两侧裂片约 2 对,裂片边缘具锯齿,上面暗绿色,密布小腺点,稀被白色软毛,下面灰绿色,密被白色绒毛。头状花序,排列成复总状,总苞密被灰白色茸毛,花带红色,外层雌性,内层两性,雄蕊 5 枚,聚药,子房下位,柱头 2 裂。瘦果长圆形,无冠毛。花期 7～10 月,果期 11～12 月。

【生境分布】生于山坡、路边、田坎边、荒野及杂草丛中。全国各地均产,以湖北蕲春及临近县所产艾叶为佳,故名"蕲艾"。

【种植】对土壤、气候适应性较强,肥地尤佳。常用地边或荒地栽培。分株繁殖:每穴栽苗 2～3 株,施清淡人畜粪水,以促生长,在栽种年中耕除草 3 次（5、7、11 月）,以后每年在 6 月及 10 月 2 次收获后各中耕锄草 1 次,并追肥。栽培 3～4 年后,根茎衰老，应更新。

【采集加工】夏季花未开时割取地上部分，摘下叶片，阴干或晒干。

【药材性状及质量】叶多皱缩、破碎，有短柄。完整叶片呈羽状深裂，裂片条状披针形，边缘有不规则的锯齿。上面灰绿色、黄绿色或绿褐色，有稀疏的软毛，下面密被灰色绒毛。质软。气清香，味苦。

以叶背绒毛多、色灰白、质柔软、香气浓郁者为佳。

【性味归经】辛、苦，温，有小毒。归肝、脾、肾经。

【功能主治】散寒止痛，温经止血。用于少腹冷痛，经寒不调，宫冷不孕，吐血，衄血，崩漏经多，妊娠下血，外治皮肤瘙痒。

【民间应用】

1. 小儿咳嗽、哮喘：艾叶 2 片，紫苏叶 2 片，鸡蛋 1 个，将两药切碎，与鸡蛋拌匀，用棉油烤熟，日 1 次，连服 3 周。（编委收集）

2. 小儿伤风咳嗽：蕲艾叶 1 小把，用酒稍炒，趁热敷脐眼（神阙）、脚心（涌泉）。（编委收集）

3. 慢性化脓性中耳炎：蕲艾叶研粉末，取少量吹入或蘸搽耳内，每天 2~3 次。（蕲春县人民医院主治中医师李世生提供）

4. 习惯性滑胎：陈蕲艾叶 1 把，鸡蛋 3 个，两味以水煮，将鸡蛋煮熟去壳吃，不喝水，每日吃 1 次。（编委收集）

5. 多年筋骨疼痛或腰腿痛，受冷风而发者：蕲艾叶 150g，水煮，先熏蒸，后泡洗。（编委收集）

6. 风疹、湿疹、妇女阴痒：用鲜蕲艾叶 1 把，煎水熏洗，风疹（荨麻疹）亦可用艾叶、樟木，煎水趁热外洗。（编委收集）

7. 冻疮：蕲艾叶 10g，葱白带须 7 个，花椒 7 粒，水煎洗患处，每晚 1 次。（编委收集）

8. 痢疾：蕲艾叶 10g，地榆 6g，水煎服。（李时珍医院原副院长陈棣生老中医提供）

9. 消化不良：蕲艾若干，将其叶柄、筋抽掉，揉成绒状，做成小指大的艾绒团，1 次吞服 5~7 个。（蕲春县卫生局主治中医师游佳斌提供）

10. 痛经：蕲艾 15g，鸡蛋 2 个，用蕲艾加水煮鸡蛋，食蛋喝汤。（蕲春县卫生局主治中医师游佳斌提供）

11. 大便下血：蕲艾叶 30g，生姜 15g，水煎服。（《蕲春县民间草药土方、土法汇集》）

12 一切痈疽：蕲艾 1 把，破伞衣 1 把，大蒜头 10 个，头发 1 把，共烧烟熏患处。（《蕲春县民间草药土方、土法汇集》）

13. 头疖，一切肿毒：蕲艾 3 株，地丁 30g，麻油 30g，将药先槌烂，后以麻油调敷患处。（《蕲春县民间草药土方、土法汇集》）

14. 急性关节炎、类风湿病、关节痛：蕲艾绒 140g，生姜 150g，食盐 500g，食盐炒熟，生姜、艾合炒，加少许黄酒炒，用纱布包好外敷，1 日 3 次。（蕲春县人民医院主治中医师刘恩主提供）

【附注】

1. 在部分地区常用艾蒿 Artemisia vulgaris L. 、野艾 Artemisia indica Willd. 、细叶艾 Artemisia lavandulaefolia DC. 等同属植物的叶混入或直接作艾叶药用。前二种极相似，分布广，在山西、陕西、江西、甘肃、湖北等地使用，后一种在宁夏、内蒙古、福建、河南及东北等地使用。野艾在蕲春亦有分布，但很少药用。

2. 蕲艾为著名的"蕲春四宝"之一，历史悠久，闻名全国。在今日蕲春有家家栽种，户户收藏的习惯。中草药资源普查结果表明，蕲春县年产量达 10 万公斤以上。据李时珍中医药研究所的科研人员研究结果表明，蕲艾的挥发油含量比普通艾约高一倍多，蕲艾中的微量元素 Ca、Mg、Mn、Al、Ni 等，蕲艾精油中桉叶油素、反式葛缕醇、侧柏酮等成分含量都比普通艾高，蕲艾叶的采集期（以挥发油含量计）以端午节前后几天为佳。

3. 李时珍中医药研究所现已研究出以蕲艾为主药组成的李时珍中药保健腰带、时珍保健茶、紫甘软膏、蕲州艾条等科研新产品，行销于国内外，深受广大病患者的欢迎。

蕲艾（蕲州特产集锦）

艾叶为中医临床常用药之一，为菊科植物艾 *Artemisia argyi* Levl. et Vant. 的干燥叶，蕲艾则为艾在蕲春的栽培品种，学名为 *Artemisia argyi* Levl. et Vant. cv 'Qiai'。艾叶用于治病已有三千年的历史。艾叶作为药物记载最早见于梁代陶弘景《名医别录》，其后历代医药史籍均有记载，直到明代广大医药界才逐渐认识到蕲州所产艾叶质优效佳，蕲州也就成为艾叶的地道产地。据弘治年间（1505 年）定稿的《本草品汇精要》记载："（艾叶）生田野，今处处有之……道地：蕲州、明州。"其后《本草蒙筌》也有记载："（艾叶）端午节临，仅采悬户，辟疫而已。其治病症，遍求蕲州所产独茎、圆叶、背白有芒者，称为艾之精英。倘有收藏，不吝价买，彼处仕宦，亦每采此，两京送人，重纸包封，以示珍贵，名益传远，四方尽闻。"书中附有"蕲州艾叶"图。可见当时蕲州艾叶已被公认为是"道地药材"。

但真正使蕲州艾叶扬名，并将其命名为"蕲艾"的还是李言闻、李时珍父子，李氏父子世居蕲州，对家乡的特产药材研究颇为仔细。相传他们曾多次上麒麟山采集艾叶标本，并在家园里亲自栽种。据《本草纲目》载，李时珍的父亲李言闻曾著有《蕲艾传》一卷，书中称赞蕲艾"生于山阳，采以端午，治病灸疾，功非小补。"李时珍在《本草纲目》中也指出："艾叶本草不著土产，但云生田野，宋时以汤阴复道者为佳，四明者图形……自成化以来则以蕲州者为胜，用充方物，天下重之，谓之蕲艾。相传他处艾灸酒坛不能透，蕲艾一灸则直透彻，为异也。"从此，蕲艾之名风靡全国。据明代《本草乘雅半偈》载："蕲州贡艾叶，叶九尖，长盈五七寸，厚约一分许，岂唯力胜，堪称美艾。"明代蕲州已把蕲艾作为贡品，足见蕲艾的历史地位及其珍贵价值。

蕲艾从明代闻名以来，历经五百多年的临床应用，至今盛誉不衰。1953 年时逸人编著的《中国药物学》对艾的产地就注明"艾产于我国各地，以湖北蕲春产者最佳"。近代的一些中药专著也多有类似记载。蕲艾与普通艾比较，首先在外观形态上是有其独特之处的。蕲艾植株高大，可达 1.5~2.0m，植株含挥发油较多，香气浓郁，叶厚纸质，密被厚而长的毛，取干叶揉之可成绒团（质柔软）。而普通艾植株高一般为 0.5~1.2m，叶薄纸质，虽亦被毛，但毛短，取干叶揉之常成粉末。故蕲艾相对于普通艾来说不仅产量大，质量好（叶大而厚，质润不碎，香气浓郁），而且易制成艾绒，出绒率高，制成艾条、艾炷，易燃持久，热穿透力强，所以，人们不仅把蕲艾视为道地药材，而且还誉为灸家珍品。近年来，广大中医药科技工作者，为了扩大蕲艾的药用资源，对蕲艾作了初步研究。中国科学院华南植物研究所朱亮锋等将蕲艾与普通艾蒿的精油化学成分作了鉴定比较，结果鉴定出已知成分蕲艾为 25 个，艾蒿为 32 个。两者有 17 个相同的化学成分，这些相同的化学成分，其总量较为接近。蕲艾为 79.6%，艾蒿为 78.3%。其中各个成分的含量却有差异，如乙酸乙酯，蕲艾 27.2%，艾蒿 23.0%；1,8-桉叶油素，蕲艾 22.0%，艾蒿 15.6%；1,4-桉叶油素，蕲艾微量，艾蒿 4.0%；樟脑，蕲艾 7.5%，艾蒿 10.6%；松油烯-4-醇，蕲艾 2.5%，艾蒿 7.6%；α-松油醇，蕲艾 1.4%，艾蒿 3.6%；反式-葛缕醇，蕲艾 7.7%，艾蒿 2.0%。在所含不同的成分中，差异较悬殊的是：蕲艾含侧柏酮（15.6%）、异侧柏酮（2.7%），而在艾蒿中却未见也此类成分。艾蒿含芳樟醇（3.7%）和优葛酮（2.4%），但在蕲艾中未发现。李时珍中医药研究所所长梅全喜等为了探讨蕲艾的质量是否优于他艾，将蕲艾与其他产地艾挥发油含量作了比较测定。结果蕲艾挥发油含量高达 0.83%，而河南及四川产艾叶仅为蕲艾的一半以下。梅全喜等还进一步以微量元素含量和燃烧放热量（比热值）为指标，对蕲艾与其他产地艾叶质量作了比较研究，结果蕲艾中 Ca、Mg、Mn、Al、Ni 等 5 种微量元素含量较高，四川产 Co、Cr、Se、Fe、Zn 等 5 种较高，而河南产艾叶除 Cu 含量较高外，其余均较低。从微量元素的角度看，与理血作用有关的四种微量元素（Mn、Ca、Mg、Zn）蕲艾就有三种（Mn、Ca、

Mg）比河南、四川艾叶高，说明作为理血药的艾叶，蕲艾比其他地方艾为好。从比热值来看，燃烧1g蕲艾叶所释放出的热量要远比其他地产艾叶高15%～20%，说明用蕲艾制作艾条比其他艾叶好。可见"蕲艾优于他艾"，已被现代研究所证实公认。

中医学理论认为，艾叶味苦性温，具有理气血、逐寒湿、温经止血、安胎作用。用其煎汤内服或外洗或制绒针灸以治心腹冷痛、泄泻、转筋、久痢、吐衄下血、月经不调、崩漏带下、胎动不安、痈疽疮疡、皮肤瘙痒等多种疾病具有较好疗效。

蕲艾与普通艾性味功用相同，但其作用更强，效果更佳，应用范围更为广泛。故自蕲艾名世以来，不少医家在用艾叶时强调要用蕲艾。如《陆氏积德堂方》治"鹅掌风病，蕲艾真者四五两，水四五碗，煮五六滚，入大口瓶内盛之，用麻布二层缚之，将手心放瓶上熏之，如冷再热，如神"。《杨诚经验方》治"产后腹痛欲死，因感寒起者，陈蕲艾二斤焙干，捣铺脐上，以绢覆住，熨斗熨之"。《青囊杂纂》治"头风久痛，蕲艾揉为丸，时时嗅之，以黄水出为度"。《外科启玄》治"黄水疮，蕲艾一两，烧灰存性为末，痒加枯矾半两，掺入患处"。现代也有不少医家在多年的临床中证实蕲艾比普遍艾疗效好。我县已故名老中医、李时珍医院原副院长陈棣生先生有四十多年的用艾经验，对蕲艾的效用有较为深刻的认识。他曾治一张姓患者：女，37岁，妊娠四月，因负重而胎损，崩漏间作，持续八天。西医诊断为不全流产，因患者拒绝刮宫才放弃治疗，又经当地中医投以金匮胶艾汤两剂，收效不显。就诊时见其面黄舌淡、四肢欠温、食少神疲、小腹阵痛、喜温拒按、六脉涩小，陈老认为此系血虚气耗，瘀留不去，法当固本清源，仍采用金匮胶艾汤藉四物阿胶以补阴血，艾酒温阳益气兼以行瘀。前医未能奏效可能系艾的质量太差，陈老亲自为其采鲜蕲艾叶九片，纳诸药同煎，温服。一剂后约半日，即从阴道中流出拇指头大一块腐败组织，从此崩漏即止，继以调补气血之法，十余日完全恢复健康。此例病证取效虽非蕲艾一药之功，但温阳益气摄血归经而达到止血目的则应归功于蕲艾。由此可见，蕲艾的功效是胜于诸艾的。

蕲艾在蕲州地区民间应用甚广。成人感受风寒咳嗽，用蕲艾煎汤洗脚，或用艾九片，葱五根，煎汤温服即可痊愈。用蕲艾煮水熏洗治疗老年性支气管炎、支气管哮喘及关节炎等也有效。产褥期妇女、新生婴儿经常以蕲艾煎水洗浴，以消毒辟秽、温运气血，可预防感染疾病。用艾叶二斤烘干制成艾绒，与棉花混合制成枕头，对防治妊娠及产后外感风寒头痛或偏头痛有较好效果。老人丹田气弱、脐腹畏冷，儿童受寒而致腹痛泻痢，妇女痛经、经行不畅、少腹坠痛或崩漏带下等寒证及妇女产后虚寒性腹痛等，用熟艾制绒装布袋制成围兜，裹其脐腹（必要时用热水袋加热），效果显著。用蕲艾绒制成背心，对胃寒痛及老年慢性支气管炎、支气管炎哮喘也有一定效果。故在蕲州民间有"家有三年艾，郎中不用来"的传说。蕲艾已成为蕲州地区家家栽培、户户必备的常用药材。

蕲艾资源极为丰富，仅蕲春县现在年产量可达 10 万斤以上。而且蕲艾适应性强，极易栽培，加之蕲艾质优效佳，是闻名全国的道地药材，且蕲春又是世界著名的医药学家李时珍的故乡，因此对蕲艾的开发利用意义十分重大。目前由湖北蕲春李时珍中医药研究所等单位参考《本草纲目》有关资料研制出的"李时珍中药保健腰带""蕲州艾条"，已远销十多个国家和地区。以蕲艾为主药的小儿保健围兜、保健护膝也相继研制问世。利用蕲艾为主药，配以柔和性的洁体润肤的基质制成一种保健浴剂正在研制之中，而且已取得可喜进展。蕲艾的微量元素测定显示：具有抗癌及抗衰老活性的微量元素硒的含量为 16mg/kg，大大高于普通的药用植物。还有研究证实，蕲艾中含有具有治疗心脑血管疾病的单宁成分。利用蕲艾所含的这些独特天然有效成分开发一系列保健食品及饮料前景也是十分广阔的。

（摘录自梅全喜主编、中医古籍出版社
1993 年 8 月出版的《蕲州药志》）

附录四：有关艾叶专利目录

1. 201110310274. 7　艾叶蚊香　申请人：许银亚

2. 201110208929. X　艾叶油　申请人：北京农学院

3. 201210161796. X　一种艾叶棕香团　申请人：任均凤

4. 200910187548. 0　一种艾叶驱虫器　申请人：苗广伟

5. 200910112186. 9　一种艾叶熏香　申请人：曾阳平

6. 200710055111. 2　艾叶有机粉提取工艺　申请人：南阳绿莹艾草生物制品有限公司

7. 201010213363. 5　艾叶记忆枕及制作工艺　申请人：南通居梦莱家用纺织品有限公司

8. 201110078059. 9　艾叶记忆枕及制作工艺　申请人：南通德贝尔工贸有限公司

9. 201110387298. 2　一种含有艾叶的绿豆饼　申请人：吴夕平

10. 200710051312. 5　艾叶糍粑及其制作方法　申请人：襄樊金恒电气有限公司

11. 200610022678. 5　香艾叶绒烟的生产方法　申请人：李家文

12. 201210313359. 5　一种艾叶茶的制作方法　申请人：安徽农业大学

13. 200710055112. 7　艾叶功能纸制造工艺　申请人：南阳绿莹艾草生物制品有限公司

14. 03148815. 3　艾叶油软胶囊　申请人：海南启迈药物研究开发有限公司

15. 201120551966. 6　艾叶枕头　申请人：李哲成

16. 201020295371. 4　艾叶膏贴　申请人：陈煜超

17. 201310013506. 1　一种艾叶香型鼻烟　申请人：济南鼻

烟研究所

18. 201110180229.4　含有艾叶活性成分的发热贴　申请人：李慧娟

19. 200910187547.6　一种艾叶保健卫生巾　申请人：苗广伟

20. 200610118456.3　艾叶多糖提取物的用途　申请人：华东理工大学

21. 200910216642.4　艾叶管香烟及其制作方法　申请人：李颖

22. 200710041746.7　一种艾叶多糖及其用途　申请人：华东理工大学

23. 201010258496.4　一种艾叶保健香茶　申请人：蔡超先

24. 200710022309.0　当归艾叶冻疮汤　申请人：陈江

25. 200510069809.0　一种艾叶驱蚊制品　申请人：蓝子花

26. 201110178533.5　一种艾叶油软胶囊及其制备方法　申请人：海南海神同洲制药有限公司

27. 201210166295.0　凹凸棒酒糟艾叶热敷泥的生产方法　申请人：许庆华

28. 200810102654.X　艾叶油液体胶囊及其制备方法　申请人：北京申科联华科技有限公司

29. 201210166298.4　凹凸棒艾叶酒糟热敷保健泥的生产方法　申请人：许庆华

30. 201210166299.9　凹凸棒艾叶活血化瘀保健膏的生产方法　申请人：许庆华

31. 201210222712.9　艾叶广式莲蓉月饼的制作方法　申请人：南宁明顶商旅有限公司

32. 200710150312.0　一种艾叶油制剂及其制备方法　申请人：天津中新药业集团股份有限公司第六中药厂

33. 200910216582.6 一种艾叶保健茶面包的制备方法 申请人：成都百康药业有限责任公司

34. 200810143931.1 一种营养保健艾叶面食品的制备方法 申请人：孙福莲

35. 200410098670.8 艾叶蚊香及其生产方法 申请人：浙江黑猫神蚊香集团有限公司

36. 200910216581.1 一种艾叶保健茶的制备方法 申请人：成都百康药业有限责任公司

37. 201210166297.X 凹凸棒酒糟艾叶热敷泥的使用方法 申请人：许庆华

38. 201010598826.4 一种艾叶营养咀嚼片及其制备方法 申请人：合肥工业大学

39. 200910307791.1 艾叶挥发油药用敷料及其制备方法 申请人：姚辉

40. 200710164447.2 一种艾叶总黄酮的制备方法 申请人：宁波诚泰现代中药科技有限公司

41. 200910214052.8 含艾叶与石菖蒲提取物的沐浴露 申请人：李慧娟

42. 201010105744.1 一种营养艾叶汤圆的制备方法 申请人：孙福莲

43. 201110310329.4 艾叶液体蚊香及其制备方法 申请人：许银亚

44. 200810052605.X 艾叶有效组分及其制备方法 申请人：天津天士力制药股份有限公司

45. 201110364505.2 一种艾叶足浴药包及其制备方法 申请人：青岛邦正国际贸易有限公司

46. 201110232653.9 复合型艾叶低醇驱蚊露及其制备方法 申请人：湖南轻工研究院有限责任公司

47. 201010204218.0 菠萝木瓜柚子艾叶珍珠的生物洗面奶 申请人：黄伟峰

48. 200810031147. 1　　一种营养保健艾叶饺子的制作方法
申请人：孙福莲

49. 200910040420. 1　　艾叶油微胶囊抗菌口罩及其制备方法
申请人：华南农业大学

50. 200810052604. 5　　一种艾叶的有效组分及其制备方法
申请人：天津天士力制药股份有限公司

51. 200310117392. 1　　艾叶油滴丸及其制备方法　　申请人：
北京科信必成医药科技发展有限公司

52. 03135193. X　　艾叶油软胶囊及其生产方法　　申请人：李
光碧

53. 03118322. 0　　艾叶油滴丸及制备方法　　申请人：毛友昌

54. 03118321. 2　　艾叶油软胶囊及制备方法　　申请人：毛
友昌

55. 201110328113. 0　　一种艾叶多糖注射用冻干粉针剂及其
制备方法与应用　　申请人：华东理工大学

56. 201210117605. X　　艾叶挥发油及其在制备抗乙肝病毒药
物中的应用　　申请人：河南省医药科学研究院

57. 200910224641. 4　　一种艾叶油微胶囊抗菌防皱织物及其
制备方法　　申请人：香港理工大学

58. 201210117611. 5　　艾叶提取物及其在制备抗乙肝病毒药
物中的应用　　申请人：河南省医药科学研究院

59. 03142697. 2　　运用冷冻真空干燥技术生产艾叶茶的方法
申请人：宋述孝

60. 200710036829. 7　　以艾叶和苍术提取物为活性组分的杀
虫剂　　申请人：华东理工大学

61. 201110214762. 8　　一种含有艾叶提取物的天然抗真菌纺
织品及其制备方法　　申请人：吴江兰瑞特纺织品有限公司

62. 200910040418. 4　　一种艾叶油微胶囊织物复合整理剂及
其应用　　申请人：华南农业大学

63. 201110382960. 5　　超微粉艾叶常温制备方法及其专用双

向气流筛分机　申请人：河南省康星药业有限公司

64. 201110085885. 6　一种水包油型艾叶油纳米乳及其制备方法　申请人：西北农林科技大学

65. 201010204257. 0　一种菠萝、木瓜、柚子、艾叶、珍珠原料的生物营养浆　申请人：黄伟峰

66. 200710052958. 5　艾叶油复合型盘式蚊香及其制备方法申请人：江西山峰日化有限公司

67. 201120420702. 7　艾叶精油温热理疗器　申请人：山西香树林生物科技有限公司

68. 201010204260. 2　一种含有菠萝、木瓜酶、柚子、艾叶素、珍珠的生物康洗露　申请人：黄伟峰

69. 88103508. 4　艾叶香烟的生产方法　申请人：秦天聪

70. 201110131147. 0　一种艾叶中倍半萜内酯化合物的提取方法及其应用　申请人：华东理工大学

71. 201010204247. 7　一种菠萝、木瓜、柚子、艾叶、珍珠的生物清爽发液　申请人：黄伟峰

72. 201020222876. 8　一种竹丝面艾叶枕头　申请人：王锦美

73. 92105806. 3　苍术艾叶香的制造方法　申请人：吴传福

74. 99101437. 5　一种艾叶特效风湿寒暖疗袋　申请人：阎松柏

75. 201110304687. 4　具有艾叶清香驱蚊清洁功能的染色针织纯棉内衣面料的染整方法　申请人：通亿（泉州）轻工有限公司

76. 201020699925. 7　用于艾叶膏贴的温控电热灸仪　申请人：陈煜超

77. 201120328179. 5　一种新型祛湿止痒艾叶环保尿不湿申请人：虞文鹏

78. 00112422. 6 艾叶、银杏叶速溶沐浴剂及其膨化炮制方法申请人：马群模

79. 201020110295. 5　一种磁疗艾叶茶香功能枕　申请人：张明耀

80. 201020246871. 9　一种热封型艾叶过滤纸袋　申请人：朱聪

81. 200910139721. X　一种利用苏叶、艾叶、杜荆叶降低卷烟焦油释放量的方法　申请人：川渝中烟工业公司

82. 200910163771. 1　一种利用菊花、艾叶、玉竹降低卷烟主流烟气中酚类化合物含量的方法　申请人：川渝中烟工业公司

83. 96112650. 7　一种以艾叶油为主的空气清新消毒剂及其制备工艺　申请人：南召县供销合作社联合社

84. 200510200106. 7　一种降焦减害增益型香烟及其制备方法
申请人：冷博

85. 201010272266. 3　含中药的低烟叶焦油卷烟　申请人：梁遂生

86. 200910272775. 3　一种杀菌消毒烟熏制剂　申请人：周福伟

87. 200910155830. 0　灸法专用健康陈艾绒、艾条的制备方法
申请人：温州医学院附属第二医院

88. 200910256437. 0　一种治疗犬猫皮肤病的洗剂及其制备工艺　申请人：青岛康地恩药业有限公司 青岛六和药业有限公司

89. 200910020812. 1　一种钨金香艾灸及其制备方法　申请人：郭宝玉

90. 201110088869. 2　一种中草药牙膏　申请人：贾简华

91. 201210139329. 7　一种驱蚊香木手环　申请人：王玉兰

92. 201110136542. 8　一种治疗软组织疼痛和腱鞘炎的药物
申请人：王会俊

93. 200910307117. 3　用于治疗痔疮的药物及制备方法　申请人：刘承彪

94. 200910036335.8　消毒熏香盘香的配方及其制造方法　申请人：张连英

95. 201110057758.5　洗脚皂　申请人：张勇

96. 201010282834.8　防感冒蚊香　申请人：徐春凤

97. 201210168873.4　一种保健饲料及其制备方法　申请人：胡杨林

98. 200910148204.9　一种保健艾绒生产工艺　申请人：武汉康中宝艾绒制品有限公司

99. 200310111276.9　一种空气杀菌消毒中药制剂　申请人：杨希雄

100. 200910305777.8　一种无烟艾灸香及其制备方法　申请人：王跃

101. 201010581872.3　一种兽用抗菌抗病毒中药组合物及其制剂的制备方法　申请人：西安医学院

102. 201110088279.X　一种保健足浴配方　申请人：贾简华

103. 201210166252.2　凹凸棒无烟艾灸条的生产方法　申请人：许庆华

104. 201310075443.2　野艾茶及其生产方法　申请人：朱世超

105. 200810062875.9　蚕体、蚕座消毒剂　申请人：杭小平

106. 200910020516.1　一种治疗月经不调的中药　申请人：滕淑玲

107. 201210460992.7　一种纯天然草药小儿湿疹洗剂　申请人：张旻

108. 201010506060.2　一种动物用抗菌药物及其制备方法和应用　申请人：山东省农业科学院畜牧兽医研究所

109. 200810051341.6　一种治疗胃病的中药及其制备方法和应用　申请人：刘智谋

110. 200810108336.4　一种治疗尘肺咯血的中药制剂　申请人：李亚萍

111. 201010198499. 3　一种杀菌杀虫农药烟熏剂及其制备方法　申请人：赵长贵

112. 201010558704. 2　治疗小儿消化不良的外用药物组合物　申请人：施乃军

113. 200710193953. 4　畜禽舍天然杀菌除臭烟熏剂　申请人：姜伟

114. 201110067265. X　一种治疗痛经的中药组合物及其制剂　申请人：天士力制药集团股份有限公司

115. 201110203333. 0　一种安全无害的中草药粮食防虫剂　申请人：王春鹏

116. 201210352499. 3　一种绿色天然爽身粉　申请人：乔海平

117. 03150809. X　一种治疗痔疮的药物及其制备方法　申请人：熊绍才

118. 200410061109. 2　即冲型艾洗浴剂　申请人：洪宗国

119. 200810157238. X　一种灸烟组合物　申请人：丁德培

120. 201110176571. 7　一种蚊香及其制作方法　申请人：马一公

121. 200910272274. 5　基于艾蒿相关提取部位药用特性的空气清新剂　申请人：湖北汇特生物医药技术有限公司

122. 200510096328. 9　一种驱蚊虫药物及其制备方法　申请人：刘军政

123. 98122113. 0　烫伤速愈烟　申请人：神安圣

124. 201010246988. 1　一种治疗久痢的中药制剂　申请人：王芳

125. 201110123805. 1　一种甲醛祛除剂　申请人：临湘市中药饮片加工厂

126. 201310073763. 4　一种复方植物精油及其应用　申请人：马氏兄弟科技（北京）股份有限公司 中国医学科学院药用植物研究所

127. 201010269166. 5　一种天然消灭蚊虫的药物　申请人：李爱民

128. 201110179536. 0　驱蚊灭蚊的中药组合物　申请人：张衡宝

129. 200810172677. 8　治疗外阴炎的药物组合物　申请人：王俊梅

130. 200910099266. 5　治风湿药包　申请人：陈波

131. 200610018790. 1　一种用于艾灸的药物及其制备方法　申请人：武汉理工大学

132. 200610125973. 3　一种治疗冬痒症的熏洗药物及制备方法　申请人：袁爱仙

133. 200610128719. 9　一种治疗寒凝气滞型痛经的药用食物及制备方法　申请人：郑英玉

134. 200810100640. 4　一种治疗久痢的中药制剂　申请人：胡彩芳

135. 201010570066. 6　一种治疗糖尿病的中药制剂　申请人：郭春青

136. 201210206871. X　一种空气消毒剂　申请人：袁静

137. 201210395988. 7　一种治疗疥疮的药物　申请人：赵爱玲

138. 201110240439. 8　一种用于蚊虫叮咬的中药组合物及制备方法　申请人：天津尖峰弗兰德医药科技发展有限公司

139. 201010520535. 3　一种生姜蜂蜜膏的制备方法　申请人：李锋

140. 201210039673. 9　一种治疗气滞血瘀型前列腺炎的中药　申请人：简福川

141. 03128318. 7　一种艾蒿抽吸品的制配方法　申请人：大老板经贸有限责任公司

142. 201020223671. 1　竹纤维艾草防臭鞋垫　申请人：孙国栋

143. 200910042598. X　本草中药枕及其制作方法　申请人：吴草锦

144. 201210307395. 0　一种治疗阑尾炎的药物及其制备方法　申请人：兰恒志

145. 200610101044. 9　一种治疗产后风的药物　申请人：马秋霞

146. 02133739. X　麻麝灸条的制备方法及其配方　申请人：张中立

147. 200710129829. 1　一种具有安神作用的药物组合物　申请人：高伟

148. 201010228415. 6　一种无烟灸条及其制备方法和质量控制方法　申请人：成都华神集团股份有限公司制药厂

149. 201010256659. 5　一种治疗急性胃肠炎的中药配方　申请人：李连会

150. 200810063061. 7　一种抗菌止痒中药外用护理制剂　申请人：杨利群

151. 201010261931. 9　一种空气消毒和驱蚊的熏香或蚊香　申请人：李超林

152. 201110087550. 8　治疗神经性头痛的药物　申请人：李世亮

153. 201210029252. 8　一种灸艾滴剂及其制备方法　申请人：王未境

154. 200810158021. 0　一种治疗妇科疾病的纯中药洗液　申请人：刘功

155. 99124151. 7　灸艾膏及其制备方法和使用方法　申请人：徐增乐 韩忠 徐晓庆

156. 200410082736. 4　外用洗液药及制备方法　申请人：苗丽健

157. 200710012023. 4　一种治疗前列腺炎的汤剂的制造方法　申请人：孙承宽

158. 200810011770.0 治疗尿频遗尿汤的制造方法 申请人：苗丽华

159. 201210306536.7 一种儿童香型洗手液 申请人：青岛叁鼎卫生制品有限公司

160. 201210182115.8 缓解神经衰弱中药口服液及制备方法 申请人：黄芸

161. 200810143867.7 一种空气消毒熏香的制作方法 申请人：喻晓彬

162. 201110137079.9 肩颈保健热敷袋 申请人：张建华

163. 200910153425.5 一种孕产洗护用品及其制备方法 申请人：范敏华

164. 200610018015.6 艾绒提取工艺及其研磨机 申请人：刘志宏

165. 201110282928.X 艾灸熏蒸囊 申请人：史友明

166. 201020569594.5 艾绒浴包 申请人：王在林

167. 201110195456.4 艾灸净烟装置 申请人：河南中医学院

168. 201110411917.7 一种日用保健品及其制作方法 申请人：陈丽华

169. 200610068488.7 治疗痔疮的艾炷 申请人：刘永斌

170. 200310110654.1 妇科外用阴道洗液 申请人：湖南宏瑞医药销售有限公司

171. 200510012703.7 治疗肾病的中药艾卷的制备工艺 申请人：滑素珍

172. 200920103762.9 一种保健垫 申请人：岳桂刚

173. 201120379654.1 一种空气净化装置 申请人：鹿天源

174. 201110022137.3 一种用于治疗肺癌的中成药胶囊 申请人：申作洵

175. 200810079512.6 一种治疗产后风的配方 申请人：石江荣

176. 201010130749. X　一种艾条的配方及其制备方法　申请人：张文峰

177. 201010601907. 5　治疗女性小腹疼痛中药外洗粉、泡腾片配方及其制备方法　申请人：祝凤仪

178. 200910075827. 8　治疗外伤瘢痕增生痒感的中药制剂及制备方法　申请人：邯郸钢铁股份有限公司 河北钢铁集团有限公司

179. 00101212. 6　抗癌灸疗中成药烟　申请人：焦方义

180. 200610068489. 1　治疗冻伤、冻疮的酊剂　申请人：刘永斌

181. 200910019955. 0　一种治疗鱼鳞病的中药　申请人：宫玉泰

182. 201120386156. X　一种艾绒护垫　申请人：李云林

183. 201310078637. 8　一种止痒抗敏中药复方脐贴　申请人：姜莉蔚

184. 03138734. 9　手足皮肤病治疗保护液及其制备方法　申请人：左会生

185. 200910038634. 5　一种含有天然芳香植物的艾草条　申请人：刘晓芸

186. 201010131470. 3　一种治疗冬季皮肤瘙痒的中药组方　申请人：胡海舰

187. 201210325518. 3　一种具有驱蚊作用的植物提取物　申请人：苏州谷力生物科技有限公司

188. 201210456384. 9　一种调理糖尿病的功能鞋用药剂　申请人：郑州市康健电子产品研究所

189. 200710035218. 0　一种防治猪、禽、鱼瘟疫的中草药　申请人：陈焕文

190. 200910306799. 6　一种防治猪、禽、鱼瘟疫的中草药　申请人：陈焕文

191. 200910252004. 8　一种治疗虚寒妊娠腹痛的中药组合物

申请人：何涛

192. 201210151195. 0 一种治疗近视弱视的药灸制剂 申请人：刘科

193. 96100732. X 鼻窦康熏棒 申请人：赵胜堂

194. 02113637. 8 中草药儿肤洗液 申请人：何孙才

195. 200610002601. 1 一种含有天然芳香植物的艾草条 申请人：刘晓芸

196. 200910067114. 7 治疗风湿、类风湿病的药物 申请人：何奎

197. 201010211729. 5 一种治疗女子输卵管不通的汤剂中药 申请人：黄素荣

198. 201210306565. 3 一种改良型消毒液 申请人：青岛叁鼎卫生制品有限公司

199. 201210461005. 5 一种治疗小儿湿疹的新型药枕 申请人：张旻

200. 93115800. 1 治疗家畜化脓性创伤药物 申请人：陶士峰

201. 200610043666. 0 一种治疗褥疮的中药 申请人：盛芳

202. 200810133162. 7 一种治疗过敏性紫癜的中药组合物 申请人：吴彦勇

203. 200910010637. 8 一次性除臭鞋垫 申请人：苗广伟

204. 200610051107. 4 具有香味和保健功能的手机卡片及其制作方法 申请人：赵清涛

205. 200910010441. 9 一种保健鞋垫 申请人：苗广伟

206. 201210561462. 1 一种治疗失眠的中药 申请人：青岛中科英泰商用系统有限公司

207. 97108200. 6 一种促进少儿生长的药物袋 申请人：吴正保

208. 99112175. 9 一种烧烫伤油及其配制方法 申请人：崔北双

209. 200510070868. X　一种治疗筋骨痛及腰椎间盘突出症的药物组合物　申请人：赵夕兰

210. 200510115663. 9　一种治疗气管支气管急慢性炎症药物组合物及制备方法　申请人：北京京师维康医药科技有限公司

211. 200910119872. 9　药物组合物　申请人：深圳三顺制药有限公司

212. 201210040635. 5　一种治疗妇科阴道炎的外用消毒液及其制备方法　申请人：合肥华威药业有限责任公司

213. 201210118470. 9　一种治疗皮肤脓包疮的中草药　申请人：常州亚环环保科技有限公司

214. 95108019. 9　过敏性鼻炎眼炎康复液　申请人：王昌志

215. 97119703. 2　艾灸液定灸膏及其制备方法和使用方法　申请人：罗庆道　罗建明

216. 201110258945. X　一种乳增宁颗粒剂及其制备方法　申请人：蚌埠丰原涂山制药有限公司

217. 201210094248. X　中草药无机抗菌剂复合杀菌洗手液及其制备　申请人：西北师范大学

218. 201210460995. 0　一种艾蒿金银花提取液的制备方法　申请人：张旻

219. 200620036654. 0　空心艾条　申请人：李恩

220. 201010276331. X　一种多功能中药保健药枕　申请人：周巳培

221. 201210235414. 3　一种本草春夏保健手枕及其制备方法　申请人：石家庄市中医院

222. 201210235411. X　一种本草秋冬保健手枕及其制备方法　申请人：石家庄市中医院

223. 201210235409. 2　一种本草养生腰椎枕及其制备方法　申请人：石家庄市中医院

224. 200510009852. 8　阴虚阳亢炭化灸条及其制备方法　申请人：张仁尊

225. 200920211878.4　一种艾饼　申请人：上海泰成科技发展有限公司

226. 200610018016.0　艾长绒提取方法　申请人：马文晓

227. 91105253.4　儿童安康袋药芯的配方及制作工艺　申请人：董学武

228. 99123025.6　药灸疗法及七种药灸制品配方　申请人：郝钦忠 白新珍 郝菊

229. 201210456071.3　一种调理高血压的功能鞋用药剂　申请人：郑州市康健电子产品研究所

230. 96119573.8　一种治疗痔疮的熏洗药　申请人：黄立明

231. 90208392.9　中药保健腰带　申请人：蕲春县李时珍中医药研究所（梅全喜）

232. 201210456351.4　一种调理心脏病的功能鞋用药剂　申请人：郑州市康健电子产品研究所

233. 97106901.8　卫生保健香烟　申请人：潘全华

234. 93105375.7　卷艾烟　申请人：代天星

235. 03131877.0　足疗外用药液　申请人：王月高　孙文

236. 93109017.2　妇科洗剂　申请人：冯武臣

237. 200810098921.0　一种治疗不孕症的中药　申请人：尚爱永

238. 201110331097.0　一种加入发热体的温灸膏药及其应用　申请人：湖南金六谷药业有限公司

239. 201010548310.9　中药保健床垫及其制备方法　申请人：尹琼剑

240. 201210510295.8　一种灸疗用艾条以及一种双点悬灸疗法　申请人：刘卫华

附录五：参考书目

[1] 梅全喜. 艾叶. 第 1 版. 北京：中国中医药出版社，1999.

[2] 东汉·张仲景. 伤寒论. 第 1 版. 重庆：铅印本，重庆人民出版社，1955.

[3] 李衍文，赖天松. 汉英对照常用中草药名称. 广州：广东教育出版社，1994.

[4] 明·李时珍. 本草纲目（校点本第一册）. 北京：人民卫生出版社，1989.

[5] 余冠英注译. 诗经选. 北京：人民文学出版社，1985.

[6] 薛愚. 中国药学史料. 北京：人民卫生出版社，1984.

[7] 湖北中医药研究院. 经史百家医录. 广州：广东科技出版社，1986.

[8] 马王堆汉墓帛书. 五十二病方. 北京：文物出版社，1979.

[9] 胡世林. 中国道地药材. 哈尔滨：黑龙江科技出版社，1989.

[10] 王占玺. 张仲景药法研究. 北京：科学技术文献出版社，1984.

[11] 晋·葛洪撰. 葛洪肘后备急方. 北京：人民卫生出版社，1983.

[12] 曹元宇辑注. 本草经. 上海：上海科学技术出版社，1981.

[13] 梁·陶弘景集，尚志钧辑校. 名医别录（辑校本）. 北京：人民卫生出版社，1986.

[14] 唐·孟诜、张鼎撰，谢海洲等辑. 食疗本草，北京：人民卫生出版社，1984.

[15] 宋·苏颂编撰，尚志钧辑校. 本草图经. 合肥：安徽科技出版社，1994.

[16] 明·卢之颐覈参，冷方南等校点. 本草乘雅半偈. 北京：人民卫生出版社，1986.

[17] 陈可冀，等. 清宫医案研究. 北京：中医古籍出版社，1990.

[18] 明·王象晋纂辑，伊钦恒诠释. 群芳谱诠释（增补订正）. 北京：农业出版社，1985.

[19] 梅全喜. 蕲州药志. 北京：中医古籍出版社，1993.

[20] 楼之岑，秦波. 常用中药材品种整理和质量研究. 北京医科大学、中国协和医科大学联合出版社，1995.

[21] 宋·唐慎微撰. 重修政和经史证类备用本草. 北京：人民卫生出版社，1982.

[22] 宋·苏颂撰，胡乃长等辑注. 图经本草. 福州：福建科技出版社，1988.

[23] 明·刘文泰. 本草品汇精要. 北京：人民卫生出版社，1982.

[24] 明·陈嘉谟. 本草蒙筌. 北京：人民卫生出版社，1988.

[25] 明·李时珍. 本草纲目（校点本）. 北京：人民卫生出版社，1987.

[26] 明·李时珍. 本草纲目（全四册）. 中国书店，1988.

[27] 浙南本草新编编写组，浙南本草新编. 温州，1975.

[28] 清·汪昂原著，王效菊点校. 本草备要. 天津：天津科技出版社，1993.

[29] 清·吴仪洛. 本草从新. 北京：人民卫生出版社，1990.

[30] 清·杨时泰. 本草述钩元. 上海：上海科学技术出版社，1958.

[31] 清·陈士铎著述，何高民校订. 本草秘录. 太原：山西科技教育出版社，1986.

[32] 清·吴其浚. 植物名实图考. 上海：商务印书馆，1957.

[33] 胡世林. 中国道地药材论丛. 北京：中医古籍出版社，1997.

[34] 清·汪讱庵撰，吕广振等点校. 本草易读. 北京：人民卫生出版社，1987.

[35] 清·严西亭，施澹宁，等. 得配本草. 上海：上海科学技术出版社，1958.

[36] 清·凌奂. 本草害利. 北京：中医古籍出版社，1982.

[37] 中科院药用植物资源开发研究所，等. 中药志（第五册）. 北京：人民卫生出版社，1994.

[38] 成都中医学院. 中药学（高等医药院校试用教材）. 上海科学技术出版社，1978.

[39] 卢宏民. 本草药性大辞典. 台湾：五洲出版社，1984.

[40] 中国医学科学院药物研究所. 中药志（第三册）. 北京：人民卫生出版社，1961.

[41] 唐·苏敬等撰，尚志钧辑. 新修本草（辑复本）. 合肥：安徽科技出版社，1981.

[42] 明·（朝鲜）许浚. 东医宝鉴. 北京：人民卫生出版社，1982.

[43] 全国中草药汇编编写组：全国中草药汇编（上册）. 北京：人民卫生

出版社，1986.

［44］江苏新医学院．中药大辞典（上册）．上海：上海科学技术出版社，1986.

［45］南京药学院药材学教研组．药材学．北京：人民卫生出版社，1960.

［46］李勉民．常见药草图说．香港：读者文摘远东有限公司出版，1995.

［47］於达望．国药提要．杭州：新医书局发行，1951.

［48］前世界书局．中国药学大辞典．北京：人民卫生出版社，1956.

［49］石户谷勉著，沐绍良译．中国北部之药草．北京：商务印书馆，1951.

［50］伊藤舜民．泰西本草名疏（日），1828：卷上

［51］林有润．中国植物志．北京：科学出版社，1991.

［52］刘训红、王玉玺，等．中药材薄层色谱鉴别．天津：天津科技出版社，1990.

［53］成都中医学院．中药鉴定学（高等医药院校试用教材）．上海：上海科技出版社，1980.

［54］程熙、田敦理．食物补疗大典．福州：福建科技出版社，1989.

［55］朱亮峰，等．芳香植物及其化学成分．海口：海南人民出版社，1988.

［56］元·李杲编辑，明·李时珍参订，郑金生等校点．食物本草．北京：中国医药科技出版社，1990.

［57］元·王好古．汤液本草．北京：人民卫生出版社，1987.

［58］明·兰茂．滇南本草（整理本）．昆明：云南人民出版社，1978.

［59］明·李中梓，徐荣斋等点校．医宗必读．上海：上海科学技术出版社，1987.

［60］清·蒋介繁．本草择要纲目（珍本医书集成第二册）．上海：上海科学技术出版社，1985.

［61］清·陈蕙亭．本草撮要（珍本医书集成第二册）．上海：上海科学技术出版社，1985.

［62］明·李中梓原著，耿鉴庭重订．重订本草征要．北京：北京科技出版社，1986.

［63］清·黄宫绣．本草求真．广益书局石印本，上海：上海江东书局，1912.

［64］明·缪希雍，神农本草经疏．南京：江苏广陵古籍刻印社影印，1980.

［65］明·佚名宫廷画师编绘，郑金生考校．补遗雷公炮制便览．上海：上海辞书出版社，2012.

[66] 颜正华. 中药学（高等中医药院校教材）. 北京：人民卫生出版社，1991.

[67] 吴贻谷. 中国医学百科全书·中药学. 上海：上海科学技术出版社，1991.

[68] 骆和生、王建华. 中药方剂的药理与临床研究进展. 广州：华南理工大学出版社，1991.

[69] 明·张景岳. 景岳全书. 上海：上海卫生出版社影印本，1959.

[70] 清·陈士铎. 本草新编. 清康熙年间刊本.

[71] 清·叶桂节录. 本草再新. 石印本.

[72] 清·张德裕. 本草正义. 道光八年戊子（1828年）刊本.

[73] 梁·陶弘景编，尚志钧等辑校. 本草经集注（辑校本）. 北京：人民卫生出版社，1994.

[74] 五代·日华子集，尚志钧辑校. 日华子本草. 芜湖：皖南医学院油印本，1983.

[75] 南宋·王介. 履巉岩本草（抄绘本）.

[76] 明·倪朱谟，本草汇言（清刻本）.

[77] 丘晨波. 中药新编. 上海：科技卫生出版社，1959.

[78] 藏堃堂、吴克强. 中药古今应用指导（增订版）. 广州：广东科技出版社，1994.

[79] 催树德. 中药大全. 哈尔滨：黑龙江科技出版社，1989.

[80] 谢观，等编著，樊正伦，等整理. 中国医学大辞典. 北京：中国中医药出版社，1994.

[81] 唐·王焘. 外台秘要. 北京：人民卫生出版社影印，1955.

[82] 宋·陈自明撰，余瀛鳌等校点. 妇人大全良方. 北京：人民卫生出版社，1992.

[83] 唐·孙思邈. 备急千金要方. 北京：人民卫生出版社影印，1955.

[84] 宋·王怀隐，等. 太平圣惠方. 北京：人民卫生出版社，1958.

[85] 宋·许叔微. 普济本事方. 上海：上海科学技术出版社，1959.

[86] 宋·太医院. 圣济总录. 北京：人民卫生出版社，1962.

[87] 元·许国桢编撰，王淑民等校点. 御药院方. 北京：人民卫生出版社，1992.

[88] 湖北省卫生局. 湖北中草药志（二）. 武汉：湖北人民出版社，1982.

[89] 王广津，庄国康. 疮疡外用本草. 北京：人民卫生出版社，1984.

［90］杨思澍．中医百症用药配伍指南．北京：中医古籍出版社，1990.

［91］汉·张机．金匮要略方论．北京：人民卫生出版社，1956.

［92］清·吴师机著，赵辉贤注释．理瀹骈文（注释本）．北京：人民卫生出版社，1984.

［93］明·申斗垣．外科启玄．北京：人民卫生出版社影印，1955.

［94］清·张璐．本经逢源（卷二）．上海：上海科学技术出版社，1959.

［95］宋·太平惠民和剂局编，刘景源点校．太平惠民和剂局方．北京：人民卫生出版社，1985.

［96］明·龚廷贤．增补万病回春．上海：上海扫叶山房石印本．

［97］明·王肯堂．证治准绳．上海：上海科学技术出版社影印，1959.

［98］宋．张锐．鸡峰普济方．道光戊子仲夏重刊本（清）．

［99］汉·华佗．华氏中藏经．上海：商务印书馆，1956.

［100］杨甲三．针灸学．北京：人民卫生出版社，1989.

［101］王孝涛．历代中药炮制法汇典（古代部分）．南昌：江西科技出版社，1986.

［102］王孝涛．历代中药炮制法汇典（现代部分）．南昌：江西科技出版社，1989.

［103］中国中医研究院中药研究所．中药炮制经验集成．北京：人民卫生出版社，1974.

［104］凌一揆．中药学（高等医药院校试用教材）．上海：上海科学技术出版社，1985.

［105］潘纲编．中药材商品知识．南京：江苏科技出版社，1982.

［106］马兴民．新编中药炮制法．西安：陕西科技出版社，1992.

［107］罗献瑞．实用中草药彩色图集（第一册）．广州：广东科技出版社，1992.

［108］明·施沛撰，达美君点校．祖剂．北京：人民卫生出版社，1987.

［109］中医研究院．蒲辅周医疗经验．北京：人民卫生出版社，1976.

［110］庞国明，等．中医秘、单、偏、验方妙用大典．北京：中国医药科技出版社，1991.

［111］元·危亦林．世医得效方（卷第六，下痢）．上海：上海科学技术出版社，1964.

［112］明·龚廷贤．寿世保元．上海：上海科学技术出版社，1959.

［113］中医研究院中药研究所．中药制剂手册．北京：人民卫生出版

社，1975.

[114] 清·孙望林. 良明汇集. 善成堂木刻本.

[115] 曹春林. 中药药剂学（高等医药院校教材）. 上海：上海科学技术出版社，1985.

[116] 湖北中医学院. 药剂学（高等医药院校试用教材）. 上海：上海科学技术出版社，1980.

[117] 路志正. 中医内科急症. 太原：山西人民出版社，1985.

[118] 曹春林. 中药制剂汇编. 北京：人民卫生出版社，1983.

[119] 南京药学院. 中草药学（下册）. 南京：江苏科技出版社，1980.

[120] 杨今祥. 抗癌中草药制剂. 北京：人民卫生出版社，1981.

[121] 张宏俊，等. 中国茶. 北京：人民卫生出版社，1989.

[122] 湖北省卫生局. 湖北省中草药制剂汇编. 武汉：湖北人民出版社，1979.

[123] 刘寿永，江丹. 当代中医实用临床效验方. 学苑出版社，1989.

[124] 清·尤怡. 金匮要略心典. 上海：上海卫生出版社，1956.

[125] 汉·华佗撰，唐·孙思邈编集，杨金生等点校. 华佗神方. 北京：中医古籍出版社，1992.

[126] 宋·齐仲甫. 女科百问. 上海：上海古籍出版社，1983.

[127] 宋·陈自明. 妇人良方大全. 北京：人民卫生出版社，1985.

[128] 明·薛己. 薛氏医案选（上、下册）. 北京：人民卫生出版社，1983.

[129] 明·陈实功. 外科正宗. 北京：人民卫生出版社，1964.

[130] 清·吴谦. 医宗金鉴. 北京：人民卫生出版社，1973.

[131] 清·沈金鳌. 妇科玉尺. 上海：上海卫生出版社，1958.

[132] 清·陈修园. 时方歌括. 福州：福建科学技术出版社，1984.

[133] 赵中振. 香港中药材图鉴. 香港：中华书局（香港）有限公司，2003.

[134] 台湾卫生署中医药委员会. 台湾原住民药用植物汇编. 第1版. 台北市：台湾卫生署中医药委员会，2000.

[135] 黄泰康，丁志遵，赵守训，等. 现代本草纲目（上册）. 北京：中国医药科技出版社，2001.

[136] 梅全喜，何庭华. 中药熏蒸疗法. 北京：中国中医药出版社，2012.

[137] 梅全喜，陈一玮. 艾叶实用百方. 北京：人民卫生出版社，2016.

[138] 梅全喜，张迎峰. 艾蒿食疗百味. 北京：人民卫生出版社，2016.

[139] 梅全喜，肖本大. 蕲艾灸治百病. 北京：人民卫生出版社，2016.